临 床 医 学
案例汇编

Compilation of Clinical Medical Cases

主 审｜陈 翔

主 编｜夏晓波 陈 旦 宋 爽

电子书(彩图版)

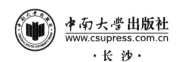
中南大学出版社
www.csupress.com.cn
·长沙·

临床医学案例汇编
编 委 会

◇ **主 审** 陈 翔

◇ **主 编** 夏晓波 陈 旦 宋 爽

◇ **副主编** 胡平安 刘 庆 齐 琳 肖 波 胡成平

                   贺艳娟 刘 持

◇ **编 委**（按姓氏笔画排序）

马立为	王 帅	王小伟	王芸芸	王剑龙	王铭杰	王斯斯
王锡阳	文秋元	文烈明	方厂云	卢 颖	卢景琛	叶 治
任亚萍	刘 庆	刘 持	刘 超	刘小伟	刘国珍	齐 琳
羊 蠡	关宇欣	苏 形	杨 宁	杨 斌	杨佳锦	李 宁
李 斌	李仕晟	李师君	李夏雨	李惠玲	李湘民	李楚婷
肖 波	肖立伟	肖智林	吴金泽	何 彦	余再新	闵晓珊
宋 爽	张 庆	张 越	张卫社	陈 旦	陈 尧	陈 珂
陈海霞	陈翔宇	陈碧莲	陈慧玲	陈明佳子	林 海	易 波
易水晶	易盼盼	罗开忠	罗兴伟	罗说明	周 妍	周 晖
周 琴	周亚芳	周华英	周琳珊	赵延华	赵械雄	胡平安
胡成平	柳志文	段艳坤	侯 粲	俞 巧	贺洁宇	贺艳娟
贺斯黎	秦超影	夏晓波	徐震超	唐小丽	涂 涛	崔 雨
彭道泉	蒋卫红	粟 娟	童 婷	曾向阳	詹俊鲲	谭智慧

◇ **秘 书** 宋爽(兼) 林 海(兼)

序

发展专业学位研究生教育是经济社会进入高质量发展阶段的必然选择，是主动服务创新型国家建设的重要路径。自1991年开始实行专业学位教育制度以来，我国专业学位研究生的招生规模逐渐扩大，截至2020年已超过研究生招生总量的一半。按照国务院学位委员会、教育部《专业学位研究生教育发展方案（2020—2025）》要求，硕士专业学位研究生招生规模将扩大到硕士研究生招生总规模的2/3左右，大幅增加博士专业学位研究生招生数量，并创新专业学位研究生培养模式。国家研究生教育发展的战略转变，为专业学位研究生教育的发展带来机遇与挑战。

提高人民健康水平，实现人人享有基本医疗卫生服务是我国社会改革与建设的重要内容，也是实现中华民族伟大复兴中国梦的必然要求。临床医学专业学位研究生培养作为培养高水平临床医生的重要途径，在提高临床医学人才培养质量，满足人民群众更高水平健康卫生需求和促进医药卫生事业蓬勃发展中起着举足轻重的作用。

临床医学专业学位研究生的培养以输出应用型人才为目标，因此必须注重临床应用能力的培养，而临床应用能力需要在长期反复的临床实践过程中逐步提升。受研究生教育学制年限所限，如何帮助研究生在有限的时间内进行更多的临床实践，接触到更多的病例诊治思路和原则是当务之急，而案例教学正是促进教学与实践有机融合的重要途径。

《临床医学案例汇编》是在国家《关于医教协同深化临床医学人才培养改革的意见》《关于加强专业学位研究生案例教学和联合培养基地

1

建设的意见》等文件精神指引下，利用中南大学三所直附属医院丰富的病种资源优势，由富有临床教学经验的一线临床医生汇集了75例临床疑难病和罕见病病例编写的一本案例教学参考书目。该书以基础知识、基础技能、基础能力"三基"教学为本，注重临床思维、批判性思维和复杂疑难问题处理能力的培养，为住院医师规范化培训和临床案例教学提供了大量的素材参考，是一本实用性强、可读性佳的优秀临床医学专业学位研究生案例教学教材。该书的出版将为完善临床医学专业学位研究生案例教学教材建设提供支撑，也是住院医师规范化培训/专科医师规范化培训的有益补充和深化，对提高我国高水平应用型临床医学人才培养质量具有重要作用。

中南大学常务副校长、湘雅医学院院长　陈翔

2024年7月

前　言

我国于 1998 年开始临床医学专业学位研究生培养，这是临床医学高层次、高素质应用型人才培养的一项重大举措。临床医学专业学位重点培养研究生的临床应用能力，而临床应用能力多在真实的临床案例处置中才能得到有效培养与提升。教育部于 2015 年颁发《关于加强专业学位研究生案例教学和联合培养基地建设的意见》，首次在政策层面对案例教学进行明确的、可操作的定义，案例教学成为专业学位研究生教学体系中不可或缺的重要组成部分。案例教学不仅能帮助研究生在有限的时间内接触到更多病例的诊治思路和原则，还是住院医师规范化培训/专科医师规范化培训的有益补充和深化，对提高专业学位人才培养质量具有重要作用。

基于临床医学专业类别多、专业性强、知识更新快等特点，现阶段，在案例教学教材建设方面，覆盖临床医学一级学科的临床医学案例教学的相关教材仍相对比较缺乏。已有的教学案例大多以常见病、多发病为主，诊治思路较简单，缺乏对学生应用所学知识处理复杂、疑难问题能力培养的设计。在湖南省教育厅研究生专业案例库建设项目（湘教通［2019］370）和中南大学高水平研究生教材建设项目（项目编号：2022JC022）的支持下，中南大学三所直属附属医院 87 名临床医生收集了 90 余例临床疑难病例和罕见病例，并精选了适合于案例教学的75 例精心编写了《临床医学案例汇编》。全书共 11 章，具体包括：心血管系统疾病，呼吸系统疾病，消化系统疾病，内分泌与代谢系统疾病，血液系统疾病，神经系统疾病，骨骼、肌肉等运动系统疾病，生殖与泌尿系统疾病，眼、耳鼻咽喉头颈、口腔疾病，皮肤与风湿免疫性疾病，感染性疾病。每个案例包含知识点、案例、案例使用说明、启发思考题、参考文献5个部分，案例内容部分设置病例资料、相关检查、初步诊断、诊治经过、最后诊断和讨论6个方面，着力培养学生/学员疾病筛查、诊断与鉴别诊断、治疗与康复、病因与危险因素分析、预后预测等医疗决策和评价能力，达到运用理论知识指导临床实践，提高诊治决策水平和诊治质量的目的。

《临床医学案例汇编》主要聚焦临床疑难病和罕见病，案例分析具有一定的难度，但分析过程仍以"三基"教学(基础知识教学、基础技能训练、基础能力培养)为基础，注重临床思维培养，旨在为临床医学专业学位博士、硕士及住院医师规范化培训提供一本新颖、实用的案例教学教材，为提升我国临床医学专业学位研究生培养质量及住院医师规范化培训质量提供参考。本书也可作为医学其他学制、其他专业师生的教学用书或参考书使用。

《临床医学案例汇编》的编委均为中南大学湘雅医院、湘雅二医院、湘雅三医院的一线临床医生，他们具有丰富的诊疗和教学经验，在编写过程中认真负责，查阅了大量文献资料以充实和完善编写内容，并进行了多轮修改与审校。但是，由于能力有限，编写时间有限，书中难免存在缺点甚至错误，敬请广大师生读者、医学同行们不吝赐教，我们将不断修正和完善，使之成为一本对临床医学专业学位研究生和住院医师规范化培训学员临床应用能力培养大有裨益且深受师生喜爱的精品教材。

主编　夏晓波　陈　旦　宋　爽

2024 年 7 月

目　录

第一章

心血管系统疾病

第一节　发热、双肺结节查因

一、知识点

(一) 发热待查(fever of unknown origin，FUO)

发热待查分为四类：经典型发热待查、住院患者的发热待查、粒细胞缺乏患者的发热待查和 HIV 感染者的发热待查，后三者统称为特殊人群的发热待查。经典型发热待查是指发热持续 3 周以上，口腔体温至少 3 次>38.3 ℃(或至少 3 次体温在 1 天内波动>1.2 ℃)，经过至少 1 周在门诊或住院部的系统全面的检查仍不能确诊的一组疾病。

引起经典型发热待查的病因可归纳为四类：感染性疾病、非感染性炎症性疾病、肿瘤性疾病和其他疾病。①感染性疾病所致发热：长期以来一直是引起发热待查的最主要的病因，以细菌感染占多数，病毒次之。②非感染性炎症性疾病所致发热：所占的比例近年来有所上升，成人斯蒂尔病(adult onset still's disease，AOSD)、系统性红斑狼疮(systemic lupus erythematosus，SLE)是年轻患者常见病因，老年患者中风湿性多肌痛/颞动脉炎等发病率上升。③肿瘤性疾病所致发热：随着影像学技术普及，易被早期发现，在发热待查中所占比例有所下降。④其他疾病所致发热：约占 10%，包括药物热、肉芽肿性疾病、栓塞性静脉炎、溶血发作、隐匿性血肿、周期热、伪装热等。

诊断经典的发热查因首先应根据病史和体查结果完善辅助检查，以鉴别感染性疾病与非感染性疾病。建议第一阶段筛查项目包括：血常规、尿常规、大便常规+隐血、肝肾功能、电解质、外周血涂片、甲状腺功能、乳酸脱氢酶、肌酸激酶、血糖、血培养 3 套(需氧瓶+厌氧瓶)、中段尿培养+菌落计数、降钙素原、DIC 全套、血沉、C 反应蛋白、铁蛋白、免疫固定电泳、免疫球蛋白、淋巴细胞亚群分类(T 淋巴细胞、B 淋巴细胞、NK 细胞)、自身抗体谱、HIV、梅毒 RPR 和 TPPA、标准心电图、腹部 B 超、全身浅表淋巴结超声、胸部 CT 平扫。若为感染性疾病则明确定位，若为非感染性疾病则应进一步区分是肿瘤性疾病还是结缔组织疾病或是其他疾病。根据可能的诊断，进入第二阶段特异性检查(优先考虑特异性高的，从无创到有创)。

(二) 心脏血管内皮瘤

心脏血管内皮瘤是由大量新生血管构成的，伴内皮细胞增生，基本结构需通过网状纤维染色才能明确。本病罕见，右房受累较多，常侵犯心包，可广泛转移，尤其是肺部。胸片检查可示心影正常或普遍性增大，心血管造影示心腔内肿瘤显影缺损征象，不具特异性。心脏 B 超可以发现心脏腔内存在占位。要明确肿瘤类型，需手术和(或)活组织病理检查。本病虽然在组织学上表现为良性，但生物学行为呈浸润性生长，具有低度恶性肿瘤特征。

心脏血管内皮瘤目前无统一治疗标准，治疗手段的选择根据患者的分期、身体状况、耐受情况等制定个体化方案。目前心脏血管内皮瘤以手术治疗为主，化疗、放疗等其他治疗为辅，术后辅助化疗尚无统一方案；由于其属于低度恶性肿瘤，术后应定期随访。

二、案例

(一)病例资料

患者李××，26 岁，2013 年 12 月开始无明显诱因出现发热，多于午后出现，体温最高为 39.6℃，无咳嗽咳痰，无咯血气促，无肌肉酸痛等不适。予以退热药物治疗出汗后体温恢复正常，但每日仍反复发热，于当地医院住院，肺部 CT 示两肺多发结节影，考虑感染性病变。先后予以"哌拉西林他唑巴坦、万古霉素联合亚胺培南、头孢哌酮舒巴坦"抗感染治疗，发热无明显改善。遂静脉使用地塞米松，发热停止 3 天，但随后又出现发热，复查肺部 CT 示双肺多发结节影无明显改变，为明确病因于 2014 年 3 月 17 日入院。

既往史：2011 年 11 月 29 日行剖宫产后出现大出血，予以输注浓缩红细胞纠正贫血。2012 年 8 月 17 日诊断为"缺铁性贫血"，自诉服用铁剂后好转。个人史、月经史、婚育史、家族史均无特殊。

体查：体温 36.6℃，脉搏 88 次/分，呼吸 20 次/分，血压 126/78 mmHg。神清合作，贫血貌，皮肤黏膜色泽苍白，全身浅表淋巴结无肿大，结膜苍白，巩膜无黄染，口唇苍白。心肺听诊无异常，腹软，无压痛及反跳痛，肝肋下 2 cm 触及，脾左肋弓下 1.5 cm 触及，肠鸣音 3~4 次/分，无移动性浊音，双下肢无水肿。

(二)相关检查

入院时相关检验检查，结果如下。血常规：WBC 6.6×10⁹/L，N 76.2%，Hb 68 g/L，MCV 75 fl，MCH 22 pg，MCHC 29%；乙肝、丙肝、HIV 阴性，多次血培养无异常；腹部彩超：肝脾肿大；骨髓穿刺：①缺铁性贫血；②MDS 待排；染色体核型：正常女性核型；胸部 CT：双肺多发结节影，考虑感染病变。

(三)初步诊断

1. 发热并双肺多发结节查因：真菌感染？结缔组织疾病？肿瘤？
2. 肝脾肿大。
3. 贫血。

(四)诊治经过

住院期间进一步完善相关检查，结果如下。血

常规：WBC 6.9×10⁹/L，RBC 3.43×10¹²/L，Hb 73 g/L，N 70.1%，L 22.3%，MCH 21.3 PG，MCV 76.4 fl。ESR 130 mm/h，CRP 160 mg/L，G 试验：815.40 pg/L，GM 阴性。心肌酶学：CK-MB 81.5 u/L（2014 年 2 月 6 日），CK-MB 44.1 u/L（2014 年 3 月 18 日）。免疫全套：C4：0.69 g/L，免疫球蛋白 G：22.56 g/L。大便常规、尿常规、肝肾功能、电解质、血脂、血糖、甲状腺功能三项、呼吸道病毒九联检、梅毒抗体、结核抗体、细菌内毒素检测值、降钙素原、ANCA、狼疮全套、风湿全套、ENA、PPD 皮试、C12、T-SPOT、肥达氏反应、病毒全套、寄生虫全套均无异常。

多次血培养+药敏均为阴性。骨穿结果：骨髓增生明显活跃，粒系、红系增生明显活跃，可见中毒改变，外铁增多，内铁减少，巨核增多。外周血涂片：成熟红细胞中央苍白且扩大。

心电图：正常心电图。腹部 B 超：左肝内叶可见 80 mm×43 mm 大小低回声区，形态欠规则，边界不清，内光点粗，分布欠均匀，内可见血管穿行。肺功能：通气功能正常。支气管镜检查：各级支气管管腔通畅，支气管炎症，影像学病变镜下未窥见。

肝脏 CT：①肝脾大，肝实质弥漫性密度减低并门脉期多发低密度灶，原因待查：全身性系统性疾病累及肝脾？②右肝后上段包膜下小血管瘤。肺部 CT：两肺多发大小不等类圆形结节状阴影，结节边缘光整，左肺上叶及下叶可见两大结节影，分别为 1.5 cm×1.5 cm，1.7 cm×1.4 cm（图 1-1）。

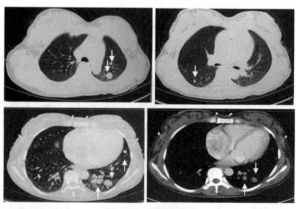

图 1-1　肺部 CT

肺穿刺活检：(左上肺)送检少许组织见纤维组织增生，慢性炎细胞浸润，伴含铁血黄素沉积。B 超引导下肝病变组织活检病理：(光镜)部分细胞水样变性及脂变，汇管区少许炎症细胞浸润。

心脏超声心动图：①右房内占位：右房黏液瘤？转移瘤？②右室、右房扩大；③左室收缩功能测值正常，舒张功能测值轻度减退（图1-2）。

PET-CT 提示：①心包内、相当于右心房内混杂密度团块影，PET 于相应部位见异常放射性浓聚影，考虑恶性肿瘤可能性大。②两肺转移瘤。③脾大：脾内放射性摄取普遍性增高，考虑脾功能亢进可能性大。④透明隔间腔：双上颈淋巴结增生。⑤肝脏大小、形态、密度及放射性分布未见明显异常。

住院期间，予以改善贫血及对症支持治疗，结合住院期间相关检查结果考虑右房恶性肿瘤并双肺转移。告知家属病情，家属考虑患者为青年女性，要求行手术治疗。于2014年4月29日行外科手术治疗，手术后病检提示心脏血管内皮瘤。考虑患者可能存在有双肺转移病灶，术后予以4个疗程的"重组血管内皮抑制素+紫杉醇脂质体"联合化疗。治疗后患者发热、贫血等症状得到明显改善。患者出院后定期随访，目前无明显肿瘤复发及新增转移灶。

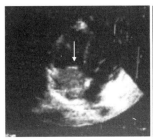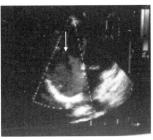

图1-2　心脏彩超

（五）最后诊断

右心房心脏血管内皮瘤并双肺转移。

（六）讨论

心脏肿瘤可产生广泛的非心脏性全身表现，如发热、恶病质、全身不适、关节痛、雷诺现象、皮疹、杵状指、发作性古怪行为及肺栓塞等。实验室检查可有高球蛋白血症、血沉加快、贫血或多血质、血小板增多或减少及白细胞增多。心脏肿瘤的这些表现可能与肿瘤的产物、肿瘤坏死或免疫反应有关。除了全身症状外心脏肿瘤表面碎片或血栓脱落可以引起栓塞的临床表现。栓塞分布则视肿瘤部位和心内是否存在血液分流而定。心脏肿瘤本身所致的症状和体征可有胸痛、昏厥、充血性左心和

（或）右心衰竭、瓣膜狭窄或关闭不全、心律失常、传导障碍、心内分流、缩窄性心包炎、血性心包积液或心包填塞。由于心脏表现常呈非特异性，并且可能很轻微、甚至缺乏，以致心脏肿瘤的全身表现有时可误诊为结缔组织血管病变、感染、或非心脏性恶性肿瘤。

本例病例中的患者为一位青年女性，主要表现为发热、贫血，用心脏肿瘤产生的广泛的非心脏性全身表现可以解释；肺内多发结节通过 PET-CT 检查考虑为转移瘤可能性大，故本例病例能利用"一元论"解释患者所出现的临床表现和检验检查结果。

三、案例使用说明

患者为青年女性，首发症状为发热，影像学特点是双肺多发结节，第一印象会考虑是否有感染性疾病，但患者抗细菌感染无效，真菌、结核等特殊病原体感染没有任何依据，因此感染性疾病依据不足。引起发热的非感染性疾病非常多，抽丝剥茧、逐一筛查，年轻女性出现发热并双肺多发结节、贫血、SLE、AOSD 等疾病需要考虑。但患者完善了相关检查，已排除结缔组织相关疾病。排除良性疾病及常见病后，再考虑肿瘤可能。随着影像学技术的进步以及肺癌筛查的推广、治疗后随访等方案的实施，多发结节的检出率不断升高。多发结节的情况下，确定病变为原发肿瘤、还是肺内转移。进一步完善全身检查，发现原发病灶来源于心脏，肺内多发结节考虑转移。

对于发热查因的患者，首先应根据病史和体查结果完善辅助检查，以鉴别感染性疾病与非感染性疾病。若为感染性疾病则明确定位，若为非感染性疾病，则进一步区分是肿瘤性疾病还是结缔组织疾病或是其他疾病。

四、启发思考题

1. 发热、双肺结节应从哪些方面来分析病因？
2. 心脏肿瘤的处理原则。

五、参考文献

［1］ Schneider F, Dacic S. Histopathologic and molecular approach to staging of multiple lung nodules［J］. Transl Lung Cancer Res, 2017, 6(5)：540-549.

［2］ Chiara L, Stefano O, Francesco F. Histopathologic and molecular approach to staging of multiple lung nodules

[M].李虹伟,陈晖,赵树梅,译.北京:北京大学医学出版社,2019.

[3] 张文宏,李太生.发热待查诊治专家共识[J].中华传染病杂志,2017,35(11):641-655.

(俞巧,周东波 中南大学湘雅医院)

第二节 左室心肌致密化不全

一、知识点

心肌致密化不全(noncompaction cardiomyopathy, NCCM)是近10多年来新认识的心肌病,直到2006年美国心脏协会(America Heart Association, AHA)才将其设为心肌病的独立类型,以左室受累最为常见,即左室心肌致密化不全(1eft ventricular noncompaction, LVNC)。目前其发生发展机制尚不完全明确,既往研究认为可能涉及胚胎发育、基因突变或后天环境因素导致获得性心肌致密化不全。其病理特征为心室内存在异常粗大的肌小梁和其交错形成的深隐窝。超声心动图的特征性表现为心室肌小梁增多,小梁之间深陷的隐窝;心室收缩末期非致密层与致密层比值大于2。临床表现主要为心力衰竭、心律失常和血栓栓塞,部分患者也可终生无症状。目前尚无特效治疗,主要以抗心衰、抗心律失常、抗凝治疗等对症治疗为主,终末期患者可行心脏移植。本病总体预后差,临床常漏诊、误诊,要重视对无典型症状的患者和确诊患者的直系家属的超声心动图的筛查和随访,尽可能做到早期诊断和早期治疗,避免和减少其并发症的出现,改善患者的预后。

二、案例

(一)病例资料

患者邹××,52岁,男,因"活动后气促2年"于2020年10月13日入院。患者于2018年初出现活动后气促,伴乏力、疲倦,偶有头晕,无夜间阵发性呼吸困难、端坐呼吸,无发热、咳嗽、咳痰、咯血、胸痛、心悸、黑矇、晕厥、恶心、呕吐、食欲下降、腹胀、双下肢水肿等不适。2018年7月就诊于当地医院,行冠脉造影示"冠脉有意义狭窄病变"、超声心动图示"左室高值、左心功能减退(EF 40%)",具体诊治方案不详。患者未坚持治疗,症状进行性加重,活动耐量逐渐下降,2020年开始平地快步走即出现气促,2020年4月就诊于当地医院,行冠脉造影示"冠脉有意义狭窄病变"、超声心动图示"左房、左室大,左心室收缩功能下降(EF 37%)",诊断为"扩张型心肌病",具体治疗不详,出院后患者求诊于中医,予以壮心丸治疗,效果不佳,遂来我院就诊。

既往史:2018年检查发现"高脂血症、高尿酸血症、右侧颈动脉斑块",余无特殊。个人史:吸烟30年,2~3包/天,余无特殊。婚育史及家族史均无特殊。

体查:体温36.2℃,脉搏82次/分,呼吸18次/分,血压:115/73 mmHg。神清合作,慢性病容。皮肤黏膜色泽正常,浅表淋巴结无肿大。双肺呼吸音清晰,无啰音。腹平软,无压痛及反跳痛,肝脾肋下未及,肠鸣音正常,3次/分。双下肢不肿。专科体查:心前区无隆起及凹陷,心尖搏动位于左侧第6肋间锁骨中线外0.5 cm,搏动范围2 cm,无心前区异常搏动。触诊心尖搏动正常,各瓣膜区未扪及震颤,无心包摩擦感。叩诊心脏相对浊音界向左下扩大。心率82次/分,心律齐,心音减低,P2 = A2,无心音分裂,无额外心音,无心脏杂音。无心包摩擦音,周围血管征阴性。

(二)相关检查

1.2018年7月

(1)冠脉造影:冠状动脉分布:右冠优势型。左冠状动脉:左主干:短主干;左前降支:近段狭窄25%,中段心肌桥,收缩期狭窄50%,舒张期狭窄25%;对角支开口狭窄50%;左回旋支:开口狭窄25%,近段狭窄30%;右冠状动脉开口狭窄30%,近段弥漫性狭窄25%~50%;中段狭窄25%;远段狭窄30%。结论:冠状动脉有意义狭窄病变。

(2)超声心动图:左室高值,左心功能减退(EF 40%);左室壁运动欠协调,二、三尖瓣及肺动脉瓣轻度反流,左室顺应性减退。

(3)动态心电图:窦性心律(平均心率86次/分);偶发室性期前收缩,14次;ST-T改变。

2.2020年4月

(1)冠脉造影:冠状动脉狭窄。

(2)超声心动图:左房、左室扩大,左心功能下降(EF37%)，左室壁运动减弱，二尖瓣、三尖瓣轻度反流。

（3）颈部血管彩超：双侧颈动脉内中膜增厚并右侧颈动脉斑块形成，右侧椎动脉全程细（生理性），右侧锁骨下动脉斑块形成。

（4）肺部CT：细支气管炎；双上肺尖后段、左下肺前内基底段胸膜下微小结节，考虑炎性。

（三）初步诊断

1.气促、心脏扩大查因。
2.冠心病（隐匿型）。
3.高脂血症。
4.高尿酸血症。

（四）诊治经过

入院后完善相关检查，结果如下。血脂：高密度脂蛋白（HDL）0.85 mmol/L，低密度脂蛋白（LDL）3.97 mmol/L；肾功能：尿酸472.2 μmol/L；NT-proBNP：3596.0 pg/mL；三大常规、肝功能、肝病酶学、血糖、糖化血红蛋白、电解质、凝血常规、输血前四项、冠心病风险因子、同型半胱氨酸、心肌酶、超敏肌钙蛋白T、甲状腺功能三项、免疫全套、风湿全套、肿瘤标志物、C反应蛋白、降钙素原：正常。

心电图：窦性心律，ST-T改变。

动态心电图：窦性心律，偶发室性期前收缩，有6次，偶发房性期前收缩，有13次，ST-T改变。

颈部血管彩超：双侧颈动脉内-中膜不均增厚伴斑块（单发），右侧椎动脉全程细（生理性），右侧锁骨下动脉斑块。

超声心动图：左房高值（LA：35 mm），左室大（LV：70 mm），室间隔及左室后壁厚度正常，运动幅度普遍减低，左室心尖部及中段游离壁肌小梁增多、增粗，收缩末期疏松心肌与致密心肌比约为15∶7；左心功能下降，EF 25%；二尖瓣轻中度反流，三尖瓣及主、肺动脉瓣轻度反流（图1-3）。

心脏磁共振（CMR）：左房增大，左室增大；左室壁及室间隔无明显增厚；左室心肌过度小梁化表现，左室心尖部及中段游离壁致密心肌变薄，以心尖处尤为明显，见粗大肌小梁及深陷小梁陷窝（图1-4），在短轴位心肌最厚处非致密心肌与致密心肌比值（NC/C）大于2.3；左室整体收缩功能重度减低（LVEF：26%）。

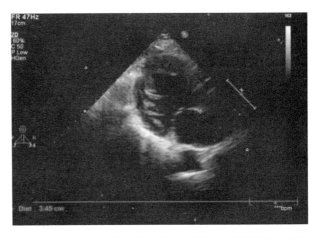

左室长轴面可见左室下侧壁肌小梁增多、增粗，小梁间深陷的隐窝。

图1-3 患者心脏彩超

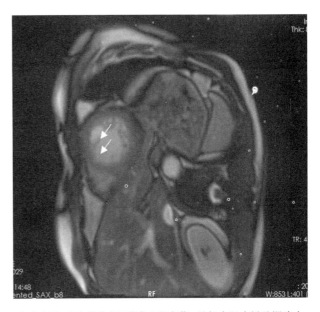

左室中段-心尖段游离壁致密心肌变薄，见粗大肌小梁及深陷小梁隐窝。

图1-4 患者CMR

入院后予以抗心衰和抗心室重构（重组人脑利钠肽、美托洛尔缓释片、培哚普利、螺内酯等）、抗凝（吲哚布芬）、调脂稳定斑块（阿托伐他汀）、维持水电解质平衡等对症治疗，患者病情好转出院。出院后患者规律服药，定期随诊病情稳定。患者子女无相关症状，超声心动图筛查均无异常。

（五）最后诊断

1.左室心肌致密化不全。
2.冠心病（隐匿型）。
3.高脂血症。
4.高尿酸血症。

(六)讨论

LNVC 是以左室异常粗大的肌小梁和小梁间深陷的隐窝为病理特征的一种心肌病,常见累及部位为心尖,其次为左室的下壁和侧壁。LVNC 在任何年龄均可发病,隐匿期较长,以心力衰竭、心律失常、血栓栓塞为主要表现,部分患者也可无症状。其中以慢性心力衰竭发病率最高。LVNC 目前并没有一个明确的国际通用的诊断标准,不同的研究中心提出的诊断标准不尽相同,其中,Jenni 标准是最广泛被认可的超声心动图诊断标准,当超声心动图诊断 LVNC 不确定时可以行 CMR 检查。CMR 技术的发展对于 LVNC 的诊断有更大的优势,当心肌受累轻微时,MRI 能更好地显示 LVNC 的程度,尤其对于隐藏在肌小梁中的血栓有一定的诊断价值,能够提高诊断的准确性,减少并发症的发生。

三、案例使用说明

本病例为一名以慢性心力衰竭症状为主要表现的 52 岁中年男性患者,通过病史、查体、实验室检查和超声心动图、CMR、主动脉 CT 血管造影(CT angiography,CTA)或冠脉造影等检查进行鉴别,排除引起左室显著扩大,左室收缩功能明显下降的其他结构性心脏病病因,包括先天性心脏病、心脏瓣膜病、高血压心脏病、缺血性心肌病、心肌炎等,排除心脏外疾病导致心脏扩大,如甲亢性心脏病、乙醇性心肌病等。患者既往无胸闷、胸痛、心悸等病史,无心肌梗死病史,近 2 年来经过冠脉造影术明确冠脉有意义狭窄,故临床考虑冠心病(隐匿型)。患者心衰表现和左室扩大,经超声心动图示左室侧壁及下壁典型的两层不同的心肌结构,心脏收缩末期内层疏松心肌层与外层致密心肌层比值大于 2,符合目前应用最广泛的 LVNC 超声心动图的 Jenni 诊断标准,且 CMR 符合 LVNC 特点,最终确立了 LVNC 的诊断。

该病例可以帮助学生学习和掌握慢性心力衰竭的诊断和处理原则,引导学生分析心脏扩大、心功能减低的病因。在疾病的诊治过程中,需重视病史采集、体格检查和辅助检查,从多角度对患者进行系统、全面的病因分析。很多疾病的表现无特异性,需要动态追踪患者的病情变化。

LVNC 是一种病因和发病机制尚不完全明确的心肌病。LVNC 在一般人群中的患病率未知,接受超声心动图检查患者的患病率为 0.014% ~ 1.3%。LVNC 在人群中可呈散发性或家族聚集性。LVNC 的临床表现不一,部分患者无症状。目前临床医生对 LVNC 的认识不足。通过该病例的学习,学生能熟练掌握 LVNC 的诊断和鉴别诊断,以及治疗措施。临床医生尤其是心内科医生,应该提高对 LVNC 的认识和重视,尽可能避免漏诊和误诊。

四、启发思考题

1. 慢性心力衰竭的诊断和处理原则是什么?
2. 心脏扩大、心功能减低的可能病因是什么?
3. LVNC 的诊断和鉴别诊断。

五、参考文献

[1] 中华医学会心血管病学分会. 中国心力衰竭诊断和治疗指南 2024[J]. 中华心血管病杂志,2024,52(3):235-275.

[2] Gerecke BJ, Engberding R. Noncompaction Cardiomyopathy -History and Current Knowledge for Clinical Practice[J]. J. Clin. Med. 2021, 10:2457.

[3] Finsterer J, Stollberger C, Towbin JA. Left ventricular noncompaction cardiomyopathy:Cardiac, neuromuscular, and genetic factors[J]. Nat. Rev. Cardiol, 2017, 14:224-237.

[4] 梁峰,胡大一,沈珠军,等. 左心室心肌致密化不全心肌病[J]. 中华临床医师杂志(电子版),2014,8(11):100-105.

[5] 中华医学会超声医学分会超声心动图学组,中国医师协会心血管内科分会超声心动图委员会. 超声心动图诊断心肌病临床应用指南 2020[J]. 中华超声影像学杂志,2020,29(10):829-845.

(杨斌,刘英哲 中南大学湘雅医院)

第三节 肾动脉狭窄所致青年难治性高血压

一、知识点

(一)难治性高血压(refractory hypertension)

在改善生活方式基础上应用了可耐受的足够剂量且合理的 3 种降压药物(包括一种噻嗪类利尿药)至少治疗 4 周后,诊室和诊室外(包括家庭血压或动态血压监测）血压值仍在目标水平之上，或至少需要 4 种药物才能使血压达标时，称为难治性高血压。需要考虑是否存在：①未坚持服药；②降压药物选择使用不当；③应用了拮抗降压的药物，如口服避孕药、促红素、糖皮质激素、甘草、麻黄等；④不良生活方式、肥胖、高盐摄入、长期失眠等；⑤继发性高血压。

（二）肾动脉狭窄（renal artery stenosis）

肾动脉狭窄常见病因有：动脉粥样硬化、大动脉炎和纤维肌发育不良。①动脉粥样硬化：多见于中老年人，患者存在动脉粥样硬化的危险因素，除肾动脉受累以外，有全身多血管床动脉粥样硬化的证据，可见弥漫、散在偏心性斑块形成，管壁狭窄、内膜不光滑，狭窄多发生在肾动脉开口及近段。②大动脉炎：见于 40 岁以下年轻患者，女性发病率高于男性，患者可有全身炎症反应的表现，炎症指标升高。大动脉炎累及主动脉及一级分支的近段，由于血管壁炎症水肿致管壁环形增厚，病程久者可出现血管壁钙化。③纤维肌发育不良（fibromuscular dysplasia，FMD）：FMD 是非粥样硬化、非炎症性血管疾病，由于血管壁的增生性纤维结构不良造成管腔局限性狭窄，常累及中等大小动脉如肾动脉、颈内动脉、颅内动脉。好发于 15 ~ 50 岁女性。约 10% 肾动脉狭窄由 FMD 引起。FMD 累及肾动脉的特点：往往单侧受累，累及动脉中远段，受累血管可表现为"串珠样"改变或局限孤立性狭窄。其他少见的可致肾动脉狭窄的病因：神经纤维瘤、先天性肾动脉发育异常、主动脉夹层累及肾动脉开口、外源性压迫、血栓栓塞、白塞病。

（三）大动脉炎（aorto-arteritis）

根据《1990 年美国风湿协会（American College of Rheumatology，ACR）大动脉炎诊断标准》：①发病年龄 ≤40 岁；②肢体缺血的临床症状；③肱动脉搏动减弱；④双上肢血压相差 >10 mmHg；⑤锁骨下动脉或主动脉听诊区闻及血管杂音；⑥血管造影显示主动脉或一级分支近段狭窄或闭塞，并排除动脉粥样硬化、纤维肌发育不良。符合 3 条及以上可诊断大动脉炎。但是《1990 年美国风湿协会（ACR）大动脉炎诊断标准》对于腹主动脉节段受累为主以及尚未出现管腔严重狭窄或闭塞的大动脉炎患者诊断灵敏度低[1]。因而推荐使用《Ishikawa 诊断标准

修订版》（表 1-1）。具备 2 条主要标准；或 1 条主要标准 +2 条次要标准；或 4 条次要标准即可诊断大动脉炎。

表 1-1 大动脉炎 Ishikawa 诊断标准修订版

《Ishikawa 诊断标准修订版》

主要标准：

①左锁骨下动脉受累，狭窄最重部位距椎动脉开口 1 ~ 3 cm；

②右侧锁骨下动脉受累，距椎动脉开口 3 cm 以内；

③出现以下典型临床表现至少 1 个月：间歇性跛行，无脉或双侧肢体脉搏不对称/血压相差 >10 mmHg，发热、黑矇、晕厥、气促或心悸。

次要标准：

①不明原因血沉持续增快（>20 mm/h）；

②颈动脉触痛；

③持续高血压（肱动脉血压 >140/90 mmHg 或腘动脉血压 >160/90 mmHg）；

④主动脉反流或主动脉环扩张；

⑤肺动脉受累：叶或段肺动脉闭塞；或肺动脉干或单/双侧肺动脉狭窄、动脉瘤、管腔不规则病变；

⑥左颈总动脉狭窄或闭塞：狭窄闭塞病变最严重部位在开口 2 cm 以远的中段 5 cm 长的病变；

⑦头臂动脉干病变：狭窄闭塞最严重部位在头臂干远端；

⑧降主动脉病变：狭窄、扩张、动脉瘤、管腔不规则（不包括单纯迂曲）；

⑨腹主动脉病变：狭窄、扩张、动脉瘤、管腔不规则；

⑩冠状动脉病变：<30 岁，无心血管危险因素如高脂血症、糖尿病

二、案例

（一）病史资料

患者张××，31 岁，男性。因"发现血压升高 7 月余"于 2020 年就诊。患者 2019 年 9 月感冒后测量血压 187/112 mmHg，服用"硝苯地平控释片"1 月后血压仍波动于（180 ~ 200）/（100 ~ 120）mmHg。进一步检查被诊断为"左侧肾动脉狭窄"（图 1-5），行"肾动脉球囊扩张术"，术后血压无改善，服用"硝苯地平"60 mg/日，"美托洛尔缓释片"95 mg/日，"培哚普利吲达帕胺"1 片/日，"螺内酯"20 mg/日，血压仍波动于（170 ~ 190）/（100 ~ 120）mmHg。无头昏、气促、胸闷，无双下肢水肿、

夜尿增多。否认皮疹、口腔及外生殖器溃疡病史。无服用激素、甘草制剂用药史。无高血压家族史。

既往史和个人、家族史：否认"糖尿病"病史。吸烟5年，3~6支/天。无高血压家族史。

术前 术后

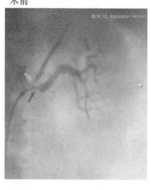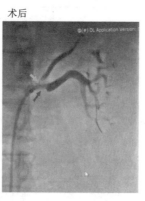

术前左肾动脉(下方箭头)、左副肾动脉(上方箭头)开口狭窄，术后显示左侧肾动脉(下方箭头)狭窄较前稍减轻，左侧副肾动脉(上方箭头)狭窄同前。

图1-5 肾动脉造影

体格检查：体温36.6℃，脉率103次/分，呼吸20次/分，BMI 29.4 kg/m²。四肢血压：右上180/112 mmHg，左上186/110 mmHg，右下210/119 mmHg，左下217/110 mmHg。右ABI：1.13，左ABI：1.17。毛发正常，未见满月脸、皮肤紫纹、皮肤咖啡牛奶斑。甲状腺、心、肺、腹查体正常。颈部、脐周及肋脊角未闻及血管杂音。双侧桡动脉、双足背动脉搏动正常、对称。

(二)相关检查

实验室检查：肌酐138.8 μmol/L，估算的肾小球滤过率(estimated glomerular filtration rate, eGFR) 72 mL/(min·1.73 m²)。C反应蛋白(C reactive protein, CRP) 34.1 mg/L，血沉53 mm/h。糖化血红蛋白6.2%，餐后血糖14 mmol/L。甘油三酯4.17 mmol/L，低密度脂蛋白胆固醇(low density lipoprotein cholesterol, LDL-C) 3.33 mmol/L。血常规、尿沉渣、尿蛋白、甲状腺功能、N端脑钠肽前体、肌钙蛋白T、结缔组织疾病筛查项目(抗核抗体、抗可溶性抗原、血管炎三项、狼疮全套、血与尿本周蛋白、结核筛查、肝炎、梅毒、人类免疫缺陷病毒、肾素、醛固酮、24 h尿游离皮质醇、血清皮质醇与ACTH节律、血浆和24 h尿儿茶酚胺三项(多巴胺、肾上腺素、去甲肾上腺素)、甲氧基肾上腺素类物质三项(3-甲氧基洛胺、甲氧基肾上腺素、甲氧基去甲肾上腺素)正常。

心电图：左室面高电压伴肥大劳损。

心脏超声：左房增大、室壁稍厚，舒张功能减退。

眼底血管检查、颈部血管超声、肾脏及双肾血管超声、肾上腺CT平扫+增强未见异常。

多导睡眠呼吸监测：中-重度阻塞性睡眠呼吸暂停低通气。

动态血压：24小时平均血压169/105 mmHg，收缩压>正常比例100%，舒张压>正常比例100%，呈非勺型。

(三)初步诊断

1. 高血压查因：肾血管性高血压？其他疾病？
2. 阻塞性睡眠呼吸暂停低通气综合征。
3. 肥胖。

(四)诊治经过

该患者肾动脉狭窄发生在开口处，需考虑动脉粥样硬化(有高脂血症、糖耐量异常、高血压、吸烟多项危险因素)或大动脉炎(年轻患者、炎症指标升高)可能。下一步可行主动脉CT血管造影(CT angiography, CTA)评估主动脉及其他分支血管是否受累，并逐步进行以下影像检查以明确病因。

全主动脉CTA显示左肾动脉起始段管壁增厚、管腔重度狭窄。右肾动脉段起始段，左锁骨下动脉、左颈总动脉、无名动脉近段，肠系膜上动脉、腹部动脉管壁增厚，管腔轻度狭窄(图1-6)。

氟代脱氧葡萄糖正电子发射断层扫描(^{18}F-FDG PET) CT典型大动脉炎患者血管壁^{18}F-FDG摄取显著增强，而该患者左肾动脉及主动脉壁^{18}F-FDG摄取仅轻度增加(图1-7)。

MRA显示左肾动脉和腹主动脉受累节段管壁增厚，在MR T2加权相上呈显著高信号、管壁强化明显(图1-8 A、B)，提示管壁活动性炎症。

鼓励患者积极改善生活方式、正压呼吸机治疗，同时接受硝苯地平30 mg每日两次、卡维地洛15 mg每日两次、吲达帕胺缓释片2.5 mg/d、螺内酯20 mg/d、特拉唑嗪6 mg/d降压，阿托伐他汀20 mg 1次/晚降脂，达格列净10 mg/d控制血糖。2020年5月28日至6月28日患者服用沙利度胺50 mg每晚1次、白芍总苷600 mg每日两次口服治

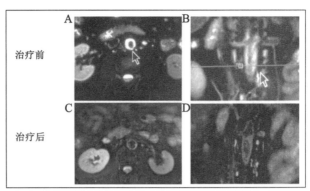

A~B：治疗前腹主动脉壁增厚、T2加权相高信号（箭头），提示炎症水肿；C~D：激素治疗后腹主动脉管壁增厚较前好转，T2加权相高信号较前改善。

图1-8　血管壁核磁共振（MRA）

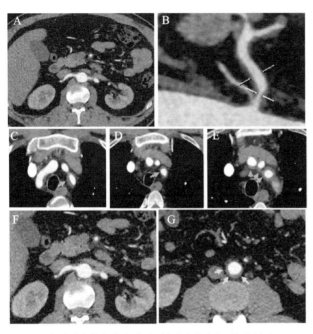

A~B：左肾动脉起始段管壁增厚，管腔重度狭窄（箭头所示）；C~E：左锁骨下动脉、左颈总动脉、无名动脉起始段管壁增厚，管腔形态不规则（箭头上方箭头）；F：肠系膜上动脉管壁增厚，管腔轻度狭窄（箭头所示）；G：腹主动脉管壁环形增厚（箭头所示）。

图1-6　全主动脉CTA

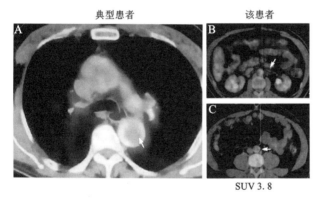

A：典型大动脉炎患者血管壁¹⁸F-FDG摄取显著增强。该患者左肾动脉；B：及主动脉壁；C：¹⁸F-FDG摄取轻度增强（箭头所示），SUV测值3.8。

图1-7　¹⁸F-FDG-PET CT显示血管壁代谢

疗，但拒绝免疫抑制剂与激素治疗。2020年7月2日复查动态血压显示：全天血压均值为170/120 mmHg、血压负荷>100%。CRP 77.0 mg/L、血沉51 mm/h、白细胞介素6 17.86 mg/L。7月2日复查主动脉MRA，显示主动脉管壁炎症水肿同前无改善。

再次与患者沟通后，于7月15日起加用甲泼尼龙36 mg/d、吗替麦考酚酯500 mg每日两次。1周后复查CRP与血沉正常。在此后6个月的时间

内随访患者，经积极改善生活方式、减重、调脂、呼吸机正压通气改善夜间睡眠呼吸暂停低通气及激素联合免疫抑制剂治疗后，患者体重指数由原来29.4 kg/m² 降至27.5 kg/m²，血脂指标较前好转 TG 1.91 mmol/L，LDL-C 2.6 mmol/L，炎症指标 CRP、ESR、白介素6（Interlukin-6，IL-6）水平持续正常，复查肾动脉、主动脉 MRA 未见新发血管损害，肾动脉、腹主动脉及肠系膜上动脉管壁不规则增厚较前好转、T2加权像高信号较前明显消退（图1-8 C、D）。甲泼尼龙已减量至12 mg/d维持。血压较前改善，复查动态血压显示：平均血压156/95 mmHg，约45%的时段收缩压<140 mmHg。患者继续接受治疗及随访中，拟择期进行左肾动脉经皮成形术。

（五）最终诊断

1.大动脉炎、肾动脉狭窄、肾血管性高血压。
2.睡眠呼吸暂停低通气综合征。
3.代谢综合征。

（六）讨论

本例有多项支持继发性高血压的临床特征：①青年男性；②初始血压>180/110 mmHg；③曾发现"肾动脉狭窄"行"肾动脉球囊扩张术"，术后血压无改善；④服用包含利尿药在内的四种降压药不能控制血压；⑤腹型肥胖。

大动脉炎的诊断：该患者除肾动脉以外，还存在多处血管（如左锁骨下动脉、左颈总动脉、无名动脉、肠系膜动脉、腹主动脉）受累，发生在主动脉及其一

级分支的近段，受累血管的管壁均呈现为环形管壁增厚，符合大动脉炎的影像特点。结合患者炎症指标CRP、血沉升高，提示大动脉炎诊断可能。

虽然根据《1990年美国风湿协会（ACR）大动脉炎诊断标准》该患者未能达到大动脉炎诊断标准。但是ACR诊断标准对于腹主动脉节段受累为主以及尚未出现管腔严重狭窄或闭塞的大动脉炎患者诊断灵敏度低。对于临床疑似病例应进一步寻找证据，MRA发现了血管壁增厚和炎症水肿的明显征象，强烈支持大动脉存在活动性炎症。与MRA一样，^{18}F-FDG-PET CT通常被用于大动脉炎的早期诊断、判断炎症活动性及疗效。^{18}F-FDG-PET CT最大标准化摄取值（maximal standardized uptake value, SUV_{max}）>2.1是鉴别动脉粥样硬化与大动脉炎的切点，诊断大动脉炎的敏感性和特异性均在90%以上。根据《Ishikawa诊断标准修订版》该患者符合1条主要标准+4条次要标准，可确诊大动脉炎。

大动脉炎所致肾动脉狭窄手术治疗的指征和时机 管腔狭窄>70%或跨狭窄部位的峰值压力阶差>50 mmHg应考虑手术干预。肾动脉造影时肾动脉狭窄>50%且跨狭窄压力阶差（transstenotic pressure gradient, TSPG）>21 mmHg，肾动脉血流贮备分数（fractional flow reserve, FFR）<0.9时会导致肾血流量显著下降、影响肾灌注压，从而激活肾素-血管紧张素-醛固酮系统，也应考虑进行手术干预。手术时机应在稳定疾病缓解期，充分激素或免疫抑制治疗炎症控制至少2个月，炎症指标正常，多次影像学复查未见新发血管损害的情况下再进行。既往报道在大动脉炎缓解期对肾动脉狭窄进行经皮成形术的手术成功率约为67.6%，然而术后有较高的再狭窄率，术后2~5年血管再通率为80%~90%。

三、案例使用说明

该案例展示了一例青年难治性高血压、合并代谢综合征、肾动脉狭窄经介入治疗无效的患者诊治过程及分析思路（图1-9）。案例围绕"肾动脉狭窄"的病因探寻展开。首先需要学生掌握导致肾动脉狭窄的常见病因及临床特点，在主动脉CTA提示主动脉一级动脉分支多处受累伴炎症指标升高，不难想到"大动脉炎"。但是，该例的诊断难点在于：根据临床常用的《1990年美国风湿协会（ACR）大动脉炎诊断标准》，该患者未达到临床诊断标准，如何明确下一步的诊断及治疗方案需要对该病例认

真总结思考分析，查阅相关文献及诊疗进展。该病例最终通过^{18}F-FDG PET CT、MRA及改良的Ishikawa诊断标准明确大动脉炎的诊断与疾病炎症活跃程度。该案例的第二个难点在于治疗方案的确定，尤其是激素与免疫抑制剂控制炎症活跃以外，尚需考虑对继发于大动脉炎的肾动脉狭窄患者手术指征的把握及手术时机的选择。最后，在这一例"高血压查因"的教学案例中也体现了"高血压"的诊治规范，如①强调对靶器官损害、心血管风险的评估；②强调对参与高血压发生的生活方式、危险因素（如代谢综合征、阻塞性睡眠呼吸暂停综合征）的筛查及共同管理。

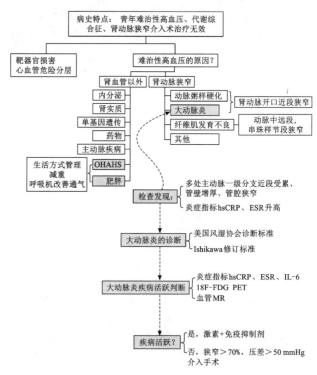

图1-9 诊治过程及分析思路

四、启发思考题

1. 肾动脉狭窄发生在青年患者，可见于哪些疾病，各有何临床特点？
2. 继发于大动脉炎的肾动脉狭窄的处理原则。

五、参考文献

[1] Kim ESH, Beckman J. Takayasu arteritis: challenges in diagnosis and management[J]. *Heart*, 2018, 104(7): 558 -565.

[2] Agueda AF, Monti S, Luqmani RA, et al. Management of Takayasu arteritis: a systematic literature review informing

the 2018 update of the EULAR reco mmendation for the management of large vessel vasculitis[J]. *RMD Open* 2019；5(2)：e001020.

［3］姜林娣. 中国大动脉炎性肾动脉炎诊治多学科专家共识[J]. Chin J Rheumatol, 2019, 23(9)：581-587.

［4］Hellmich B, Agueda A, Monti S, et al. 2018 Update of the EULAR reco mmendations for the management of large vessel vasculitis[J]. *Ann Rheum Dis*, 2020, 79(1)：19-30.

［5］Pang N, Xie C, Yang M, et al. Clinical efficacy of percutaneous transluminal renal artery stenting for the treatment of renovascular hypertension associated with Takayasu arteritis[J]. *Ann Vasc Surg*, 2015, 29(4)：816-821.

（王帅 中南大学湘雅二医院）

第四节 心肌淀粉样变性

一、知识点

心肌淀粉样变性（cardiac amyloidosis，CA）是由异常折叠的蛋白分子构成的不可溶性纤维沉积物在心肌间质聚集而导致的以心力衰竭、心律失常和心肌缺血为主要表现的临床综合征。其中免疫球蛋白轻链型（light-chain amyloidosis，AL）和甲状腺素转运蛋白型（transthyretin amyloidosis，ATTR，包括突变型 ATTRv 和野生型 ARRTwt）占目前诊断的心肌淀粉样变的98%。

(一)临床表现

1. 限制型心肌病样表现：舒张性心衰。

2. 充血性心衰：乏力、呼吸困难、右心功能不全、周围性水肿、胸腔积液、腹腔积液及心包积液，后期可出现心肌收缩功能减低。

3. 体位性低血压：血管和自主神经以及心脏、肾上腺淀粉样变所致。

4. 心律失常：心脏传导系统淀粉样变，可引起缓慢性心律失常（束支阻滞和高度房室阻滞、窦性停搏）及快速心律失常（室上性心动过速、心房颤动、室性期前收缩、室性心动过速等）。

5. 心绞痛：淀粉样变累及冠脉。

6. 其他系统受累：肾脏、肝脏、胃肠、神经、皮肤、软组织等。

(二)检查与诊断

1. M 蛋白：血清蛋白电泳、血/尿免疫固定电泳、血清游离轻链。

2. 心电图：常见低电压，胸导联 R 波递增不良，异常 Q 波，心律失常。

3. 超声心动图：不能用其他原因解释的左室肥厚，舒张功能障碍。

4. 心脏 MRI：弥漫性心内膜下或跨壁延迟钆强化（LGE），钆异常动力学，ECV≥0.40%。

5. 放射性核素显像：99 Tc^m-二羧基丙烷二磷酸盐（DPD）和 99 Tc^m-焦磷酸盐（PYP）可确诊 ATTR 型淀粉样变，无须活检。

6. 组织活检：金标准（心内膜下心肌活检，或腹壁脂肪、骨髓、舌体等），受累器官活检阳性率>95%。

7. 其他检查：免疫组化、免疫荧光、免疫电镜、质谱蛋白质组学可对致淀粉样变蛋白种类进行鉴定，也可通过基因检测筛检常见突变基因。

(三)治疗

1. 抗心衰治疗：利尿药、螺内酯、长效硝酸酯类药物可用；RAS 阻断药 ACEI/ARB 慎用，可能诱发或增加低血压风险；洋地黄类药物慎用，可与淀粉样物质结合，易诱发心律失常；β 受体阻滞药未获定论，可降低心输出量且不逆转心室重构。

2. AL 型治疗：以马法兰、硼替佐米、达雷木单抗、环磷酰胺、地塞米松等为代表的联合化疗、靶向治疗，自体干细胞移植、心脏移植。

3. ATTR 型治疗：以氯苯唑酸为代表的靶向药物有较好的治疗效果，Val30Met 突变型淀粉样变患者可考虑原位肝移植。

二、案例

(一)病历资料

患者谢××，72 岁，男性，因"反复气促、双下肢水肿5月余"入院。患者自5月前体力活动后出现气促，无胸闷胸痛、咳嗽咳痰、双下肢水肿。气促逐渐加重，轻体力活动后即可出现，夜间不能平卧，伴双下肢水肿、胸闷乏力、咳嗽咳痰、右腹痛腹胀、进食舌疼痛、肢体麻木。

既往史：5月前因进食困难到医院就诊，舌部活检示鳞状上皮瘤样增生伴糜烂，较多急慢性炎细胞浸润。否认高血压病、冠心病、糖尿病病史。饮酒30年，每天1斤，吸烟50年，每天15支，戒烟戒酒2年。婚育史、家族史无特殊。

体格检查：体温36.5℃，脉搏116次/分，呼吸26次/分，血压98/76 mmHg(去甲肾上腺素维持)，舌面可见溃疡，双肺散在湿啰音，心界叩诊向左下扩大，心率116次/分，心律齐，心音低钝，无明显杂音，双下肢中度凹陷性水肿。

(二)相关检查

肌钙蛋白I 0.16 mg/L(↑)；

B型钠尿肽 16000 ng/L(↑)。

头部+胸腹CT：脑内缺血性改变，双侧额部少量硬膜下积液，双肺感染，双侧少量胸腔积液；肝脏多发囊肿，左肝强化结节，性质待定；肝内外胆管及胆囊轻度扩张；左肾囊肿；盆腹腔积液。

(三)初步诊断

1. 心衰查因：冠心病？心肌病？(心脏扩大，心功能Ⅳ级)

2. 休克查因：心源性？感染性？

3. 社区获得性肺炎。

4. 多发性周围神经病？

5. 舌溃疡。

(四)诊治经过

入院后完善相关检查，结果如下。

血常规：白细胞 15.86×10⁹/L↑，中性粒细胞百分比83.4%↑，血红蛋白130 g/L，血小板295×10⁹/L。

尿常规：蛋白3+、隐血3+、红细胞29↑，余正常。

甲状腺功能三项：FT3 1.873 pg/mL↓，TSH 6.191μ IU/mL↑，余正常。

ESR：40 mm/hr↑。

血气分析、肾功能、电解质基本正常。

心电图：窦性心动过速伴房性期前收缩；电轴左偏；肢导联QRS低电压，RV2-V4递增不良，T波改变(图1-10)。

住院期间患者阵发心房颤动(图1-11)，后自动转复。

心脏彩超：左心、右房增大；室间隔增厚；二尖

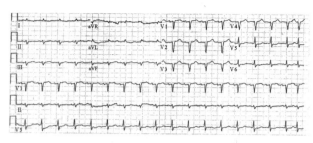

图1-10 患者窦性心律心电图

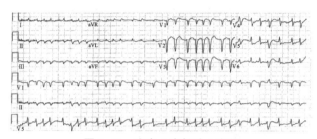

图1-11 患者心房颤动心电图

瓣重度反流；三尖瓣中度反流；轻度肺动脉高压；主动脉瓣退行性改变并轻度反流；心功能下降；右室心尖部等回声填充致闭塞；下腔静脉内径19 mm，呼吸变异度31%(LA 39 mm，RA 38 mm，LVD 56 mm，RV 35 mm，IVS 12 mm，LVPW 11 mm，EF 35%)。

冠脉造影：冠心病，单支病变，回旋支远段50%局限性狭窄，TIMI 2级。

入院后予以利尿、强心、改善循环、升压、通便、营养支持、无创呼吸机辅助呼吸等积极治疗，患者病情无明显好转，呼吸循环功能差，休克血压难以纠正。

于是继续完善相关检查检验：

病理检查：(舌)局灶黏膜坏死，多量急慢性炎细胞浸润，脓细胞聚集，肉芽组织增生，符合溃疡形成，其周边鳞状上皮假上皮瘤样增生。

特殊染色：刚果红染色镜下见少许橘红色区域，其偏振光下呈淡绿色，提示有少许淀粉样物质沉积(图1-12)。

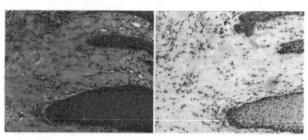

(左：HE染色，右：刚果红染色)

图1-12 舌病理结果

全自动免疫固定电泳检测：IgG λ 型 M 蛋白阳性。

血清本周氏蛋白测定：免疫球蛋白 IgA 定量测定 0.43 g/L（↓）、免疫球蛋白 IgE 定量测定 136 IU/mL、免疫球蛋白 IgG 定量测定 6.3 g/L（↓）、免疫球蛋白 IgM 定量测定 0.1 g/L（↓）、血清 κ 轻链 1.27 g/L（↓）、血清 λ 轻链 2.3 g/L。

尿本周蛋白：尿 λ 轻链 5.35 mg/L（↓）、尿 κ 轻链 7.56 mg/L。

骨髓穿刺：首次骨髓取材部分稀释，患者拒绝再次骨穿。

骨髓活检：造血组织增生活跃，浆细胞比例增高（20VOL%），可见小堆分布，细胞体积中等，胞质丰富，核类圆形，偏位，可见双核及三核（图 1-13）（患者拒绝免疫组化）。

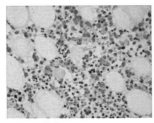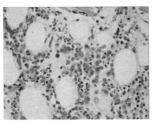

染色：HE 10×40　　　染色：HE 10×40
图 1-13　骨髓活检结果

经积极治疗，患者心衰仍难以控制，暂无化疗条件，出院后数日，患者在家中去世。

（五）最后诊断

1. 系统性淀粉样变性：心肌淀粉样变（AL 型）（心脏扩大、心功能Ⅳ级、心源性休克、阵发性心房颤动），舌淀粉样变，周围神经淀粉样变。
2. 冠心病（回旋支单支病变）。
3. 社区获得性肺炎。
4. 甲状腺功能减退。

（六）讨论

AL 型淀粉样变的病理生理特点为异常免疫球蛋白轻链沉积，可以累积心脏、肾脏、肝脏、胃肠、神经、皮肤、软组织等，本病例以心衰、休克为发病特征，病灶累及舌及外周神经，心彩超提示心肌肥厚但心电图却并无高电压、心室肥厚的表现，冠脉造影虽有回旋支狭窄，但不足以解释患者心脏及多系统的受累。结合患者舌体组织病理检查刚果红染色阳性及血浆 IgG λ 型 M 蛋白阳性，可确诊患者

为淀粉样变性。患者骨髓活检浆细胞比例增高，但骨髓穿刺结果稀释，患者又拒绝进一步行免疫组化检查，未能明确淀粉样变是否继发于异常浆细胞疾病（多发性骨髓瘤）。该患者也曾因舌体溃疡至医院就诊，但由于病变不典型而未获得确诊。

在疾病诊治过程中，我们应该仔细询问病史，认真做好体格检查，系统地、全面地分析患者多系统症状之间的临床关联。临床上，部分疾病的多系统累及看似没有关联，实则却有密切的内在联系，我们要透过现象看本质，尽最大可能避免漏诊和误诊。

三、案例使用说明

本案例为一名以心衰、休克为主要表现的 72 岁老年男性患者，病灶累及心脏、舌及外周神经，心彩超提示心肌肥厚但心电图却并无高电压、心室肥厚的表现，相反却表现为肢导联 QRS 低电压，冠脉造影虽有回旋支狭窄，但不足以解释患者心脏及多系统的受累。结合患者舌体组织病理检查刚果红染色阳性及血浆 IgG λ 型 M 蛋白阳性，最终确诊患者为系统性淀粉样变性。

该病例引导学生系统分析患者病情，首先让医学生认识急性心衰的常见原因及相关处理，急性心衰等急性血流动力学紊乱往往遵循 CHAMP 原则进行排查，C 为急性冠脉综合征（acute coronary syndrome），H 为高血压急症（hypertensive emergency），A 为心律失常（arrhythmia），M 为机械并发症（mechanical complications），P 为肺栓塞（pulmonary embolism）。本例患者冠脉造影示非阻塞性病变不支持急性冠脉综合征，入院呈休克血压排除高血压急症，心电图及心电监护排除恶性心律失常，心彩超排除机械并发症，血气无明显低氧不支持肺栓塞。其次引导学生在排查了常见病因后仍不能明确心衰原因时，需要打破常规思维，重新整理患者病史资料及相关检查结果，关注患者全身多系统病变之间的内在关联，善于发现各检查之间看似矛盾的结果（如在本病例中，心电图与心彩超结果不一致），以避免患者的漏诊和误诊。最后引导学生总结淀粉样变的特点，以便在临床工作中能够及时识别、早期诊断、早期治疗，给患者带来更好的预后。

四、启发思考题

1. 哪些情况需要高度怀疑有心肌淀粉样变可能？
2. 心肌淀粉样变的心电图和心彩超特点。

3.心肌淀粉样变常见的类型及诊断标准。

4.心肌淀粉样变心衰患者的抗心衰治疗。

五、参考文献

［1］Kitaoka H, Izumi C, Izumiya Y, et al. Japanese Circulation Society Joint Working Group. JCS 2020 Guideline on Diagnosis and Treatment of Cardiac Amyloidosis［J］. Circ J. 2020 Aug 25；84（9）：1610-1671.

［2］Bonderman D, Pölzl G, Ablasser K, et al. Diagnosis and treatment of cardiac amyloidosis：an interdisciplinary consensus statement［J］. Wien Klin Wochenschr. 2020 Dec；132（23-24）：742-761.

［3］Garcia-Pavia P, Rapezzi C, Adler Y, et al. Diagnosis and treatment of cardiac amyloidosis. A position statement of the European Society of Cardiology Working Group on Myocardial and Pericardial Diseases［J］. Eur J Heart Fail. 2021 Apr 7：1-15.

［4］中国系统性轻链型淀粉样变性协作组，国家肾脏疾病临床医学研究中心，国家血液系统疾病临床医学研究中心. 系统性轻链型淀粉样变性诊断和治疗指南（2021年修订）［J］. 中华医学杂志，2021，101（22）：1646-1656.

［5］胡品津，谢灿茂，内科疾病鉴别诊断学［M］，6版，北京：人民卫生出版社，2014.

［6］中华医学会心血管病学分会心力衰竭学组，中国医师协会心力衰竭专业委员会，中华心血管病杂志编辑委员会. 中国心力衰竭诊断和治疗指南2018［J］. 中华心力衰竭和心肌病杂志，2018（04）：196-225.

（赵械雄 中南大学湘雅三医院）

第五节 巨细胞心肌炎

一、知识点

（一）巨细胞心肌炎（giant cell myocarditis, GCM）

GCM是一种以巨细胞广泛浸润及心肌坏死为主要特征的致命性心肌炎，少见且迅速进展，多发于既往健康的青壮年，病因不明，多考虑巨细胞病毒感染诱发或自身免疫异常。大多数GCM可出现心力衰竭，还可表现为心脏传导系统异常和室性心律失常等，死亡率高，早期诊断极其重要。多数患者即使获得最优治疗仍会不断进展直至死亡或心脏移植；仅不到10%的患者心衰进展缓慢。

GCM的诊断应综合考虑临床表现、心肌损伤标志物、心电图、超声心动、心脏核磁、病原学检查、病理组织学检查。血清学检查除常见心肌炎所表现的心肌酶学、炎症指标升高之外，巨细胞病毒、抗心肌抗体、细胞因子等对诊断有一定特异性；心电图可出现几乎所有类型的异常改变如室性心律失常、房室传导阻滞等。GCM患者的典型心脏超声包括室壁增厚、左心室扩大和左心室收缩功能减弱，随着病情的发展，左心室通常会扩大，左心室收缩功能恶化，但无特异性；心脏磁共振是心肌炎诊断的重要手段。心肌活检敏感性较高，由于心内膜弥漫性受累，在早期出现症状的GCM患者中，敏感度达82%~85%。GCM典型的组织病理特征是：显著的肌细胞坏死及由大量的T淋巴细胞、多核巨细胞、浆细胞、嗜酸性粒细胞组成的多病灶或弥散性的炎症细胞浸润，可能没有显著的肉芽肿形成。

GCM合并心力衰竭时，可以按照抗心衰方案治疗。需注意GCM发生传导阻滞风险很高，避免使用洋地黄类如地高辛，慎用β受体阻滞药。适当的免疫抑制治疗和心脏移植是GCM合并进展性心衰的重要治疗方案。机械循环辅助和抗心律失常治疗是患者维持心功能以及过渡到心脏移植的桥梁。

（二）室性心动过速的射频消融术（radiofrequency ablation of ventricular tachycardia）

室性心动过速（ventricular tachycardia, VT），简称室速，包括特发性、束支折返性和瘢痕性室速等。特发性VT常见于心脏结构和功能正常人群，是由于心室异常的"兴奋灶"所发出的快速心室激动导致的VT。束支折返性VT和瘢痕性VT多见于扩心病、冠心病和先心病外科手术后等器质性心脏病患者。束支折返性VT常由希-蒲系统大折返引起，而瘢痕性VT则是瘢痕间存活心肌产生的激动折返环路所致。射频消融（radiofrequency ablation, RFA），是一种通过电极导管经静脉或动脉血管送入心腔特定部位，释放射频电流导致局部心内膜及心内膜下心肌凝固性坏死，达到阻断快速心律失常异常传导束和起源点的介入性技术。RFA对于特发性VT成功率可达90%以上。但对于器质性心脏病VT成功率偏低，在其他治疗无效时可尝试。消融不成功或VT发作有生命危险时，则需考虑植入心脏埋藏式除颤器预防猝死。

二、案例

(一) 病例资料

患者岳××，男性，35 岁，因活动后心悸胸闷气促 6 年，加重 2 周入院。患者 6 年前跑 1000 米左右时出现过心悸，伴有心慌、胸闷、气促，无胸痛、黑朦、意识障碍，无恶心呕吐，休息后可缓解，未予重视。2 周前受凉后出现发热，伴有寒战高热，体温最高 39.0℃，伴咳嗽、咳黄痰，伴胸闷气促，爬 2 层楼可有气促加重，伴纳差、乏力、恶心呕吐，呕吐物为胃内容物。近一周气促加重，晨起咳粉红色泡沫痰，不能平卧，伴有乏力，转诊当地医院治疗。完善检查考虑"心律失常心肌病 心脏扩大 持续性室性心动过速 心功能Ⅳ级，扩心病待排；慢性支气管炎"，予以利尿、强心、药物复律、电复律等对症治疗后，患者病情无明显好转，两天后转诊至我院。起病来，精神食欲差，大便 2 天未解，小便量少，体重无明显变化。既往有吸烟 10 余年，平均 60 支/日，饮酒 10 余年，平均 8 瓶啤酒每天。婚育史、家族史均无特殊。体查：体温 36.0℃，脉搏 114 次/分，呼吸 21 次/分，血压 145/81 mmHg，慢性病容，神志清楚，巩膜无黄染，颈静脉无怒张，双肺呼吸音粗，可闻及干湿性啰音，心尖搏动于第五肋间左锁骨中线外 0.5 cm，心界向左下扩大，心率 114 次/分，分心律齐，未闻及病理性杂音。腹软，未扪及肝脾，移动性浊音阴性，双下肢无浮肿。

(二) 相关检查

生化检查：血常规：WBC $6.8×10^9$/L, Hb 157 g/L；PCT：0.206 ng/mL；肝肾功能正常；电解质：血钾 4.08 mmol/L，血镁 0.94 mmol/L，血钠 138.7 mmol/L；心肌酶、肌钙蛋白正常；NTproBNP：693.4 pg/mL。

入院心电图：持续性室性心动过速（图 1-14）。

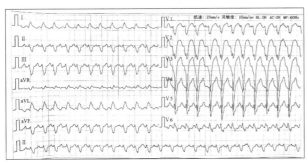

图 1-14 入院心电图

心脏彩超：LAS：41 mm；LVEDd：60 mm；RAS：35 mm；RVD：34 mm；EF：30%，左心明显扩大，射血分数下降明显，室壁运动减弱且不协调。

(三) 初步诊断

1. 心肌病，心律失常（持续性室性心动过速），心脏扩大，心功能Ⅳ级。
2. 肺部感染。

(四) 诊治经过

入院后予以利多卡因、胺碘酮控制室速，重组人脑利钠肽、西地兰抗心衰、门冬氨酸钾镁维持血钾血镁稳定、螺内酯和呋塞米利尿、培哚普利改善心肌重塑以及护心、护胃等对症处理，并完善心脏磁共振检查。患者室速持续，无法药物复律，血压持续下降，反复予以电复律，能够获得短时间的窦性节律，但很快，患者室速复发。先后尝试了利多卡因、胺碘酮、艾司洛尔注射液、尼非卡兰都不能维持窦性心律。核磁共振结果提示：左心扩大，左室间隔壁心肌中层可见延迟强化（图 1-15）。

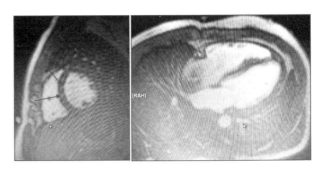

箭头所指为心肌中层延迟强化显影。

图 1-15 心肌磁共振结果

经过科内讨论，建议患者尝试行射频消融终止室速并行心肌活检明确心肌病变。于 2019 年 1 月 31 日在全麻下行三维标测指导下室速射频消融+心肌活检术（图 1-16）。术后恢复窦性节律（图 1-17）。

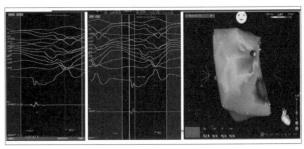

图 1-16 三维标测指导下室速射频消融

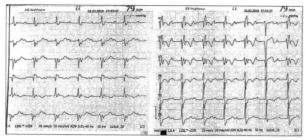

图 1-17 术后复律心电图

术后患者室速再次复发，予以补钾补镁，抗心律失常及抗心衰等对症支持治疗稳定病情，但病情仍有加重趋势。心肌活检病理结果回报，提示：大量多核巨细胞及淋巴浆细胞，部分多核巨细胞累及心肌。结合临床确定患者为巨细胞心肌炎（图 1-18）。

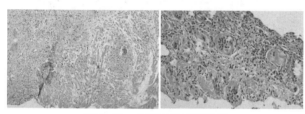

图 1-18 心肌活检病理结果

治疗上予以加用糖皮质激素+免疫抑制剂方案，给予甲泼尼龙 500 mg+吗替麦考酚酯 0.5 g 每天两次口服治疗。但患者病情仍控制不佳，室速反复，心衰持续加重。综合讨论后，建议患者再次尝试行射频消融终止室速，并积极等待心脏移植。于 2 月 25 日再次在局麻下行三维标测指导下室速射频消融术。术后顺利恢复窦性心律（图 1-19），并维持至心脏移植术前。于 3 月 13 日在我院心血管外科完成心脏移植，顺利出院。

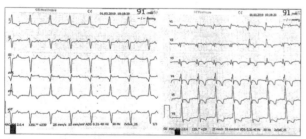

图 1-19 二次射频消融术后恢复窦性心律

（五）最后诊断

1. 巨细胞心肌炎，持续性室性心动过速，心脏扩大，心功能Ⅳ级。

2. 肺部感染。

（六）讨论

GCM 是一种以巨细胞广泛浸润及心肌坏死为主要特征的致命性心肌炎，在出现心力衰竭后病情进展迅速，研究表明如不进行适当的免疫抑制治疗，GCM 从出现症状到死亡或者心脏移植的中位生存期仅为 3 个月。常规治疗包括抗心衰治疗、免疫抑制治疗、抗心律失常、机械循环辅助以及心脏移植。

该病例而言，患者病情进展迅速，发病数周，心功能急剧恶化，同时合并顽固性室性心律失常；虽然射频消融可以终止室速，但没有明确病因和免疫抑制治疗下，室速再次复发，治疗难度很大；心脏移植是这位患者最佳选择，但等待供体的时间不确定，需要一个合理的过度治疗策略；对于这位患者而言，终止室速是当务之急。

在各类药物治疗无效的情况下，射频消融终止室速在国际上有过少数成功个案报道，因此成为这位患者争取等待心脏移植仅有的希望。这位患者的成功也为此类患者提供了一种新的手术治疗策略。

三、案例使用说明

案例罕见之处：GCM 发生率为 0.007% ~ 0.051%，考虑由 T 淋巴细胞介导的自身免疫反应与体内出现大量心肌自身抗体有关。当发生进行性心衰和难治性室性心律失常时，病情进展大大加速，并最终导致死亡，而心脏移植成为终末期 GCM 的唯一有效治疗。本病例两个要点第一个是心肌活检证实心肌病为 GCM，从而增加免疫抑制剂减缓病情进展；第二个重要的难点是如何在等待移植心脏供体的过程中稳定住药物治疗无效的持续性室速和顽固性心衰。我们根据病情特点，在做好充分准备后，通过射频消融终止顽固性室速，从而为心脏移植赢得时间，这一策略在国内国际上暂无相关报道，为此类疾病的救治提供了一个有效的新方案。

案例诊疗思路及易错误区：

患者活动后心悸胸闷气促——心电图提示持续性室速，心脏彩超提示左心扩大，结合心脏磁共振结果考虑心肌炎（具体病因不明）——药物治疗无效，不能终止室速，心衰进展——首次尝试射频消融终止室速——病情控制不佳，室速顽固反复——

心肌活检明确病因——调整治疗方案，增加免疫抑制治疗——再次射频消融终止室速——完成病情安全过渡和心脏移植。

本例患者以快速起病，进行性心衰和持续性室速就诊，容易考虑普通心肌病合并室性心律失常或者心律失常心肌病。对于病因不明的心肌病患者，心脏磁共振和心肌活检是诊断的关键检查，条件允许时，应该尽早安排以减少误诊、延误病情。

案例使用注意要点：

GCM 发病率低，因其出现症状后病情进展迅速，早期明确诊断是关键。GCM 的诊断需在确立心肌炎诊断的基础上，结合血清学以及心肌组织病理结果进一步明确。对于进展迅速的心肌炎，早期完善心内膜活检及病理检查，能够更好地制定有针对性的治疗方案。GCM 合并顽固性室性心动过速以及进展性心衰是其病情的突出特点，治疗方案处理常规的药物治疗，还需考虑心脏介入治疗以及继续循环辅助，最终还需考虑心脏移植。

虽然射频消融治疗对于 GCM 并发的室速效果可能不佳，不是常规推荐的策略，但在病情无法稳定，药物治疗无效时，早期通过射频消融终止室速，对于稳定病情具有重要意义。

四、启发思考题

1. 巨细胞心肌炎的临床表现特点。
2. 巨细胞心肌炎的诊断要点及治疗原则。
3. 室性心动过速的心电图特点。

五、参考文献

[1] 张瑞涛, 江宇鹏, 陈宝霞, 等. 巨细胞病毒心肌炎诊断治疗进展[J]. 中国实用内科杂志. 2017; 37(2): 159-161.

[2] 张成双, 姜雅秋, 王伟, 等. 巨细胞心肌炎研究进展[J]. 中国老年学杂志. 2018; 38: 1274-1277.

[3] Montero S, Aissaoui N, Tadié JM, et al. Fulminant giant-cell myocarditis on mechanical circulatory support: Management and outcomes of a French multicentre cohort [J]. Int J Cardiol. 2018, 253: 105-112.

[4] Heinzmann D, Schibilsky D, Gramlich M, et al. Ablation of an electrical storm in a patient with giant cell myocarditis using continuous flow left ventricular assist device and percutaneous right ventricular assist device [J]. Int J Cardiol, 2016. 209: 84-86.

（涂涛，刘启明，周胜华 中南大学湘雅二医院）

第六节 梅毒性主动脉炎累及冠状动脉开口

一、知识点

(一) 冠心病 (coronary artery disease, CAD)

目前，冠心病已成为威胁国民健康的主要疾病之一。狭义而言，冠心病就是冠状动脉粥样硬化性心脏病的简称，是由于冠状动脉粥样硬化使管腔狭窄或阻塞导致的心肌缺血、缺氧而引起的心脏病。实际上除了冠状动脉粥样硬化外，导致心肌缺血、缺氧的冠脉疾病还包括冠脉炎症(风湿性、川崎病、血管炎、梅毒性等)、痉挛、自发夹层、栓塞、创伤、先天性畸形等多种情况，广义而言也可称为冠心病。

冠心病分为急性冠脉综合征 (acute coronary artery disease, ACS) 和慢性冠脉综合征 (chronic coronary artery disease, CCS)。CCS 主要是心外膜冠脉粥样硬化造成的固定狭窄所致，包括劳力型心绞痛、缺血性心肌病和 ACS 之后稳定的病程阶段。治疗上根据心绞痛严重程度、验前概率及必要的无创性检查方法对预后的评价来进行综合决策，强调优化药物治疗为主，个体化选择血运重建。药物治疗包括抗血小板(阿司匹林、氯吡格雷或替格瑞洛)，改善缺血(硝酸酯类、钙拮抗药、曲美他嗪等)，调脂(他汀类药物为主，依折麦布，PCSK9 抑制剂等旨在血脂达标)，以及改善预后(β 受体阻滞药、ACEI 或 ARB 等)。ACS 主要是由于冠状动脉内不稳定的粥样硬化斑块破裂、糜烂或侵蚀继发血栓形成所导致的心脏急性缺血综合征，包括不稳定型心绞痛、非 ST 段抬高型心肌梗死和 ST 段抬高型心肌梗死。ACS 可导致心功能不全、恶性心律失常、猝死等恶性心血管事件。ACS 患者存在不同的临床特征，心肌损伤标志物、心电图、冠脉造影等有助于早期识别以及危险分层，治疗上除了优化的药物治疗外，及时的血运重建也是治疗的关键。

(二) 主动脉瓣病变 (aortic valve disease)

主动脉瓣病变包括主动脉瓣狭窄以及关闭不全。主动脉瓣狭窄的病因很多，以风心病、先心病和老年退行性变多见，主要表现为呼吸困难、心绞痛和晕厥；重要体征为收缩期喷射样杂音，可伴震颤；超声心动图是诊断和判定狭窄程度的重要方法；并发症包括心律失常、猝死、感染性心内膜炎、体循环栓塞、心力衰竭和胃肠道出血；内科治疗仅限于并发症和对症治疗，手术治疗是最有效方法。主动脉瓣关闭不全的病因包括先天性（最常见的是二叶式畸形）、感染性、退行性、风湿性等，其中退行性病变和风湿性病变最为常见，主要表现为心悸、活动耐量减退、呼吸困难、胸痛等，最重要的体征为主动脉瓣听诊区舒张期叹气样杂音，其次脉压增大，出现周围血管征；超声心动图可提供可靠征象；并发症以感染性心内膜炎和室性心律失常常见，人工瓣膜置换术是有效治疗方法。

(三)梅毒性主动脉炎

梅毒是由苍白梅毒螺旋体引起的性传染病，在目前早期和广泛使用抗生素的情况下，已经非常罕见。心血管梅毒多为Ⅲ期梅毒，是梅毒螺旋体进入主动脉外膜滋养血管引起慢性炎症、血管闭塞，而后发生主动脉中膜弹力纤维和平滑肌坏死、纤维化瘢痕形成，主要受累部位为主动脉及瓣膜。其中，双侧冠状动脉口狭窄而无其他冠状动脉受累是一种罕见的梅毒性主动脉炎，与主动脉壁增厚有关，大多数患者由死后尸检确诊。梅毒性主动脉炎一般无明显临床症状及体征，仅偶有胸痛，亦可闻及收缩期杂音，无特异性；冠状动脉开口狭窄患者因侧支循环存在，很少发生大面积心肌梗死。由于临床症状和体征多出现在感染后10~30年，且缺乏特异性，诊断较困难，特别是对于合并有心血管疾病危险因素的老年患者，很难与动脉粥样硬化所致病变区分。目前，梅毒性心血管病诊断依赖流行病学史、典型临床表现以及相关血清学检查结果呈阳性。

二、案例

(一)病例资料

患者杨××，女，49岁，因"劳力性胸痛3年，加重1小时"入院。3年前，患者在爬楼爬坡时出现胸痛，伴喉头发紧，持续数分钟，休息后缓解。无心悸、晕厥、气促等不适，未予重视。就诊前1月上述症状曾频繁发作，轻微体力活动即可出现，休息后可缓解。1小时前，患者晚饭后再发胸痛、性质同前，但持续1小时不缓解，无大汗、恶心呕吐等不适，遂就诊于我院。

既往史、个人史、月经史、婚育史、家族史均无特殊。

心脏查体：心界向左扩大，主动脉瓣听诊区可闻及3/6级收缩期杂音，向颈部传导；还可闻及舒张期叹气样杂音。余查体无明显异常。肛门、外阴未查。

(二)相关检查

入院后血常规、肝肾功能、凝血常规、甲状腺功能三项、结缔组织全套：基本正常；血清肌钙蛋白I为9.533 ng/mL（正常值< 0.5 ng/mL），NT-proBNP为2189.91 pg/mL（正常值< 900 pg/mL）。心电图示：窦性心律，V5和V6 ST段压低（图1-20）。心脏彩超示：主动脉瓣中度反流，且主动脉血流速度轻度增快(2.7 m/s，正常范围：1~1.7 m/s)。急诊冠脉造影示冠状动脉左主干开口处狭窄程度99%（图1-21A），右冠开口处狭窄程度95%（图1-21B），但其余冠状动脉无明显狭窄。

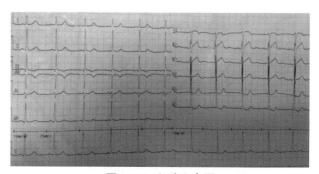

图1-20　入院心电图

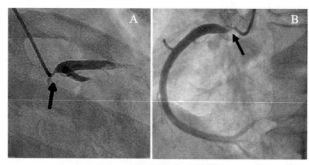

图1-21　冠状动脉造影

(三)初步诊断

1.冠心病，非ST段抬高型心肌梗死，心脏扩大，心功能Ⅰ级。

2.瓣膜性心脏病（主动脉瓣中度反流并狭窄）。

（四）诊治经过

综上患者非 ST 段抬高型心肌梗死诊断明确（典型心绞痛+升高的心肌损伤标志物+缺血的心电图表现+冠脉造影），但不同于普通冠状动脉粥样硬化心脏病表现（缺少冠心病的危险因素，且冠脉病变局限于左、右冠脉开口处），该患者合并主动脉瓣病变。考虑冠脉开口以及主动脉瓣病变均发自主动脉根部，主动脉炎、主动脉瘤、主动脉夹层均可造成主动脉根部病变，为明确主动脉根部情况，行主动脉 CTA 示：主动脉无明显的狭窄或扩张，排除主动脉瘤和主动脉夹层，诊断聚焦于主动脉炎。本例患者无发热，无其他脏器受累，炎症指标以及结缔组织筛查均为阴性，仅梅毒螺旋体凝集素试验和酶联免疫吸附试验为阳性。追问病史得知患者丈夫有冶游史。综上所述，临床上考虑梅毒性主动脉炎。在明确诊断后，患者接受了青霉素驱梅治疗（苄星青霉素 240 万单位，肌内注射，每周 1 次，共 3 周），同时转入心血管外科行主动脉瓣置换术+冠状动脉旁路移植术，术中剪除病变主动脉瓣，置入机械主动脉瓣，并以左乳内动脉吻合左主干远段，以大隐静脉吻合主动脉和右冠。术中可见主动脉瓣卷曲增厚，升主动脉内壁形成"树皮"样外观（图 1-22A）。病理显示，主动脉瓣膜和主动脉内膜炎症细胞浸润（图 1-22B），间质纤维化、玻璃样变（图 1-22C）。经上述治疗后患者好转出院，随访未再发作。

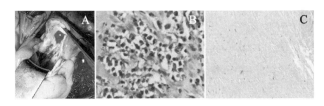

图 1-22 主动脉瓣、主动脉内膜镜下改变

（五）最后诊断

1. 梅毒性主动脉炎累及冠脉开口，非 ST 段抬高型心肌梗死，心脏扩大，心功能 I 级。

2. 主动脉瓣狭窄并关闭不全。

（六）讨论

本例患者起初表现为典型的劳力性心绞痛，随冠状动脉狭窄逐渐加重，进展为不稳定型心绞痛，最后发展为非 ST 段抬高型心肌梗死。根据临床表现以及影像学检查不难诊断冠心病。但不同之处在于该患者并无高血压、糖尿病、吸烟等冠心病危险因素；其次，冠状动脉造影示左主干和右冠状动脉开口处严重狭窄，而其余冠脉均未见明显狭窄，与一般动脉粥样硬化所致的冠脉广泛狭窄不同。患者的冠心病是否有其他原因呢？冠脉痉挛虽可引起心肌梗死，但痉挛一般起病急，缺少侧支循环，一旦发生后程度更严重，且狭窄部位也与本例不符，故排除。

另外，该患者的体征以及心超彩超均证实了合并存在的主动脉瓣病变，是否能用一元论解释？因受累的组织（左主干开口、右冠开口、主动脉瓣）在解剖位置上非常接近，均在主动脉根部，若从一元论出发，可锁定累及主动脉的疾病。CTA 排除主动脉瘤和主动脉夹层后，诊断聚焦在主动脉炎上。主动脉炎有多种病因，主要包括：梅毒性主动脉炎、细菌性主动脉炎、巨细胞性主动脉炎、Takayasu 动脉炎、风湿性主动脉炎。其中，梅毒性主动脉炎病变多局限于升主动脉和主动脉弓，主动脉瓣反流和冠脉开口狭窄是其最常见的表现；细菌性主动脉炎常伴严重感染所致的高热、寒战；巨细胞性动脉炎更多见于 70~80 岁人群，全身血管受累；高安动脉炎主要累及主动脉及其主要分支，造成血管狭窄，引起头痛、双上肢血压不对称的临床表现；其他风湿性疾病如强直性脊柱炎、白塞病等可合并主动脉炎，但常有血管外表现。该患者无发热等感染症状，无炎症指标升高、结缔组织阳性等自身免疫性疾病的特点，存在典型的梅毒性主动脉炎表现（主动脉瓣反流和冠脉开口处狭窄），结合梅毒血清学检查阳性可明确诊断，术后病理也进一步支持。治疗上，梅毒性心脏病主要为青霉素驱梅治疗，主动脉瓣病变合并冠脉开口狭窄者需外科干预。

三、案例使用说明

冠心病合并主动脉瓣反流，表现为两病共存，但尽量用"一元论"解释。根据解剖知识将病变定位在主动脉根部，主动脉根部的炎症（即大动脉炎）可导致这冠脉狭窄和主动脉瓣反流两种病变，最后确定大动脉炎的原因为梅毒。

缺乏典型的冠心病危险因素的心绞痛患者，若仅存在冠状动脉瓣狭窄要考虑非动脉粥样硬化所致的冠脉疾病，对于左主干开口狭窄合并主动脉瓣疾病的情况需考虑主动脉炎，如血清学提示梅毒阳性，则高度提示梅毒性主动脉炎。由于梅毒性主动脉炎所致冠脉疾病的病理基础与动脉粥样硬化完全不同，因此治疗上有差异，其中"调脂"治疗并非重点，规律地驱梅治疗很关键，外科手术较经皮冠状动脉介入治疗（percutaneous coronary intervention, PCI）更为合适。

四、启发思考题

冠状动脉狭窄的鉴别诊断处理原则。

五、参考文献

[1] Roberts WC, Ko J M, Vowels T J. Natural history of syphilitic aortitis [J]. Am J Cardiol, 2009. 104：1578-1587.

[2] Gornik HL, Creager M A. Aortitis [J]. Circulation, 2008. 117：3039-3051.

[3] Hu D, Liu L, Tang H, et al., Syphilis：an unusual cause of simultaneous aortic valve and ostial coronary artery disease [J]. Coron Artery Dis, 2014. 25(6)：540-1.

[4] 陈灏珠，林果为，王吉耀. 实用内科学. 14 版. 北京. 人民卫生出版社. 2013.

（彭道泉　中南大学湘雅二医院）

第二章

呼吸系统疾病

第一节　新生儿呼吸窘迫综合征

一、知识点

(一)早产儿

根据出生胎龄分类:

1. 早产儿:出生胎龄<37周的新生儿。
2. 极早产儿:出生胎龄<32周的早产儿。
3. 超早产儿:出生胎龄<28周的早产儿。

(二)新生儿呼吸窘迫综合征(Neonatal Respiratory Distress Syndrome, NRDS)

NRDS又称新生儿肺透明膜病,新生儿出生后不久即出现进行性呼吸困难和呼吸衰竭等症状,主要是由于缺乏肺泡表面活性物质所引起,导致肺泡进行性萎陷,患儿于生后数小时内出现进行性呼吸困难、呻吟、发绀、吸气三凹征,严重者发生呼吸衰竭。发病率与胎龄有关,胎龄越小,发病率越高,体重越轻病死率越高。随着近年治疗手段的不断成熟,小胎龄早产儿存活率逐渐增高。但远期预后,特别是支气管肺发育不良(bronchopulmonary dysplasia, BPD)发病率未见降低。欧洲VLBW婴儿慢性肺疾病或BPD的发生率约为18%。

由于肺表面活性物质(pulmonary surfactant, PS)和经鼻持续气道正压通气(nasal continuous positive airway pressure, NCPAP)的早期使用,典型的胸部X线表现如毛玻璃样改变和支气管充气征目前已很难看到,临床医生主要通过评估患儿病程早期呼吸做功和吸入氧浓度(FiO₂)判断是否需要给予PS治疗。

其防治目标是通过干预尽可能提高早产儿存活率,同时最大程度减少潜在不良反应,包括BPD。

(三)肺表面活性物质

肺表面活性物质指由肺泡Ⅱ型上皮细胞分泌的一种复杂的脂蛋白,其主要成分为二棕榈酰卵磷脂(dipalmitoyl phosphatidyl choline, DPPC)和表面活性物质结合蛋白(surfactant binding protein, SP),前者约占60%以上,后者约占10%。肺表面活性物质分布于肺泡液体分子层表面,具有降低肺泡表面张力的作用,能维持大小肺泡容量的相对稳定,阻止肺泡毛细血管中液体向肺泡内滤出。

人类肺泡发育直至生后3岁方完全成熟。在胚胎16~26周时,呼吸性细支气管开始发育,气道上皮细胞开始分化,肺泡Ⅱ型上皮细胞开始产生肺表面活性物质;26~36周时,原始肺泡容积和表面积逐渐增加,为生后气体交换提供了解剖学基础。因此胎龄越小,肺发育越不成熟,RDS发病率越高。除胎龄外,母亲糖尿病、产前未使用糖皮质激素促肺成熟、生后窒息、低体温、酸中毒等均与RDS的发生与严重程度密切相关。

(四)早产儿动脉导管未闭(patent ductus arteriosus, PDA)

动脉导管是胎儿时期降主动脉和肺动脉之间的正常通道,正常新生儿的动脉导管在出生后即开始发生收缩,在24~48小时内实现功能性闭合。但对于早产儿,常会发生不同程度的闭合延迟,甚至最终不闭合。影响动脉导管闭合的主要危险因素包括感染、低氧血症、低胎龄及低出生体重等。动脉导管的持续性流可产生明显的血流动力学改变,导致一系列并发症,如喂养困难、慢性肺疾病、肾衰竭、脑出血、肺出血、坏死性小肠结肠炎等,严重时可危及生命。

二、案例

(一)病历资料

患儿王××,男性,4小时,因"26周早产儿生后呼吸困难4小时"住院。

出生史:26周,第3胎第1产,因"母重度子痫前期,胎儿宫内窘迫"剖宫产分娩;出生体重800 g,羊水清,Apgar评分1分钟6分,5分钟7分,10分钟7分。生后即出现呼吸困难、呻吟、发绀,在nCPAP(PEEP 6 cm H_2O,FiO_2 40%)辅助通气下,于生后4小时由外院转入我院新生儿重症监护室。

围产史:其母妊娠期糖尿病,空腹血糖8.1~9.2 mmol/L之间,饮食控制不佳;妊娠期高血压,BP(150~180)/(90~100)mmHg,未治疗;产前未使用地塞米松;产前30分钟胎心80次/分,持续30分钟。

母亲孕产史:G3P0,人工流产2次。

家族史、遗传史无特殊。

入院查体:nCPAP(PEEP 6 cm H_2O,FiO_2 40%)辅助通气下,T 35.5℃,P 160次/分,R 70次/分,Bp 32/18(26)mmHg,sPO_2 80%,体重700 g,早产儿外貌,皮肤菲薄,心率160次/分,律齐,无杂音,吸气性三凹征,呻吟,双肺呼吸音低,肺底部闻及细湿啰音,腹软,稍隆起,肠鸣音弱,肝脾未触及,四肢肌张力低下,吸吮觅食握持反射未引出,拥抱反射未做。

(二)相关检查

脐动脉血气分析:pH 7.21,pCO_2 60 mmHg,pO_2 10 mmHg,BE -9.3 mmol/L,Lac 3.2 mmol/L。

入科动脉血气分析:pH 7.23,pCO_2 70 mmHg,pO_2 40 mmHg,BE -7.3 mmol/L,Lac 4.5 mmol/L。

肺部超声:双侧胸膜线改变,胸膜下实变,雪花征,A线消失。肺部X线:生后4小时床旁胸片:心膈影模糊,肺部毛玻璃样改变,可见支气管充气征(图2-1A)。

(三)初步诊断

1.超早产儿。

2.新生儿呼吸窘迫综合征。

(四)诊治经过

入科后予以保温、补液、nCPAP辅助通气,肺表面活性物质气管内给药,经验性抗生素及对症支持治疗。

生后6小时:查体:T 36.2℃,P 150次/分,R 50次/分,Bp 35/19(28)mmHg,心率150次/分,律齐,无杂音,吸气性三凹征减轻,双肺呼吸音清。

动脉血气(nCPAP PEEP 4 cm H_2O,FiO_2 21%):pH 7.32,pCO_2 50 mmHg,pO_2 60 mmHg,BE -3.3 mmol/L,Lac 2.5 mmol/L。

生后24小时复查肺部超声:肺实变消失,双肺出现间隔B线;胸片:心膈影清晰,肺纹理稍增多,支气管充气征消失(图2-1B)。

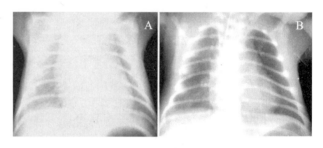

图2-1 患者床旁胸片

生后3天:查体:体重900 g,T 36.8℃,P 180次/分,R 80次/分,Bp 30/10(20)mmHg,心率180次/分,律齐,收缩期3/6级吹风样杂音,吸气性三凹征,肺部闻及大量细湿啰音。动脉血气(nCPAP PEEP 6 cm H_2O,FiO_2 30%):pH 7.22,pCO_2 40 mmHg,pO_2 50 mmHg,BE -6.3 mmol/L,Lac 5.5 mmol/L。

CBC:WBC $18×10^9$/L,N 55%,L 30%,M 15%;Hb 156 g/L;Plt $160×10^9$/L。血培养阴性。

肺部超声:致密B线,A线消失。心脏彩超:肺动脉不增宽,降主动脉及左肺动脉间见异常交通,宽4 mm,双向分流。

(五)最后诊断

1.超早产儿。

2.新生儿呼吸窘迫综合征。

3.动脉导管未闭。

(六)讨论

该患儿为26周早产儿,存在窒息、母亲糖尿病、产前未使用糖皮质激素促肺成熟等 RDS 高危因素。出生后不久即出现进行性呼吸困难和呼吸衰竭等症状，无创辅助通气下，吸入氧浓度超过30%，动脉血气显示低氧血症，胸片提示 RDS 改变，新生儿呼吸窘迫综合征诊断明确。该疾病主要原因为早产，肺发育不成熟，肺表面活性物质分泌不足，应尽早使用外源性肺表面活性物质。

三、案例使用说明

新生儿呼吸窘迫综合征是早产儿的重要疾病。主要是由于缺乏肺泡表面活性物质所引起，导致肺泡进行性萎陷。发病率与胎龄有关，胎龄越小，发病率越高，体重越轻病死率越高。该患儿为胎龄不足 28 周早产儿，发育极度不成熟，是 NRDS 的高发人群。

但患儿存在多种导致 RDS 加重的高危因素：①母亲妊娠期糖尿病未严格控制血糖，可以导致胎儿出现高胰岛素血症，进而抑制糖皮质激素分泌，抑制肺泡 II 型上皮细胞成熟以及分泌 PS；②存在宫内窘迫，抑制 PS 分泌；③产前未使用糖皮质激素促进胎肺成熟；④转运过程中保温措施不足，出现低体温，也可使 PS 分泌受到影响；⑤男性早产儿 RDS 发病率高于女性，以上均可加重 RDS 的严重程度，救治难度极大。本案例除讲解 RDS 的发生机制外，还应进一步讲解产前孕妇保健的重要性，预防早产是防治 NRDS 的重要手段。

肺部超声检查对于 NRDS 具有良好的诊断价值，可评估患儿肺部情况，反映 NRDS 患儿病情严重程度及好转情况，同时具有及时性、无辐射、可重复性及无场地限制等优点。在某些单位已经完全取代肺部 X 线检查。

由于 RDS 恢复期肺顺应性改善，肺动脉压力下降；容易发生动脉导管水平的左向右分流。临床表现为喂养困难，呼吸暂停，酸中毒，查体可见心率增快或减慢，脉压差增大，心前区搏动增强，水冲脉；胸骨左缘第二肋间收缩期或连续性杂音；严重者可出现左心衰竭。该患儿在生后 3 天出现体重增加，心率呼吸再次增快，脉压差增大，吸入氧浓度增加，心脏彩超确诊为动脉导管未闭。临床上早期应注意液体管理，防止液体补充过量，并且需与败血症相鉴别，防止抗生素过度使用。

患儿治疗好转后，在生后 3 天出现病情反复，临床易误诊为新生儿败血症，延误救治时机以及抗生素的过度使用。教学中应就 NRDS 治疗后的常见并发症进行讲解，并以胎儿循环—新生儿循环在出生后的过渡为切入点，针对学生进行启发性教学，学习早产儿 PDA 发生的原因及鉴别诊断。

四、启发思考题

1. NRDS 与 ARDS 的区别是什么？两者可否共存？

2. 针对该患者，远期应关注什么？

五、参考文献

[1] 邵肖梅、叶鸿瑁、丘小汕. 实用新生儿学[M]. 5 版. 人民卫生出版社, 2019.

[2] 陈超, 杜立中, 封志纯. 新生儿学[M]. 人民卫生出版社, 2020.

[3] Gleason C A, Juul S E. Avery's diseases of the newborn [M]. Tenth edition. 2017.

（王铭杰 中南大学湘雅医院）

第二节 军团菌肺炎

一、知识点

(一)肺占位性病变(pulmonary space-occupying lesion)

占位性病变是医学影像诊断学中的专用名词。随着影像学技术的不断发展，临床上肺部占位病变的检出率不断提高。往往肺部占位性病变首先考虑到肺癌，尤其中央型占位性病变。

占位性病变并不等于是癌症，肺占位分为良性占位性病变和恶性占位性病变。良性占位性病变可能病因：肺结核、肺炎性假瘤、肺脓肿、特殊类型球型感染病变、寄生虫感染和肺部的多种良性肿瘤等。恶性占位性病变可能病因：肺癌、肉瘤等。为明确占位性病变的病因，临床需要进一步通过完善支气管镜、肺穿刺、超声支气管镜等检查取得占位性病变的标本，并完善病理及肿瘤、病原学基因检测等检查。

(二)军团菌肺炎(legionella pneumonia，LP)

目前已知军团菌有 52 个种，3 个亚群，70 个血清型，与人类疾病相关的至少有24种，其中最常见的是嗜肺军团菌，主要引起军团菌肺炎。

军团菌肺炎胸部影像相对特异性的表现是磨玻璃影中混杂着边缘相对清晰的实变影。非特异性表现可见支气管通气征，病灶位于胸膜下，腺泡结节凝聚。除此以外，军团菌肺炎主要影像还可表现为：多形态病变、多叶多段病变、胸腔积液、肺脓肿等，部分患者出现肺门淋巴结肿大，少数病例出现自发性气胸，可以单侧，也可以双侧。虽然临床症状改善，影像学在短时间内仍有进展（1周内），或肺部浸润影几周甚至几个月后才完全吸收，这也是军团菌肺炎的影像学特点。

军团菌的检测方法各有其不同的特点：其中对临床标本进行培养和分离是诊断的金标准；实时PCR（多聚酶链反应）、NGS（二代测序技术）被认为是检测嗜肺军团菌可选择的分子方法，理论上具有特异性、敏感性且快速，该方法应该尽可能早地用于早期的诊断；尿抗原检测是最常用的诊断测试，然而对由非嗜肺军团菌血清型1mAb3/1阳性菌株引起的军团菌敏感性差；因血清学检测较费时且复杂，不适用于临床快速管理。由于军团菌临床表现具有非特异性，在表现出社区获得性肺炎和院内获得性肺炎的患者中均需检测军团菌。

对于免疫功能正常的轻、中度军团菌肺炎患者，可采用大环内酯类、呼吸喹诺酮类或多西环素单药治疗；对于重症病例、单药治疗失败、免疫功能低下的患者建议喹诺酮类药物联合利福平或大环内酯类药物治疗。

二、案例

(一) 病例资料

患者付××，女，49岁，因"胸痛3月，咳嗽咳痰、发现肺部占位1月余"于2022年3月15日第一次住院。患者2021年12月出现左侧胸痛，因程度轻，无放射性，可耐受未予以重视，未就诊。2022年2月10日在胸痛基础上出现咳嗽咳痰，完善肺部CT示左肺上叶纵隔旁团块性软组织占位病灶，考虑肺癌，经皮肺穿刺活检，未找到肺癌依据，遂予以"头孢曲松"抗感染治疗，患者胸痛、咳嗽咳痰无好转，抗感染3周后复查肺部CT示左肺上叶纵隔旁团块性软组织占位病灶较前稍

增大。

既往史、个人史、月经史、婚育史、家族史均无特殊。

体查：体温36.5℃，脉搏90次/分，呼吸20次/分，血压110/80 mmg。心肺听诊无异常，腹软，无压痛及反跳痛，双下肢不肿。

(二) 相关检查

2022年3月15日肺部CT（图2-2）：①左肺门处肿块，考虑中央型肺癌并阻塞性肺炎，纵隔及左肺门淋巴结转移可能，建议纤维支气管镜进一步检查。②双肺结节，暂考虑LU-RADS 2类结节，建议随访，待删转移结节。③双肺少许炎症。

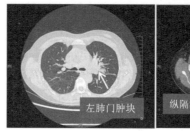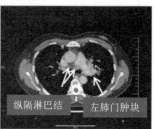

图2-2 2022年3月15日肺部增强CT

(三) 初步诊断

左上肺占位查因：肺癌？肺炎性假瘤？

(四) 诊治经过

入院后查白细胞$18×10^9$/L(↑)，中性粒细胞百分比79.6%(↑)，中性粒细胞绝对值$14.37×10^9$/L(↑)。CRP 58.85 mg/L(↑)。PCT 0.06 ng/mL(↑)。肿瘤标志物：CA125、CEA阴性，NSE 18.84 ng/mL(↑)。结核抗体、结核菌感染T细胞斑点试验均为阴性。入院后建议患者支气管镜检查，患者拒绝。因感染指标高，予以头孢米诺1 g静脉滴注，每12小时一次，抗感染及止咳等对症处理，患者咳嗽稍好转，每天仍有咳嗽影响睡眠，痰不多，胸痛无好转，且伴有气促。2022年3月28日复查肺部CT提示：①左肺门处肿块较前吸收减少；②右肺门、纵隔新发肿块并右中下肺间质性改变，性质待定，考虑炎性病变可能，结节病？③双肺结节较前增多；④右侧新发胸腔积液（图2-3）。2022年3月31日行超声支气管镜检查，穿刺7R组淋巴结见少量脓液。支气管镜诊断：支气管化脓性炎；支气管黏膜病变；超声支气管镜7R组淋巴结

肿大：感染？其他？（图2-4A，B，C）。病理报告：（7R组淋巴结）送检全为脓性渗出（图2-4D）。2022年4月1日病原学NGS提示嗜肺军团菌。2022年4月1日予以莫西沙星0.4静脉滴注，每日一次抗感染治疗，患者咳嗽咳痰、胸痛、气促完全缓解。2022年4月11日复查肺部CT提示：①左肺门区病变大致同前，右肺门及纵隔多发病变较前改善，右肺中叶实变灶范围增大；②右中下肺间质性病变较前吸收，仍考虑炎性病变可能，结节病？请结合临床；③双肺结节大致同前，炎性结节？④右侧胸腔积液基本吸收（图2-5）。患者出院后继续口服莫西沙星完成疗程。

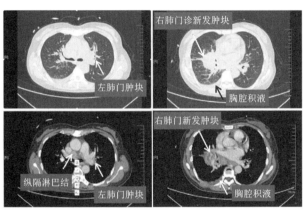

图2-3 2022年3月28日肺部增强CT

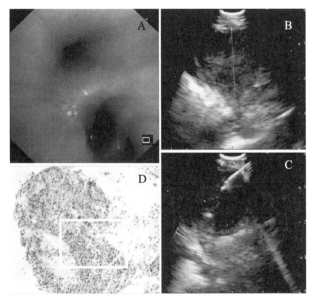

2022年3月31日行超声支气管镜检查，A：右中叶支气管黏膜肿胀，B：7R组淋巴结实质性回声，C：淋巴结穿刺图，D：2022年4月2日7R组淋巴结病理：满布炎性细胞。

图2-4 超声支气管镜及病理检查

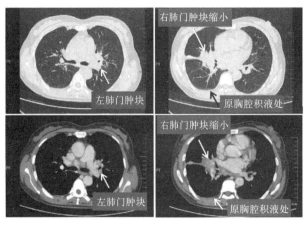

图2-5 2022年4月11日肺部增强CT

追踪服药1月后当地复查肺部CT各病灶较前进一步吸收好转，胸腔积液完全消失（图2-6）。

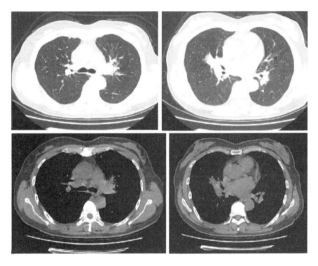

图2-6 2022年5月12日肺部增强CT

（五）最后诊断

1. 军团菌肺炎。
2. 类肺炎性胸腔积液。

（六）讨论

胸痛、咳嗽咳痰是呼吸科非特异性症状，肺部CT是临床常见的检查手段，发现肺部占位性病变尤其中央型占位往往首先考虑为肺癌。该患者尽管无发热等感染中毒症状，但有感染指标升高，要高度警惕感染性病变。故临床思维不能忽略肺部感染性疾病，需要完善肿瘤和感染相关检查，但金标准还是有赖于活检、微生物培养、特殊检验检查等。回顾该患者肺部CT，不是军团菌典型的肺部影像改变，但结合诊疗经过，经积极抗感染治疗，肺部CT短期内原病灶有吸收，而对侧肺叶却有明显进展，除了新发肿块性病变，尚有新发的间质性肺炎和胸腔积液。此时临床思维应该从肺恶性疾病转向感染性疾病，该病例通过对肺部CT的阅片，选取最佳活检途径，通过超声支气管镜取7R组淋巴结完善病理检查及相应的病原学检测。病理排除恶性肿瘤，显微镜下见满布炎性细胞，提示感染。培养无阳性结果，病原学NGS明确嗜肺军团菌。经过敏感抗生素莫西沙星治疗后症状缓解、肺部CT肿瘤性病灶减小，间质性肺炎吸收，胸腔积液吸收完全。结合治疗效果进一步确诊军团菌肺炎。

三、案例使用说明

本例是一名49岁中年女性患者，以胸痛、咳嗽咳痰为首发症状，肺部CT提示肺部占位并阻塞性肺炎，并有纵隔和淋巴结肿大，且抗感染效果欠佳，多方面都指向肺癌诊断。但是CT检查对病灶的发现及定位诊断都比较可靠，而对肺部疾病的定性，尤其是良性或恶性的鉴别诊断上有一定的困难。肺部疾病CT征存在着"同病异征"及"异病同征"的现象，很少有明显的特异性现象可供诊断的依据，因此胸部病变的误诊时有发生。

本案例引导学生认识到肺部感染性疾病和肺癌是两个不同的疾病，肺部感染性疾病为各种病原体感染引起来的肺部组织急性炎症，属于良性病变；而肺癌属于恶性肿瘤，是由基因突变所引起，是恶性疾病。两者的治疗和预后有天壤之别，故诊断尤其重要。精准医疗时代下的精准诊断，为医生辨明方向，为患者带来希望。

总结本案例，患者有咳嗽咳痰、胸痛等临床表现，肺部占位性病变首先要排查恶性肿瘤。恶性肿瘤不支持以下几点：①感染性指标高；②影像学肺门占位及淋巴结变化快，不符合肿瘤的生长规律；③抗生素治疗左肺门占位有减小；④肿瘤相关指标无明显升高。临床需要综合判断，对于每一个有疑难的患者，每一个不确定的病灶，需要结合临床表现、诊疗过程，最终通过支气管镜、经皮肺穿刺活检等有创性检查手段以取得标本完善病理、培养、PCR、NGS等检验检查寻找诊断金标准。

引导学生认识肺部感染性疾病可由不同病原体引起，每种病原体都有自己的生物学特点，这些特点导致患者出现不同的临床表现及影像学改变。某些特殊病原体比如军团菌、结核等在影像上可以表现为占位性病变，常常和肺恶性肿瘤难以鉴别，故临床通过各种检验检查找到相应的病原学依据是关键。不同的抗生素抗菌谱不同，这也是本案例初期抗感染治疗无效的原因。随着精准医疗时代的到来，对于感染性疾病，针对不同的感染病原体，要尽量做到精准治疗，精准治疗有赖于精准诊断。

四、启发思考题

1.肺部感染性疾病与肺部恶性肿瘤的鉴别诊断及确诊方法。

2.军团菌肺炎的病原体特性及治疗药物。

3.对于肺部占位病变，我们在诊断过程中应注意什么？

五、参考文献

[1] 葛均波，徐永健，王辰. 内科学[M]. 9版. 北京：人民卫生出版社，2013.
[2] 中华医学会呼吸病学分会.中国成人社区获得性肺炎诊断和治疗指南(2016年版)[J].中华结核和呼吸杂志，2016，39(4)：253-279.
[3] 梁思聪，陈愉. 军团菌肺炎的诊治策略[J]. 中国实用内科杂志，2020，40(5)：357-361.
[4] 赖寿伟，温毅强.不典型肺炎性假瘤的CT诊断[J]. Chinese Journal of CT and MRI, 2014, 12, (2)55：39.
[5] 向东，罗天友，吴景全，等. 肺炎性肿块与周围型肺癌的螺旋CT鉴别诊断[J]. Journal of Chongqing Medical University, 2003, 28(3).
[6] 张志，刘新民.军团菌肺炎的影像学特征[J].实用放射学杂志，2016，32(11)：1800-1802.

（周妍　中南大学湘雅三医院）

第三节　扩张型心肌病合并肺动脉栓塞

一、知识点

(一)肺动脉栓塞(pulmonary embolism，PE)

肺栓塞是以各种栓子阻塞肺动脉或其分支为其发病原因的一组疾病或临床综合征的总称，其中以肺血栓栓塞症(pulmonary thromboembolism，PTE)最为常见。引起 PTE 的血栓主要来源于下肢的深静脉，任何导致静脉血流淤滞、血管内皮损伤和血液高凝状态的因素均为 PTE 的危险因素。急性 PTE 可表现为呼吸困难、胸痛、咳嗽、咯血、晕厥、休克甚至猝死，其临床表现缺乏特异性，容易被漏诊和误诊。PTE 的临床诊断包括疑诊、确诊以及求因三个步骤，疑诊相关的辅助检查包括 D-二聚体、血气分析、心电图、X 片、心脏彩超、下肢深静脉检查等，确诊相关的辅助检查包括 CT 肺动脉造影（CT pulmonary arteriography，CTPA）、核素肺通气/灌注（V/Q）显像、磁共振肺动脉造影（MRPA）、肺动脉造影等。PTE 危险分层：①高危（大面积）：以低血压和休克为主要表现。②中危（次大面积）：血流动力学稳定，但存在右心功能不全和（或）心肌损伤。③低危（非大面积）：血流动力学稳定，无右心功能不全和（或）心肌损伤。治疗包括一般处理和呼吸循环支持、溶栓治疗、抗凝治疗以及介入治疗。

（二）扩张型心肌病（Dilated cardiomyopathy，DCM）

DCM 是一组由遗传或获得因素引起的，以左心室或双心室扩大伴收缩功能障碍为特征的异质性心肌病；诊断需除外高血压心脏病、心脏瓣膜病、先天性心脏病和缺血性心脏病等。临床表现为心脏进行性扩大、心室收缩功能降低、心力衰竭、室性和室上性心律失常、传导系统异常、血栓栓塞和猝死。治疗包括针对病因、缓解临床症状，提高生活质量、逆转心脏重构，改善远期预后。晚期阶段的治疗还包括心脏再同步化、超滤、左室辅助装置以及心脏移植等。

（三）心力衰竭（heart failure，HF）

随着人口老龄化趋势加剧，我国心衰患病率持续攀升。心衰是指各种原因造成心脏结构和（或）功能异常改变，导致心室射血和（或）充盈功能障碍，从而引起疲乏无力、呼吸困难和液体潴留（肺淤血、体循环淤血及外周水肿）为主要表现的一组复杂临床综合征，它是各种病因所致心脏病的终末阶段。心衰的临床症状主要是呼吸困难，也可表现为咳嗽、乏力、食欲减退、腹胀、双下肢浮肿等，治疗目标主要是缓解症状和改善远期预后，药物治疗包括利尿药、RAS 系统抑制剂、血管紧张素受体-脑啡肽酶抑制剂（ARNI）、β 受体阻滞药、醛固酮受

体拮抗剂、钠葡萄糖共转运蛋白 2（sodium glucose cotransporter 2，SGLT-2）抑制剂、伊伐布雷定、可溶性鸟苷酸环化酶（sGC）激动剂维立西呱等，非药物治疗包括运动康复、超滤、左室辅助装置，心脏再同步化治疗以及心脏移植等。

二、案例

（一）病例资料

患者石××，43 岁男性，因"间断咳嗽、双下肢水肿 1 年余，再发伴气促 20 余天"于 2020 年 4 月 30 日第一次入住老年心内科。患者于 2019 年 3 月因受凉后出现咳嗽咳痰，伴双下肢水肿，心脏彩超示左房、左室增大，左室射血分数降低（LVEF 24%），左室心尖部血栓形成，冠脉 CTA 未见狭窄，诊断"扩心病"，规律服用"利伐沙班（10 mg qd）、地高辛、依伐布雷定、螺内酯、速尿片、沙库巴曲缬沙坦酯、美托洛尔缓释片"，病情平稳。3 个月后复查心脏彩超示左室血栓消失，遂停服利伐沙班。2019 年 9 月份复查心脏彩超示再发左室血栓，再次服用利伐沙班 10 mg 每日一次，自诉期间行胸腔穿刺术后出现咯血，遂停用利伐沙班。2020 年 4 月 10 日，患者再次出现咳嗽，夜间平卧位后加重，伴活动后气促、双下肢水肿，有夜间阵发性呼吸困难，无明显胸闷、胸痛，无咯血等。自起病以来，患者精神、饮食、睡眠可，大便正常，入院前 20 余天小便少，体重增加约 2 kg。

既往史：入院前 20 余天行胆囊切除术。个人史：吸烟 10 余年，约 20 支/天，已戒烟 1 年；饮白酒 10 余年，量少。婚育史、家族史无特殊。

入院时体查：体温 36.3℃，脉搏 49 次/分，呼吸 18 次/分，血压 111/78 mmHg，慢性重病容，高枕卧位，左肺呼吸音低，可闻及中等量湿啰音，右肺呼吸音清，心尖搏动位于左侧第 6 肋间锁骨中线外约 2.0 cm，叩诊心界向左下扩大，心率 90 次/分，心律不齐，可闻及期前收缩约 20 次/分，心音可，P2 亢进，各瓣膜区未闻及病理性杂音，双侧下肢轻度凹陷性水肿。

（二）相关检查

脑利钠肽前体（2020 年 4 月 22 日，外院）NT-proBNP：12165 pg/mL。入院后该指标变化情况见表 2-1。

表 2-1　患者心衰标志物 NT-proBNP 检测结果

日期	4.30	5.5	5.9	5.14
NT-proBNP	3 436.8	4 277.0	6 063.0	4 508.0
日期	5.17	5.22	5.27	
NT-proBNP	5 988.0	2 744.0	2 057.0	

肺部 CT（2020 年 4 月 22 日，外院）：左肺感染，心影增大，左侧胸腔少量积液。

心脏彩超（2020 年 4 月 22 日，外院）：全心增大，肺动脉主干增宽，心尖部异常回声，考虑陈旧性血栓，符合扩张型心肌病超声改变。

动态心电图（2020 年 5 月 2 日）：①窦性心律，②频发室性期前收缩、有 25 800 次、其中有 26 次成对、有 457 次联律、有 6 次阵发性室速。

心脏彩超（2020 年 5 月 6 日）：①全心扩大（左室 LV 69 mm，右室 RV 46 mm，左房 LA 43 mm，右房 RA 42 mm），提示扩张型心肌病可能性大；②左室、右室多发高回声光斑：血栓形成；③左室收缩和舒张功能测值均重度减退（LVEF 20%）；④多发心律失常。

超声心动图（2020 年 5 月 6 日）：①心尖部可见高回声光斑（图 2-7A），②M 超示室壁运动普遍一致性减弱（图 2-7B）。

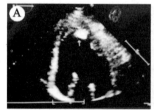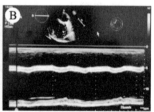

图 2-7　超声心动图检查结果

肺部 CT（2020 年 5 月 6 日）：①左侧胸腔积液并邻近肺组织膨胀不全；②右肺下叶后基底段及左肺感染；③心脏增大（图 2-8）。

心脏磁共振（2020 年 5 月 15 日）：①全心增大，心功能显著下降，LVEF24%；考虑非缺血性扩张型心肌病，并过度肌小梁化。②右心房近上腔部、左心室及右心室心尖部多发血栓形成。

CT 肺动脉成像 CTA（2020 年 5 月 20 日，图 2-10）：①右肺动脉干、右中肺动脉、右下肺动脉、左上肺动脉舌支多发栓塞。②肺动脉干增宽。③心脏增大，心包微量积液。

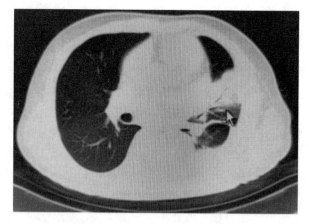

图 2-8　肺部 CT 平扫检查结果

（三）初步诊断

1. 扩张型心肌病：全心扩大，心功能 Ⅲ 级，陈旧性心室血栓（双心室）。

2. 心律失常：多发室性期前收缩；阵发性室性心动过速。

3. 肺部感染。

（四）诊治经过

入院后完善相关检查，NT-proBNP：3436.0 pg/mL；动态心电图示频发室早，阵发性室性心动过速；胸部 B 超示双侧胸腔积液，左侧明显（49 mm）；心脏彩超示全心扩大，左右心室血栓形成，心室收缩功能重度减退；肺部 CT 示双肺感染，左侧胸腔积液并肺膨胀不全。入院后予以抗感染、利尿、扩血管、强心、抗心室重构、抗心律失常、抗凝（华法林 2.5 mg 每日一次，滴定 INR 在 2~3 之间）及胸腔穿刺置管引流等对症治疗，患者咳嗽、呼吸困难症状明显好转。2020 年 5 月 18 日患者出现病情变化，咳嗽、呼吸困难突发加重，伴咯血、胸闷胸痛，5 月 20 日急诊行肺动脉 CTA 检查示多发肺栓塞（图 2-9 箭头所示）。血气分析示：pH 7.47，PCO_2 31 mmHg，PO_2 64 mmHg，提示低氧血症，5 月 21 日予以溶栓（阿替普酶 50 mg）+抗凝（依诺肝素 6000 U 每 12 小时一次，1 周后改为利伐沙班 10 mg 每日两次），同时加强抗心衰治疗，患者咳嗽、胸痛症状消失，呼吸困难症状缓解，未再咯血，5 月 22 日复查血气分析：pH 7.45，PCO_2 31 mmHg，PO_2 89 mmHg 及肺动脉 CTA 均较前好转（表 2-2，图 2-10），患者于 2020 年 5 月 30 日出院，出院后继续规律服用抗凝及抗心衰药物，7 月 10 日电话随访，患者病情稳定。

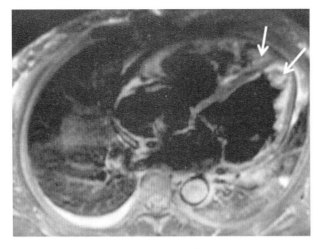

图 2-9　心脏磁共振检查结果

表 2-2　患者溶栓前后血气分析结果比较

指标	溶栓前(5.21)	溶栓后(5.22)
T	36.9℃	37.5℃
PH	7.47↑	7.45
pCO₂	31 mmHg↓	31 mmHg↓
pO₂	64 mmHg↓	89 mmHg
Na⁺	129 mmol/L↓	123 mmol/L↓
K⁺	3.4 mmol/L	3.1 mmol/L↓
Ca²⁺	0.78 mmol/L↓	0.38 mmol/L↓
Glu	10.2 mmol/L↑	7.2 mmol/L↑
Lac	2.1 mmol/L↑	1.9 mmol/L↑

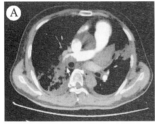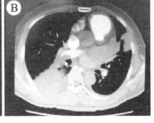

A：溶栓前(2020 年 5 月 20 日)；B：溶栓后(2020 年 5 月 27 日)，箭头所示可见右肺动脉干充盈缺损较前好转。

图 2-10　患者溶栓前后肺动脉 CTA 结果对比

(五)最后诊断

1.肺栓塞(次大面积，中高危)。

2.扩张型心肌病：全心扩大，心功能Ⅲ级，心室血栓(双心室)。

3.心律失常：多发室性期前收缩；阵发性室性心动过速。

4.肺部感染。

(六)讨论

该例患者在心衰治疗好转且采用华法林抗凝INR 达标的情况下突发咳嗽、气促症状加重，咳嗽以夜间卧位时明显，复查 NT-proBNP 亦较前明显升高，故首先考虑到的是肺部感染诱发心衰加重可能，但是在加强抗感染、抗心衰治疗后患者症状改善不明显，直至患者出现胸闷胸痛和咯血症状，结合患者同时有用感染难以解释的咳嗽及用心衰难以解释的呼吸困难，且存在右心室血栓的高危因素，才考虑到抗凝过程中右室血栓脱落导致肺栓塞的可能，并进一步急诊完善肺动脉 CTA，从而确诊了次大面积肺栓塞，危险分层属于中危向高危转变，经过积极的溶栓+抗凝治疗，患者咳嗽、胸痛及呼吸困难症状缓解。

三、案例使用说明

本案例为一名以咳嗽、气促为主要临床表现的中年男性患者，经完善心衰标志物、心脏彩超、心脏磁共振等检查后，诊断为"扩张型心肌病，双心室血栓"，予以强化抗心衰、抗凝及去除感染诱因等治疗，患者症状好转后突发病情变化，出现胸闷胸痛、咯血，经完善急诊肺动脉 CTA 后，又诊断"肺栓塞"，予溶栓+抗凝治疗后好转。本例患者的咳嗽、胸闷、呼吸困难症状均缺乏特异性，如果采取惯性思维认为是心衰病情加重，将会导致肺栓塞的漏诊，甚至造成不良的后果。该病例引导学生打破常规"一元论"的诊断思维，对于病情复杂且危重的患者，出现病情变化且治疗效果不理想时应考虑到多种可能性，系统综合分析患者的病情，而不是采取惯性思维。

DCM 合并双心室血栓在临床中并不常见，其治疗策略包括常规抗凝、溶栓以及外科手术取栓。研究报道，尽管给予抗凝治疗，在最初诊断的 30 天内仍有多达 16% 的患者出现血栓/栓塞事件。溶栓治疗也存在小栓子脱落并随着血流前行导致全身动脉包括肺动脉栓塞的风险，外科手术取栓相对栓塞风险最低，但手术创伤大，患者难以耐受。本例患者在采用华法林抗凝治疗数天后出现新发肺栓塞的症状，提示口服抗凝药物也存在溶解血栓的作用机制。在这种情况下，溶栓治疗和手术应该是挽救患者的最后尝试。

四、启发思考题

1.临床中如何进行心力衰竭和肺栓塞的鉴别诊断?

2.对于发生过肺栓塞的患者,如何预防复发?

五、参考文献

[1] 心肌病抗凝治疗中国专家共识专家组.心肌病抗凝治疗中国专家共识[J].中国循环杂志. 2021, 36(12): 1148 −1157.

[2] Missault L, Koch A, Colardyn F, et al. Biventricular thrombi in dilated cardiomyopathy: massive simultaneous pulmonary and systemic embolisation[J]. Eur Heart J. 1994, 15(5): 713-4.

[3] Susilo H, Julario R, Dyah Kencono Wungu C. Case Report: Successful revascularization in massive pulmonary embolism with a large protruding thrombus and dilated cardiomyopathy[J]. F1000Res. 2021, 10: 13.

[4] 廖玉华.中国扩张型心肌病诊断和治疗指南:创新与转化[J].中国循环杂志. 2019, 34 (S1): 120-121.

(肖智林 中南大学湘雅医院)

第四节 IV期肺癌

一、知识点

(一)原发性肺癌的分期

原发性肺癌分为非小细胞肺癌(Non-small cell lung cancer, NSCLC)和小细胞肺癌(Small cell lung cancer, SCLC),目前通用的肺癌分期系统是肺癌TNM分期,T代表原发肿瘤(Tumor),N代表区域淋巴结(Nodes),M代表远处转移(Metastasis),目前广泛采用的是2023年出版的第九版肺癌TNM分期(表2-3),小细胞肺癌也可以按照局限期和广泛期来进行分期,但是一般来说建议按照TNM分期系统重新分期,以便正好的指导诊疗。

患者通过病理学诊断为肺癌后,临床医生会根据影像学检查结合临床症状来给患者进行分期,完善基因检测及PD-L1等免疫组化检测,然后再制定治疗方案。对于IV期肺癌患者,应采用以全身治疗为主的综合治疗原则,根据患者的病理类型、分子遗传学特征和机体状态制定个体化的治疗策略,以期最大程度地延长患者生存时间、控制疾病进展速度、提高生活质量。

表 2-3 AJCC/UICC 第九版肺癌 TNM 分期

	原发肿瘤(T)分期		区域淋巴结(N)分期		远处转移(M)分期
Tx	未发现原发肿瘤,或通过痰细胞学或支气管灌洗发现癌细胞,但影像学及支气管镜无法发现	Nx	淋巴结转移情况无法判断	Mx	无法评价有无远处转移
T0	无原发肿瘤证据	N0	无区域淋巴结转移	M0	无远处转移
Tis	原位癌	N1	同侧支气管周围和/或同侧肺门及肺内淋巴结转移,包括直接侵犯	M1a	胸膜播散(恶性胸腔积液、心包积液或胸膜结节),原发肿瘤对侧肺叶内有孤立的肿瘤结节
T1a	肿瘤最大径≤1 cm,局限于肺及脏层胸膜内,未累及主支气管;或局限于管壁的肿瘤,不论大小			M1b	胸腔外单个器官的单一转移(包括单个非区域淋巴结受累)
T1b	肿瘤最大径>1 cm, ≤2 cm, 其余同T1a			M1c1	多处胸腔外器官转移单局限于单个器官系统
T1c	肿瘤最大径>2 cm, ≤3 cm, 其余同T1a	N2	同侧纵隔和(或)隆突下淋巴结转移	M1c2	多处胸腔外器官转移且存在于多个器官系统

续表2-3

原发肿瘤(T)分期		区域淋巴结(N)分期		远处转移(M)分期
T2a	肿瘤最大径>3 cm,≤4 cm;或具有以下任何一种情况:累及主支气管但未侵及隆突;侵及脏层胸膜;有阻塞性肺炎或者部分或全肺不张	N2a	单站 N2 淋巴结转移	
T2b	肿瘤最大径>4 cm,≤5 cm;其余同 T2a	N2b	多站 N2 淋巴结转移	
T3	肿瘤最大径>5 cm,≤7 cm;或具有以下任何一种情况:累及周围组织胸壁、心包;同一肺叶出现卫星结节	N3	对侧纵隔和(或)多侧肺门,和(或)同侧或对侧前斜角肌或锁骨上区淋巴结转移	
T4	肿瘤最大径>7 cm;无论大小,侵及以下任何一个器官,包括:纵隔、心脏、横隔、大血管、隆突、喉返神经、主气管、食管、椎体、膈肌;同侧不同肺叶出现卫星结节			

备注:总分期(续上表)

	N0	N1	N2a	N2b	N3
T1a	ⅠA1	ⅡA	ⅡB	ⅢA	ⅢB
T1b	ⅠA2	ⅡA	ⅡB	ⅢA	ⅢB
T1c	ⅠA3	ⅡA	ⅡB	ⅢA	ⅢB
T2a	ⅠB	ⅡB	ⅢA	ⅢB	ⅢB
T2b	ⅡA	ⅡB	ⅢA	ⅢB	ⅢB
T3	ⅡB	ⅢA	ⅢB	ⅢB	ⅢC
T4	ⅢA	ⅢA	ⅢB	ⅢB	ⅢC
M1a	ⅣA	ⅣA	ⅣA	ⅣA	ⅣA
M1b	ⅣA	ⅣA	ⅣA	ⅣA	ⅣA
M1c1	ⅣB	ⅣB	ⅣB	ⅣB	ⅣB
M1c2	ⅣB	ⅣB	ⅣB	ⅣB	ⅣB

(二)肺癌的分子病理检测

对于Ⅳ期 NSCLC 中的肺腺癌或含腺癌成分的其他类型肺癌,应在诊断的同时常规进行 EGFR 基因突变和间变性淋巴瘤激酶(anaplastic lymphoma kinase, ALK)融合基因及 c-ros 原癌基因 1 酪氨酸激酶(c-ros oncogene 1 receptor tyrosine kinase, ROS1)融合基因检测。如有必要可进行转染时发生重排(rearranged during transfection, RET)融合基因、鼠类肉瘤病毒癌基因(kisten ratsarcoma riral oncogene homolog, KRAS)、鼠类肉瘤滤过性毒菌致癌同源体 B(v-raf murine sarcoma viral oncogene homolog B, BRAF)基因 V600E、人类表皮生长因子受体 2(human epidermal growth factor receptor-2, HER-2)基因突变、神经营养型受体酪氨酸激酶(neurotrophic receptor kinase, NTRK)融合基因、MET 基因高水平扩增及 MET 基因 14 号外显子跳跃缺失突变等分子检测。根据分子病理检测结果来明确后续治疗方案,如驱动基因阳性,则优选靶向药物治疗或者联合治疗,如无驱动基因,根据病理类型及 PD-L1 的表达考虑化疗为主的全身治疗或免疫检查点抑制剂治疗。

(三)疗效评价标准

肺癌是实体瘤的一种，所以肺癌的疗效评价标准按照实体瘤的疗效评价标准进行，目前通常采用 RECIST1.1 标准（表 2-4）。在基线水平，肿瘤病灶/淋巴结分为可测量病灶和不可测量病灶，可测量病灶往往不仅要有至少一条可以精确测量的径线，肿瘤病灶需要 CT 上测量>10 mm，测量最大长径；恶性淋巴结需短径≥15 mm；不可测量病灶，包括小病灶（最长径<10 mm 或病理淋巴结短径≥10 mm 至<15 mm）和无法测量的病灶。无法测量的病灶包括：脑膜疾病、腹水、胸膜或心包积液、炎性乳腺癌、癌性淋巴管炎、某些囊性病变、未累及周围组织的骨转移病灶等等。基线评估时有超过一个以上可测量病灶时，靶病灶一般代表所有受累器官，但总数不超过 5 个，每个器官不超过 2 个靶病灶，应记录并且测量所有病灶大小及长度之和（淋巴结为短径，非淋巴结为长径）。

表 2-4　实体肿瘤的疗效评价标准（RECIST）1.1 版

疗效	靶病灶评价标准	非靶病灶评价标准
完全缓解（CR）	所有靶病灶消失，全部病理淋巴结（包括靶和非靶）短直径必须减少至<10 mm，至少维持 4 周	所有非靶病灶消失，且肿瘤标志物恢复正常水平。所有淋巴结无病理性意义（短径小于 10 mm）
部分缓解（PR）	靶病灶总径与基线相比缩小≥30%，至少维持 4 周	非完全缓解/非疾病进展（Non-CR、Non-PD）存在一个或多个非靶病灶和/或持续存在肿瘤标志物水平超出正常水平
疾病进展（PD）	以靶病灶直径之和的最小值为参照，直径和增加≥20%；除此之外，必须满足直径和的绝对值增加至少 5 mm（注：出现一个或多个新病灶也视为疾病进展）	
疾病稳定（SD）	介于 PR 和 PD 之间	已存在的非靶病灶出现明确进展（注：出现一个或多个新病灶也视为疾病进展）

脑膜转移是Ⅳ期肺癌患者常见的并发症，由于大多数脑膜转移病灶的大小无法测量，因此影像学对肿瘤脑膜转移的疗效评估具有很强的主观性。协作组制定的评分表，将脑膜转移患者的影像学表现分为稳定、进展、改善三类。疾病临床进展的判断主要依据神经系统体检发现症状恶化和影像学进展两个方面，而单纯的影像学进展，脑脊液常规脱落细胞或流式检查结果阴性，神经系统体征稳定时，仍定义为进展。RANO 协作组为肿瘤软脑膜转移（leptomeningeal metas tasis，LM）患者制定该项疗效评估新方法，但需要在临床上进一步验证。

二、案例

(一)病例资料

患者杨××，女，48 岁，因咳嗽咳痰，伴痰中带血半年，于 2012 年 10 月 23 日入院。

既往史、个人史、月经史、婚育史、家族史均无特殊。

体查：体温 36.2℃，脉搏 99 次/分，呼吸 21 次/分，血压 120/84 mmHg。慢性病容，唇无发绀，颈静脉无怒张，全身浅表淋巴结见专科情况，心率 99 次/分，律齐，无杂音，腹部无异常，双下肢不肿。专科体查：左锁骨上窝可扪及一个 2 cm×3 cm 大小的淋巴结，质韧，活动欠佳，表面皮肤无红肿、波动及破溃，无压痛，余浅表淋巴结未扪及，双侧胸廓对称无畸形，胸壁静脉无曲张，胸骨无压痛，呼吸活动度及触觉语颤对称，无胸膜摩擦感及皮下捻发感；双肺语音传导正常，双肺叩诊清音，双肺呼吸音清晰，双中肺闻及少量湿啰音。

(二)相关检查

入院后完善相关检查，结果如下。肿瘤学标志物示：CEA 110.69 ng/mL，CA125：66.56 Ku/L，凝血常规示：D-二聚体：3.01（mg/L），完善胸腹盆平扫+增强 CT（2012 年 12 月 20 日）：左肺下叶背段、右肺上叶前段可见多发大小不等结节，增强后明显强化，最大者位于左肺下叶背段，约 2 cm× 3 cm，右侧胸腔可见少许积液，左侧锁骨区域、纵隔内可见多个肿大淋巴结，强化明显，可见明显心包积液，余无特殊。完善支气管镜活检，病理结果回报少量腺癌组织，心包积液病检见腺癌细胞。

血常规、肝肾功能、甲状腺功能三项、输血前四项、心电图、骨扫描、头部 MRI 均无明显异常。

(三) 初步诊断

1.原发性非小细胞肺癌(左下肺腺癌，cT4N3M1b ⅣA 期)。

2.肺内转移癌(双侧，多发)。

3.心包转移癌(恶性心包积液)。

(四) 诊治经过

患者诊断为ⅣA 期非小细胞肺癌，未行基因检测，2012 年 10 月至 2013 年 3 月根据当时指南予以 PP(培美曲塞二钠+顺铂)方案化疗 6 个周期，同时予以心包穿刺引流，控制积液生成。2013 年 4 月至 2017 年 8 月予以"培美曲塞 0.8 g/dL"单药维持化疗 30 周期，完善全身检查疗效评估为 CR(图 2-11)。

2018 年 10 月 26 日患者因头晕，头痛，视物不清入院，完善肿瘤学标志物：癌胚抗原(CEA) 16.05 ng/mL，PET/CT (2018 年 11 月 12 日)示：①双肺门及纵隔(2R、4R、5、6、7 组)左锁骨上窝、肝胃间隙(腹腔干周)、腹膜后大血管旁多发糖代谢

异常增高，增大淋巴结：考虑肺癌化疗后多发淋巴结转移仍有肿瘤活性。②左侧胸膜区多发结节状糖代谢增高灶：胸膜区转移可能。③双肺散在糖代谢不高小结节：多为良性结节。颅脑 MRI：胼胝体压部，双侧脑室枕角旁，双侧颞叶、左侧海马区多发大小不等强化结节：转移瘤可能。完善脑脊液检查：未见肿瘤细胞。支气管镜超声淋巴结穿刺病理检查：(10 L 组淋巴结)中分化腺癌。免疫组化：TTF-1(+) NapsinA(+)，基因检测显：ROS1(+)。考虑病情进展，诊断为：原发性非小细胞肺癌(中分化腺癌，rT0N3M1c ⅣB 期)淋巴结转移癌 胸膜转移癌 脑转移癌。

根据肺癌诊疗指南推荐，ROS1 阳性患者予以色瑞替尼行靶向治疗，头部多发转移瘤予以多次立体定向放射外科(stereotaxic radiosurgery，SRS)治疗，中心剂量 36 Gy(图 2-12)，2020 年 11 月，患者出现头颈部疼痛，脑脊液发现异性细胞，结合头部 MRI 脑膜转移诊断明确，更改色瑞替尼为劳拉替尼，患者已存活 10 年余，目前状态良好。

图 3-11 中箭头表示肺部原发肿瘤、肺内转移瘤及心包积液。从 2012 年 10 月到 2013 年 4 月，予以 6 个周期化疗及心包穿刺引流治疗后，左下肺原发肺癌及肺内多发转移瘤明显缩小，心包积液增加，继续予以培美曲塞化疗维持治疗后到 2017 年 8 月，肺内未见结节灶，心包积液控制良好。

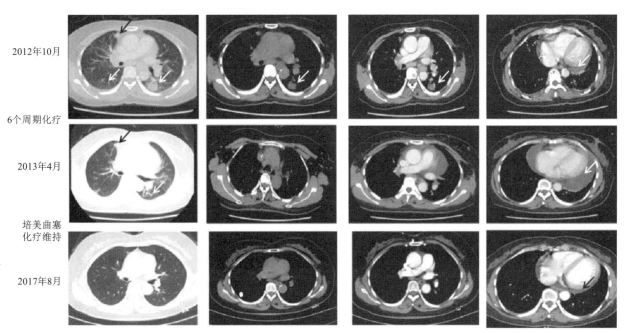

图 2-11　ⅣA 期非小细胞肺癌治疗前后影像学对比图

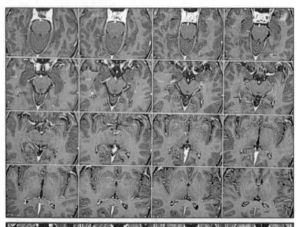
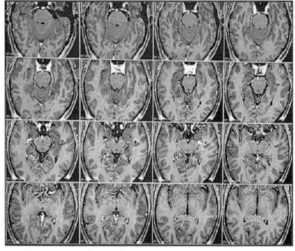

图 2-12　多发脑转移瘤行 SRS 示意图

图 3-12 的上面的图片示胼胝体压部，双侧脑室枕角旁，双侧颞叶、左侧海马区多发大小不等强化结节。于 2018 年 11 月 5 日予以 SRS 治疗（中心剂量 36Gy），下面的图片中蓝色圆圈代表左图中转移瘤予以 SRS 后病灶明显缩小，新发颅内转移瘤（多层彩色圈圈表示 SRS 剂量线）于 2019 年 8 月 18 日再次予以 SRS 治疗。

（五）最后诊断

1. 原发性非小细胞肺癌（左下肺腺癌，rTON3M1c Ⅳ B 期）。
2. 淋巴结转移癌（肝胃间隙，腹膜后）。
3. 胸膜转移癌。
4. 脑转移癌。
5. 脑膜转移癌。

（六）讨论

对于Ⅳ期非小细胞肺癌尤其是腺癌的患者需要采用合适的全身治疗手段，适时局部治疗干预，才能获得更好的疗效。到底该选用何种全身治疗方式需根据患者的病理类型，分子病理检测结果以及患者的一般情况制定个体化的治疗方案，如驱动基因阳性的Ⅳ期非小细胞肺癌，首选靶向治疗药物，如合并脑转移，需选用容易渗透入脑脊液的靶向药物。如患者为 EGFR 基因敏感突变阳性，可选择吉非替尼、厄洛替尼、埃克替尼、阿法替尼、达克替尼或奥希替尼等表皮生长因子受体酪氨酸激酶抑制剂（EGFR-TKIs）治疗，但如果患者合并脑转移，则优选第 3 代 EGFR-TKIs 以更有效的控制脑转移病灶，如患者 ROS-1 融合基因阳性，推荐克唑替尼、恩曲替尼、色瑞替尼或劳拉替尼，但如果患者合并脑转移，第三代药物有较强的中枢神经系统渗透性，能保持脑组织中较高的血药浓度更多地被选用。当靶向药物出现耐药而病情进展，局部治疗手段如放射治疗的加入会改善患者生存，但在靶向药物有效期间，何时才是更为合适的局部治疗介入时机有待进一步探讨。对于驱动基因阴性Ⅳ期 NSCLC 患者，首先推荐患者行 PD-L1 的检测，根据检测结果来选择免疫单药治疗或含铂两药方案化疗联合免疫治疗等。如果治疗失败，Ⅳ期 NSCLC 患者可根据病情明确是否需要再次行活检和基因检测，尽快进行二线治疗。在治疗的同时，我们需要评估病情变化及不良反应，并做及时处理。对于一般情况欠佳的患者，主要通过支持和姑息治疗来缓解症状、改善生活质量。

三、案例使用说明

患者 2012 年就诊为Ⅳ A 期原发性非小细胞肺癌（腺癌，cT4N3M1b）肺内转移癌、心包转移癌（恶性心包积液），无基因检测结果，予以一线化疗方案，局部心包积液穿刺引流病理明确为转移，予以 58 个月治疗后病灶消失，RECIST 1.1 疗效评价为 CR。1 年后患者因出现症状再次完善检查发现多发转移癌，完善支气管镜下活检明确诊断及基因分型，根据诊疗规范予以靶向药物治疗，局部进展加用局部治疗，积极的全身治疗联合局部处理使患者获得了长生存。

在使用该案例过程中，需要注意的是即使诊疗手段日益丰富，对于Ⅳ期肺癌患者在无靶向药物治疗的情况下生存期仍不乐观。该患者获得长生存不仅因为患者得到了诊疗团队的全病程管理，而且患者对治疗敏感，依从性良好，更重要的是患者后续病情进展后基因检测明确了合适的靶点，获得了靶向药物治疗的可能性。

在晚期肺癌患者的诊疗过程中，我们首先需要根据影像学检查及体查明确非小细胞肺癌的分期标准，一定需要完善全身检查包括胸部、腹部、盆腔CT+骨扫描+头部MRI或者PETCT+头部MRI来明确病情，PETCT不能替代头部MRI。然后需要根据基因检测、分期及患者一般情况来明确治疗方案，注意罕见突变的存在，并结合RECIST 1.1疗效评价标准来评估肺癌的治疗疗效；在出现病情进展时，不仅要考虑可以行再次基因检测或者更改药物治疗，同时一定要考虑局部治疗的重要性，只有多学科的共同协作，才能将患者的获益最大化。

四、启发思考题

1. 对于多个转移灶（含肿瘤病灶和转移淋巴结）的患者应如何进行疗效评估？

2. 脑转移癌可选的治疗方案有哪些？

3. 在精准治疗时代，如何对晚期肺癌进行全程管理？

五、参考文献

[1] Therasse P, Arbuck SG, Eisenhauer EA, et al. New guidelines to evaluate the response totreatment in solid tumors [J]. European Organization for Research and Treatment of Cancer, National Cancer Institute of the United States, National Cancer Institute of Canada. J Natl Cancer Inst. 2000, 92(3).

[2] Lim SM, Kim HR, Lee JS, et al. Open - Label, Multicenter, Phase II Study of Ceritinib in Patients With Non - Small - Cell Lung Cancer Harboring ROS1 Rearrangement[J]. J Clin Oncol. 2017, 3523(23).

[3] Drilon A, Siena S, Dziadziuszko R, et al., Entrectinib in ROS1 fusion - positive non - small - cell lung cancer: integrated analysis of three phase 1-2 trials[J]. Lancet Oncol. 2020, 21: 261-270.

[4] Cheng H, Perez-Soler R, Leptomeningeal metastases in non-small-cell lung cancer[J]. Lancet Oncol 2018, 19: 43-55.

[5] 中国医师协会肿瘤医师分会, 中国医疗保健国际交流促进会肿瘤内科分会. IV期原发性肺癌中国治疗指南（2021年版）[J]. 中华肿瘤杂志, 2021, 43(1): 39-59.

（周琴 中南大学湘雅三医院）

第五节 肺鳞癌并肝脏孤立性转移

一、知识点

(一)肺鳞癌(lung squamous cell carcinoma)

肺癌的发病率与死亡率均居所有恶性肿瘤的首位。按照病理类型，肺癌可分为小细胞肺癌和非小细胞肺癌，后者占有绝大多数。其中肺鳞状细胞癌是非小细胞肺癌的主要亚型之一。肺鳞癌常发生于段及其以上支气管(中央型)，表现为咳嗽、或咯血，大部分与既往或现在吸烟相关。肺鳞癌的基因谱复杂，但无明确的驱动基因，分子特点包括FGFR1突变、DDR2突变、PIK3CA基因扩增、MET突变及扩增、BRAF突变以及其他未知的分子特征。肺鳞癌的转移部位多为肝脏、肾上腺、纵隔淋巴结或肺内，少见部位包括骨、颅脑等。CT或/和PET-CT，以及MRI是肺鳞癌分期的重要影像学检查，病理学是肺鳞癌诊断的金标准。

(二)寡转移

很多肺癌患者诊断时即有转移，转移数目从1个到多个不等，1个转移病灶常被称为孤立性转移。寡转移(Oligometastasis)首次在1995年有Hellman和Weichselbaum提出，认为寡转移可能是全身广泛转移的中间状态。目前关于寡转移的定义不一。通常被认为局限于3~5个转移病灶被认为是寡转移，也有认为能够安全有效的局部治疗的所有病灶，均可认为为"寡转移"。欧洲协会目前将3个部位内、低于5个转移灶称为寡转移病灶，但浆膜转移，包括脑膜，心包膜，浆膜或肠系膜，骨髓转移均被排除在外。寡转移的局部治疗包括射频、放疗，手术等。寡转移的治疗可延长患者的无进展生存和总生存期。

二、案例

(一)病例资料

患者陈××，男，63岁，咳嗽咳血1月余。2020年12月无明显诱因出现咳嗽。初始为干咳，偶有痰中带血丝，服用抗炎药无好转，且症状加重。不伴发热、胸痛及呼吸困难，精神、食欲大小便可，体重无变化。外院 CT 显示右下肺占位，左侧肾上腺结节，性质待定。

个人史：吸烟20余年，约20支/天(重度吸烟)。

体查：神志清楚；ECOG 1分，右下肺呼吸音减低，可闻及少许湿性啰音。

(二)相关检查

CT 结果：右下肺占位，大小为 65 cm×43 mm，考虑肺癌可能，纵隔淋巴结无肿大。双肾上腺多发结节，考虑转移。纤维气管镜检查：右下肺背段占位：癌可能(图 2-13)。病理组织学检查：非角化鳞癌(外院结果)。入院后完善 PET-CT、肾上腺 CT(图 2-14)、肾上腺 MRI(水脂肪同向和反向)(图 2-15)。

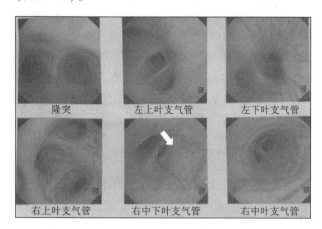

可见右中下叶支气管肿块(箭头所示)。

图 2-13 患者电子支气管镜

(三)初步诊断

1.肺鳞癌(右下肺，T3N0M1b，Ⅳa 期，PD-L1 表达阴性)。

2.肝转移癌(s8)。

3.肾上腺腺瘤(左侧)。

(四)诊治经过

诊断及分期明确后，进行铂类为主的联合化疗，同时对肝脏的寡转移病灶局部射频消融治疗，肺部原发灶局部根治性放疗，后续进行免疫稽查点抑制剂治疗。根据 RECIST1.1 评估标准，第一次评估为部分缓解(partial remission，PR)。

(五)最后诊断

1.肺鳞癌(右下肺，T3N0M1b，Ⅳa 期，PD-L1

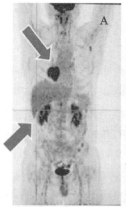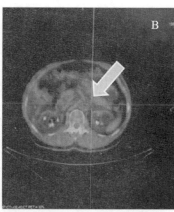
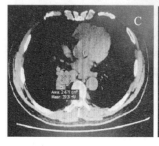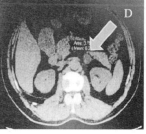

A 和 B 为 PET-CT。A：右下肺肿块，最长径 6.5 cm，肝脏 S8 病灶 8 mm；SUV 值增高，考虑转移(箭头所示)；B：左侧肾上腺结节，SUV 低(箭头所示)。C 和 D 为 CT。C：右下肺原发灶，平扫 CT 值29.3HU；D：肾上腺 6.2HU(箭头所示)。

图 2-14 患者 PET-CT 及 CT

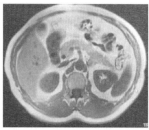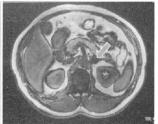

左侧肾上腺信号明显减低(绿色箭头所示)，提示肾上腺腺瘤可能性大。其他检查包括肺肿瘤组织标本：PD-L1 免疫组化检查阴性。头部 MRI 显示未见转移。

图 2-15 患者腹部 MRI(水脂肪同相及反相位成像)

表达阴性)。

2.肝转移癌(s8)。

3.肾上腺腺瘤(左侧)。

(六)讨论

1.该患者的 TNM 分期问题。根据第八版肺癌分期(2018 年1月1日起执行)，如单发肺外/胸膜外转移灶，分期为 M1b，而多发病灶则为 M1c。因此该患者左侧肾上腺的结节是否为转移，是决定不同分期的关键因素。肾上腺结节，是肺鳞癌转移的常见部位，也是肾上腺腺瘤的好发部位。如何用影像学方法及治疗过程监测变化来鉴别肾上腺结节的性质？本案例通过以下三个特点对肾上腺结节的性质进行鉴定：PET-CT 上 SUV 值低；CT 值显著低于肺部原发灶的 CT 值；水脂肪反相位显示结节信号明显减低，提示脂质成分，支持腺瘤性质。

2. 孤立性转移/寡转移的定义。基于诊治技术的进步，Ⅳ期肺鳞癌的诊治个体化差异大。根据转移病灶个数和部位的差异，预后及相应的治疗措施有所不同。分为寡转移、孤立性转移，以及广泛转移的肺鳞癌。该患者目前肝脏 S8 结节病灶为临床诊断转移病灶，其他未见转移病灶。因此属于孤立性转移。

3. 肝脏转移灶的处理。肝脏转移常常是肺癌的预后不良因素，肝脏的微环境往往导致免疫抑制及逃逸，肝转移癌系静脉供血多见，按肝癌的局部栓塞等治疗效果不理想。在其他局部治疗中，射频消融和 SBRT 如何选择？文献报道，针对直径小于 2 cm，非临近血管胆管及肝包膜的结节，两者疗效相近；因此，该患者选择了射频消融治疗肝脏转移病灶。

三、案例使用说明

该案例是临床上较常见的肺鳞癌，肝脏及肾上腺是肺鳞癌常见的转移部位。然而肝脏或肾上腺的结节，比如血管瘤，腺瘤或腺体增生等良性病变，在影像 CT 或 MRI 上容易与转移瘤混淆，从而导致误诊。该患者是左侧肾上腺结节，外院 CT 提示转移，因此该结节的定性是患者确定诊治方案的关键点。本案例分析了患者的 CT、PET-CT 及 MRI 结果，肾上腺是腺体结构，主要由球状带、束状带及网状带组成。肾上腺腺瘤常为单侧性，表现为肾上腺圆形或椭圆形肿块，边缘光滑，由于富含脂质而

密度较低，可类似于水；增强检查，肿块强化且廓清迅速。腺瘤在 MRI 的 T1WI 和 T2WI 上均类似肝实质信号，且由于富含脂质而在反相位上常有明显信号强度下降，富有特征。而肺癌肾上腺转移，首先在 CT 增强上表现与原发灶类似的 CT 值，PET-CT 上 SUV 值和原发灶类似，同时在 MRI 上可和腺瘤明显区别。该患者的 MRI 上左侧肾上腺占位在反相位上明显信号强度下降，提示腺瘤可能性大。因此，针对恶性肿瘤患者的肾上腺结节，多个影像学包括 CT、MRI（水脂肪同向和反向），必要时结合 PET-CT 等综合分析区别是否为转移或为良性病变。

四、启发思考题

1. 肺鳞癌的主要临床特点及高危人群。
2. 肾上腺的主要结构及良恶性肿瘤的鉴别。
3. 恶性肿瘤分期的主要依据是什么？不同脏器占位性病变的主要鉴别方法。
4. 寡转移病灶（特别是肝转移病灶）的处理。

五、参考文献

［1］Joshua D Campbell, Christina Yau, Reanne Bowlby, et al, Pathway Network, and I mmunologic Features Distinguishing Squamous Carcinomas［J］. Cell Rep. 2018, 03；23(1)：194-212.

［2］Ronglai Shen 1, Adam B Olshen, Marc Ladanyi. Integrative clustering of multiple genomic data types using a joint latent variable model with application to breast and lung cancer subtype analysis［J］. Bioinformatics. 2009, 15；25(22)：2906-2912.

［3］Yinglu Guan, Guan Wang, Danielle Fails, et al. Unraveling cancer lineage drivers in squamous cell carcinomas［J］. Pharmacol Ther. 2020, 206：107448.

（李斌　中南大学湘雅医院）

第三章

消化系统疾病

第一节 结直肠癌

一、知识点

(一)错配修复(mismatch repair，MMR)蛋白

错配修复负责纠正 DNA 复制期间较为普遍的核苷酸碱基错配和小的插入或缺失。通过免疫组织化学法检测 4 个常见的 MMR 蛋白 MLH1、MSH2、MSH6、PMS2 来判断是否存在 MMR 缺陷。4 个蛋白表达均呈阳性为错配修复功能完整(MMR - proficient，pMMR)，任何 1 个蛋白表达缺失为错配修复功能缺陷(MMR - deficient，dMMR)。15% ~ 20%的结直肠癌有 MMR 蛋白的散发性或遗传性缺陷(Lynch 综合征)，最常见的是 MLH1 或 MSH2。与Ⅲ期结肠癌相比，dMMR 在Ⅱ期结肠癌中更常见，dMMR 是一个预后生物标志物，提示Ⅱ期结肠癌患者复发的风险较低，同时也预示氟嘧啶类单药辅助化疗无显著获益。dMMR 肿瘤通常位于近端，组织学为黏液癌并有肿瘤浸润淋巴细胞，预后也优于微卫星稳定型(microsatellite stable，MSS)肿瘤。

(二)微卫星不稳定(microsatellite instability，MSI)

错配修复功能缺陷的生物学"足迹"是基因组中累积了重复几十到上百次的核苷酸碱基短序列的异常，这些重复短序列称为微卫星。通常采用 5 个微卫星检查位点来检测 MSI。所有 5 个位点均稳定为 MSS，1 个位点不稳定为 MSI-L(微卫星低度不稳定)，2 个及以上位点不稳定为 MSI-H(微卫星高度不稳定)。MSI 多由 MMR 基因突变及功能缺失导致，dMMR 相当于 MSI-H，而 pMMR 相当于 MSI-L 或 pMMR。MSI-H 散发性肿瘤具有典型的临床病理特点，它们往往发生在近端结肠，含更多的黏液成分，有淋巴细胞浸润，且更多为低分化。与 dMMR 一样，MSI-H 也是Ⅱ期结直肠癌预后良好的因素；dMMR/MSI-H 还是晚期结直肠癌患者使用免疫检测点抑制剂治疗的指征。

二、案例

(一)病例资料

患者刘××，男性，73 岁，因"活动后头晕近 3 月，发现肺占位病变 2 月"于 2020 年 7 月 10 日第 1 次入院。患者于 2020 年 5 月因体力劳动后出现头晕 1 月至当地医院检查，血常规提示轻度贫血，大便隐血试验阳性，胸片及胸部 CT 提示左肺结节，为进一步诊治患者至当地某医院行 PET-CT 检查，结果考虑左肺上叶周围型肺癌可能性大及可疑结肠癌。2020 年 6 月患者支气管镜示：支气管炎症；电子肠镜示：①降结肠癌？②结肠多发息肉；③痔疮；结肠肿块病理报告：(降结肠)中分化腺癌。为求进一步诊治入院。

既往史：有糖尿病病史十余年。个人史：吸烟 40 余年，约 1 包/日；饮酒 30 余年，1~2 两/日。婚育史、家族史无特殊。

体查：体温 36.5℃，脉搏 88 次/分，呼吸 20 次/分，血压 125/75 mmHg，身高 161 cm，体重 50 kg，体表面积为 1.5424 m^2。神志清楚，慢性病容，全身浅表淋巴结未扪及；双肺呼吸音清，未闻及干湿性啰音；心率 88 次/分，心律齐，未闻及明显杂音；腹部平软，未扪及肿块，无明显压痛及反

跳痛，肝脾肋下未扪及，移动性浊音阴性，肠鸣音正常，4次/分。

(二)相关检查

血常规：红细胞计数 $3.43×10^{12}$/L，血红蛋白107.0 g/L。

大便隐血试验：阳性。

胸部CT：①左肺上叶及右肺下叶多发小结节，LU-RADS4B类（左上肺较大结节），建议穿刺活检；LU-RADS2类（左上肺较小结节及右下肺结节）②支气管疾患，肺气肿。

支气管镜：支气管炎症。

肠镜：①结肠癌？②肠多发息肉？③痔疮。

PET-CT：①左肺上叶结节状糖代谢增高软组织影，有分叶，大小约为 14 mm×12 mm，考虑左肺上叶周围型肺癌可能性大，建议结合活检诊断；②双肺门及纵隔区多发小结节状糖代谢轻度增高影，考虑淋巴结反应性增生可能性大；③降结肠近脾曲处管壁增厚，厚度约 10 mm，伴糖代谢增高影，可疑结肠癌。

病理报告：（降结肠）中分化腺癌。

(三)初步诊断

1. 结肠癌 TxNxMx（降结肠中分化腺癌）。
2. 左肺占位：肺转移癌？原发性支气管肺癌？
3. 2型糖尿病。
4. 结肠息肉。

(四)诊治经过

入院后完善检查，腹部盆腔 CT 示：①结肠脾曲局部肠壁不均匀增厚：符合结肠癌；②左肝外叶上段结节：考虑海绵状血管瘤；③左肝外叶上段囊肿；④所示双肺气肿；支气管炎。2020 年 07 月 13 日在 CT 引导下行肺穿刺活检，病理报告：（左肺）中-高分化腺癌；CK7（+），TTF-1（-），NapsinA（-），CDX-2（++），SATB2（++），MSH2（25D12）（+），MSH6（+），MLH1（+），PMS2（+），免疫组化结果支持肠道来源。肺组织标本基因检测提示 KRAS，NRAS 及 BRAF 均为野生型。于 2020 年 7 月 21 日开始给予 mFOLFOX6 方案（奥沙利铂+亚叶酸钙+5-氟尿嘧啶）联合西妥昔单抗治疗。4 个周期治疗后，2020 年 9 月 23 日复查 CT 提示：左肺上叶结节较前明显缩小；结肠脾曲局部肠壁不均匀增

厚较前明显减轻（图3-1，图3-2）。于 2020 年 10 月 20 日在我院普外科行腹腔镜下左半结肠癌根治术+肠粘连松解术，术后病理报告：（结肠癌化疗后根治标本）中分化腺癌（溃疡型肿物，大小为 1.3 cm×1.2 cm×0.2 cm），侵及未穿透浆膜层，未见脉管内癌栓，未见神经周侵犯；（两断端）未见癌；（肠旁）淋巴结未见癌转移(0/9)。化疗反应评级：TRG（肿瘤退缩评分）2 级。病理学分期：ypT3N0Mx。免疫组化结果：MSH2(+)，MSH6(+)，MLH1(+)，PMS2(+)，EGFR(+)，Ki67(60%+)，S-100(-)。术后继续 mFOLFOX6 联合西妥昔单抗方案治疗 6 周期，并于 2020 年 12 月 24 日在放射介入科行 CT 引导下肺肿块微波消融术。

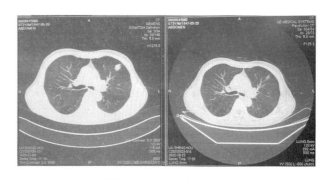

4 个周期后左肺上叶转移灶明显缩小。

图 3-1　mFOLFOX6 方案治疗

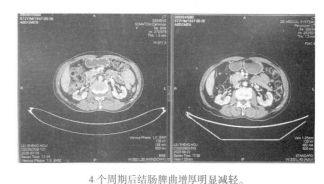

4 个周期后结肠脾曲增厚明显减轻。

图 3-2　mFOLFOX6 方案治疗

(五)最后诊断

1. 降结肠癌术后化疗（降结肠中分化腺癌 ypT3N0M1，Ⅳ期，KRAS，NRAS，BRAF 野生型，MSS）肺转移癌。
2. 2型糖尿病。
3. 结肠息肉。

(六)讨论

结直肠癌患者通常因为三种情况就诊：有可疑症状和/或体征，因肠梗阻、腹膜炎或（极少数情况下）急性胃肠道出血而急诊入院或通过常规筛查发现无症状个体。该患者以"体力劳动后头晕"起病，考虑由结肠肿瘤慢性失血导致贫血所致，没有明显的消化道症状，容易漏诊。老年人不明原因的贫血要警惕消化道肿瘤。

进一步检查 CT 及 PET-CT 发现左肺上叶及降结肠两处孤立性病灶，均考虑恶性肿瘤可能。结肠癌肺转移常见，但肺癌转移至肠道罕见，双原发癌亦不能排除，组织病理学是恶性肿瘤诊断的金标准，因此有必要行两处病灶的活检，包括肺部肿块穿刺及结肠镜下活检取得肿瘤组织标本。该患者肺部及结肠肿瘤病理诊断均为腺癌，但免疫组化 TTF-1（-），CDX-2（++），支持肠道来源的腺癌，最终诊断为结肠癌并肺转移（同时性转移性结肠癌）。

对于可切除的同时性转移性结肠癌，手术切除是潜在根治的方法，如果是肝转移，要求术后保留足够的残留肝体积，切缘达到 R0 切除；而局限性肺转移预后相对较好，是否手术切除建议多学科讨论。原发灶和转移灶手术切除顺序，包括同期或分期手术，取决于患者对手术的耐受性及安全性评估，治疗原则是对健康威胁最大的病灶优先处理。对于不可切除的转移性结肠癌患者，需要全身治疗结合局部治疗，包括介入治疗、射频消融、微波消融及立体定向放疗（SBRT）等，以期延长患者的总生存。

该患者病理诊断提示微卫星稳定（MSS），基因检测 KRAS，NRAS 及 BRAF 均为野生型。dMMR/MSI-H 的晚期结直肠癌患者治疗可以选择 PD-1/PD-L1 抑制剂，该患者为 MSS，因此一线不考虑选用免疫治疗；在左侧结肠癌（自结肠脾曲至直肠），西妥昔单抗在客观有效率和总生存上均优于贝伐珠单抗，使用的前提是 RAS 野生型，因此我们选用了西妥昔单抗联合化疗，并取得了良好疗效。

三、案例使用说明

本案例为老年男性，以贫血为主要表现，影像学检查发现左肺上叶及降结肠两处病灶，病理学检查提示两处均为腺癌，最后通过免疫组化标志物

TTF-1、CDX-2 等确诊为降结肠癌肺转移；通过靶向治疗联合化疗缩小肿瘤、减轻症状后，行结肠原发灶切除及肺转移灶射频消融，达到了无疾病状态（no evidence of disease，NED）。

本案例提示我们以贫血为主要表现的结肠癌易漏诊误诊。因结肠癌慢性失血导致的贫血，起病隐匿，如未及时就诊，可能进展到晚期。大便隐血试验以经济、快速、简单易行等优点成为结肠癌筛查的重要手段，因此老年人不明原因的贫血应常规进行大便隐血试验。

该患者另一诊断难点在于明确降结肠和肺部肿块的性质。根据患者的症状、体征及影像学检查结果，降结肠及左肺肿块均为恶性可能性大，确定肺部肿瘤为转移性还是原发性对于肿瘤的分期和治疗决策具有重大意义。如果为双原发癌，即原发性支气管肺癌合并结肠癌，患者可以接受根治性手术，获得治愈的机会；如果为结肠癌肺转移，则单纯行肺部病灶切除不能给患者带来生存获益。

组织病理学是诊断肿瘤的金标准，腺癌是结肠癌和原发性支气管肺癌的常见病理类型，因此鉴别腺癌的来源是诊断的关键。不同脏器来源的腺癌有相应的免疫组化标志物，TTF-1 阳性支持肿瘤来源于肺，而 CDX-2 阳性支持肿瘤来源于肠道。

在患者明确诊断为结肠癌肺转移（Ⅳ期）后，确立以全身治疗为主，辅助其他局部治疗手段的治疗原则。结肠癌的全身治疗手段包括化疗、靶向治疗和免疫治疗等。因此，晚期结直肠癌患者建议做 BRAF、KRAS、MSI、NRAS 等基因检测，必要时可以做 HER2，NTRK 基因检测以指导靶向及免疫药物的选择。随着结肠癌治疗水平的不断提高，部分晚期患者也可以达到 NED，获得更长的生存期。

随着我国肿瘤发病率的逐年上升，结肠癌成为严重威胁人民身体健康的常见恶性肿瘤，提高对结肠癌的认识，有利于早期发现、早期诊断和早期治疗，从而提高结肠癌患者的治愈率。

四、启发思考题

1. 左侧结肠癌和右侧结肠癌的生物学行为及预后有何差异？

2. 结直肠癌患者检测 RAS 及 BRAF 基因突变的意义何在？

五、参考文献

[1] 徐瑞华、姜文奇、管忠震.临床肿瘤内科学[M].北京：人民卫生出版社，2014.

[2] 中国临床肿瘤学会指南工作委员会.中国临床肿瘤学会（CSCO）结直肠癌诊疗指南2022[M].北京：人民卫生出版社，2022.

（卢景琛　中南大学湘雅医院）

第二节　继发于系统性红斑狼疮的假性肠梗阻

一、知识点

(一)系统性红斑狼疮(systemic lupus erythematosis, SLE)

SLE多见于女性，发病年龄多在21~40岁之间。以发热为主要临床表现，伴有皮疹和关节痛为多见，典型而具有诊断价值的皮疹是蝶形红斑或盘状红斑。美国风湿病学会1982年的SLE分类标准，对诊断SLE很有价值：①蝶形红斑；②盘状红斑；③光过敏；④口腔溃疡；⑤关节炎；⑥浆膜炎；⑦肾病变：蛋白尿>0.5 g/d或细胞管型；⑧神经系统病变：癫痫发作或精神症状；⑨血液系统异常；⑩免疫学异常；⑪抗核抗体阳性。在上述11项中，如果有4项阳性，则可诊断为SLE，其特异性为98%，敏感性为97%。

(二)急性肠梗阻

急性肠梗阻是指部分或全部的肠内容物不能正常流动并顺利通过肠道，是外科常见的急腹症之一。病情多变，发展迅速，常可危及病人生命，需要早发现、早诊断、早处理。临床上根据病理生理多分为三类：①机械性肠梗阻的原因多为机械性原因致肠管堵塞包括肠外、肠壁、肠腔内因素，如肠粘连、肠扭转、粪石堵塞；②动力性肠梗阻多为神经抑制或毒素刺激致肠壁运动紊乱，肠管无堵塞，如低钾性肠麻痹、慢性铅中毒等；③血运性肠梗阻是由于肠系膜血管发生栓子栓塞或血栓形成，使肠壁血液循环发生障碍，继而引起肠蠕动障碍造成肠梗阻。各种类型肠梗阻虽有不同病因，但有一个共同的特点即肠管通畅性受阻，肠内容物不能正常地通过，因此，有程度不同的腹痛、呕吐、腹胀和停止排便排气等临床症状。

(三)假性肠梗阻(pseudo intestinal obstruction, IPO)

假性肠梗阻是指临床具有肠梗阻的症状和体征，但无肠内外机械性肠梗阻因素存在，可能与神经抑制、毒素刺激或肠壁平滑肌本身导致肠壁肌肉运动功能紊乱有关，是无肠腔阻塞的一种综合征，也是急性肠梗阻的特殊类型。IPO可分为原发性和继发性，继发因素中以SLE等自身免疫病最为多见。因此，及时发现IPO的症状、判断其原因以及有无SLE等自身免疫病的可能，对于患者得到及时诊治是必不可少的。

(四)狼疮肠系膜血管炎(lupus mesenteric vasculitis, LMV)

指狼疮患者患有小肠的血管炎或炎症，且有影像学或活检证据。发病年龄为16~41岁，女性多见。可能机制为免疫复合物沉积在肠系膜小血管壁，出现管壁的炎症和坏死，继发血栓形成，导致组织缺血和功能障碍。LMV患者常表现为腹痛，包括肠梗阻症状，症状非特异。狼疮合并急性腹痛患者死亡率高约11%，故早期诊断很关键。

LMV是系统性红斑狼疮患者急性腹痛的主要原因之一，好发于由肠系膜上动脉支配的空肠和回肠段。往往合并其他系统的异常，如关节痛、面部红斑、口腔溃疡、光敏感、神经系统和血液系统症状、蛋白尿等。腹部增强CT检查有助于SLE胃肠道累及的早期诊断，CT下可发现肠壁增厚（"靶"征）、节段性肠管扩张、肠系膜血管充血（"发梳"征）（图3-3）。

二、案例

(一)病例资料

患者陶××，女性，27岁。因"腹痛腹胀，肛门排气排便减少10余天"入院。患者于10余天前无明显诱因出现腹胀，右下腹疼痛，伴呕吐，呕吐胃内容物，无血丝、血块、咖啡样物质，无发热、头痛头晕，伴肛门减少排气排便，遂前往医院就诊。

既往史、家族史无特殊。

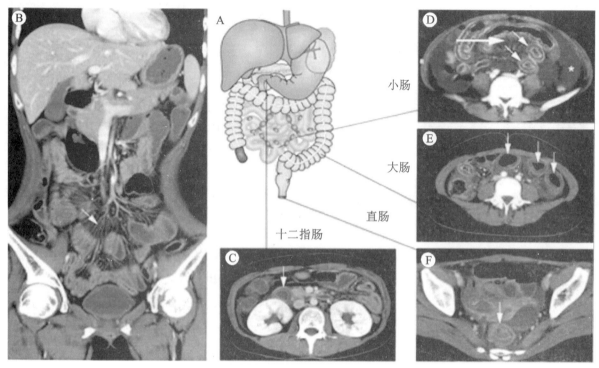

A：肠道解剖示意图；B：腹部 CT 冠状位，箭头示肠系膜发梳征；C 至 D：腹部 CT 水平位，箭头示肠壁增厚，呈同心圆表现；E 至 F：腹部 CT 水平位，箭头示肠管扩张，肠腔积液。

图 3-3　LMV 影像学特点

查体：脐周、左下腹轻压痛，无反跳痛。完善腹部 CT 示肠系膜扭转，诊断为"不完全性肠梗阻"，予行"腹腔镜探查+开放小肠系膜扭转复位术"。术中可见腹腔内大量淡黄色腹水，自曲氏韧带以下约 1 m 肠管管壁水肿明显，扭转约 180°，距回盲部 80 cm 肠管管壁充血水肿。术后腹痛腹胀无明显缓解，11 月 3 日解少量水样便，11 月 5 日解稀便后腹胀稍缓解。既往有多处关节疼痛及口腔溃疡病史，余无特殊。

（二）相关检查

诊断性腹穿结果：淡红色液体，涂片示镜检红细胞++，白细胞少许。

血常规示：血红蛋白 93 g/L。

肝功能示：白蛋白 30 g/L，TBIL 68 umol/L。

腹部 CTA+CTV：小肠-结肠肠管呈环形均匀增厚，未见明显肠腔狭窄，原因待查：克罗恩病？肠系膜根部多发小淋巴结，腹腔盆腔少量积液，血管成像未见异常。

（三）初步诊断

不完全性肠梗阻。

（四）诊治经过

入院后完善相关检查，2017 年 11 月 5 日，血气分析示：pH 7.5，BE 7 mmol/L；血常规示：WBC $8.2×10^9$/L，N 89%，Hb 99 g/L。肝功能示：TBIL 69.9 umol/L，DBIL 38.3 umol/L，电解质示：K^+ 2.65 mmol/L，Na^+、Cl^- 正常；血尿淀粉酶正常；肿瘤标志物（-）。2017 年 11 月 6 日查腹部 CT 提示：小肠-结肠肠管呈环形均匀增厚，未见明显肠腔狭窄（图 3-4）。入院后予以禁食、胃肠减压、促胃肠蠕动、维持水电解质平衡及抗感染等对症治疗。

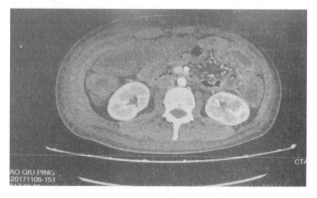

图 3-4　患者腹部 CT

患者为 27 岁年轻女性且既往有溃疡病史,结合腹部 CT,予以完善狼疮全套+血管炎三项:抗双链 DNA 阳性,抗核抗体 1:160;抗 SSA 弱阳性,抗着丝点弱阳性,抗核糖体 P 蛋白阳性;免疫全套:补体 C3、C4 下降;遂于 2017 年 11 月 9 日收入风湿科,予以大剂量激素、免疫抑制剂、禁食、促胃肠动力等治疗,症状明显缓解,复查血常规、肝功能等指标正常,于 11 月 22 日出院,出院后规律服用激素治疗,12 月 10 日随访患者,患者恢复良好。

(五)最后诊断

1. 假性肠梗阻。
2. 狼疮肠系膜血管炎。
3. 系统性红斑狼疮。
4. 小肠系膜扭转复位术后。

(六)讨论

系统性红斑狼疮的病理生理特点为血管炎,可以累及全身,本病例以不全性肠梗阻为发病特征,影像学排除了机械性肠梗阻,也不符合麻痹性肠梗阻的临床特征,主要表现为弥漫性肠壁增厚,呈现同心圆表现,符合血管炎导致的假性肠梗阻表现,再结合患者为育龄期年轻女性,我们需要考虑到系统性疾病。假性肠梗阻较为少见,可为系统性红斑狼疮的首发症状,患者多首先就诊于急诊科、外科或消化科。当系统性红斑狼疮以消化道症状首发时,原发病表现常被忽略而延误诊治。

在疾病诊治过程中,我们应该仔细询问病史,除了主诉和现病史之外,既要关注患者的年龄、性别、职业史、家族史,又要关注患者的既往史及特殊的临床表现。同时,要认真做好体格检查,动态观察患者的体征变化。临床上,部分疾病的症状体征没有特异性,要透过现象看本质,尽最大可能避免漏诊和误诊。

三、案例使用说明

本案例为一名以急性肠梗阻症状为首发表现的 27 岁青年女性患者,首发症状为腹痛腹胀,肛门排气排便减少,符合肠梗阻的临床表现,CT 示诊断为"不完全性肠梗阻",予以剖腹探查未见明显机械性肠梗阻,并且手术后症状无缓解,考虑假性肠梗阻,进一步分析肠梗阻的原因不排除系统性疾病导致,经完善血管炎、免疫相关抗体检测,最终确诊为"系统性红斑狼疮"。该病例引导学生系统分析患者病情,首先让医学生认识假性肠梗阻这一罕见病例背后的原因。其次引导学生分析病情时患者诊疗过程效果不佳时,需要打破常规思维,重新追寻病史,除了分析肠梗阻的常见病因外要考虑少见病因所致的临床表象,以避免患者的漏诊和误诊。IPO 是一种罕见的并发症,病因可分为主要原因和次要原因。平滑肌疾病,包括家族性内脏肌病和散发性内脏肌疾病,是罕见的主要原因。结缔组织疾病,如进行性系统性硬化症、系统性红斑狼疮和多发性肌炎,是其次要原因。

胃肠道症状作为 SLE 的初始表现是非特异性的,因此诊断困难。以胃肠道症状为首发症状的患者容易误诊,并且因误诊进行不必要的手术,也容易导致治疗延迟。

SLE 患者的 IPO 患病率为 1.96%,住院死亡率为 7.1%。在这些患者中,57.6% 的患者将 IPO 作为 SLE 的初始受累系统,误诊率约为 78%。发病机制尚不清楚,但最可能的潜在病理生理学是内脏平滑肌的肠血管炎,导致损伤和运动障碍。

四、启发思考题

1. 急性肠梗阻的主要处理措施有哪些?
2. 急性肠梗阻和 SLE、狼疮肠系膜血管炎有何关系?
3. 在疾病诊治过程中我们需要注意什么?该病例对我们有何启发?

五、参考文献

[1] Wang R, Zheng B, Wang B, et al. A Report of Chronic Intestinal Pseudo-obstruction Related to Systemic Lupus Erythematosus[J]. Open Med (Wars). 2018, 13:562-564.

[2] Alshehri AM, Alhumaidi HM, Asseri YM, et al. Mesenteric Vasculitis as a Rare Initial Presentation of Systemic Lupus Erythematosus: A Case Report[J]. Saudi J Med Med Sci. 2020, 8(3):223-226.

[3] K Feldman M, Friedman LS, Sleisenger MH (eds): Sleisenger &Fordtran s Gastrointestinal and Liver Disease: Pathophysiology/Diagnosis/Management[J]. Philadelphia, W. B. Saunders, 1998, 2(6):1821-1830.

(李湘民　中南大学湘雅医院)

第三节　上皮样胃肠间质瘤

一、知识点

胃肠道间质瘤（gastrointestinal stromal tumors, GIST）首发于 60~80 岁，男女发病率无明显差异。可发生于胃肠道各级导管，并可原发于网膜和系膜，特别是胃（60%~70%），其次是小肠（20%~30%）、结直肠和食管（总共<10%）。主诉常为腹部存在位置不清的不适，与肿瘤溃疡形成相关的症状，急性和慢性出血伴或不伴有贫血，腹部包块等，胃出口梗阻很少见。大部分 GIST 为散发病例，也可合并一些综合征，一般发生于年轻人（包括儿童），更多见于女性。约 30% 的 GIST 表现为恶性，部分根治术后仍可复发。

（一）GIST 的大体表现

胃中小 GIST 可为浆膜、黏膜下或胃壁内结节，常在腹腔手术或内镜下偶然发现。有些肿瘤有溃疡形成，尤其是上皮样间质瘤。较大肿瘤突入腔内或突出于浆膜侧，可能胃外的成分巨大，从而掩盖了肿瘤由胃起源的真相。腔内肿瘤常被覆完整的黏膜，但 20%~30% 的病例伴溃疡形成。可见直接浸润到胰腺和肝组织。切面质稍韧到软，黄褐色，常伴灶状出血。较大者可有大片出血坏死和囊性变。恶性肿瘤可形成复杂的囊性肿瘤。多结节腹膜种植是恶性 GIST 的典型表现。

（二）GIST 的镜下表现

胃 GIST 具有广泛的形态谱系。大部分 GIST 为梭形细胞肿瘤，20%~25% 可见上皮样组织类型，部分呈混合组织学形态。上皮样型肿瘤一般核多形性不常见。梭形 GIST 包括硬化型（尤其小肿瘤，胶原丰富、细胞稀少）。栅栏-空泡形成亚型，常见核旁空泡，形态上类似于神经鞘瘤。上皮样 GIST 可以表现为硬化、黏合力低、富于细胞或肉瘤样形态，合并有显著核不典型性并易见分裂象，还可见到黏液样基质。大部分胃 GIST 表达 KIT（CD117），浆阳，可以合并膜阳，有时为核旁的小点。大部分梭形细胞 GIST 呈 CD34 阳性，但上皮样型并非恒定阳性。少量胃 GIST 表达 SMA，极少病例表达 DES、CK（常局限为 CK18）或 S100。

（三）GIST 的诊断流程

HE 染色切片、免疫组化结果、基因检测及全面的临床病史（图 3-5）。

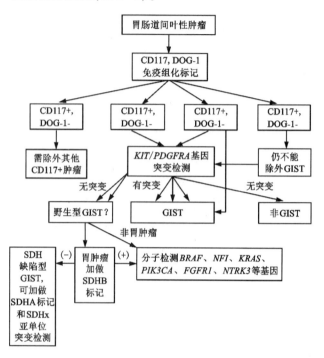

图 3-5　GIST 病理诊断流程

（四）GIST 的鉴别诊断

1. 平滑肌瘤和平滑肌肉瘤

平滑肌瘤由少和中等量的温和梭形细胞组成，存在核分裂象但少见，可能存在灶状的不典型性。胞质嗜酸，肿瘤核分裂象>10 个/10HPF 时应定为高度恶性。SMA、DES 阳性，CD34、CD117 及 Dog-1 阴性。

2. 神经鞘瘤

胃肠道中本病少见，但在消化系统中，胃是该肿瘤最常见发生部位。老年人，黏膜完整，基本位于黏膜肌层，直径为 0.5~7 cm（平均为 3 cm），球形或卵圆形，偶为丛状多结节样。组织学上，此病常由梭形细胞构成，细胞核不呈明确的栅栏样排列，常见散在的淋巴细胞和结节状淋巴套。S100（+），DES（-），SMA（-）。两者鉴别非常重要，因为神经鞘瘤即使巨大且核分裂象多，它仍是良性肿瘤。

3. Kaposi 肉瘤

胃内可发生 Kaposi 肉瘤，表现为黏膜病变或不常见的胃壁肿块，但一般发生在 HIV 阳性患者。

(五)胃部原发 GIST 恶性程度及分级判定

胃部原发 GIST 恶性程度及分级判定见表 3-1。

表 3-1　原发胃肠间质瘤危险度分级
(中国共识 2017 修改版)

危险度分级	肿瘤大小(cm)	核分裂象计数(/5 mm²)	肿瘤原发部位
极低	≤2	≤5	任何
低	2.1~5.0	≤5	任何
中等	2.1~5.0	6~10	胃
	≤2a	6~10	任何
	5.1~10	≤5	胃
高	任何	任何	肿瘤破裂
	>10	任何	任何
	任何	>10	任何
	>5	>5	任何
	2.1~5.0	>5	非胃原发
	5.1~10	≤5	非胃原发

＊下列几种情形不适合进行危险度评估：①各类活检标本，包括细针穿刺活检、芯针穿刺活检及内镜活检等；②已发生复发和(或)转移的 GIST；③经过靶向治疗的 GIST。

(六)GISTs 的治疗与预后

治疗：手术切除为主。GISTs 的预后很大程度上依赖于核分裂率、肿瘤大小、浸润深度以及是否存在转移。

二、案例

(一)病例资料

患者李××，女，31 岁，反复上腹部隐痛一年余，无放射，呈阵发性，与进食无关，无食欲亢进、厌油、呃逆，无呕血便血史。

既往史：血管瘤术后。个人史、家族史无特殊。

辅助检查：无。

(二)相关检查

1. 病理大体观：(腹腔)穿刺组织两条，长为 0.5~0.8 cm，直径为 0.1 cm。

2. 普通石蜡切片+免疫组化。

(三)初步诊断

1. 上皮源性肿瘤？低分化腺癌，神经内分泌癌。

2. 间叶源性肿瘤？上皮样肉瘤，胃肠间质瘤。

3. 间皮瘤？

(四)诊治经过

1. 通过 HE 染色分析，列出可能的初步诊断：

间叶源性肿瘤还是上皮源性肿瘤？良性还是恶性？

2. 加做免疫组化检查，标记初步诊断考虑的各种可能疾病。

结合免疫组化结果(VIM＋，CK、CD56、Syn、WT-1、CR、MC、CEA、CK7、CK20、CDX-2、Villin、S100 均阴性)，缩小诊断范围。该结果符合间叶组织源性肿瘤，排除了癌、神经源性肿瘤、间皮瘤、神经内分泌肿瘤。

3. 联系临床，补充患者的临床资料。

胃窦部胃壁增厚，黏膜皱襞不完整(图 3-6)。

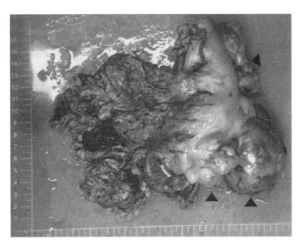

黑色三角形所示为肿瘤。
图 3-6　胃肠间质瘤大体标本

4. 锁定胃部病变，分析胃部间叶源性肿瘤以胃肠间质瘤最多见，加做胃肠间质瘤免疫标志物。

5. 补充免疫组化。

CD34、CD117、Dog-1 均为强阳性。

6. 作出诊断。

胃肠间质瘤(上皮样型)。

7. 临床收到肿块穿刺标本病理结果，行腹腔探查手术。

肿块位于胃体后壁，大小约为 12 cm×12 cm，分叶状(图 3-6)，易出血，行胃大部分切除手术，送病检。

8. 大体标本取材制片进行免疫组化检查(图3-7)。

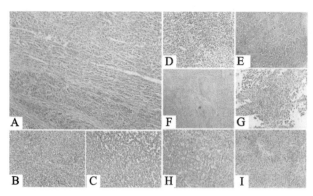

A 混合；B 巢状；C 胞质空泡样；D 浆细胞样；E 神经内分泌样；F 小细胞、淋巴细胞样；G 上皮样；H 栅栏状；I 旋涡状。

图3-7　HE 形态

9. 完善 C-KIT、PDGFα 基因检测，进一步确诊。

10. 得出最终诊断。

(五)最后诊断

高度危险性上皮样胃肠间质瘤。

(六)讨论

胃肠间质瘤可以发生在很多部位，同时即使在同一病例中也可以呈现各种各样的形态，因此在疾病诊断过程中，尤其是穿刺标本中容易出现误诊、漏诊。

三、案例使用说明

本病例最初送检为腹腔穿刺标本，具体穿刺部位不明，HE 表现为上皮样形态，肿瘤分化差，癌、神经内分泌肿瘤、恶性黑色素瘤、间皮瘤及很多肿瘤均可呈现为此形态；且穿刺组织少，肿瘤原发部位不明，诊断困难重重。因此在诊断过程中必须考虑到所有可能的诊断，并采取最优的诊断方法，以免组织不够造成诊断不明以致病人需要重新穿刺帮助确诊。因此，在诊断决策上需要先筛查大体方向(上皮、间叶组织或淋巴造血组织来源)，免疫组化锁定目标：间叶组织来源，但却呈现上皮样形态，与临床所怀疑的胃癌形态学表现一致，但免疫组化不支持，排除癌、神经内分泌肿瘤，进一补充临床资料(胃病变)，胃最常见间叶组织源性肿瘤且可以呈现上皮样形态，故锁定为胃肠间质瘤，同时排除其他可能的方向(间皮瘤或恶性黑色素瘤等)，并进

一步基因检测证实诊断。

本病例容易凭上皮样形态与临床方向一致导致仅凭 HE 经验上的误诊，因此实际诊断过程中要多方面思考，临床、影像学与病理结果相结合，加上免疫组化及基因检测的辅助确诊，以减少误诊及漏诊，同时此一个病例就将胃肠间质瘤所可能呈现的多种形态都表现了出来，非常罕见。

四、启发思考题

1. 如何优化诊断思路？

2. 在 HE 染色切片与临床病史不能判断病变良恶性的情况下，如何进一步完善检查？

五、参考文献

[1] Athanasios Syllaios, Dimitrios Schizas, Spyridon Davakis, et al. GISTs of the large intestine: review of the literature. J BUON[J]. 2020, 25(1): 15-22.

[2] Markku Miettinen, Jerzy Lasota. Gastrointestinal stromal tumors: pathology and prognosis at different sites. Review Semin Diagn Pathol[J]. 2006, 23(2): 70-83.

[3] George Mantese. Gastrointestinal stromal tumor: epidemiology, diagnosis, and treatment. Curr Opin Gastroenterol[J]. 2019, 35(6): 555-559.

[4] Dan Xu, Xuyong Lin, Xueshan Qiu. The epithelioid gastrointestinal stromal tumor with pulmonary metastasis: A rare case report and literature review. Medicine (Baltimore)[J]. 2020, 99(9): 19346.

[5] 王富强, 谭改民. 29 例上皮样胃肠间质瘤的临床病理特征. 临床与病理杂志[J]. 2017, 37(03).

（王小伟　中南大学湘雅二医院）

第四节　重度溃疡性结肠炎

一、知识点

溃疡性结肠炎(ulcerative colitis, UC)是一种慢性炎症性肠病，可累及结肠的任何部位，从直肠黏膜炎症开始，持续向近端延伸。UC 可以发生在任何年龄，典型症状表现为血性腹泻、腹痛、大便急迫和里急后重。在一些患者中，肠外表现可能早于胃肠道症状的出现。UC 的诊断依据是出现与 UC 一致的症状以及内镜下显示从直肠开始的持续和弥漫性结肠炎症的证据，结肠活检证实慢性炎症为

UC。大多数病例采用药物治疗，首先诱导病情缓解，然后维持无皮质类固醇的病情缓解。有多种药物用于治疗这种疾病。对于轻度至中度 UC，通常使用 5-氨基水杨酸口服或塞肛。在中重度结肠炎中，药物种类包括硫嘌呤、靶向肿瘤坏死因子和整合素的生物制剂以及小分子 Janus 激酶抑制剂。然而，在高达 15% 的病例中，药物治疗失败或因长期结肠炎继发发育不良的患者需要手术治疗。中重度 UC 且免疫功能低下的患者容易合并病毒感染，尤其是巨细胞病毒(CMV)，而目前尚无将 UC 与 CMV 感染区分开来的内镜症状，合并 CMV 感染的诊断仅能依靠检测肠黏膜中的组织学或病毒标志物。在病毒载量中等或高的情况下，应首选抗 TNF 生物制剂治疗联合更昔洛韦型抗病毒药物。

二、案例

(一) 病例资料

患者陈××，男，53 岁，因"间断便血 2 年余，加重伴腹泻半年，腹痛 1 周"于 2021 年 3 月 15 日入院。患者自诉 2 年前无明显诱因出现大便中混有血液，暗红色，频率不定，无明显规律，无腹痛、腹泻等不适，未予治疗。半年前无明显诱因出现腹泻，每天 6~7 次，为深红色血便，每次量约 50 mL，无伴腹痛腹胀、发热等不适，曾于当地医院就诊，诊断为"巨细胞病毒感染性肠炎"，治疗上予以"抗感染、抗病毒、调节肠道菌群等治疗"，症状较前好转。1 周前再次出现腹泻、便血，且次数较前增多，每天 10 余次，呈深红色血便，每次量较前减少，伴左下腹阵发性隐痛，用力时明显，无其他加重或缓解的因素，再次就诊于当地医院，肠镜：溃疡性结肠炎？感染？予以"奥硝唑、甲泼尼龙、美沙拉嗪 2 粒 tid"治疗，因症状未见明显好转，为求进一步治疗，遂至急诊就诊，急诊以"便血查因"收入我科。患病以来，患者精神体力一般，食欲睡眠一般，大便如上述，小便正常，近半年体重减轻 11 kg。

既往史：既往有"带状疱疹"病史，具体治疗不详；有高血压病史，最高达 156/84 mmHg，未曾服用药物，自诉目前血压正常。个人史、婚育史、家族史无特殊。

查体：腋温 36.3℃，呼吸 20 次/分，脉搏 73 次/分，血压 114/80 mmHg。神志清楚，全身皮肤、巩膜无黄染。腹部平坦，腹软，下腹有压痛，无反

跳痛，肠鸣音活跃。余无特殊。

(二) 相关检查

2021 年 3 月 17 日外院病毒学结果：人巨细胞病毒 DNA>1000 拷贝/mL。

2020 年 9 月 5 日外院肠镜：结肠病变性质待定：溃疡性结肠炎？感染性肠炎？痔。病理：(横结肠、乙状结肠)黏膜重度慢性炎症，伴出血，请结合临床。

2020 年 12 月 11 日外院肠镜：全结肠病变性质待定：巨细胞病毒感染性肠炎治疗后改变？其他；痔。病理：(距肛缘 55 cm)检材黏膜下见大量炎症细胞浸润，以浆细胞及中性粒细胞为主，局灶可见较多嗜酸性粒细胞浸润，请结合临床。

2021 年 3 月 12 日外院肠镜：结肠、直肠病变并出血性质待定：溃疡性结肠炎？感染？

2021 年 3 月 15 日本院血常规：C-反应蛋白测定 181.82 mg/L(↑)、血红蛋白 129 g/L(↓)、血小板 403×10⁹/L(↑)；凝血常规检查：纤维蛋白原浓度 7.83 g/L(↑)、D-二聚体浓度 1.71 mg/L(↑)；肝肾功能测定+电解质+心肌酶学：白蛋白 31.8 g/L(↓)、氯测定 97.3 mmol/L(↓)、钙测定 1.93 mmol/L(↓)、钠测定 133.9 mmol/L(↓)；大便常规：隐血试验阳性；ESR：红细胞沉降率测定 120 mm/hr(↑)；降钙素原定量检测 0.024 ng/mL；人巨细胞病毒 DNA <500 拷贝/mL。

(三) 初步诊断

1. 便血、腹泻查因：溃疡性结肠炎？感染？
2. 溃疡性结肠炎(重度，全结肠型，活动期)。
3. 混合痔。
4. 高血压病 1 级(低危组)。
5. 带状疱疹恢复期。

(四) 诊治经过

入院后完善相关检查，结果如下。肠镜：结直肠黏膜改变性质待查：重症溃疡性结肠炎合并感染？病理：(直肠黏膜)中度慢性活动性直肠炎，溃疡形成，伴坏死，肉芽组织及纤维增生，局灶腺上皮非典型增生，间质内多量淋巴细胞及浆细胞弥漫浸润，间质内多灶可见血吸虫卵沉积，建议追观复查(图 3-8)。4 月 8 日肠镜：急性重症溃疡性结肠炎治疗后改变(较之前稍好转)(图 3-9)。病理：

①(横结肠)重度活动性慢性结肠炎，伴溃疡。②(乙状结肠)慢性结肠炎。③(直肠)慢性直肠炎。备注：多处结肠黏膜隐窝结构紊乱(分支、扭曲)，横结肠溃疡形成，肉芽组织增生，间质多量淋巴浆细胞浸润，间质淋巴组织增生，未见明显上皮样肉芽肿，请结合临床及内镜所见综合分析(图3-10至图3-11)。

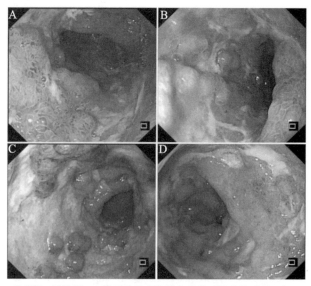

横结肠、降结肠、乙状结肠及直肠部分黏膜可见片状剥脱，表面有脓性分泌物，部分肠段可见多个不规则深凹溃疡及黏膜呈结节样隆起改变。

图3-10　患者 ASUC 治疗后复查

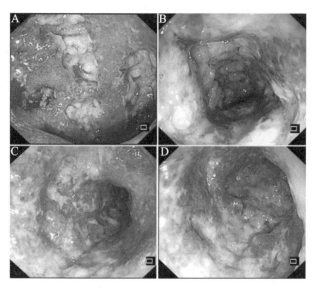

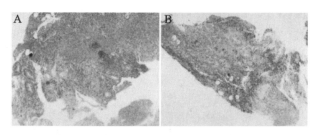

肠管黏膜溃烂，呈豆腐渣样改变，触及易出血。

图3-8　患者肠镜

A~B：(直肠黏膜)中度慢性活动性直肠炎，溃疡形成，伴坏死，肉芽组织及纤维增生，局灶腺上皮非典型增生，间质内多量淋巴细胞及浆细胞弥漫浸润，间质内多灶可见血吸虫卵沉积。免疫组化：EBER(-)，EBER 对照(+)，CMV(-)，IgG(+)，IgG4(散在+)，CD38(+)，CD138(+)，CD56(-)，CD3(+)，CD20(+)，CKpan(上皮+)，Ki67(约40%+)，CD21(FDC 网+)，Kappa(+)，Lambda(+)。

图3-9　患者肠黏膜活检病理

入院后予以泮托拉唑护胃、谷氨酰胺护肠、蒙脱石散止泻、布拉氏酵母菌调节肠道菌群、更昔洛韦抗病毒等、左氧氟沙星联合奥硝唑抗感染、美沙拉嗪2 g 每日两次抑制炎症、补充白蛋白、肠内营养等对症支持治疗。

上述治疗后，患者反复发热及便血，遂调整

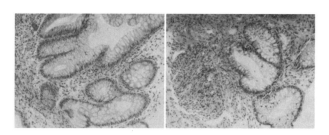

多处结肠黏膜隐窝结构紊乱(分支、扭曲)，横结肠溃疡形成，肉芽组织增生，间质多量淋巴浆细胞浸润，间质淋巴组织增生，未见明显上皮样肉芽肿。诊断：(横结肠)重度活动性慢性结肠炎，伴溃疡；(乙状结肠)慢性结肠炎；(直肠)慢性直肠炎。

图3-11　患者肠黏膜活检病理

抗生素为美罗培南，并予维得利珠单抗300 mg 静脉滴注(单次)+甲泼尼龙40 mg 口服(连用7天)治疗。患者进行肠内营养后腹泻次数增多，遂改为肠外营养。患者经积极抗感染治疗后发热症状好转，炎性指标较前降低，4月7日改抗生素为头孢他啶，开始予以肠内营养。

患者腹泻、头痛等症状逐渐好转，体温恢复正常，无便血，已开始流质饮食，相关检查指标明显好转或正常，患者要求出院，于4月26日交代出院注意事项后办理出院手续。

(五)最后诊断

1. 溃疡性结肠炎(慢性复发型 重度 全结肠型 活动期 Mayo 评分：12分)。

2. 营养不良。

3.混合痔。

4.高血压病 1 级(低危组)。

5.带状疱疹恢复期。

(六)讨论

溃疡性结肠炎(UC)是一组慢性非特异性肠道炎症性疾病,其发病机制尚未明确,可能与遗传、免疫、环境等因素相关。溃疡性结肠炎的诊断是基于临床症状及内镜、组织学检查的客观结果,应与肠道其他疾病相鉴别(表 3-2)。诊断的同时应明确病变分型、范围、严重程度(表 3-3)、分期及梅奥评分(表 3-4)。重度 UC 的治疗应首选糖皮质激素,在静脉使用足量激素治疗 3 天仍然无效时,应及早进行单克隆抗体的补救治疗。英夫利昔单抗为 UC 常用的生物制剂,但在合并微生物感染时,可考虑更换为不同作用机制的生物制剂,如维得利珠单抗等。若使用生物制剂实现 UC 的诱导缓解,则应用同种制剂进行维持治疗。难治性 UC 或重度 UC 病情反复应考虑合并 CMV 感染可能,在活检确诊后应同时给予抗病毒治疗。

表 3-2 UC 的鉴别诊断

鉴别疾病	诊断线索
感染性肠炎	旅行史,食物中毒史,传染病暴发史或免疫抑制史;急性腹泻,口疮,糜烂,出血;血清学检查阳性
寄生虫感染	国外旅游史,去过疫区;旅游后复发性腹泻
克罗恩病	病变跳跃式分布,透壁炎症,斑片状浸润,黏膜呈鹅卵石样,肉芽肿,瘘管,肛周疾病
憩室炎	慢性左下腹疼痛史,已知憩室,发现憩室;局部炎症
淋巴细胞性结肠炎	水样腹泻,炎症伴上皮内淋巴细胞增多
嗜酸性粒细胞性结肠炎	过敏史;黏膜有大量嗜酸性浸润
放射性肠炎	有腹部或骨盆照射史;嗜酸性细胞浸润,上皮异型性,纤维化,毛细血管扩张
伪膜性结肠炎	抗生素使用史或近期住院史;黏膜上散在、斑片状、蘑菇样渗出物;粪便中艰难梭菌毒素阳性
缺血性肠炎	年龄较大,有缺血性发作史;黏膜纤维化,隐窝萎缩

表 3-3 UC 的严重程度判断

变量	轻度	重度	爆发性
每天排便次数	<4	>6	>10
血便	间断性	频繁	持续
体温	正常	>37.5℃	>37.5℃
心率	正常	>90 次/分	>90 次/分
血红蛋白	正常	<10.5 g/dL	需要输血
ESR	≤30 mm/h	>30 mm/h	>30 mm/h
结肠影像学表现	正常	结肠壁水肿	扩张
临床症状	正常	腹部压痛	腹胀、腹部压痛

表 3-4 UC 的梅奥评分

梅奥指标	0	1	2	3
大便频率	正常	1~2 次/天,比正常多	3~4 次/天,比正常多	5 次/天,比正常多
直肠出血	无	<50% 的时间有带血的大便	大部分时间可见明显血液	血液排出而不伴大便
黏膜(内镜评分)	正常或非活动性	轻度疾病(明显红斑,血管缩小,轻度脆弱)	中度疾病(明显红斑,血管缺失,易碎,糜烂)	重度疾病(自发性出血溃疡)
医师整体评价	正常	轻度疾病	中度疾病	重度疾病

三、案例使用说明

本案例为一名以间断便血、腹痛、腹泻为首发表现的 53 岁中老年男性患者。首发症状为间断便血、腹泻，符合 UC 的临床表现，肠镜提示为"重度溃疡性结肠炎合并感染?"结合病理结果，"溃疡性结肠炎(重度、全结肠型、活动期)"诊断基本明确。该病例引导学生全面诊断、评估患者病情及严重程度，让医学生熟知 UC 的诊断应确立在肠镜、病理结果之上，且应同时评估其病变范围、严重程度，以及是否有合并症或肠外表现，这对制定治疗方案至关重要。其次引导学生在治疗效果不理想时，应再次评估病情，并及时调整治疗方案，以免延误病情导致病情加重。

对于中重度 UC 患者，尤其是皮质醇难治性患者，应进行结肠活检以判断是否合并 CMV 感染，并进行相应治疗。UC 在经过积极治疗后，若症状无明显缓解，或稍缓解后又反复发作，应考虑调整治疗方案，应用生物制剂。英夫利昔单抗为 UC 常用的生物制剂，但在合并微生物感染时，可考虑更换为不同作用机制的生物制剂，如维得利珠单抗等。UC 是慢性非特异性肠道炎症性疾病，终身存在复发可能，因此，应在诱导缓解后进行维持治疗并定期复查，日常生活、饮食习惯也对病情的缓解至关重要。

四、启发思考题

1. UC 应与哪些疾病进行鉴别?
2. UC 患者应用的生物制剂该如何选择?

五、参考文献

[1] Ordás I, Eckmann L, Talamini M, et al. Ulcerative colitis [J]. Lancet. 2012, 380(9853): 1606-1619.

[2] Feuerstein JD, Moss AC, Farraye FA. Ulcerative Colitis [J]. 2019, 94(10): 2149. Mayo Clin Proc. 2019, 94 (7): 1357-1373.

[3] Lamb CA, Kennedy NA, Raine T, et al. British Society of Gastroenterology consensus guidelines on the management of inflammatory bowel disease in adults [J]. Gut. 2019, 68(Suppl 3): 1-106.

[4] Danese S, Fiocchi C. Ulcerative colitis [J]. N Engl J Med. 2011, 365(18): 1713-1725.

[5] Jentzer A, Veyrard P, Roblin X, et al. Cytomegalovirus and Inflammatory Bowel Diseases (IBD) with a Special Focus on the Link with Ulcerative Colitis (UC) [J]. Microorganisms. 2020, 8(7): 1078.

（童婷　中南大学湘雅三医院）

第五节　黄疸查因

一、知识点

重症乙醇性肝炎（severe alcoholic hepatitis, SAH）是指乙醇性肝病（alcoholic liver disense, ALD）患者出现肝功能衰竭的表现，如黄疸、凝血机制障碍、肝性脑病、急性肾功能衰竭、上消化道出血等。其诊断需结合饮酒史、临床表现、实验室结果、影像学结果，并排除其他导致肝衰竭的常见原因。其治疗措施包括：戒酒，营养支持，激素治疗，改善乙醇代谢等，其中，戒酒是首要核心措施。另外，糖皮质激素可作为 SAH 患者的一线治疗方案，指南推荐无禁忌者，口服泼尼松治疗 28 天；治疗 7 天后 Lille 评分确定治疗反应情况，Lille 评分>0.45，表明患者对糖皮质激素的反应较差，建议停用，需积极评估肝移植指征。

二、案例

（一）病例资料

患者李××，男性，33 岁，公司职员。因"乏力、食欲下降、皮肤巩膜黄染 10 余天"入院。患者 14 天前大量饮酒后出现乏力、呕吐。13 天前感乏力加重，尿色深黄，食欲变差，进食量较前减少，伴有厌油。2 天前症状明显加重，自觉腹胀明显至不能进食，皮肤及眼睛巩膜明显黄染，双下肢明显浮肿，遂来就诊。患者精神欠佳，食欲差至几乎不能进食，睡眠欠佳，大便正常，小便色浓茶样。体重变化不明显。

既往史：2 年前发现糖尿病，未治疗。并发现脂肪肝、转氨酶轻度升高，口服护肝药物后转氨酶降至正常。否认肝炎等传染病史，否认输血史、家族性遗传病史。个人史：饮酒 10 余年，近 3 年酗酒，平均每日饮高度白酒 1 斤，折合乙醇量 140～200 g/天。

体查：体温 36.5℃，脉搏 90 次/分，呼吸 18 次/分，血压 118/80 mmHg，BMI 27.7。神志清楚，急性重病容，皮肤巩膜重度黄染。可见肝掌。心肺检查无明显异常。腹部膨隆，腹壁静脉无曲张，腹肌柔软、无压痛及反跳痛，肝脏位于脐水平以下约3 cm，质地稍硬，有触痛，脾脏肋下未扪及（图3-12），移动性浊音阴性。双下肢凹陷性水肿至膝关节以上8 cm。神经系统检查无异常，病理征阴性。

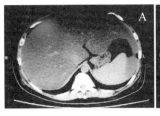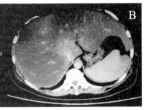

A：肝脾CT平扫片；B：肝脾增强CT片：肝脏肿大，密度明显减低（肝/脾CT值<0.5），强化不均匀，胆囊壁水肿，少量腹水，考虑肝脏炎性病变合并重度脂肪沉积所致。

图3-13　肝脾CT平扫+增强

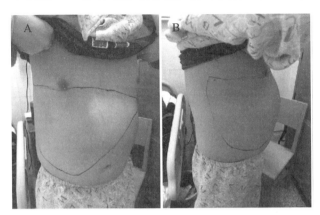

A：患者腹部正面照；B：患者腹部侧面照

图3-12　患者入院时的肝脏大小

（二）相关检查

1. 血常规：WBC 14.5×10⁹/L，Hb 115 g/L，PLT 273×10⁹/L，N 82.9%。

2. 凝血功能：PT 24.1 s，PTA 33.33%，INR 1.94。

3. 肝功能：A 30 g/L，TBIL 357.4 umol/L，DBIL 191.7 umol/L，总胆汁酸 206.0 umol/L，ALT 39.4 u/L，AST 141.9 u/L。

4. 肝病酶学：碱性磷酸酶 336.5 u/L，谷氨酰转肽酶 1311.6 u/L。

5. 空腹血糖：6.5 mmol/L。

（三）初步诊断

1. 黄疸、肝大查因：病毒性肝炎？乙醇性肝病？自身免疫性肝病？遗传代谢性疾病？其他？

2. 2型糖尿病。

（四）诊治经过

完善检查：心肌酶谱、血尿淀粉酶均正常。甲肝抗体、乙肝五项定量、HCV抗体定量、戊肝抗体IgM、IgG均阴性、EB病毒、巨细胞病毒均阴性；抗核抗体、抗双链DNA、ANA谱、自免肝抗体等自身抗体均阴性；铜蓝蛋白、微量元素正常。腹部彩超：肝大，脂肪肝，脾大（厚50 mm，长148 mm）。胸部+肝脾CT：肝脏炎性病变合并重度脂肪沉积所致（图3-13）。

根据患者饮酒史、检查结果，诊断为SAH可能性大。治疗上对患者戒酒，给予甲基强的松龙40 mg，巴氯芬片、美他多辛减轻戒断反应及改善乙醇代谢，补充维生素、营养支持等对症治疗。治疗5天后患者的食欲有所改善，黄疸较前下降（图3-14A），凝血功能较前提高（图3-14B）。但因患者出现严重腹泻，继发肠道感染，停用了激素，患者病情再次加重，总胆红素再次升高。于入院后第12天行血浆置换治疗一次，术后总胆红素降至200 umol/L左右（图3-14A），但此后反弹迅速，总胆红素持续升高、PT进行性延长、PTA进行性下降（图3-14B），精神及食欲极差，患者的肝脏进行性增大至脐水平下5~6 cm，质地较前变硬，触痛明显，腹胀越来越明显。

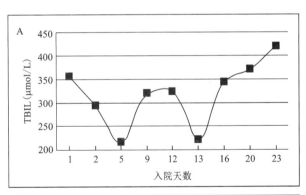

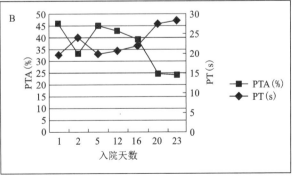

图3-14　总胆红素和凝血功能变化情况

患者肝衰竭迅速进展、肝脏巨大而疼痛的原因是SAH所致还是其他？有无肝脏血管病变或肿瘤可能？为此，完善了肝脏CTA+CTV检查，结果未见肝脏及下腔静脉血管异常（图3-15）。进一步行介入引导下肝脏穿刺活检，病理结果证实了SAH的诊断（图3-16）。

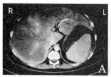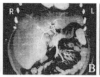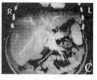

A：患者肝脏CT血管造影水平位；B：肝脏CTA成像；C：肝脏CTV成像：肝脏肿大，密度明显减低，强化不均匀，胆囊壁水肿，腹水较前稍增多；肝血管成像CTA未见明显异常。

图3-15　肝脏CTA+CTV成像

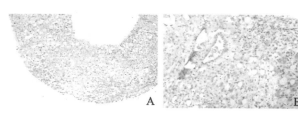

A：肝穿刺活检组织HE染色（40倍）；B：肝穿刺活检组织HE染色（200倍）：大多数肝细胞脂肪变性及水变性，门管区炎细胞浸润，可见Mallory小体，伴纤维化。

图3-16　肝脏穿刺活检病理

经过积极的内科保守治疗，效果差，病情急剧进展，Lille评分为1.58，激素治疗无效，MDF评分为81.62，MELD评分为34.94，提示预后极差，患者有肝移植指征。因此，于入院后第25天进行了

肝移植手术，术中切除重达4.5 kg肝脏，术后病理支持SAH诊断。

患者肝移植术后继续戒酒，长期服用抗排异药物，恢复良好，至今5年状况良好，可进行正常的生活和工作，保持定期随访。

（五）最后诊断

1.慢加急性肝衰竭：重症乙醇性肝炎。

2.2型糖尿病。

（六）讨论

1.诊断方面

患者主要临床表现为消化道症状、黄疸，从黄疸查因出发进行分析，患者为肝细胞性黄疸，肝损害程度已达到肝衰竭阶段，根据既往脂肪肝病史，肝衰竭类型为慢加急性肝衰竭。病因诊断是关键，根据既往的大量饮酒史，在排除其他病因后，诊断考虑为SAH。但由于SAH患者出现巨大而疼痛的肝脏的情况比较罕见，SAH本身又缺乏特征性的临床症状、体征及实验室检查结果，因此在明确诊断前还需要排除其他导致肝脏进行性肿大的原因，如肝脏淀粉样变性，肝窦阻塞综合征/肝小静脉闭塞综合征、布加氏综合征，肝脏恶性肿瘤如黑色素瘤、原发性淋巴瘤等（图3-17）。对于以巨大肝脏为主要表现的SAH患者，诊断需谨慎，需进行全面分析，以免误诊和漏诊。肝脏血管造影，尤其是肝脏活检病理检查等相关检查对于鉴别诊断至关重要。

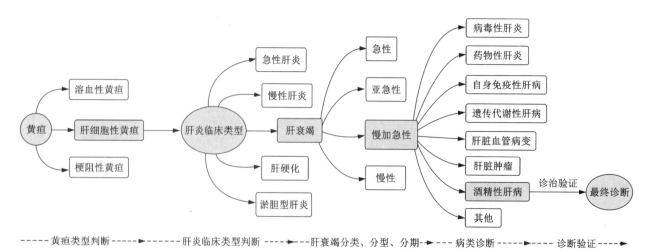

图3-17　重症酒精性肝炎诊断的思维导图

2. 治疗方面

糖皮质激素对改善 SAH 的炎症反应带来获益，但也因其带来的不良反应包括各种感染的风险增加而受到限制，且近来有研究发现激素治疗并不能显著提高患者的远期生存率。故使用糖皮质激素治疗应慎重，在治疗前应综合评估患者的病情，排除禁忌证，并告知其带来的风险和获益，在使用过程中应严密监测各种不良反应和病情变化，及时采取各种应对措施，这对提高患者生存率至关重要。

肝移植是 SAH 的有效治疗方法。对于 ALD 患者，以前欧美指南要求肝移植前患者需戒酒 6 个月，防止患者发生术后复饮。但 SAH 患者因疾病发展迅速，病情紧急，患者的生存期少于 3~6 个月，如糖皮质激素治疗无应答则病死率可高达 50%~75%。有研究发现，对于 SAH 患者在激素治疗无应答后行肝移植可显著提高患者的生存率。欧美最新指南均已废除了必须戒酒 6 个月才能行肝移植的要求，认为药物治疗无效的 SAH 患者，若坚持戒酒可行肝移植。本例患者保守治疗后的 MDF 评分>81 分、MELD 评分>34 分，药物治疗无效，有肝移植指证，及时给患者实施了肝移植手术，最后患者成功获救，术后至今恢复良好。因此，尽快明确诊断、积极综合治疗、及时评估病情及预后、把握肝移植指证是成功救治 SAH 患者的关键。

三、案例使用说明

本案例为一名青年男性患者，急性起病，主要表现为乏力、消化道症状、皮肤巩膜黄染，进行性加重，伴有罕见的肝脏肿痛，根据既往有大量饮酒史，排除其他病因后，最终确诊为 SAH。该病例引导学生系统分析患者病情，从黄疸查因入手，首先明确黄疸性质为肝细胞性黄疸，临床类型是否为肝衰竭，随后对肝衰竭进行分类、分型、分期，然后通过更深层次的病因分析，最终明确导致肝衰竭、罕见巨大肝脏的背后原因（图 3-17）。其次引导学生在患者诊疗过程效果不佳时，需要打破常规思维，除分析肝衰竭、肝脏肿大的常见病因外需要考虑少见病因的参与，以避免漏诊和误诊。

本案例引导医学生熟练掌握黄疸查因的临床诊治思维，在疾病诊治过程中，我们需要仔细询问病史，掌握患者的年龄、性别、职业等一般信息，还要关注患者的既往史、个人史和家族史。同时需要认真做好体格检查，动态观察患者的临床表现和体征变化，动态评估治疗效果。并在诊治过程中需要根据治疗效果不断验证诊断的正确性、及时对治疗方案做出调整。

四、启发思考题

1. 肝脏肿大的鉴别诊断及处理原则。
2. 肝衰竭的治疗原则。

五、参考文献

［1］ Mathurin P, O'Grady J, Carithers RL, et al. Corticosteroids improve short-term survival in patients with severe alcoholic hepatitis: meta-analysis of individual patient data［J］. Gut, 2011, 60(2): 255-260.

［2］ Im GY. Acute Alcoholic Hepatitis［J］. Clin Liver Dis, 2019, 23(1): 81-98.

［3］ Gala KS, Vatsalya V. Emerging Noninvasive Biomarkers, and Medical Management Strategies for Alcoholic Hepatitis: Present Understanding and Scope［J］. Cells, 2020, 9(3): 524.

［4］ Singal AK, Bataller R, Ahn J, et al. ACG Clinical Guideline: Alcoholic Liver Disease［J］. Am J Gastroenterol, 2018, 113(2): 175-194.

［5］ European Association for the Study of the Liver. EASL Clinical Practice Guidelines: Management of alcohol-related liver disease［J］. J Hepatol, 2018, 69(1): 154-181.

（易盼盼，黄燕　中南大学湘雅医院）

第六节　良性复发性肝内胆汁淤积

一、知识点

良性复发性肝内胆汁淤积（benign recurrent intrahepatic cholestasis, BRIC）作为一种罕见遗传病，近年来逐渐被大家所认识，但国内报道较少。

BRIC 患者通常在儿童期或青少年期就出现疾病发作，部分患者可能推迟到中年才发作。每次发作持续 2~24 周不等，发作间期在数周到数年不等。发作间期患者没有任何症状，肝脏生物化学指标完全正常。无明显性别差异，超过 50% 的患者伴有胆汁淤积家族史。多有感冒样前驱症状和胃肠炎诱因，12 月及春季为发病高峰期。主要临床表现为黄疸和严重的皮肤瘙痒。常以瘙痒为首发症状，

2~4 周后出现黄疸。BRIC 患者血清胆红素以结合胆红素升高为主，而 ALT 和 AST 水平正常或轻微升高。通常会出现 ALP 升高，而 GGT 则正常。部分患者因脂溶性维生素吸收障碍导致凝血酶原时间延长，补充维生素 K 可迅速恢复正常。肝组织学检查显示肝内胆汁淤积，不伴炎症及纤维化。

BRIC 的诊断主要依据临床表现、生化、影像学及病理学特点。对于初次发作的患者或者临床表现不典型的患者，病理、基因检测及监测病程中有无发作和缓解交替有助于该病的诊断。发作期间的治疗主要是缓解症状，提高生活质量。胆汁淤积引发严重瘙痒的替代治疗首选酶诱导剂利福平，次选苯巴比妥。食欲改善通常预示着 BRIC 发作的消退，继之瘙痒突然完全消失和黄疸逐渐消退。

二、案例

(一) 病例资料

患者黄××，女，53 岁，因反复瘙痒、皮肤巩膜黄染 18 年余，再发 10 余天于 2021 年 2 月 4 日入院。

2002 年患者无明显诱因出现全身瘙痒、皮肤巩膜黄染，未解陶土样大便，无发热、厌油、恶心呕吐、腹胀腹痛、黑便呕血等不适。在当地医院就诊，考虑"淤胆型肝炎"，予以护肝、退黄及对症支持治疗后病情好转出院。出院后无皮肤瘙痒，规律复查肝功能正常。

2005 年第二次出现全身皮肤瘙痒，自诉当地医院查转氨酶>500 Iu/L，直接胆红素>700 μmol/L，予以腺苷蛋氨酸、熊去氧胆酸等治疗后病情好转出院。出院后规律口服熊去氧胆酸(优思弗 250 mg Tid) 2 年后自行停药。在此期间，无皮肤瘙痒、皮肤巩膜黄染。

2013 年 6 月第三次发作，在我科诊断为黄疸查因：原发性胆汁性胆管炎，病情好转出院，规律口服优思弗治疗 2 年后自行停药。2015 年 12 月第四次发作，性质同前，考虑停药后原发性胆汁性胆管炎复发。出院后规律口服优思弗治疗，自诉无皮肤瘙痒、黄染。定期复查肝功能未见异常。

2021 年 1 月 19 日患者无明显诱因出现发热，最高 38.5℃，伴鼻塞、咽痛，自服阿莫西林后次日体温恢复正常，后逐渐出现全身瘙痒，伴乏力、纳差、恶心干呕、厌油，伴反酸、烧心，卧位缓解，解灰白色成形大便，小便色黄。服草药治疗 10 余天，症状无明显缓解。2 月 4 日来我院门诊，拟"黄疸查因"收入我科。此次起病以来无畏寒寒战，无腹痛，小便黄，无酱油尿，体重下降 2 kg。

既往 2005 年发现左肾结石，7 年前发现高血压，口服硝苯地平片降压，血压控制可。4 年前发现糖尿病，未治疗。个人史、月经史、婚育史、家族史无特殊。

入院查体：体温 36.3℃，脉搏 100 次/分，呼吸 20 次/分，血压 125/90 mmHg。全身皮肤巩膜深度黄染，见多处抓痕，无肝掌及蜘蛛痣。心肺检测无异常。腹软，全腹无压痛及反跳痛，肝脾肋缘下未触及，肝区及双肾区无叩痛，移动性浊音阴性，双下肢无浮肿。

(二) 相关检查

血常规：WBC 11.08×10⁹/L, N 80.%, Hb 144 g/L, PLT 384×10⁹/L。

尿常规：胆红素+++，余无异常。
大便常规无异常，大便隐血阳性。
肝功能检查结果见表 3-5。

表 3-5 患者历次肝功能检查结果

	ALT u/L	AST u/L	TB μmol/L	DB μmol/L	TBA μmol/L	ALP u/L	GGT u/L	ALB g/L
2013 年 7 月 12 日	242.1	115.9	37.1	25.4	–	150.2	26.8	43.0
2016 年 2 月 15 日	12.0	19.9	377.7	316.9	301.8	160.6	21.3	26.7
2021 年 2 月 4 日	45.8	21.1	263.4	228.0	484.9	168.0	28.0	45.2
2021 年 3 月 4 日	16.2	20.4	532.2	398.6	316.0	–	–	32.0
2021 年 3 月 15 日	12.8	19.4	444.5	353.6	254.1	–	44.3	31.3
2021 年 3 月 22 日	12.0	18.6	319.9	243.0	151.7	102.2	40.7	34.1
2021 年 3 月 25 日	11.4	17.5	251.9	194.7	124.6	–	–	33.4

肾功能、电解质、淀粉酶、脂肪酶、胆碱酯酶、凝血功能、甲状腺功能五项未见明显异常；血脂：甘油三酯 3.62 mmol/L，总胆固醇 4.73 mmol/L，高密度脂蛋白胆固醇 0.27 mmol/L。

IgG4 0.775 g/L；血清铜蓝蛋白 472.0 mg/L；ANA、ENA、自免肝 8 项、免疫球蛋白阴性。

异常凝血酶原：6389.0 mAU/mL（2021 年 2 月 5 日）；36.0 mAU/mL（2021 年 3 月 1 日）；

甲胎蛋白：1.56 ng/mL；

糖化血红蛋白：7.3%；

甲-戊型肝炎病原学：抗 HBc 阳性，余（-）。CMV-DNA、EBV-DNA、HSV-DNA 低于检测下限；

腹部彩超：肝实质光点稍粗，右肝囊肿，胆囊继发改变，左肾结石。

肝脏 MRCP：肝多发小囊肿，未见肝内外胆管扩张。

肝组织活检：肝细胞内见胆色素沉积，毛细胆管内见大量胆栓形成，以小叶中心静脉周围更明显。轻度界面性炎症。无明显纤维化（图 3-18）。

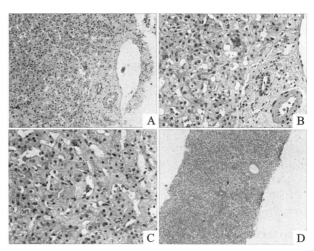

A：HE×100，B：HE×200，C：HE×200，D：Masson 染色×40。

图 3-18　肝组织活检

血全外显基因检测：ATP8B1 基因纯合变异 c.2600G>A（p. R867H）（图 3-19）。

全外显-单人检测报告

一、检测结论： 检测到与临床表现可能相关的罕见变异。

二、检测结果和解读：

检测结果质控统计：这个基因包检测区间包括 19,293 个相关基因，204,866 个编码区总共含有 38,957,069 个碱基。

平均覆盖深度296+/-489X，大于 10X 覆盖区间占 99.6%，大于 20X 覆盖区间占 99.1%%。

基因名称	OMIM 编号	遗传方式	HG19 位置	转录本	核苷酸与氨基酸改变	合子状态	人群频率	ACMG 变异分类	相关疾病/文献	来源
ATP8B1	602397	AR/AD	chr18:55328513	NM_005603	c.2600G>A (p.R867H)	纯合	<0.001	2类-可能致病	良性复发性肝内胆汁淤积 1 型/妊娠期肝内胆汁淤积 1 型/进行性家族性肝内胆汁淤积 1 型	-

图 3-19　基因检测报告

（三）初步诊断

1. 黄疸待查：胆汁淤积性肝炎。
2. 2 型糖尿病。
3. 高血压 2 级（高危组）。
4. 左肾结石。
5. 胆囊结石并胆囊炎。
6. 肝囊肿。

（四）诊治经过

入院后继续口服优思弗，静脉滴注丁二磺酸腺苷蛋氨酸、还原型谷胱甘肽、异甘草酸镁护肝，患者黄疸继续加深。先后予以左西替利嗪、硫代硫酸钠、马来酸氯苯那敏止痒，效果欠佳。排除禁忌证后行肝活检明确诊断为 BRIC。2 月 18 日至 3 月 4 日予以苯巴比妥 30 mg 每日三次口服，黄疸仍继续上升，最高达 532.2 μmol/L。3 月 5 日起改用利福平 150 mg 每日三次口服治疗，患者黄疸明显减轻，瘙痒缓解，胆红素水平下降，于 3 月 26 日出院。

（五）最后诊断

良性复发性肝内胆汁淤积，余同初步诊断。

（六）讨论

本患者为中年女性，初次发病年龄为35岁。发病前多有感冒样前驱表现，主要症状为深度黄疸及严重皮肤瘙痒，持续数月的无症状间隔，发作间期肝功能及胆汁淤积性指标完全正常。前后发作5次，实验室指标符合BRIC。肝脏MR未发现胆管狭窄，肝组织活检小叶中心性胆汁淤积，且患者检测到ATP8B1基因纯合变异c.2600G>A（p.R867H），完全达到BRIC诊断标准。但BRIC为罕见遗传性疾病，且全外显子基因检测近年才逐渐应用于临床，导致患者长期误诊。

目前尚无预防和限制BRIC发作的特异性治疗，治疗原则是缓解症状，提高患者生活质量。利福平是治疗BRIC黄疸和瘙痒的有效药物，有效治疗剂量为150 mg，2~3次/天。本患者使用利福平后胆红素迅速下降，瘙痒症状明显缓解。

虽然BRIC预后良好，但反复发作，误诊率很高。深度黄染及严重瘙痒对患者生活和工作造成较大影响，需要重视患者心理健康。

三、案例使用说明

本患者最终确诊为BRIC，前后误诊时间将近20年，付出了巨大的医疗费用，给患者带来了很大的心理压力。本患者误诊的主要原因有：①对BRIC缺乏了解。②对既往诊断的思考与质疑。③对黄疸的鉴别诊断流程不熟练。④对新技术的应用不熟悉等等。

BRIC是一种常染色体隐性遗传性疾病，预后良好，部分患者有家族发病的特点。主要临床表现为黄疸和严重的皮肤瘙痒，可反复发作。发作时类似梗阻性黄疸，但肝组织学呈肝内淤胆表现，间歇期肝功能及肝组织学均恢复正常。BRIC与ATP8B1及ABCB11基因突变有关。Tygstrup在1969年提出BRIC诊断标准包括：①发作性的显著黄疸和严重瘙痒，发作间期无任何症状。②排除肝内淤积性黄疸的其他危险因素，例如药物或妊娠。③发作时生物化学检查符合肝内淤胆，影像学检查提示肝内外胆道系统正常。④肝穿刺组织光镜下可发现胆汁栓。

本患者在2013年时诊断为黄疸查因：原发性胆汁性胆管炎（PBC），一直服用优思弗治疗。停药半年后2015年12月再次发作，考虑PBC停药后复发。该患者存在很多不支持PBC诊断的依据，但没有受到充分质疑。比如第二次发病后停用优思弗6年，患者肝功能一直正常，疾病没有明显进展。患者的ALP和GGT升高的比例与黄疸不平行，血清免疫球蛋白IgM水平不高，自身抗体AMA-M2一直呈阴性，患者也没有做肝活检明确诊断等。

黄疸是一种常见的临床表现，是由于血清内胆红素浓度增高（高胆红素血症），使巩膜、皮肤、黏膜、体液和其他组织被染成黄色。黄疸的分类方法很多，按发生原因可分为溶血性及胆汁淤积性黄疸。后者是指肝内外各种原因造成胆汁形成、分泌和排泄障碍，胆汁流不能正常流入十二指肠而进入血液的病理状态，临床可表现为瘙痒、乏力、尿色加深和黄疸等，早期常无症状，仅表现为血清ALP和GGT水平升高，病情进展后可出现高胆红素血症，严重者可导致肝硬化肝衰竭甚至死亡。各种原因使肝脏病变导致胆汁淤积为主要表现的肝胆疾病统称胆汁淤积性肝病，胆汁淤积本身也会进一步加重肝脏的损害。目前，我国对胆汁淤积性肝病管理指南进行了更新。

肝脏疾病经临床、化验及其他辅助检查而不能明确诊断时，肝穿刺活组织检查有助于进一步明确诊断，且对判断病变程度、估计预后或评估疗效有重要意义。如果排除肝衰竭、显著肝外梗阻等情况，肝内胆汁淤积导致的深度黄疸不是肝活检的禁忌证。现代分子生物学对遗传代谢性肝病发病机制的深入认识以及检测技术的进步使得基因诊断得到越来越广泛的应用。

四、启发思考题

1. 患者长期误诊为原发性胆汁性胆管炎的原因？
2. 如何避免类似情况出现？

五、参考文献

［1］段维佳，王晓明，王宇，等. 良性复发性肝内胆汁淤积症5例临床特点分析［J］. 中华肝脏病杂志，2018，26（06）：466-468.

［2］徐铭益，陆伦根. 良性复发性肝内胆汁淤积诊治进展［J］. 中国医学前沿杂志（电子版），2015，7（04）：5-9.

［3］Luketic VA, Shiffman ML. Benign recurrent intrahepatic cholestasis［J］. Clin Liver Dis, 2004, 8(1)：133-149.

［4］尤红，段维佳，李淑香，等. 原发性胆汁性胆管炎的诊断和治疗指南（2021）［J］. 临床肝胆病杂志. 2022，38（01）：35-41.

[5] 陆伦根,蔡晓波,王建设,等.胆汁淤积性肝病管理指南(2021)[J].临床肝胆病杂志.2022,38(01):62-69.

（罗开忠　中南大学湘雅二医院）

第七节　急腹症

一、知识点

一般的外科急腹症,系指患者有急性腹痛为其最先的或主要的症状,发病急骤,病情严重,如不及时治疗(常需以手术为主要手段)往往可危及生命的若干腹内病变。腹膜炎是一种非常重要的腹膜疾患。腹膜和腹内脏器密切联系,腹内病变往往累及腹膜而引起腹膜炎。

腹膜炎的典型体征是腹膜刺激征,包括腹肌紧张、腹部压痛及反跳痛。一般可由腹部感染、穿孔、梗阻、内脏损伤出血等原因引起。腹膜有丰富的神经和血管,患者一般表现为腹部难以忍受的剧烈疼痛、大汗淋漓、高热、全身虚弱无力、不语等症状。起病急,绝大多数可治愈,极少数可因治疗不及时而死亡。多种疾病均可以引起腹膜刺激征。

急性阑尾炎的典型症状是转移性右下腹痛。原因:阑尾的感觉信息由交感神经纤维经腹腔丛和内脏小神经丛传入,传入的脊髓节段为第10/11胸节,当阑尾炎发病开始时,往往出现起初的牵涉痛,定位是不准确的,当炎症波及阑尾的浆膜及其系膜时,受躯体神经支配的右下腹的壁层腹膜受到刺激,疼痛的定位比较准确,约80%的患者有此表现。一般6~8小时后转移并局限在右下腹。

胃十二指肠溃疡合并急性穿孔的临床表现、腹痛特点、体征特点可为:表情痛苦,突发上腹部绞痛,很快扩散到全腹;急性病容,面色苍白,反跳痛,肌紧张,肠鸣音消失,肝浊音界消失或缩小;立位X线可见膈下游离气体(注:50 mL以上的气体X线才容易发现)。

腹痛患者常用辅助检验和检查包括:四测、血常规、尿常规、肝肾功能、电解质、(血尿)淀粉酶、尿HCG、凝血功能;肝胆胰-泌尿系彩超、阑尾彩超、腹腔彩超、妇科彩超、胸片、心电图、立位腹平片、全腹部CT+增强、诊断性腹腔穿刺等。全腹部增强CT有利于进一步判断腹膜炎患者病变部位、性质、病因等;是客观的依据和证据。相对彩超而言其缺点包括:时间久、费用高、放射性、造影剂不良反应、需要陪人等。

在有弥漫性腹膜炎的患者行诊断性穿刺是重要的检查手段,需注意穿刺液的性状(血性、脓性)、颜色、味道等,穿刺液可送检;尤其对于腹膜炎诊断不清楚时具有重要的临床价值。但需注意对于合并肠梗阻的患者,因腹腔内肠管积气积液后紧贴腹壁,容易穿刺进入肠管,需谨慎。其禁忌证包括:严重肠胀气、妊娠、巨大卵巢肿瘤;因既往手术或炎症致腹腔内有广泛粘连者;躁动、不能合作或肝性脑病先兆。另外肛门指检对盆腔感染、盆位阑尾诊断有重要意义。肛门直肠指诊是临床医生的常用诊疗技术,是胃肠科医生的基本技能和主要的检查方法之一。常能通过指诊发现直肠下段的病变,如肛乳头瘤、内痔、直肠下段癌肿、盆腔脓肿及肿块、盆位阑尾炎、内生殖器的病变等。

二、案例

(一)病例资料

1.急诊外科病历

患者周××,男性,46岁。因"腹痛20分钟"到医院急诊。现病史:患者自诉20分钟前无明显诱因出现右侧腹痛、剑突下疼痛不适,无发热,无恶心、呕吐,无腹胀、腹泻,未予特殊处理,来医院急诊。

体查:体温36.3℃,脉搏69次/分,呼吸20次/分,血压127/83 mmHg。双肺呼吸音清,腹平,腹肌稍紧,右侧腹、剑突下压痛,右下腹反跳痛,双肾区无叩痛。

初步诊断:腹痛查因:阑尾炎?胃肠疾患?

开具检验及检查:血常规、尿常规、腹部彩超、阑尾彩超、立位腹平片。以上结果均正常。完善全腹部增强CT,提示腹腔炎症病变可能,阑尾炎待删。

急诊程序完成,以"腹痛查因:阑尾炎?"办理住院手续。

2.入院病历

主诉:腹痛9小时。

现病史:患者自诉今日中午12时许无明显诱因出现腹痛,及时到医院急诊就诊,完善腹部CT等检查,以"阑尾炎"收住院。

追问病史：既往有胃十二指肠溃疡病史。个人史、家族史无特殊。

体查：未发热，腹平，腹肌紧张，板状腹，全腹部压痛，拒按。

(二)相关检查

急诊血常规、尿常规、腹部彩超、阑尾彩超、立位腹平片均正常。

急诊CT报告：影像学所见：阑尾显示欠清，下腹部小肠(回肠为主)积聚，部分回肠管壁增厚，增强强化较明显，相应肠系膜脂肪间隙模糊，散在渗出；腹、盆腔少量积液。

影像学诊断：上述小肠改变，考虑炎性病变可能，待删合并阑尾炎；建议结合临床。

入院后床旁行诊断性腹腔穿刺，穿刺液为胆色浑浊脓性液体；血常规：WBC 25.7×10^9/L，N% 95.5。立位腹平片：膈下游离积气。

(三)初步诊断

1. 腹痛原因：消化道穿孔？阑尾炎？
2. 急性弥漫性腹膜炎。

(四)诊治经过

入院后即准备手术，拟行腹腔镜探查术。

术中情景如图3-20所示。

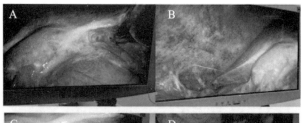
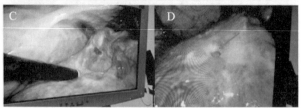

A：脓苔覆盖；B：腹膜炎及脓液；C-D：箭头示穿孔部位。

图3-20 示腹腔镜探查下所见情景

(五)最后诊断

1. 胃窦部穿孔。
2. 急性弥漫性腹膜炎。

(六)讨论

急诊处理阶段的注意事项：①当检验检查结果不支持诊断时，应再次追问病史并体格检查；②必要时可行诊断性腹腔穿刺或肛门指检；③升级检查至全腹增强CT不一定能明确病因；④及早识别病情特殊性并请专科医生会诊。

病房医生处理的借鉴之处：①追问病史，并认真体格检查；②分析病情发展演变情况，征得了患者及家属信任；③诊断性腹腔穿刺助于明确腹膜炎性质；④一边启动手术，一边复查血常规和立位腹平片，诊断获得辅助检查依据；⑤急性弥漫性腹膜炎是腹腔镜手术探查指征。

经验总结：①深刻理解胃十二指肠穿孔的病理生理过程及临床表现。②急性弥漫性腹膜炎的体征在体查时容易获得，而且此体征是腹腔镜手术探查的指征；诊断性腹腔穿刺是重要的检查手段。③胃十二指肠穿孔和急性阑尾炎的转移性右下腹痛有区别，通过仔细比较可鉴别；如：典型的急性阑尾炎的腹痛在中上腹不适6~8小时后，固定并局限在右下腹区域，而原来位置不适可消失；体查时为右下腹的固定压痛点；此患者在急诊就诊时的情形不是典型的阑尾炎症状和体征。④重视病史询问、体格检查，警惕漏诊、误诊、未及时治疗的底线。

三、案例使用说明

本案例为一名以急性腹痛症状为首发表现的46岁中年男性患者，患者有腹膜炎，急诊以阑尾炎收住院，而"阑尾炎"难以解释体征，入院后发现体查为全腹压痛反跳痛，与检查结果不全符。

该患者急诊最初开具的血常规、立位腹平片等检验检查均正常。分析考虑患者腹痛后20分钟即到达医院就诊，血常规白细胞尚未升高；穿孔部位处于刚开始穿孔阶段，游离气体量尚不够多，立位腹平片未发现。而5小时后的全腹增强CT提示小肠有炎症改变，阑尾炎待删；亦未报游离气体，可能与平躺体位有关。

入院后及时启动腹腔镜探查术术前准备，同时追问到胃溃疡病史、行诊断性腹腔穿刺并复查血常规和立位腹平片，诊断考虑"消化道穿孔"，急诊手术证实为胃窦部穿孔，行腹腔镜下胃穿孔修补术。

该患者发病后就医非常及时，行检查时病情尚在进展；引导学生分析病情时发现体征与检查结果不相符时，需要重视病情发展变化，重新追寻病史。应注意到本案例中患者及家属的情绪变化，当急诊按"阑尾炎"收住院时，家属是存疑的；入院后患者及家属情绪得到及时安抚；术后顺利康复出院，患者及家属满意。提示交流过程中与患者及家属共情有利于诊疗的实施。

四、启发思考题

1.腹膜炎病史询问和体查的要点。

2.腹痛患者行全腹增强 CT 的优缺点。

3.当辅助检查无阳性发现时，接下来该如何处理？

4.腹膜炎的患者是否都需急诊手术治疗？

五、参考文献

[1] 景永军，陈奇.腹腔穿刺诊断非外伤性急性腹膜炎 69 例的体会[J].局解手术学杂志，2007，16（4）：256.

[2] 张雷.诊断性腹腔穿刺术在急腹症及腹部外伤中的应用研究[J].健康之友，2019（21）：75.

[3] 陈跃东.腹腔穿刺术在外科急腹症和闭合性腹部损伤中的临床应用研究[J].东方食疗与保健，2017（4）：123.

[4] 张启瑜.钱礼.腹部外科学[M]，人民卫生出版社：2006年.

（易波，李伟正　中南大学湘雅三医院）

第八节　肝硬化伴食管胃底静脉曲张出血综合征

一、知识点

（一）肝硬化门脉高压的原理及病因

门脉高压指门静脉压力高于 24 cm H_2O（正常门静脉压力为 13~24 cm H_2O，平均为 18 cm H_2O），由于门静脉及其属支缺乏功能性瓣膜，因此门静脉的压力主要通过流入的血量和流出阻力形成并维持。门静脉血流量和（或）门静脉阻力的增加均可引起门静脉系统压力的增高。肝硬化是导致门静脉高压症的主要原因。肝硬化时形成门脉高压的主要原因是由于肝细胞变性坏死，肝细胞纤维增生以及假小叶形成，破坏门静脉毛细血管网及其与肝小叶窦状系的沟通，使来自消化道的大量血液回流受阻，瘀滞在门静脉系统，从而引起门静脉高压。

（二）肝硬化食管胃底静脉曲张治疗方式的选择

1.病因治疗

肝硬化门静脉高压症的始动因素在于肝脏结构或功能改变所导致的门静脉压力升高，因此病因治疗应贯穿于治疗的始终。

2.药物治疗

药物治疗的目的在于控制肝硬化门静脉高压症的各种并发症，可作为食管胃静脉曲张破裂出血的一级预防、二级预防和急性出血治疗。

3.内镜治疗

内镜治疗的目的在于食管胃静脉曲张的诊断和鉴别诊断、判断门静脉压力、预防和治疗食管胃曲张静脉的破裂出血。内镜治疗主要包括：内镜下曲张静脉套扎术（EVL）、内镜下曲张静脉硬化剂注射（EIS）、内镜下组织黏合剂注射（ETI）、自膨式食管金属支架植入（SEMS）等。

4.介入治疗

介入治疗的目的在于通过血管途径分流门静脉血流/阻断静脉曲张血流。介入治疗主要包括：经颈静脉肝内门体静脉分流术（TIPS）、球囊闭塞下经静脉逆行栓塞术（BRTO）、脾动脉栓塞术、经皮肝穿刺门腔静脉分流、经下腔静脉直接门脉分流等。

5.外科治疗

外科治疗主要用于经上述治疗效果不理想/不宜行上述治疗的 Child A/B 级患者，对于 Child C 级患者应首选肝脏移植。

（三）TIPS 及胃冠状静脉栓塞介入手术操作技术及步骤

1.肝静脉造影

选择肝右静脉进行造影测压。一般肝静脉压力梯度>6 mmHg（约为 8 mm H_2O）为异常，>12 mmHg（约为 16 mm H_2O）为 TIPS 适应证。

2.门静脉穿刺后门静脉造影

一般选择距肝静脉开口 2 cm 左右的静脉点，此点向前距门静脉右干约 1.5 cm，向下距门静脉右干 2~3 cm；调整穿刺针方向和深浅度进行门静脉穿刺。门静脉造影时通常将造影导管置于脾静脉或脾静脉汇入门静脉处，以 8~10 m/s 注入碘对比剂

20~25 mL，用于评价门静脉通畅情况、血流方向、是否存在曲张静脉及其他门-体分流。

3. 肝实质分流道球囊扩张

门静脉造影后，将超硬导丝送入肠系膜上静脉或脾静脉，沿该导丝置换球囊导管行分流道开通术，通常采用直径 8 mm 的球囊进行扩张，如肝硬化严重需先用较小球囊（如直径 6 mm）预扩张。分别充分扩张门静脉入口、肝实质段、肝静脉出口。再次引入造影导管至门静脉，行门静脉造影的同时，经鞘管行肝静脉造影。测量肝静脉-下腔静脉交汇处至门静脉穿刺入口的长度，用于估计预植入的支架长度，通常覆膜支架的覆膜部分长度应比所测穿刺道长度长 1 cm。

4. 分流道支架植入

分流道开通后，沿导丝将装有管腔内支架的输送器送入分流道，精确定位后释放，一般推荐选用直径为 8~10 mm，长度为 60~80 mm 的自扩式金属内支架。支架两端应分别突入肝静脉和门静脉内一定长度。

5. 胃冠状静脉造影+必要时栓塞

根据门静脉造影情况，将导管插入胃冠状静脉等侧支血管，注入造影剂后行胃冠状静脉造影。若胃冠状静脉、胃短静脉及所属食管、胃底静脉血流仍然较明显或有活动性出血病人，可同时行曲张静脉硬化栓塞治疗。一般经导管注入硬化栓塞剂，常用硬化剂推荐 5% 鱼肝油酸钠、无水乙醇或胶合剂，栓塞材料推荐螺圈等。

三、案例

(一) 病例资料

患者乔××，因呕血 1 天急诊入院。于 2021 年 4 月 29 日下午 3 点左右无明显诱因出现呕血，为鲜红色液体，伴有黑便，无头晕、心悸，完善胃镜检查提示食管胃底静脉曲张，行套扎治疗后仍出现呕血，伴腹胀，建议转上级医院进一步治疗。

患者于 2021 年 4 月 30 日就诊于我院急诊，急诊以"肝硬化伴有食管胃底静脉曲张"收住我院放射介入病区。患者自起病以来，未进食，精神、睡眠差，大便呈黑色或暗红色，小便尚可，体重无明显变化。否认血吸虫疫水接触史，无吸烟、饮酒史，否认粉尘、毒物、放射性物质接触史，否认性病及冶游史。父母健在，否认家族性遗传病史。

(二) 相关检查

基础情况：体温 36.6℃，脉搏 81 次/分，呼吸 20 次/分，血压 123/65 mmHg。

体格检查：肝病面容，腹胀，腹部移动性浊音阳性。

血常规及凝血功能：血红蛋白 111 g/L，红细胞计数 3.70×10^{12}/L，血小板计数 43×10^9/L，国际化标准比值：1.46。

肝功能：急诊谷丙转氨酶 20 u/L，急诊谷草转氨酶 18 u/L，急诊总胆红素 40 umol/L，直接胆红素（重氮法）16 unmol/L，急诊总蛋白 48 g/L，急诊白蛋白 30 g/L。

心电图：加速交界性节律；异常 ECG。

CTA 门静脉增强加三维成像（图 3-21）：门静脉主干宽约 20 mm，门脉主干分支管腔通畅，未见明显充盈缺损影。增粗迂曲食管下段静脉汇入门静脉内。右肝动脉由肠系膜上动脉发出，左肝动脉发自胃左动脉。肝脏缩小，各叶比例失调，肝左叶代偿性增大，右叶增宽，边缘不光滑呈波浪样改变，肝实质内未见明显异常密度影及异常强化影，食管胃底静脉、附脐静脉、脾静脉、腰静脉明显迂曲扩张，脾脏增大、增厚，厚处约 72 mm，脾下缘低于肝下缘。

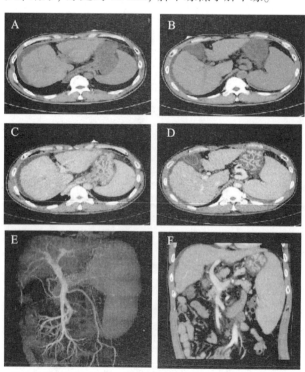

A、B 为平扫期横断面，C、D 为门脉期横断面，E 为血管造影，F 为门脉期冠状面。

图 3-21 CTA 门静脉增强加三维成像

（三）初步诊断

1. 肝硬化伴门脉高压。
2. 食管胃底静脉曲张破裂出血。
3. 脾大、腹水。
4. 慢性乙型病毒性肝炎。

（四）诊治经过

1. 手术过程

结合临床、实验室检查及影像学检查（术前 CTA）结果综合分析，患者无明显手术禁忌。遂于 2021 年 4 月 30 日在全麻下行经颈静脉肝内门体静脉分流术（TIPS）+胃冠状静脉弹簧圈栓塞术（图 3-22）。术后予以护肝、护胃、降黄、输血小板、输悬浮红细胞、止痛等处理。

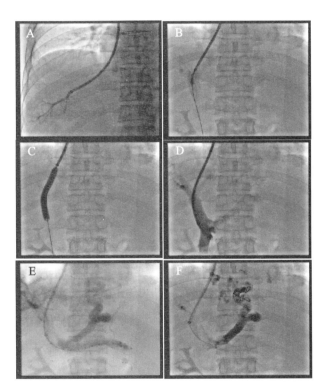

A~F 分别为肝静脉造影、门静脉穿刺后门静脉造影、肝实质分流道球囊扩张、分流道支架置入、胃冠状静脉造影、弹簧圈栓塞胃冠状静脉。

图 3-22　经颈静脉肝内门体静脉分流术（TIPS）+胃冠状静脉弹簧圈栓塞术过程

2. 术后检查

①基础情况：体温 38.1℃，血压 110/56 mmHg，心率 83 次/分，呼吸 20 次/分，血氧饱和度 99%（持续鼻导管给氧，氧流量 3L/分）。

②床旁心电图：窦性心律，正常心电图。

③血常规：血红蛋白 94 g/L，红细胞计数 3.09×10^{12}/L，血小板计数 35×10^{9}/L。

④肝功能：急诊谷丙转氨酶 22.0 u/L，急诊谷草转氨酶 23.6 u/L，急诊总胆红素 36.3 umol/L，直接胆红素（重氮法）14.7 unmol/L，急诊总蛋白 48.8 g/L，急诊白蛋白 30.9 g/L。

⑤术后上腹部 CT 平扫（图 3-23）：肝脏形态不规则，表面凹凸不平呈结节状，各叶比例失调，密度尚均匀，平扫未见异常密度影。下腔静脉与门脉间见支架影（圆形所示）。肝内外胆管未见明显扩张，胆囊不大，胆囊壁稍厚，肝周见液体密度影。脾脏体积明显增大，脾静脉增粗迂曲。腹膜后未见明确肿大淋巴结影。肠系膜轻度水肿，胃肠充盈差影响观察，食管贲门区见较多高密度影（方形所示），余未见明确异常。

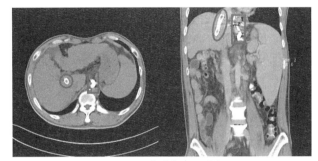

图 3-23　上腹部 CT 平扫

（五）最后诊断

1. 肝硬化门脉高压 TIPS 术后。
2. 胃冠状动脉栓塞术后。
3. 脾大、腹水。
4. 慢性乙型病毒性肝炎。

（六）讨论

食管胃底静脉曲张破裂出血是肝硬化失代偿期较为常见的并发症，也是临床常见的急重症。本案例中的中年男性经过内镜下套扎止血后仍然有活动性出血，具有行 TIPS 术的指征，通过运用 TIPS+胃冠状静脉栓塞术对本患者进行了及时的介入治疗，患者原活动性出血部位得到了有效止血，并降低了再出血风险，改善了患者的预后。目前临床上针对食管胃底静脉曲张破裂出血有药物、内镜、介入、外科手术等多种治疗方式；但药物、内镜及外科手术均有其自身的局限性（例如经内镜治疗后仍有再出血的风险）。TIPS 术属于介入治疗的方式之一，通过门体分流后从而降低门静脉压力，可有效防治上消化道出血，改善患者的临床症状。

在疾病诊治过程中，我们应该仔细询问病史，除了主诉和现病史之外，既要关注患者的年龄、性别、职业史、家族史，又要关注患者的既往史及特殊的临床表现。同时，要认真做好体格检查，动态观察患者的体征变化。临床上，部分疾病的症状体征没有特异性，要透过现象看本质，尽最大可能避免漏诊和误诊。

三、案例使用说明

本案例为一名以呕血为首发表现的中年男性患者，于当地医院急诊完善胃镜检查提示食管胃底静脉曲张，行套扎治疗后仍出现呕血，伴腹胀，遂就诊于我院，我院门脉 CTA 成像加三维重建结果提示"肝硬化伴门脉高压；食管胃底静脉曲张破裂出血"，在全麻下行经颈静脉肝内门体静脉分流术（TIPS）+胃冠状静脉弹簧圈栓塞术，术后 DSA 造影未见明显活动性出血，术后上腹部 CT 提示"下腔静脉与门脉间支架置入术后改变；食管贲门区弹簧圈栓塞术后改变"。肝硬化失代偿期时肝脏体积减小、质地变硬，小叶下静脉受压、肝窦变窄，为保证血液供应，肝动脉与门脉之间形成异常吻合支，使门脉压力增高，压力下传，长此以往引起食管胃底静脉曲张，当曲张程度加重到血管无法承受时就会破裂，出现呕血等上消化道出血的症状。当出血量较大时会引起病人休克，对于经药物及内镜治疗无效的患者，通过介入的方式进行止血显得尤为重要。

肝硬化伴食管胃底静脉曲张可以引发消化道大出血，属于急危重症，严重危及患者生命。该病例引导学生系统分析患者病情，从肝硬化门脉高压患者的临床表现、辅助检查、诊断及介入治疗四个方面进行肝硬化伴食管胃底静脉曲张破裂出血的介入治疗教学培训。旨在通过该病例的讨论分析，让学生能够根据病史、体格检查及辅助检查的结果，得出初步诊断，同时对于这一类病人要如何选择治疗方式及可能存在的问题进行讨论，让学生学会灵活运用所学知识，增强其分析、解决问题的实践能力，并培养科学的临床思维方式。

四、启发思考题

1. 肝硬化、门脉高压的影像学表现有哪些？
2. 门脉高压伴食管胃底静脉曲张介入治疗的处理方式有哪些？
3. TIPS 术后的并发症及其处理方法？

五、参考文献

［1］Qi X，Berzigotti A，Cardenas A，et al. Emerging non-invasive approaches for diagnosis and monitoring of portal hypertension［J］. Lancet Gastroenterol Hepatol. 2018，3（10）：708-719.

［2］Jansen C，Möller P，Meyer C，et al. Increase in liver stiffness after transjugular intrahepatic portosystemic shunt is associated with infla mmation and predicts mortality［J］. Hepatology. 2018，67（4）：1472-1484.

［3］Garcia-Tsao G，Abraldes JG，Berzigotti A，et al. Portal hypertensive bleeding in cirrhosis：Risk stratification，diagnosis，and management：2016 practice guidance by the American Association for the study of liver diseases［J］. Hepatology. 2017，65（1）：310-335.

（陈翔宇　中南大学湘雅二医院）

第九节　梗阻性黄疸介入治疗——肝门部胆管癌 PTCD

一、知识点

（一）梗阻性黄疸（jaundice obstructive）

梗阻性黄疸是临床中比较常见的病理状态，是由于肝外或肝内胆管部分或完全梗阻导致胆汁从胆管排入肠道的过程受阻，胆汁淤滞、胆红素反流入血而引起的黄疸，可引起肝肾功能衰竭，重者危及生命。治疗该病的关键在于解除梗阻，让胆道恢复通畅或将淤积的胆汁引流出体外。目前的治疗方法有去除病因，解除梗阻，对于无法完全去除病因的患者可行经皮肝穿刺胆道引流术（PTCD）解除胆道梗阻。

（二）经皮经肝胆道引流术（percutaneous transhepatic cholangial drainage，PTCD）

PTCD 是介入治疗的重要技术之一，主要是利用穿刺术将导管支架等器材，在影像设备引导下引入胆管的阻塞部位，进行引流，可有效缓解管道阻塞。其中最主要是对于晚期胆道肿瘤引起的胆道梗阻及梗阻性黄疸患者行姑息性胆道引流，主要的目的是减轻和缓解患者胆道梗阻的症状，利于肝细胞功能的恢复，提高患者的生活质量。胆道的内外引流使用的是内-外引流管（图3-24），置管后胆汁可作外引流，也可通过管道使近侧的胆汁流到远侧胆道内作内引流，远端通常置于肠道内。

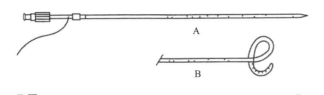

A：引流管置入前形状；B：引流管置入后形状；C：引流管芯

图3-24　内外引流管

二、案例

(一)病例资料

患者戚××，男性，52岁，因"发现乙肝、肝硬化6年，腹胀、身目黄染半月"入院。

现病史：患者半月前无明显诱因出现皮肤及巩膜黄染，伴腹痛不适，无恶心、呕吐等不适，无寒战、发热等不适。患者为求进一步治疗就诊我院，起病以来精神、睡眠、饮食尚可，大便偏白，小便偏红，体重无明显减轻。

既往史：2020年7月曾行胃癌切除术，余个人史、婚姻史及家族史无特殊。

(二)相关检查

基础情况：体温36.5℃，脉搏83次/分，呼吸18次/分，血压115/61 mmHg。

体查：慢性病容，全身皮肤黏膜黄染，巩膜黄染，腹部剑突下可见8 cm瘢痕。

血常规：白细胞：13.77×10^9/L，血红蛋白：89 g/L，红细胞：2.88×10^{12}/L，血小板计数413×10^9/L，国际化标准比值：1.28；肝功能：AST：182.6 u/L，ALT：158.0 u/L，白蛋白：24.3 g/L，总胆红素：320.4 umol/L，直接胆红素：244.5 umol/L。

尿常规、粪便常规、心电图、胸部X线未见明显异常。

MR肝脏平扫+增强+MRCP：肝门部占位病变

累及胆囊、胆总管并肝内胆管扩张、胰管扩张，考虑胆管癌浸润，请结合临床及相关检查。

(三)初步诊断

1. 肝门区占位病变伴肝内胆管扩张。
2. 梗阻性黄疸。

(四)诊治经过

入院后完善相关检查，2021年4月15日MR肝脏平扫+增强+MRCP示：肝门区见异常信号，肝内胆管可见明显扩张，最宽处约13 mm，肝门胆管处截断，呈"软藤征"（图3-25）。

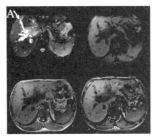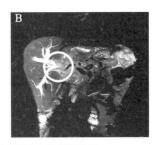

可见肝门部占位性病变及肝内多发胆管扩张

图3-25　MR肝脏平扫+增强+MRCP

患者为52岁中老年男性，结合临床、实验室检查及影像学检查结果综合分析，患者无明显手术禁忌。遂于2021年4月23日在全麻下行经皮肝穿刺胆道引流术PTCD+支架置入术（图3-26）。

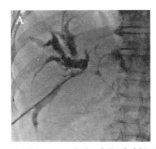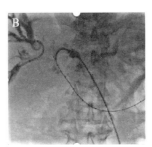

图3-26　行经皮肝穿刺胆道引流术PTCD+支架置入术

患者术后予以护肝、护胃、降黄、止痛等处理，术后患者基础情况良好，体温37.3℃，血压115/61 mmHg，心率62次/分，呼吸19次/分；床旁心电图示窦性心律；2021年4月26日血常规：白细胞：14.46×10^9/L，血红蛋白：79 g/L，红细胞：2.49×10^{12}/L，血小板计数334×10^9/L；2021年4月26日肝功能：AST：52.6 u/L，ALT：77.5 u/L，白蛋白：24.9 g/L，总胆红素：221.9 umol/L，直接胆红素：179.5 umol/L。患者术后恢复可，于2021年

4 月 26 日出院，嘱咐患者保持伤口敷料干燥，每 3-4 日予以伤口换药，并关注引流液体颜色、量、形状等，定期复查肝功能。12 月 10 日随访患者，患者恢复良好。

（五）最后诊断

1. 肝门区占位病变伴肝内胆管扩张。
2. 梗阻性黄疸。
3. PTCD 术后。

（六）讨论

掌握梗阻性黄疸的诊断、PTCD 禁忌证、适应证尤为重要，患者一旦出现各胆红素指标异常，需及时行肝胆磁共振以及其他相关实验室检查以明确病因，经确诊后应当立即选择恰当的方式进行治疗。对于无法手术切除恶性肿瘤所致的黄疸、良性狭窄引起的黄疸、胆道梗阻导致的败血症或患者病情危重不允许行外科手术等，若无禁忌证均可行PTCD。本例患者在出现皮肤、巩膜黄染等黄疸症状后遂至我院行肝功能及肝胆 MR 检查，明确梗阻原因并及时行 PTCD，术后肝功能指标均有下降趋势，提示治疗有效。对于恶性肿瘤患者，PTCD 有效缓解其胆道梗阻，可改善黄疸症状以及肝功能，延缓肝衰竭。通过 PTCD 联合支架置入术有助于改善黄疸和完成胆道引流。

三、案例使用说明

本案例以一位恶性梗阻性黄疸的患者从诊断到治疗的全程示例，介绍患者临床、实验室及影像学表现，并且讲述手术操作过程，以及术后可能出现的并发症及处理方法，希望学生了解本疾病的诊治，尤其对于影像学专业医学生还需掌握介入治疗的知识。患者主要表现为无痛性黄疸、浓茶色尿液、陶土样大便等。实验室检查总胆红素（TBIL）增高（>34.2 μmol/L），结合胆红素（DBIL）明显升高，结合胆红素/总胆红素>50%，恶性梗阻可出现肿瘤标志物升高；影像学检查超声、CT、MRCP 可清楚显示胆道梗阻的原因及胆道梗阻部位等。

本案例从临床表现、辅助检查、诊断及介入治疗四个方面进行梗阻性黄疸患者介入治疗的教学，培养学生的临床思维，通过临床表现、实验室检查、影像学辅助检查得到初步诊断，同时对于患者如何选择适当的治疗方法进行分析，让学生灵活运用所学的知识，增强分析、解决问题的实践能力，并培养科学的临床思维方式。此外，通过多媒体双语课堂进行该病例讨论，将专业知识传授与课程思政相融合，培养医学生优秀的职业素养、科室团结合作精神以及医学人文关怀。

四、启发思考题

1. PTCD 适应证和禁忌证是什么？如何处理术后并发症？
2. PTCD 术后疗效评价。

五、参考文献

[1] Acu B, Kurtulus Ozturk E. Feasibility and safety of percutaneous transhepatic endobiliary radiofrequency ablation as an adjunct to biliary stenting in malignant biliary obstruction [J]. Diagn Interv Imaging. 2018, 99 (4)：237-245.

[2] Liu JG, Wu J, Wang J, et al. Endoscopic Biliary Drainage Versus Percutaneous Transhepatic Biliary Drainage in Patients with Resectable Hilar Cholangiocarcinoma：A Systematic Review and Meta-Analysis [J]. J Laparoendosc Adv Surg Tech A. 2018, 28(9)：1053-1060.

[3] Bernon MM, Shaw J, Burmeister S, et al. Distal malignant biliary obstruction：a prospective randomised trial comparing plastic and uncovered self-expanding metal stents in the palliation of symptomatic jaundice [J]. S Afr J Surg. 2018, 56(1)：30-34.

[4] Membrillo-Romero A, Altamirano-Castañeda ML, Muñoz-Bautista A. Endoscopic ultrasound-guided biliary drainage in malignant distal obstruction of the common bile duct [J]. Rev Gastroenterol Mex (Engl Ed). 2018, 83(1)：75-76.

[5] Vandenabeele LAM, Dhondt E, Geboes KP, et al. Percutaneous stenting in malignant biliary obstruction caused by metastatic disease：clinical outcome and prediction of survival according to tumor type and further therapeutic options [J]. Acta Gastroenterol Belg. 2017, 80(2)：249-255.

（陈翔宇　中南大学湘雅二医院）

第四章

内分泌与代谢系统疾病

第一节 糖原累积病

一、知识点

(一)糖原累积病(Glycogen storage disease, GSD)

糖原累积病是因肝、肌肉和脑组织的糖原代谢中某些酶的缺乏,使糖原不能正常分解或合成,在组织中沉积结构和数量异常糖原的一组隐性遗传性糖原代谢紊乱疾病,多数是由于糖原分解酶缺乏,糖原在组织中分解障碍而沉积过多;极少数则是由于糖原合成酶缺乏,表现为某些组织,如肝脏组织中糖原贮存过少。本病累及多器官组织,主要为肝脏、肾脏、心脏和肌肉,大多表现为低血糖。临床常见的有以下6种类型:

1. Von Gierke 病(GSD I)

葡萄糖6-磷酸酶/转运体缺乏(G6PC/G6PT Loss-of-function, LoF),通常为常染色体隐性变异致病(autosomal recessive, AR)。因为葡萄糖生成障碍,机体必须代谢更多的脂质/蛋白质来供能,导致高脂肪酸血症和高尿酸血症、口服糖耐量试验阳性。临床表现有:肝脏增大、肾脏增大、低血糖、高乳酸血症、抽搐、偏瘫、耳聋、高脂肪酸血症、皮下黄色瘤、高尿酸血症等。根据表型不同分为GSD I a型和有免疫缺陷的表型GSD I 非 a 型。GSD I 非 a型被认为是由负责将葡萄糖-6-磷酸酶转运到微粒体中的多组分转位酶系统缺陷引起的。以往提出的 GSD I 亚型 b,c 和 d 均与 G6PT 的不同变异相关。GSD I 非 a 型患者通常有复发性口腔炎,频繁感染和慢性炎症性肠病,继发于中性粒细胞减少和中性粒细胞功能障碍。

2. Pompe 病(GSD II)

溶酶体中酸性-α-葡萄糖苷酶缺乏(GAA LoF,AR)。临床表现有:喂养困难、呼吸肌乏力、哭声微弱、皮下脂肪减少、心肌肥厚、舌肌增大、低血糖、心力衰竭。

3. Cori 病(GSD III)

糖原脱支酶(α-1-6-葡萄糖苷酶)缺乏(AGL LoF, AR)。症状大体与 Von Gierke 病相同,发病机制与 Von Gierke 病的区别是糖原结构异常(糖原分支不能被切断)。

4. Anderson 病(GSD IV)

糖原分支酶缺乏。临床表现有:羊水过多、多发性翼状胬肉、肝功能异常、严重肝纤维化、致命性肝硬化、肝脾肿大、舌肌、膈肌明显增大、生长发育障碍、心肌病、低血糖。

5. McArdle's 病(GSD V)

糖原磷酸化酶缺乏,肌肉中糖原磷酸化酶缺乏。临床表现:少量运动后肌肉痉挛、肌细胞破坏、肌红蛋白尿、运动诱发低血糖、运动诱发肌酸激酶升高、心电图可见 QRS 波幅增高、RS 间期延长、T 波倒置、心动过缓、运动不耐受、肌强直、肌无力。

6. Her's 病(GSD VI)

肝脏中糖原磷酸化酶缺乏。肝脏增大、饥饿诱发低血糖、生长缓慢、高脂血症、偶可累及心脏。肝脏负责基础水平的葡萄糖释放,维持血糖稳定,Her's 病时这一功能丧失,导致饥饿时发生严重低血糖。

二、案例

(一)病例资料

患儿王××,男,5月龄,因"反复低血糖5月余"就诊。现病史:生后4小时测血糖示1.2 mmol/L,立即进食20 mL牛奶后入住当地医院新生儿科,予葡萄糖输注,维持血糖稳定、"头孢噻肟"抗感染治疗,住院期间监测血糖示正常,血糖稳定后出院。出院后患儿生长发育较同龄儿稍差,未规律监测血糖。入院半月前因呼吸道感染于当地医院住院,在此期间再次发现血糖低,最低血糖1.4 mmol/L,伴全身乏力,无出冷汗,面色苍白伴哭吵,住院期间2次测血糖均偏低,1次1.73 mmol/L,1次2.94 mmol/L,予抗感染治疗、B族维生素、艾地苯醌、左卡尼汀改善代谢,好转后出院。当地医院建议进一步查明低血糖原因来我院,门诊查血糖示3.1 mmol/L,门诊以"低血糖查因"收入我科。起病以来,睡眠可,大小便可,体重近期无明显减轻。

既往史、家族史:无特殊。

个人史:第2胎,第2产,足月剖宫产,母亲孕2月余有先兆流产,生后混合喂养,发育落后,现5月龄,不能抬头,追光追物灵敏,可笑出声。

入院体查:体温:37.0℃;脉搏:132次/分;呼吸:28次/分;体重:7公斤;身高/身长62 cm。体格发育正常,营养中等,自主体位。皮肤黏膜色泽正常,无出血点、瘀斑、皮疹,无皮下结节,无溃疡,毛发分布正常。浅表淋巴结无肿大。头颅无畸形,眼睑正常,结膜正常,巩膜无黄染。双侧瞳孔等大等圆,对光反射灵敏。颈软,肝-颈静脉回流征阴性。气管居中,呼吸规整,胸廓无畸形,胸壁静脉无曲张。肋间隙正常,双肺呼吸音清,无啰音。心前区无隆起,心尖搏动正常,心前区无震颤,心率132次/分,律齐,无杂音。腹部平坦,无胃肠型及蠕动波,腹壁静脉无曲张,无手术瘢痕,无疝,腹壁柔软。肝于肋下5厘米可触及,质硬,脾脏未触及。肠鸣音正常。脊柱正常,四肢活动正常,双下肢无水肿,无杵状指(趾)。

(二)相关检查

血常规:WBC 4.73×10⁹/L, HB 113.00 g/L, PLT 319×10⁹/L, N% 11.4%, L% 81.7%;尿常规:酮体++,蛋白质++,余正常。大便常规:隐血试验弱阳性。

血糖:2.94, 5.90, 1.73 mmol/L。

肝功能:ALT:37~93 u/L;AST:246~379 u/L;心肌酶:LDH 474~515 u/L。

肾功能、电解质、血氨、同型半胱氨酸、铜蓝蛋白、免疫球蛋白三项:IgA<0.5 g/L, IgG 3.86 g/L,余正常。

巨细胞病毒DNA、输血前四项、甲状腺功能三项、T细胞亚群:正常。

腹部CT:肝大;双肾增大,部分肾柱增粗;右侧肾上腺显示欠佳;脾脏前上方结节影,肠管?小副脾?

听觉诱发电位:双侧BAEP听阈可疑延长。

头颅胸部CT平扫:正常。

血气:钠131 mmol/L、乳酸7.0 mmol/L,余无异常。

超敏CRP:正常。

ACTH(上午8点):正常。

腹部彩超:肝稍大,肝实质弥漫性病变,双肾肾实质病变。

Gesell发育量表:粗大运动22,精细运动70,应物能65,言语能90,应人能96。

饥饿试验:3小时后血糖低至2.1 mmol/L,最低低至1.37 mmol/L;3小时同期C肽:1.04 ng/mL;胰岛素:0.860 U/mL;生长激素:3.40 ng/L,性激素全套:孕酮0.09 ng/mL,催乳素21.44 ng/mL;甲功五项、皮质醇:正常。

血代谢病筛查:不排除脂代谢异常及短链羟酰基辅酶A脱氢酶缺陷,召回复查;尿代谢病筛查:乳酸、2-羟基丁酸、3-羟基丙酸、丙酮酸及3-羟基丁酸增高,提示酮尿。

(三)初步诊断

低血糖、发育落后查因:①糖原累积病?②高胰岛素血症?③果糖1,6二磷酸酶缺乏症?

(四)诊治经过

入院后予以监测血糖,增加喂养次数,少食多餐,谷胱甘肽护肝、左卡尼汀护心、B族维生素改善代谢。出院时患儿血糖控制在3.5~5.5 mmol/L,无发热、抽搐、咳嗽等,睡眠、大小便正常。嘱其加强喂养,少食多餐,避免饥饿,监测血糖,并予以生玉米淀粉12 g,加温水30 mL,Q6h口服,辅助控制血糖稳定。患儿出院后全外显子测序结果回报提示 SLC37A4 基因复合杂合突变(图 4-1),结合患儿临床表现及诊疗经过,符合为糖原累积病 1b 型诊断。结果回报后,嘱其按出院时要求继续治疗,尽量保持血糖稳定和生长发育所需。由于目前基因治疗和酶替代治疗仅在动物实验中应用,肝脏的糖原累积和肝脏肿大还不能从本质上得到逆转。

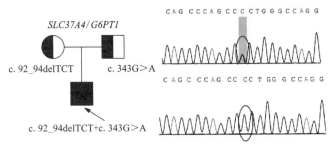

SLC37A4/G6PT1

c. 92_94delTCT c. 343G>A

c. 92_94delTCT+c. 343G>A

CAG CCCAGCCCCTGGGCCAGG

CAGCCCAGCCCCTGGGCCAGG

图 4-1 患儿家系图及 Sanger 测序验证图

(五)最后诊断

糖原累积病 1b 型。

(六)讨论

糖原累积病是一组少见的常染色体隐性遗传的碳水化合物代谢障碍性疾病,患者不能正常代谢糖原,使糖原合成或分解发生障碍,糖原大量沉积于组织中而致病。低血糖、抽搐、生长发育障碍为此类患者最常见的首发症状。神经专科很可能为患者首诊科室。心脏肥厚、肝脏增大、血生化异常有助于做出正确的诊断,早期的干预能大大改善此类患者的预后。尽管基因检测越来越多地应用,但许多疾病仍然需要我们进行反复的生化、电生理测试和组织活检,并通过完整准确的病史和仔细的体检来得出诊断结论;而且,在分子诊断后,我们需要回顾患者的临床表现和疾病的发病机制,验证遗传学诊断的同时,对疾病产生更好的理解。

三、案例使用说明

当患者存在低血糖时,我们应首先区分其有无合并酸中毒。本例患儿系反复低血糖发作合并酸中毒、高乳酸血症。可见于以下几种情况:①氧化磷酸化时,丙酮酸羧化酶转化丙酮酸为草酰乙酸,如该酶缺乏可导致丙酮酸转而转化为乳酸导致乳酸堆积,乳酸转化为草酰乙酸是糖异生中的重要步骤,所以也可以导致糖异生障碍,从而引起低血糖;

②糖异生过程中的各个步骤的限速酶功能缺陷,比如果糖 1,6 二磷酸酶;或是分解利用糖原的各个步骤中限速酶,如本例患者的 G6PT 酶,这些酶的缺陷,造成乳酸、果糖、甘油等糖异生底物堆积,引起应激(如发热时)、饥饿时低血糖;③丙酮酸羧化酶缺乏时,机体无法有效地利用酮体进入糖异生途径,也可导致乳酸增加合并低血糖。临床处理低血糖患者时,应避免简单地认为患者系单纯饥饿所致低血糖,在补充葡萄糖进行治疗,维持血糖稳定,避免严重并发症如心脏骤停、神经系统损伤的同时,应该积极地寻找病因。葡萄糖是人体内最重要的宏量营养素,是大部分生理活动的基础供能物质。儿科医师应熟悉葡萄糖代谢、糖原分解代谢、储存的主要通路、面对患者时能举一反三,顺藤摸瓜,逐步分析出低血糖患者可能的病因。使用本教案进行教学时可重点介绍图 4-2 中关于低血糖的鉴别诊断的诊疗思路。

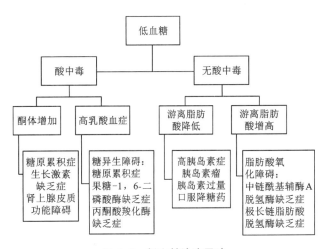

图 4-2 低血糖诊疗思路

四、启发思考题

1. 为什么无酸中毒的低血糖患者要特别关注血清游离脂肪酸的水平?

2. 基于各种糖原累积病的致病机制,我们应该如何进行治疗?

3. 这例患儿进行饥饿试验的意义何在?

五、参考文献

[1] Pan C J, Chen S Y, Jun H S, et al. SLC37A1 and SLC37A2 are phosphate - linked, glucose - 6 - phosphate antiporters[J]. PLoS One, 2011, 6(9): e23157.

[2] Banka S, Newman W G. A clinical and molecular review of

ubiquitous glucose - 6 - phosphatase deficiency caused by G6PC3 mutations[J]. Orphanet J Rare Dis, 2013, 8: 84.

[3] Thornton P S, Stanley C A, De Leon D D, et al. Recommendations from the Pediatric Endocrine Society for Evaluation and Management of Persistent Hypoglycemia in Neonates, Infants, and Children[J]. J Pediatr, 2015, 167(2): 238-245.

(羊蠡　中南大学湘雅医院)

第二节　性发育异常

一、知识点

(一)性发育异常(disorders of sex development, DSD)

DSD 是染色体核型、性腺表型以及性腺解剖结构不一致的一大类遗传异质性疾病的总称。2006年欧洲儿科内分泌协会(European Society for Pediatric Endocrinology, ESPE)和美国劳森威尔金斯儿科内分泌协会(Lawson Wilkins Pediatric Endocrine Society, LWPES)达成共识,将此类与性发育相关的疾病统称为 DSD,以前使用的两性畸形、性反转、间性等含有歧视性含义的术语建议不再使用。DSD 患者的外生殖器可兼有男、女两性特征甚至性别模糊难以确定,据统计每 300 名活产婴儿中,就可能有 1 例外生殖器表型性别特征不典型,但最终检测确认为 DSD 的患儿,在每 5 000 名活产婴儿中仅有 1 例。

(二)5α-还原酶 2 缺乏症(5α reductase type 2 deficiency)

5α-还原酶 2 缺乏症是一种常染色体隐性遗传病,由 SRD5A2 基因突变所致,基因突变导致 SRD5A2 酶活性完全或严重丧失,睾酮不能转化为足够量的双氢睾酮,从而使外生殖器分化障碍,发生小阴茎,尿道下裂等。其诊断要点包括:①染色体核型 46,XY,SRY 基因检测无异常。②出生时性别辨认不清,外生殖器似女性会阴外观,性腺为睾丸,无子宫和输卵管。③青春期出现明显的男性化表现。④HCG 激发试验后睾酮和双氢睾酮比值升高,T/DHT 比值在婴儿期>8 在儿童期>10 提示可能存在 5α-还原酶缺乏症。但最终仍需要 5α-还

原酶基因(SRD5 A2)检测来确诊。

二、案例

(一)病例资料

患儿杨××,社会性别男,年龄 2 岁 2 月,因"发现尿道下裂 2 年余"就诊。患儿出生时即发现外生殖器发育异常,呈会阴型,无智力异常、嗅觉异常、呕吐、皮肤黝黑等不适,外院外周血染色体核型检查结果示:46,XY,未予特殊处理,外生殖器外观无明显改变。既往史、个人史、家族史均无特殊。体查:体温 36.7℃,脉搏 100 次/分,呼吸 25 次/分,血压 90/55 mm/hg,体重 11 kg,身高 84 cm。正常面容,心肺腹查体无异常。专科检查:外阴似女性会阴型(图 4-3),阴茎短小(约 2.3 cm×1.2 cm),似阴蒂不完整包被,尿道下裂,开口于阴茎根部,下可见似阴道开口,两侧阴囊似阴唇,内均可扪及睾丸,约 2 mL。余无特殊。外生殖器男性化程度评分(ESA):3 分。

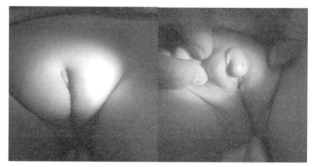

图 4-3　患儿外阴

(二)相关检查

性激素六项:FSH 1.51 MIU/mL, LH 0.19 MIU/mL,雌二醇<10 pg/mL,垂体泌乳素:23.98 ng/mL,孕酮:0.30 ng/mL,睾酮:6.29 ng/dL,正常。

甲状腺功能正常。

AMH-CLIA:18 ng/mL,抑制素 B 检测:55.4 pg/mL。

HCG 激发试验:睾酮反应正常,双氢睾酮升高不理想:用药前双氢睾酮<0.05 ng/mL,睾酮:6.29 ng/dL。激发后双氢睾酮 0.053 ng/mL,睾酮:1.309 ng/dL。睾酮和双氢睾酮比值约 24.7(婴儿期>8,儿童期>10 为异常),该试验提示患儿体内睾酮向双氢睾酮转换过程可能存在障碍。

皮质醇及 ACTH 节律正常。

GnRHa 激发试验(表 4-1)显示 LH 的反应峰值

出现在 30 min，峰值>基础值 3 倍，正常。该试验提示患儿下丘脑垂体性腺轴功能正常。

表 4-1　GnRHa 激发试验

用药后时间（min）	0	30	60	90	120
LH（MIU/mL）	0.19	3.72	3.76	3.48	3.48
FSH（MIU/mL）	1.51	7.03	6.48	6.62	6.33

甲状腺、阴囊、腹股沟彩超+肝胆胰脾+双肾及肾上腺+输尿管彩超：未见缪勒氏管结构，双侧睾丸大小正常，余未见明显异常声像。

基因检测显示：SRD5A2 基因存在复合杂合子突变，父亲 SRD5A2 基因 c7370G>A（p. R246Q）杂合突变（图 4-4）；其母亲 SRD5A2 基因 c. 680G>A（p. R227Q）杂合突变（图 4-5）。

（三）初步诊断

46，XY 性发育异常（DSD）。

（四）诊治经过

该患儿社会性别为男性，出生时即发现外生殖器发育异常，似女性会阴型，行外周血染色体核型分析为 46，XY。行 B 超未见缪勒氏管结构，双侧睾丸大小正常；患儿染色体核型、性腺表型以及性腺解剖结构不一致，故首先考虑诊断为"性发育异常（DSD）"。患儿外周血染色体核型检查结果示：46，XY，故初步诊断为 46，XY 性发育异常（DSD），根据实验室检查各项激素水平测定可进一步分类。实验室检查中血清性激素水平正常提示性腺发育正常，血清抗缪勒管激素（anti-Müllerian hormone，AMH）和抑制素 B 是提示睾丸支持细胞存在的标志物，评估 AMH 和抑制素 B 有助于判断睾丸存在及功能，而患者这两项均正常；皮质醇及 ACTH 节律正常提示肾上腺轴功能正常；而 GnRHa 激发试验正常不考虑垂体促性腺激素分泌缺陷疾病可能，HCG 激发试验：睾酮反应正常，双氢睾酮升高不理想；HCG 激发试验后睾酮和双氢睾酮比值升高，示睾丸间质细胞功能正常，可能存在 5α-还原酶 2 缺乏症，但最终确诊仍需要 5α 还原酶基因检测。该患儿最终通过基因检测确诊 5α-还原酶 2 缺乏症。患儿性别决定为男性，使用 2.5% 双氢睾酮凝胶涂抹阴茎促进生长，待阴茎长度达 3 cm 后，可手术治疗，行尿道下裂修补术和阴茎下弯矫直术，纠正排尿。

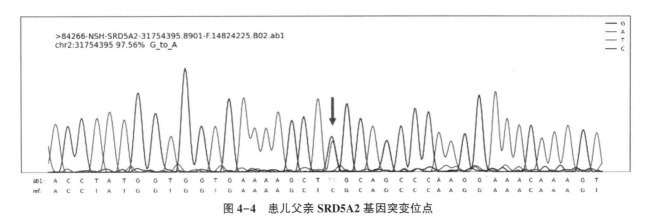

图 4-4　患儿父亲 **SRD5A2** 基因突变位点

图 4-5　患儿母亲 **SRD5A2** 基因突变位点

（五）最后诊断

5α-还原酶2缺乏症。

（六）讨论

大部分DSD的性别是可选择的，因此性别决定是DSD治疗中的最重要的一环，性别决定之后才能进行相应的内分泌治疗及外生殖器整形。性别决定是一个复杂的过程，需要多学科诊疗团队（multiple disciplinary team，MDT）、家长和/或患儿本人共同参与和讨论后才能得出结论，而且决定后的性别仍然有再改变的可能。性别决定需考虑到疾病诊断、性腺类型及功能、性腺癌变风险、外生殖器形态、性和生育潜能、心理性别和状态、父母的观点和社会文化环境等问题。5α还原酶2缺乏症的患儿可以选择男性及女性，选择男性有生育潜能，而对于睾丸功能正常的患儿一般选择男性性别。经MDT讨论及听取家属意见后，建议该患儿选择男性性别。

5α-还原酶2缺乏症的治疗分为两种：

（1）内分泌治疗。大部分男性患者在青春发育期睾丸功能可以维持正常，不需要睾酮常规替代。对于由于5α还原酶的缺乏导致的男性化不足或DSD患儿，临床通过给予高剂量睾酮治疗，可以弥补5α还原酶的功能不足，增加雄激素效应，获得较为满意的临床效果。另外，也可以局部使用2.5%双氢睾酮凝胶，同样可以较好改善男性外生殖器的外观，促进阴茎生长。双氢睾酮比睾酮活性高近50倍，可以更好促进阴茎的快速增长。此外，由于双氢睾酮不能被芳香化，因此它不会促进骨成熟或促进男性乳房发育，避免了高剂量睾酮的不良反应。但是，双氢睾酮凝胶来源有限，在国际上使用尚不广泛，限制了临床应用。

（2）外科手术。阴茎长度达3cm后，可手术治疗，行尿道下裂修补术和阴茎下弯矫直术，纠正排尿。一般建议3岁前使患者能站立排尿。

三、案例使用说明

本病例为一名因"发现外生殖器发育异常"而就诊的2岁2月、社会性别为男性的患儿，患儿出生时即发现外生殖器发育异常，呈女性会阴型，智力正常，外周血染色体核型正常，外院未予特殊诊治，初步诊断考虑为46，XY性发育异常（DSD）。完善血液、B超检查，最终确诊为5α-还原酶2缺乏症。该病例引导学生系统分析患者病情，首先让医学生认识DSD病例背后的原因。其次引导学生分析病情，当患者诊断不明时，需进一步完善性激素检测、B超等检查，必要时完善基因检测，以避免患者的漏诊和误诊。5α-还原酶2缺乏症是一种少见的DSD，患儿体内睾酮向双氢睾酮转换过程可能存在障碍，从而导致男性患者外生殖器发育异常，需基因检测确诊。DSD患者应先根据其性腺、表型和染色体，分析性别的发育异常或不匹配情况，并根据实验室检查、影像学结果及基因检测分型，不同类型给予不同治疗方案。

（1）DSD病史采集要点：详尽的病史是临床诊断的重要基石，带着问题采集病史有助于指导医生进行鉴别诊断和针对性地开展实验室检查。

（2）DSD体格检查：生殖器及性腺解剖结构是DSD体格检查的关注重点。

（3）实验室检查及意义：检测下丘脑—垂体性腺轴功能，睾丸间质细胞、支柱细胞功能，肾上腺轴功能；最后必要时基因确诊。

（4）影像检查：B超可作为DSD检查的一线选择。

四、启发思考题

1.请列出性发育异常患儿的诊断流程。
2.请列出性发育异常患儿性别选择的影响因素。

五、参考文献

[1]中华医学会儿科学分会内分泌遗传代谢学组.性发育异常的儿科内分泌诊断与治疗共识[J].中华儿科杂志，2019，57（6）：410-418.

[2]中华医学会小儿外科学分会泌尿外科学组.性别发育异常中国专家诊疗共识[J].中华小儿外科杂志，2019，40（4）：289-297.

[3]李瑞珍，李爽，吴静，等.5α-还原酶2型缺乏症1例临床及基因检测[J].临床儿科杂志，2017，35（4）：296-299.

[4]侯乐乐，梁立阳，欧辉，等.5α-还原酶2型缺乏症临床特征及基因突变8例分析[J].中国实用儿科杂志，2016，31（5）：373-375.

（李师君　中南大学湘雅二医院）

第三节　原发性甲状旁腺功能亢进症

一、知识点

（一）原发性甲状旁腺功能亢进症（primary hyperparathyroidism，PHPT）

简称原发性甲旁亢，系甲状旁腺组织原发性病变致甲状旁腺激素（hyperparathyroid hormone，PTH）分泌过多导致的一组临床综合症，包括高钙血症、钙的重吸收和尿磷排泄增加、肾结石、肾钙质沉着症和以皮质骨为主的骨吸收增加等。病理以单个甲状旁腺腺瘤最常见，少数为甲状旁腺增生或甲状旁腺癌。该病女性多见，大多数患者为绝经后女性。PHPT的主要病理生理改变是甲状旁腺分泌过多PTH，PTH与骨的PTH受体结合，使骨吸收增加，致使钙释放入血，与肾脏的PTH受体结合，使肾小管回吸收钙的能力增加，并增加肾脏1,25双羟维生素D3的合成，后者作用于肠道，增加肠钙的吸收，导致血钙升高。当血钙上升超过一定水平时，从肾小球滤过的钙增多，致使尿钙排量增多。PTH可抑制磷在近端和远端小管的重吸收，对近端小管的抑制作用更为明显。PHPT时尿磷排出增多，血磷水平随之降低。临床上表现为高钙血症、高尿钙、低磷血症和高尿磷。根据患者的病史骨骼病变、泌尿系统结石和高血钙的临床表现，以及高钙血症和高PTH血症并存可做出定性诊断（血钙正常的原发性甲旁亢例外）。此外，血碱性磷酸酶水平升高，低磷血症，尿钙和尿磷排出增多，X线影像的特异性改变等均支持原发性甲旁亢的诊断。定性诊断明确后，可通过超声、放射性核素扫描等有关定位检查了解甲状旁腺病变的部位完成定位诊断。

（二）甲状旁腺腺瘤

甲状旁腺腺瘤是由主细胞、嗜酸细胞、过渡型嗜酸细胞或混合构成的良性肿瘤。多见于中老年人，女性多于男性。增大的甲状旁腺肿块可行甲状旁腺彩超发现，多为低回声实性肿块边缘光整，当共存有甲状腺病变，特别是甲状腺多发结节，将影响超声发现甲状旁腺腺瘤的敏感性；此外，超声对异位的甲状旁腺腺瘤诊断困难。特异性的核素扫描如MIBI显影可辅助彩超诊断。腺瘤可以是功能性或非功能性，功能性腺瘤切除后即刻出现甲状旁腺激素（PTH）水平下降。本病是原发性甲状旁腺功能亢进最常见病因。

（三）多发性内分泌肿瘤综合征

多发性内分泌肿瘤综合征（multiple endocrine neoplasia，MEN）：是一种累及多种内分泌器官的伴有常染色体显性遗传的遗传性肿瘤综合征，临床表现多样，两个或两个以上的内分泌腺体同时或先后发生功能性肿瘤，引起相应激素过剩的临床综合征。分为MEN-1型、MEN-2A型、MEN-2B型、MEN-1和MEN-2混合型四型。其中MEN-1型，其特征是主要累及甲状旁腺、内分泌胰腺、垂体前叶，肾上腺皮质、胸腺等内分泌组织的多灶性内分泌肿瘤，其中甲旁亢是最常见并最早出现的病变。

二、案例

（一）病例资料

患者吕××，女，53岁，因"发现甲状腺结节13年"入院，患者13年前体检甲状腺彩超示：甲状腺左侧叶实质性结节：TI-RADS3类，甲状腺功能三项未见明显异常。当时无发热、无易出汗，无心悸，无食欲增加等症状，无体重下降。患者每年定期体检复查，甲状腺彩超提示结节大小及性质无明显变化。近两年来劳累、精神压力大后自觉低热，测最高体温37.6℃，休息后体温可自行降至正常；并有失眠、乏力、食欲不振。曾于门诊完善"甲状腺功能五项"未见明显异常。完善风湿、免疫、狼疮全套未见明显异常，感染指标未见明显异常，肿瘤标志物，肺部CT腹部彩超未见明显异常。血电解质：钙：2.76 mmol/L（↑），余正常；查骨密度提示骨质疏松。患者自觉为"围绝经期综合征"，未予以重视，自行予以"艾司唑仑2 mg每晚一次"改善失眠，"碳酸钙维生素D3 1.2 g每日一次"改善骨质疏松。3年前患者再次常规复查提示：甲状腺左侧叶38×20 mm实质性结节：TI-RADS 4A类，甲状腺及峡部多发混合性结节：TI-RADS 3类；结节于门诊完善甲状腺细针穿刺活检，病检提示：左侧甲状腺结节穿刺涂片：有淋巴细胞、滤泡上皮细胞和嗜酸性上皮细胞，倾向桥本病（TBSRTC Ⅱ）。患者自发病以来，精神、食欲、睡眠差，大小便正常。

既往于 2014 年曾于我院行"子宫肌瘤剥除术"（具体不详），月经量较前减少。

个人史、婚育史及家族史无特殊。

体查：体温 36.2℃，脉搏 85 次/分，呼吸 15 次/分，血压 112/63 mmHg。精神欠佳，全身浅表淋巴结未扪及肿大，左侧甲状腺可扪及一大小约 3×2 cm 的结节，质中，活动度可，边界清，无压痛，无皮肤破溃，未见瘘道；双肺呼吸音清，心率 85 次/分，心律齐，心音可，各瓣膜区未闻及病理性杂音，腹部平软，无压痛、反跳痛，肝脏、脾脏未触及，右膝关节内侧轻压痛，膝关节活动可，双下肢无水肿，病理征阴性。

（二）相关检查

风湿全套、免疫全套、狼疮全套、肿瘤标志物、电解质：（-）。钙：2.76 mmol/L；双膝关节正位片：未见明显异常；骨密度提示骨质疏松。25-OH VitD 11.72 ng/mL。甲状腺彩超：甲状腺左侧叶实质性结节：TI-RADS 4A 类，甲状腺右侧及峡部多发混合性结节：TI-RADS 3 类；甲状腺五项：正常。甲状腺结节病检结果：活检组织有淋巴细胞、滤泡上皮细胞和嗜酸性上皮细胞，倾向桥本病（TBSRTC Ⅱ）。

（三）初步诊断

1. 低热关节痛查因：甲旁亢可能？围绝经期综合征可能？
2. 高钙血症。
3. 桥本氏病。
4. 甲状腺结节。
5. 骨质疏松症。
6. 手术后状态（子宫肌瘤剥除术后）。

（四）诊治经过

入院后相关检查：三大常规、血沉、风湿全套、免疫全套、狼疮全套、降钙素、甲状腺功能五项、凝血常规、输血前四项、ANA 谱均未见异常。电解质全套示：血钙 2.91 mmol/L，血磷 0.77 mmol/L；性激素全套示：泌乳素 24.47 ng/mL；白蛋白校正后血钙偏高，进一步完善 24 小时尿钙示：14.57 mmol/24 h 提示尿排钙增加；进一步完善 PTH 示：771.8 pg/mL（正常值 15~65 pg/mL）。

1. 定性诊断及鉴别

患者成年女性，肝肾功能、尿常规均正常，排除低白蛋白血症所致假性高钙血症及肾衰和其他病因所致三发性甲状旁腺功能亢进导致高钙血症。甲状腺功能五项正常，排除甲亢所致高钙血症。25(OH)VitD 11.72 ng/mL 偏低，排除维生素 D 中毒及骨化三醇摄入过多。

2. 定位诊断

甲状腺及甲状旁腺彩超发现甲状腺左侧叶外侧实质性结节，39 mm×22 mm×25 mm，强弱不等回声，形态不规则，边界清，与甲状腺分界清楚，可见相对运动。CDFI：结节内可见丰富血流。考虑来自甲状旁腺。

通过特殊核素扫描可了解多个结节是否来源于甲状旁腺。故进一步完善甲状旁腺 99 mTc-MIBI 显影（图 4-6）。

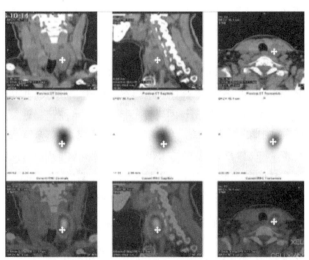

标记处提示甲状腺左叶背侧结节显像剂持续摄取，考虑甲状旁腺瘤可能性大。

图 4-6 患者 MIBI 显像

由于甲状旁腺瘤通常为多发性内分泌腺瘤病 1 型（MEN-1）表现之一［见知识点（三）］，除甲状旁腺瘤外，它还以胰岛细胞和垂体肿瘤组成为特征，其症状和体征取决于累及患者肿瘤的类型。患者之前完善腹部彩超及血胰岛素和胃镜检查未见异常，故我们进一步排查垂体，垂体激素检查 泌乳素（PRL）24.47 ng/mL，余均正常。进一步完善鞍区 MRI 平扫增强：松果体囊肿，垂体未见明显异常。送外院进一步完善 MEN-1 遗传相关基因检测未检测出致病或疑似致病突变。

由于患者诊断甲状旁腺瘤明确，有手术指征，无手术禁忌，充分术前准备于甲状腺外科完善甲状旁腺切除，术后病检支持甲状旁腺瘤（图4-7）。术后复查及随诊甲状旁腺激素降至正常。

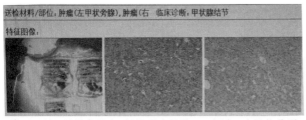

①（左颈部）甲状旁腺腺瘤（肿块最大径约1.2厘米，未见核分裂像，增殖指数约2%）；②右侧结节性甲状腺肿；③右下极见少量甲状旁腺组织，未见肿瘤。

图4-7　术后甲状腺病理诊断

（五）最后诊断

1. 原发性甲状旁腺功能亢进，甲状旁腺瘤。
2. 桥本氏病，甲状腺结节。
3. 骨质疏松症。
4. 松果体囊肿。
5. 手术后状态（子宫肌瘤剥除术后）。

（六）讨论

回顾患者病史，我们发现两个问题影响着该患者的及时诊断。首先该患者血钙轻度升高带来的症状多样且均不典型，容易被患者忽视进而影响及时诊治。患者2014年妇科行子宫肌瘤剥除术即发现血钙轻微升高2.72 mmol/L（正常高值2.6 mmol/L），因当时无明显症状，且患者因诊断骨质疏松症，长期口服钙剂，故未被患者误认为服钙剂所致；后患者有关节痛、乏力等症状，低热，膝关节痛，均被患者误认为围绝经期表现，未再复查血钙及进一步诊治；直至近期甲状腺结节明显增大，患者反复出现低热，关节痛及明显乏力后，才于医院就诊。再次于内分泌科就诊后，医生就高血钙问题入手进行了进一步诊治，而内分泌疾病常见引起高血钙的是PHPT，于是进一步完善PTH后提示PTH升高，再结合白蛋白，肾功能，甲状腺功能及25-羟维生素D等结果，排除继发性甲旁亢，诊断PHPT还是比较明确的。其次是疾病定位，在常规的甲状腺彩超检查中，单纯的甲状旁腺大容易被认为是甲状腺肿大，此时结合患者高钙血症，进一

步完善甲状腺彩超是必要的，但因为彩超局限性，容易出现假阳性或假阴性，此时SPECT/CT双时相显像对于该PHPT患者的定位诊断具有更高的诊断价值，也帮助我们识别藏在"甲状腺结节"中引起甲旁亢的元凶。

三、案例使用说明

这个病例围绕着隐匿的"甲状腺结节"展开。患者长期复查甲状腺彩超，均提示甲状腺结节，直至穿刺仍考虑甲状腺结节，在多次体检过程中曾发现某一次检查出现高钙血症，但未重视。回顾患者多年体检甲状腺彩超结果，均回报左侧实质性结节，2019年因左侧结节增大，进一步行穿刺检查，病理回报"桥本氏病"。但隐藏在甲状腺结节背后的甲状旁腺病变，具有复杂性及解剖位置的不确定性，只靠常规筛查甲状腺彩超检查，单纯的甲状旁腺大很容易被认为是甲状腺肿大。转入内分泌科后，我们进一步完善尿钙、PTH及排他诊断后确诊为原发性甲旁亢。甲状旁腺肿物位于甲状腺后方，不容易与甲状腺组织区分，故彩超极易诊断为甲状腺肿物。但我院甲状腺和甲状腺旁腺彩超及甲状旁腺SPECT提示左侧叶结节为甲状旁腺结节来源。术后病检也支持左侧结节为旁腺来源，故左侧叶肿大"甲状腺结节"可能为甲状旁腺腺瘤。甲状旁腺MIBI显影SPECT可以帮助我们顺利找到位于甲状腺后方的甲状旁腺肿物。接下来的问题是甲状旁腺瘤的出现需要我们进一步排除多发性内分泌腺瘤病，患者垂体MRI可疑腺瘤，我们进一步完善垂体相关激素检查未见有意义的异常，及包括胰腺、肾上腺检查，乃至基因检测，排除其他内分泌腺瘤，使诊断更加完备。本病历告诉我们善于发现隐匿的细微的辅助检查结果，以一元论为指导，但是又不轻易放弃对固有思维的批判，多考虑引起疾病的其他原因，善于鉴别诊断，才能去伪存真，揭示疾病的真相。

四、启发思考题

1. 鉴别高钙血症，我们最该完善的检查是什么？
2. 甲状腺彩超发现肿物一定是甲状腺结节吗？

五、参考文献

[1] Nafisi MR, Pasha A. Comparative Diagnostic Performance of Ultrasonography and 99mTc-Sestamibi Scintigraphy for Parathyroid Adenoma in Primary Hyperparathyroidism;

Systematic Review and Meta – Analysis. Asian Pacific Journal of Cancer Prevention, 2017, 285（3）: 3195 – 3200.

[2] 孟迅吾，王鸥. 原发性甲状旁腺功能亢进症诊疗指南 [J]. 中华骨质疏松和骨矿盐疾病杂志，2014，14（7）: 321–336.

（陈珂，陈慧玲　中南大学湘雅医院）

第四节　睾丸副神经节瘤

一、知识点

（一）嗜铬细胞瘤和副神经节瘤

嗜铬细胞瘤（pheochromocytoma, PCC）是起源于肾上腺髓质，副神经节瘤（paraganglioma, PGL）是起源于肾上腺外的交感神经链，均具有激素分泌功能的神经内分泌肿瘤，主要合成、分泌和释放大量儿茶酚胺（CA），如去甲肾上腺素（NE）、肾上腺素（E）和多巴胺（DA），引起患者血压升高和代谢性改变等一系列临床综合征，并造成心、脑、肾、血管等严重并发症，甚至成为患者死亡的主要原因。PCC肿瘤位于肾上腺，PGL肿瘤位于胸、腹部和盆腔的脊椎旁交感神经链，二者合称为嗜铬细胞瘤和副神经节瘤（pheochromocytoma and paraganglioma, PPGL）。

（二）转移性 PPGL

2017年世界卫生组织（WHO）在神经内分泌肿瘤分类中用"转移性PPGL"替换了2004年定义的"恶性PPGL"，认为所有的PPGL都具有转移潜能，故建议将PPGL分类改为转移性和非转移性，而不再用恶性和良性分类。如果在非嗜铬组织如骨、肝、肺、淋巴结、脑或其他软组织中出现了转移病灶则称为转移性PPGL。

二、案例

（一）病例资料

患者召××，男，28岁，2016年10月24日因"口干多尿多饮15年，体检发现血压增高3年"入院。2001年患者无明显诱因出现口干、多尿、多饮

伴体重减轻，当地查血糖高（具体不详），尿酮体+++，诊断为"1型糖尿病"，予以胰岛素治疗一直至今。入院前降糖治疗方案为门冬胰岛素早8u、中12u、晚12u，三餐前皮下注射，联合地特胰岛素26u睡前皮下注射，血糖控制欠佳，入院时查糖化血红蛋白（HbA1c）11.2%，提示血糖控制差。2013年7月，患者体检时发现血压增高至180/128 mmHg，无头昏、头痛、胸闷、心悸，当地予以"硝苯地平缓释片10 mg Bid，哌唑嗪1 mg Q8h，依那普利10 mg Bid"降压，血压控制可。2016年1月，患者因右下肢坏死性筋膜炎在省内某医院住院，再次出现血压升高，最高达180/120 mmHg，不伴头痛、心悸及胸闷症状。多次查24小时尿VMA增高，肾上腺CT未见异常，予以氨氯地平+特拉唑嗪（具体剂量不详）降压，血压控制良好出院。2016年5月，患者常在情绪波动、体位改变时出现头痛，伴心悸、心前压榨感，面色苍白，大汗，症状持续时间长至2小时，服用"哌唑嗪及美托洛尔"后症状可以缓解，每周约发作1次。随着时间延长，上述症状发作频繁，每2天到3天发作一次，性质同前，持续时间为1小时到10余小时不等，间断伴发低血压发作，血压最低为44/20 mmHg，伴有头昏、乏力，行走不稳。2016年10月21日，因"突发头痛、呕吐2小时"急诊入院，测血压达192/120 mmHg，当地治疗无好转，于10月24日转入我院。起病以来患者精神睡眠食纳可。近1年来，大便秘结，小便较多，每1到2小时解小便一次。体重下降约20 kg。

既往史：患者19年前开始间断有头痛，持续时间短，头痛时血压不高。17年前有右侧腹股沟疝气手术病史，伴右侧阴囊鞘膜积液。先后于2016年1月、2月及3月份先后3次在省内某三甲医院行右下肢坏死性筋膜炎植皮手术。住院期间行冠脉造影，提示冠状动脉粥样硬化。个人史无特殊，未婚未育、家族中父亲有高血压和糖尿病病史。

体格检查：体温36℃，脉搏106次/分，呼吸20次/分；血压：右上肢170/112 mmHg，左上肢154/107 mmHg，右下肢拒测（筋膜炎术后），左下肢192/126 mmHg。身高175.5 cm，体重62.4 kg，体重指数20.25 kg/m^2。心肺腹查体无异常，右侧腹股沟区可扪及2个黄豆大小淋巴结，质硬，活动度可。右侧睾丸鞘膜明显肿胀，透光试验阳性。右下肢肌肉中度萎缩，右侧下肢可见三个创面，见于右小腿内侧及右腘窝内侧，创面已经愈合。双下肢

无水肿。

（二）相关检查

2013年9月查去甲肾上腺素1284.36 pg/mL↑（参考范围0~600 pg/mL），24小时尿VMA 109.4 umol/day↑（参考范围<68.6 umol/day）。

24小时动态血压示收缩压、舒张压波动大，平均值176/120 mmHg。

肾上腺CT（2013年9月）：左侧肾上腺结合部等密度灶，增生？

睾丸彩超（2016年2月）：右侧睾丸多发实质性结节（1.1×1.3 cm）。右侧睾丸鞘膜积液。右侧精索静脉曲张。

心脏彩超（2016年3月）：左室壁节段性运动异常，左室收缩功能测值正常，舒张功能减退。

颅脑CT（2016年3月）：透明隔囊肿。

神经肌电图（2016年5月）：提示轻度周围神经病变。

肾上腺CT（2016年3月）：未见明显肿块。

（三）初步诊断

1. 高血压查因：副神经节瘤？
2. 1型糖尿病可能性大，糖尿病性周围神经病变。
3. 右侧睾丸多发占位病变查因。
4. 坏死性筋膜炎手术后（右下肢）。
5. 冠状动脉粥样硬化。
6. 右侧睾丸鞘膜积液。

（四）诊治经过

入院后，完善基本生化、糖尿病及并发症、嗜铬细胞瘤相关、继发性高血压鉴别相关检查，以及影像学检查。

血常规、大小便常规、CK、CK-MB、血沉均正常。血气分析提示轻度代酸。肝功能AST 11.6 u/L（↓），白蛋白37.0 g/L（↓），余正常。肾功能：尿酸575.4 umol/L（↑），余正常。电解质：钾4.74 mmol/L，余正常。血脂正常。25-羟基维生素D 42 nmol/L，提示缺乏。HbA1c 11.20%（↑），胰岛自身抗体均阴性，血糖以及C肽结果（表4-2）。24 h尿白蛋白肌酐比值（ACR）319 mg/g（↑）。眼底照相：左眼底见出血斑及硬性渗出，右眼底见渗出。C12阴性；胃泌素-17

0.41 pmol/L（↓）；ACTH节律、皮质醇节律、卧立位RAAS、性激素6项、硫酸脱氢表雄酮、17-羟孕酮、甲状旁腺激素以及甲状腺功能三项均正常。同步血尿去甲肾上腺素、多巴胺、间甲肾上腺素、24小时尿VMA提示升高（表4-3）。冷水加压试验阴性，胰高血糖素试验阳性，刺激后查肾上腺素87.11 pg/mL，去甲肾上腺素3333.11 pg/mL↑，多巴胺220.69 pg/mL↑，明显增高。

心电图：电压符合左心室肥大的最低标准，非特异性T波异常。24小时动态血压：收缩压平均值130 mmHg，舒张压平均值83 mmHg，平均心率88 bpm，35%的收缩压读数大于140 mmhg，31%的舒张压读数大于90 mmHg。

腹股沟彩超及睾丸彩超：右侧睾丸多发低回声结节，考虑占位性病变；右侧腹股沟区多个肿大淋巴结，性质待定；右侧睾丸鞘膜腔积液，右侧精索静脉曲张，左侧腹股沟区可见多个淋巴结。腹部彩超未见明显异常声像。心脏彩超正常。甲状腺及颈部淋巴结彩超正常。

盆腔MRI平扫加增强：右侧睾丸多发异常信号灶，双侧腹股沟区淋巴结肿大，睾丸肿瘤并淋巴结转移？感染？右侧睾丸鞘膜积液，精索静脉曲张（图4-8）。

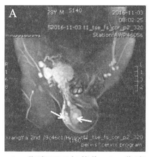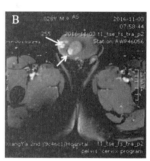

A：盆腔MRI矢状位；B：盆腔MRI横断面。右侧睾丸鞘膜见较多长T1长T2信号积液，右侧睾丸T2信号减低，内见多发结节状等T1稍短T2信号影，较大者大小约为1.5 cm×1.1 cm，边界清晰，增强扫描均匀强化，DWI呈相对低信号，右侧精索静脉迂曲、扩张。左侧睾丸未见形态及信号异常。右侧腹股沟、右髂静脉前见多个肿大淋巴结，部分边界欠清，较大者短径约1.7 cm，增强扫描后DWI呈高信号。左侧腹股沟亦见多发类似信号稍大淋巴结。

图4-8　盆腔MRI增强影像

全身PET-CT：右侧睾丸糖代谢增高的软组织肿块（3.2 cm×2.6 cm）并右侧睾丸鞘膜积液；右侧腹股沟区（4.0 cm×2.2 cm）及腹膜后多发糖代谢增高的结节及肿块（2.0 cm×1.7 cm）；右肺下叶后基

地段糖代谢增高结节(1.6 cm×1.4 cm)，考虑为恶性病变；腹膜后、纵隔、气管旁及双侧肩胛区、胸椎及颈椎旁糖代谢弥漫增高的脂肪密度影，考虑为棕色脂肪显像(图4-9)。

表4-2 住院期间血糖、C肽同步检测结果

	0分钟	60分钟	120分钟
血糖(mmol/L)	3.11	9.76	10.69
C肽 (pmol/L)	<5.50	54.2	62.4

表4-3 住院期间血儿茶酚胺、24小时尿VMA与血间甲肾上腺素结果

检查项目	结果	参考范围
血去甲肾上腺素	678.89↑	0~600 pg/mL
血肾上腺素	27.42	0~100 pg/mL
血多巴胺	105.32↑	0~100 pg/mL
24小时尿VMA(第一次)	100.75↑	0~68.6 μmol/day
24小时尿VMA(第二次)	117.80↑	0~68.6 μmol/day
24小时尿VMA(第三次)	108.00↑	0~68.6 μmol/day
血间甲肾上腺(第一次)	313.27	< 329.55 pmol/L
血间甲肾上腺(第二次)	427.21↑	< 329.55 pmol/L
血间甲肾上腺(第三次)	455.67↑	< 329.55 pmol/L

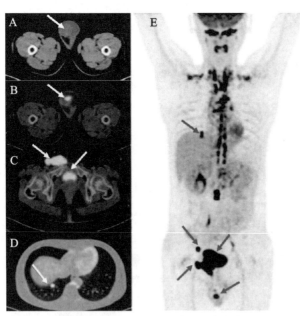

图4-9 全身PET-CT检查融合影像图

我院组织全院大会诊，建议进一步行定位诊断，患者家属要求行[131]I-MIBG或奥曲肽显像检查。2016年11月至12月外院检查如下：

生长抑素受体显像：右腹膜后、髂血管旁及腹股沟多发生长抑素受体高表达病灶，考虑为神经内分泌肿瘤淋巴结转移可能性大；右侧睾丸生长抑素受体有表达病灶，性质待定，原发灶？请结合临床。

^{131}I-MIBG检查：右侧腹股沟见团块状放射性摄取异常增高软组织结节影，考虑为副神经节瘤淋巴结转移可能性大；右盆壁内侧占位，无放射性摄取，副神经节瘤淋巴结转移不除外；右侧睾丸占位(无摄取增高)，性质待定。

结合上述两项定位检查，考虑诊断为右睾丸、右腹股沟、右腹膜后及右肺占位：多发副神经节瘤？多发转移灶。

再次收入医院诊治，予以美托洛尔25 mg每日两次、左旋氨氯地平片2.5 mg每日两次、甲磺酸多沙唑嗪缓释片4 mg每日两次联合控制血压，门冬胰岛素联合地特胰岛素强化胰岛素方案控制血糖。并再次举行多学科会诊。患者于2016年12月29日在泌尿外科接受了右侧睾丸及精索切除，右侧腹股沟、双侧盆腔、腹膜后病灶切除及淋巴结清扫+肠系膜淋巴结清扫术，病检提示睾丸切面见1 cm×1 cm×1 cm大小的肿块，精索切面见一大小为3.5 cm×2.5 cm×2.8 cm的肿块(图4-10A，B，C)。睾丸及精索肿瘤细胞免疫组化CgA(+++)、

NSE(+++)、Syn(+++)、CD56(+++)、Ki-67(2%+)、S-100(-)、EMA(-)、HMB45(-)、ACTH(-)、SMA(-)。病理诊断：睾丸肿块：恶性副神经节瘤；精索肿块：考虑睾丸副神经节瘤转移；腹主动脉旁、右腹股沟、右髂外淋巴结：均可见副神经节瘤转移。

2017年3月16日在胸外科接受了胸腔镜下右下肺结节楔形切除术（图4-10D），病检示镜下见肿瘤细胞成巢状生长，血窦丰富。肺肿瘤细胞免疫组化 CgA(++)、NSE(++)、Syn(++)、CD56(++)、Vimentin(+)、Ki-67(10%+)、HMB45(-)、GFAP(-)、S-100(-)、CD34(-)、CD31(-)、P53(-)、CK(-)、TTF-1(-)。结合临床及免疫组化结果，符合副神经节瘤肺转移。

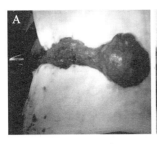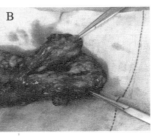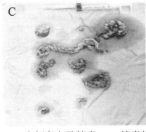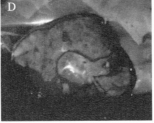

A：右侧睾丸及精索；B：精索切面；C：右侧腹股沟、双侧盆腔、腹膜后病灶淋巴结及肠系膜淋巴结；D：楔形切除的右下肺。

图4-10　手术切除大体标本图

基因检测：对患者及父母进行基因验证，发现患者存在 SDHB 基因 Ex.1del（CDS.1del）杂合突变（NM_003000.2），属于致病性突变，来源于父亲，属于常染色体显性遗传。传递分析表明，患者父亲携带 SDHB 基因 Ex.1del（CDS.1del）杂合突变，鉴于该病有外显不全的报道，因此，患者父亲无相关临床表现亦属正常。

术后患者停用了降压药物，并改用了门冬胰岛素30注射液降糖治疗。血压正常范围，血糖控制平稳。规律随访2年半，术前术后血压、心率、血糖、体重、C肽以及血尿儿茶酚胺以及影像学变化（表4-4）如示。患者诊断"1型糖尿病"15年，但睾

丸副神经节瘤与转移瘤切除术后，血糖明显好转，胰岛素日剂量显著下降，胰岛β细胞功能术后极大恢复，排除"1型糖尿病"诊断，糖尿病考虑为副神经节瘤所致继发性糖尿病。

表4-4　术前术后血压、心率、血尿儿茶酚胺以及影像学变化

	术前	术后3月	术后11月	术后2年半
症状	明显↑	无	无	无
收缩压(mmHg)	170↑	120	132	128
舒张压(mmHg)	112↑	78	85	81
心率(次/分)	106↑	97	85	83
体重(kg)	62.4	69↑	77.4↑	73.9
体重指数(kg/m²)	20.25	22.4↑	25.4↑	23.6
空腹血糖(mmol/L)	3.11↓	5.7	7.6	5.6
餐后2h血糖(mmol/L)	14.40↑	7	7.9	10.16
HbA1c(%)	11.20↑	7.00↓	7.60↓	7.5↓
空腹C肽(pmol/L)	<5.50↓	143.5↑	229.0↑	203.4↑
餐后2h C肽(pmol/L)	62.4↓	377.2↑	555.8↑	553.4↑
胰岛素日剂量	57IU	37IU↓	22IU↓	20 IU↓
24 h 尿VMA(μmol/day)	117.8↑	16.2	22	NA
去甲肾上腺素(pg/mL)	1284.36↑	161.25	152.18	正常
间甲肾上腺素(pmol/L)	455.67↑	150.11	149.3	NA
PET-CT全身	多发肿块	肿块消失	肿块消失	NA

注：NA 没有可利用的数据。

（五）最后诊断

1.睾丸副神经节瘤（TNM 分期4期）并多发转移（右精索，腹主动脉旁、右腹股沟、右髂外淋巴结，右肺），继发性糖尿病，糖尿病视网膜病变，糖尿病肾病 G1A3 期，糖尿病周围神经病变。

2.坏死性筋膜炎手术后（右下肢）。

3.维生素 D 缺乏。

4.冠状动脉粥样硬化。

（六）讨论

患者为青年男性，病程15年，以"波动性高血压及发作性头痛、心慌、大汗、胸闷、面色苍白"为特征性表现，多次查血儿茶酚胺、中间代谢产物、

终末代谢产物升高，诊断指向 PPGL，定性诊断明确。而其他激素检测结果如卧立位醛固酮系统、皮质醇节律等正常，可排除原发性醛固酮增多症、库欣综合征等其他原因引起的继发性高血压。

本例患者多次查肾上腺 CT 未发现肾上腺占位，而 PET-CT、生长抑素受体显影、^{131}I-MIBG 结果均提示右腹股沟、右腹膜后、髂血管旁、右盆壁、右睾丸、多处淋巴结有病灶，为明确副神经节瘤定位诊断提供了可能性。从两次手术的标本活检及免疫组化结果，进一步明确了副神经节瘤的原发灶在睾丸，其他为多发转移灶，故定位诊断明确。根据《嗜铬细胞瘤和副神经节瘤诊断治疗的专家共识》，推荐所有副神经节瘤的患者均应接受基因检测，患者基因检测结果证实 SDHB 基因外显子 1 存在大片段杂合缺失，为致病性变异，故基因诊断明确。患者术后随访显示其术后停用降压药物后血压控制正常范围，血儿茶酚胺、去甲肾上腺素，尿 VMA 均正常，同时胰岛功能（C 肽）较术前恢复，胰岛素日需要量明显减少，血糖控制平稳，生活质量明显提高。进一步支持患者病因诊断明确，治疗有效。

迄今为止，文献报道精索 PGLs 仅有 10 例，睾丸或副睾丸 PGL 仅 2 例。因此，本例睾丸 PGL 属于罕见疑难病例。超过 40% 的转移性 PPGL 的发病与 SDHB 的基因突变有关，本例患者符合转移性及遗传相关性 PGL。

PPGL 为少见的内分泌疾病，头痛、心悸、多汗是 PPGL 高血压发作时最常见的三联征，具有较高特异性，但敏感性只有 40%~48%。PPGL 的诊断在临床工作中常常并不简单。同许多内分泌肿瘤一样，PPGL 的诊断涉及定性诊断及定位诊断。血和尿儿茶酚胺及代谢产物测定是 PPGL 定性诊断主要方法。

确定 PPGL 的定性后，再进行肿瘤的定位诊断。肿瘤的定位则常需要通过影像学来确定。肾上腺 CT 平扫+增强是首选。MIBG 检查可显示神经内分泌肿瘤，但对转移性、复发性 PPGL 的检查敏感性较低。共识推荐生长抑素受体显像来筛查转移性 PGL 的转移病灶。全身 PET-CT 扫描是肾上腺外的 PGL、多发性、转移性 PPGL 的首选定位诊断。

PPGL 的基因检测与肿瘤的定性、定位诊断相辅相成。PPGL 的发生与致病基因的种系突变有关。SDHB 和 FH 基因突变的患者多提示为转移性 PGL。对所有患者进行基因筛查是非常必要的。

确诊 PPGL 后，应尽早手术切除肿瘤。PPGL 患者需要终身随访，每年至少一次复查以评估肿瘤是否复发或转移，而有基因突变者，应约半年随访一次。本例患者自首次手术至今已有 4 年，每半年均有规律随访，一直未发现存在 PPGL 相关症状及生化异常，提示手术治疗成功。对于存在基因突变 PPGL 患者家属，无论是否存在 PPGL 相关症状，都应进行生化及相应影像学筛查。本例患者父亲恰好有糖尿病和高血压，并有 SDHB 基因突变，存在可疑 PPGL，不巧因家庭经济原因，一直拒绝相关检查，无法明确诊断。

三、案例使用说明

根据患者高血压起病年轻，高血压症状呈波动性及发作性，优先考虑属于继发性高血压。根据患者存在特异性的波动性高血压的临床症状，首先考虑是否有 PPGL。围绕 PPGL，结合 24 小时尿 VMA 结果，检测血尿儿茶酚胺等定性诊断为 PPGL。由于外院肾上腺 CT 未有阳性发现，PET-CT 是筛查全身肿瘤的优选方案，并发现全身多处存在糖代谢增高的肿块。进行多学科诊治（MDT），先后 2 次手术治疗，病理诊断为 PPGL，并证实睾丸为原发灶，其他为转移灶。根据 PPGL 专家共识推荐，患者基因检测存在 SDHB 基因突变。至此，患者的定性诊断、定位诊断、病理诊断与基因诊断均明确，指向睾丸 PPGL 并全身多发转移。

本例睾丸 PGL 属于罕见疑难病例，为国内首例。迄今为止，全球仅报道睾丸或副睾丸 PGLs 仅 2 例。本例患者首发症状是胰岛素依赖性糖尿病（1 型糖尿病），时隔 10 余年后才出现波动性高血压。糖尿病与高血压是一种疾病的两种表现还是两种独立的疾病？这个是在疾病诊疗思维过程中需要考虑的一个重要问题。肿瘤切除后，随访血糖与胰岛素分泌功能的变化，否定"1 型糖尿病"，考虑"继发性糖尿病"。该病例引导学生系统分析继发性高血压的病因，首先让医学生认识到内分泌疾病的诊断一般需要包括定性诊断与定位诊断。其次让学生了解到 PPGL 这一类罕见的继发性高血压的病因。最后引导学生分析病情时，需要抓特异性症状，而寻求隐匿性发病灶时需要用到先进性的检查如 PET-CT 等。总之，如糖尿病、高血压等常见病也会有罕见的原因，知彼知己，则百战不殆。

四、启发思考题

1.临床症状与体征怀疑存在嗜铬细胞瘤，但是肾上腺未发现肿瘤，如何进行肿瘤的筛查与定位？

2.PPGL 导致继发性糖尿病的机制有哪些？

3.当 PPGL 有广泛远处转移无法手术治疗时，有哪些治疗方法？

4.PPGL 所致高血压危象如何紧急治疗？

五、参考文献

[1] 中华医学会内分泌学分会. 嗜铬细胞瘤和副神经节瘤诊断治疗专家共识(2020 版)[J]. 中华内分泌代谢杂志. 2020；39(9)：737-750.

[2] Kwon A-Y，Kang H，An HJ，et al. Spermatic Cord Paraganglioma With Histologically Malignant Features[J]. Urology. 2016；93：e7-e8.

[3] Makris MC，Koumarelas KC，Mitrousias AS，et al. A 'giant' paraganglioma in the testis[J]. Endocrinology, Diabetes & Metabolism Case Reports. 2014；2014：140055.

[4] Gupta R，Howell RS，Amin MB. Paratesticular Paraganglioma A Rare Cause of an Intrascrotal Mass[J]. Archives of pathology & laboratory medicine. 2009；133(5)：811-813.

[5] Luo S，Liu Z，Zhou Z. A rare hereditary and metastatic paraganglioma involved in both spermatic cord and testis[J]. Endocrine. 2019；65(1)：217-218.

（罗说明　周智广　中南大学湘雅二医院）

第五节　肾移植术后三发性甲状旁腺功能亢进症

一、知识点

(一)甲状旁腺功能亢进症的分类及定义

1.甲状旁腺功能亢进症(Hyperparathyroidism)分型见表4-5。

2.原发性甲状旁腺功能亢进症，系甲状旁腺组织原发病变致甲状旁腺激素(parathyroid hormone, PTH)分泌过多，导致的一组包括高钙血症等在内的临床综合征。

3.继发性甲状旁腺功能亢进症常为各种原因引起的低钙血症刺激甲状旁腺增生肥大、分泌过多PTH 所致的临床综合征。

4.三发性甲状旁腺功能亢进症是在继发性甲状旁腺功能亢进症的基础上，由于腺体受到持久刺激，发展为功能自主的增生或腺瘤，自主分泌过多PTH 所致的疾病。

5.假性甲状旁腺功能亢进症：由于某些器官，如肺、肾和卵巢等的恶性肿瘤，分泌类似甲状旁腺素样多肽物质，致血钙增高，PTH 分泌正常或降低，为非 PTH 依赖。

6.异位甲状旁腺功能亢进症：指非甲状旁腺肿瘤分泌 PTH。

表 4-5　甲旁亢实验室检查结果

	PTH	血钙	血磷	尿钙	备注
原发性甲旁亢	升高或正常	升高或正常	降低	升高(除 FHH)	
继发性甲旁亢	升高	降低或正常	升高(肾性)或降低		1, 25-OHD 生成障碍者血磷低
三发性甲旁亢	升高	升高	升高(肾性)		
假性甲旁亢	降低	升高	降低	升高	分泌 PTHrP 或称非 PTH 依赖的高钙血症
异位 PHPT	升高	升高或正常	降低	升高	指非甲状旁腺肿瘤分泌 PTH

(二)肾移植术后三发性甲状旁腺功能亢进症的诊疗

三发性甲状旁腺功能亢进症可看作是继发性甲状旁腺功能亢进症进展的晚期形式，常见于长

期接受透析的终末期肾病(end-stage renal disease, ESRD)患者和(或)肾移植患者。在体内长期刺激因素的作用下，甲状旁腺过度分泌PTH，其作用的靶器官主要是肾脏、骨骼和肠道。肾移

植术后甲状旁腺激素水平，随着时间的推移会逐步下降，理想的结果是半年到一年能达到正常人水平，如果肾移植术后一年，甲状旁腺激素水平仍高于正常值，且血清矫正钙≥2.6 mmol/L，应考虑三发甲旁亢。

肾移植术后三发性甲状旁腺功能亢进症的诊断主要依靠病史、临床症状和实验室检查。除了血钙和PTH升高外，也可能会有低磷血症，活性维生素D减少和碱性磷酸酶升高。对高度怀疑THPT的患者应进一步完善定位诊断。定位检查包括：颈部超声、CT、MRI、ECT、奥曲肽扫描、^{99}T cm-sestamibi显像。①B超作为常规检查，可发现功能亢进的甲状旁腺；②CT及MRI诊断意义相当；CT、MRI检查可更清晰地显示病灶与周围组织的细微结构关系；③ECT特异性高，但敏感性低；④奥曲肽扫描特异性及敏感性均相对较低；⑤^{99}T cm-sestamibi显像敏感性、特异性和准确性较高。定位困难时，可行多个检查同时定位。

手术干预是目前治疗THPT有效的主要治疗方法。肾移植术后部分THPT及高钙血症患者在一年内可自发缓解，建议肾移植术后12个月以上，仍发生高钙血症时应考虑行甲状旁腺切除术。所有的肾移植受者，甲状旁腺切除术后应严格监测血清钙水平，特别是肾移植前影像学证据证明甲状旁腺腺体增大的患者。肾移植术后行甲状旁腺切除术有可能导致移植肾功能突然恶化。热消融治疗因其创伤小、痛苦轻、颈部无瘢痕、术后恢复快等优点，逐渐得到认可，为不愿手术或不能耐受麻醉、手术的患者提供了新的治疗途径。近年来越来越多研究证实西那卡塞能有效控制肾移植后THPT，能够降低血清PTH、血钙水平，升高血磷水平。但目前国内外西那卡塞药物适应证不包括肾移植后甲旁亢，属于适应证外用药。

二、案例

(一) 病例资料

患者方××，52岁女性，因"发现血糖升高3月余"入院。

既往史：有"高血压病"病史10余年，最高血压220/110 mmHg，目前服用硝苯地平控释片30 mg Qd降压，血压控制在140～150/80～90 mmHg。2012年因"持续高热、咳嗽咳痰"就诊，发现双肾结石并积水，行"右肾PCNL术"治疗，2015年10月行"左上肢前臂动静脉人工内瘘成形术"并开始启动透析治疗，2017年行"肾移植术"，术后未再透析治疗，目前服用他可莫司胶囊 早1.5 mg、晚1 mg、麦考酚钠肠溶片360 mg Bid。2017和2019年血电解质均正常。

个人史、月经史、婚育史、家族史均无特殊。

体查：体温36.5℃，脉搏101次/分，呼吸20次/分，血压169/110 mmHg。身高152 cm，体重57.7 kg，BMI 25.0 kg/m^2，腰围86 cm，臀围93 cm，腰臀比0.92。贫血貌，无明显骨骼畸形。甲状腺Ⅰ°肿大，可触及多个大小不等结节，边界清，形态规则，右颈前区可触及一1 cm×1 cm大小肿块。心肺听诊无异常，腹软，无压痛及反跳痛，双下肢不肿。

(二) 相关检查

三大常规、肝肾功能、凝血常规、甲状腺功能三项、甲状腺抗体、C12、心电图均无明显异常。血脂升高。糖化血红蛋白：10.2%；GAD-Ab、IA-2A、ZnT8-Ab：阴性。FBS7.63 mmol/L，FCP 408.1 pmol/L。

钙磷代谢相关检查（表4-6，4-7）：血钙（矫正钙）正常或升高，血磷正常或降低，PTH升高，25-维生素D 39 nmol/L(↓)。

表4-6　患者血电解质及PTH结果

日期	校正钙	磷	镁	PTH
3月19日	2.54	0.79	0.75	
3月23日	2.68	0.98	0.72	12.98
3月24日	2.54	0.80	0.71	10.44
3月26日	2.61	0.95	0.77	21.91
3月29日	2.46	0.89	0.74	

注：参考范围：钙(2.11～2.52 mmol/L)，磷(0.85～1.51 mmol/L)，镁(0.78～1.27 mmol/L)，PTH(1.60～6.90 pmol/L)。

表 4-7　患者尿电解质结果

	尿磷 （mmol/day）	尿钙 （mmol/day）	血磷 （mmol/L）	血钙 （mmol/L）	血肌酐 （mmol/L）	尿肌酐 （mmol/day）
3 月 26 日	17.33	5.49	0.95	2.61	78.6	7.63
3 月 29 日	16.87	4.52	0.89	2.46	73.6	7.31

注：尿钙排泄分数 =（尿钙×血肌酐×100）/（血钙×尿肌酐×1000）；尿磷排泄分数 =（尿磷×血肌酐×100）/（血磷×尿肌酐×1000）。

骨代谢相关检查：β-CTX、BGP、TP1NP，bALP 正常范围。

BMD：骨质疏松。

彩超：甲状旁腺区正常腺体声像，请结合临床。甲状腺多个低回声结节：TI-RADS 3 类。肾移植术后，双肾多发结石。脂肪肝。

甲状旁腺 CT：甲状腺多发结节并斑点状钙化灶，性质待定。甲状腺左叶背侧结节，不除外甲状旁腺瘤。颈部大血管粥样硬化、钙化。

甲状旁腺 MRI：结合 CT 片，甲状腺多发结节并斑点状钙化灶，性质待定；甲状腺左叶低强化灶，甲状旁腺病变可能，请结合临床、超声及实验室检查。

甲状旁腺 MIBI：甲状腺左叶下极区域异常浓聚灶，不排除甲状旁腺瘤可能，请进一步检查。

（三）初步诊断

1. 代谢综合征：2 型糖尿病，血脂异常，中心性肥胖，高血压病 3 级，极高危。

2. 梗阻性肾病肾移植术后。

3. 肾移植术后三发性甲旁亢？

4. 甲状旁腺左叶结节性质待定：甲状旁腺瘤可能性大。

5. 骨质疏松症。

6. 双肾多发结石。

7. 维生素 D 缺乏。

8. 脂肪肝。

9. 颈动脉硬化。

10. 甲状腺结节。

11. 左上肢动静脉内瘘术后。

12. 皮肤基底细胞癌术后。

（四）诊治经过

使用胰岛素泵强化治疗控制血糖后，患者要求继续使用胰岛素治疗，使用地特胰岛素加赖脯胰岛素三短一长强化治疗方案。硝苯地平控释片及厄贝沙坦降压，阿托伐他汀调整。补充维生素 D。他克莫司胶囊和麦考酚钠肠溶片抗免疫排斥。

患者虽然有反复结石病史，无高钙血症表现，2017 年和 2019 年电解质正常，考虑当时结石非甲旁亢引起。

在此次糖尿病治疗过程中实验室检查有高血钙、低血磷、血清碱性磷酸酶升高、尿钙增高。PTH 升高。结合患者肾移植术后病史，且影像学证据支持甲状旁腺腺瘤。支持三发性甲状旁腺功能亢进症诊断。

和患者沟通建议行甲状旁腺手术，患者及家属担心手术风险。建议考虑西那卡塞治疗，为超说明书使用，患者及家属商议后，拒绝并要求随访观察后决定。

（五）最后诊断

1. 代谢综合征：2 型糖尿病，血脂异常，中心性肥胖，高血压病 3 级，极高危。

2. 梗阻性肾病肾移植术后。

3. 肾移植术后三发性甲旁亢。

4. 甲状旁腺左叶结节性质待定：甲状旁腺瘤可能性大。

5. 骨质疏松症。

6. 双肾多发结石。

7. 维生素 D 缺乏。

8. 脂肪肝。

9. 颈动脉硬化。

10. 甲状腺结节。

11. 左上肢动静脉内瘘术后。

12. 皮肤基底细胞癌术后。

（六）讨论

肾移植患者的三发性甲旁亢（THPT）的典型表现为，因持续继发性甲状旁腺功能亢进症或一个及多个甲状旁腺腺体仍自发性分泌 PTH，导致即便在肾移植后，仍表现为持续性高 PTH 伴高血钙。虽然大多数研究者认为移植后 THPT 定义为血钙升高，但部分研究者认为也将血钙水平正常的患者也纳入此分类。移植后 1 年以上持续的高钙血症很难自行缓解。手术是治疗 THPT 的唯一明确的方案。

肾移植术后三发性甲状旁腺功能亢进症的手术指征包括：

①持续的（肾移植成功后 6 个月以上）症状性高钙血症。

②并发症：移植肾失功、肾钙质沉着症、胰腺炎、病理性骨折、瘙痒、肌肉骨骼的病症、神经认知障碍或胃肠道症状。

③明显增加 PTH 和/或血钙水平。

肾移植术后三发性甲状旁腺功能亢进症术后的并发症与其他类型的甲旁亢类似，如术后甲状旁腺功能减退、低钙血症、喉返神经损伤、术后复发、感染、出血及食管损伤等。但 THPT 术后对移植肾的影响是尤其不可忽视的。。

针对高钙血症的药物治疗，尤其是拟钙剂类药物，越来越多地用于 THPT 患者，但西那卡塞治疗 THPT 目前属于超适应证用药。为了保持移植肾的功能并避免全身钙化的不利影响，在药物治疗失败后针对患者的临床状况进行个体化治疗，并尽量避免延误手术治疗。

三、案例使用说明

本例患者有反复发作的尿路结石病史，肾移植术后。实验室检查有高血钙、低血磷、血清碱性磷酸酶升高、尿钙增高。PTH 升高。并且影像学证据支持甲状旁腺腺瘤。通过以上 3 点诊断基本上可以确定甲旁亢诊断。但患者多发结石并肾积水病史在前，移植后发现 PTH 升高，高钙低磷，难点在于鉴别是原发性甲旁亢还是三发性甲旁亢。需要追踪外院资料，患者提供外院 2017 年和 2019 年电解质结果均正常，排除原发性甲旁亢，最后诊断为三发性甲旁亢。

多数专家主张对于肾移植术后三发性甲旁亢首选甲状旁腺切除手术治疗。手术治疗主要有 3 种术式：甲状旁腺次全切除术、甲状旁腺全切除加甲状旁腺自体移植术、甲状旁腺全切除术。我国建议对于肾功能稳定，暂不需要透析的患者，建议行甲状旁腺次全切除术。THPT 行甲状旁腺切除术能改善临床症状，提高生活质量，提高骨密度和移植物存

活率。不推荐甲状旁腺全切不加自体移植，术后可能会导致甲状旁腺功能减退、严重低钙血症及长期钙替代治疗。

对于有手术禁忌证的患者，或者肾移植后不足 1 年，临床观察血清 PTH 仍在下降中，但是出现高钙血症者，为防止高钙血症带来的移植肾失功等风险，在严密监测下使用西那卡塞可能是治疗 THPT 的一个有效替代方案。应用西那卡塞副作用主要有胃肠道反应、低钙血症及心电图 QT 间期延长，胃肠道反应包括恶心、呕吐、腹泻等。

该患者因担心药物及手术可能会影响移植肾，拒绝手术及西那卡塞治疗，要求观察随访。

四、启发思考题

1. 甲状旁腺功能亢进症的分类。
2. 肾移植术后甲旁亢的诊断。
3. 肾移植术后甲旁亢的治疗。

五、参考文献

［1］ JM. Cruzado, P. Moreno, J. V. Torregrosa, A Randomized Study Comparing Parathyroidectomy with Cinacalcet for Treating Hypercalcemia in Kidney Allograft Recipients with Hyperparathyroidism［J］. Journal of the American Society of Nephrology, 2015. 12. 16.

［2］ 陆虎林，雷欣，黄洪锋，等. 甲状旁腺切除术治疗肾移植后持续性甲状旁腺功能亢进的临床研究［J］. 中华器官移植杂志，2020，41（12）：726-730.

［3］ 王苏娅，吴建永，彭文翰，等. 肾移植术后三发性甲状旁腺功能亢进诱导持续高钙血症伴骨质疏松［J］. 中华器官移植杂志，2019，40（2）：92-97.

［4］ 中华医学会外科学分会甲状腺及代谢外科学组，中国研究型医院学会甲状旁腺及骨代谢疾病专业委员会. 原发性甲状旁腺功能亢进症围手术期处理中国专家共识（2020 版）［M］. 中国实用外科杂志，2020，40（6）：634-638.

［5］ 中华医学会骨质疏松和骨矿盐疾病分会；中华医学会内分泌分会代谢性骨病学组. 原发性甲状旁腺功能亢进症诊疗指南［J］. 中华骨质疏松和骨矿盐疾病杂志. 2014，7（3）：187-198.

［6］ 中国医师协会外科医师分会，甲状腺外科医师委员会，中国研究型医院学会.慢性肾功能衰竭继发甲状旁腺功能亢进外科临床实践专家共识［M］. 中国实用外科杂志. 2016，36（5）：481-486.

（侯粲　中南大学湘雅二医院）

第五章

血液系统疾病

第一节　弥漫大 B 细胞淋巴瘤

一、知识点

（一）弥漫大 B 细胞淋巴瘤（Diffuse Large B-cell Lymphoma，DLBCL）

淋巴瘤是一种常见的淋巴造血系统恶性肿瘤，我们常将淋巴瘤分为霍奇金淋巴瘤、非霍奇金淋巴瘤及其他类型淋巴瘤，其中弥漫大 B 细胞淋巴瘤（DLBCL）是一种侵袭性非霍奇金淋巴瘤，约占所有淋巴瘤的 33.27%，是我国人群最常见的淋巴瘤类型。病理诊断是淋巴瘤诊断的"金标准"，取材时尽量选择肿大明显的淋巴结或肿块整个或部分切除，不易获取的深部淋巴结或肿块，可以采用 B 超或 CT 引导下粗针穿刺活检，或应用内镜活检，如胃镜、肠镜、腹腔镜、纵隔镜等。在病史采集及辅助检查方面，需要注意患者的乳酸脱氢酶 LDH、乙肝病史及实验室检查；影像学检查优先推荐 PET-CT，头部检查推荐磁共振。DLBCL 的分期可分为Ⅰ~Ⅳ期，Ⅰ期指病变仅侵及单一淋巴结区域（Ⅰ），或侵及单一结外器官不伴有淋巴结受累（IE）；Ⅱ期指侵及≥2 个淋巴结区域，但均在膈肌同侧（Ⅱ），可伴有同侧淋巴结引流区域的局限性界外器官受累（ⅡE）（例如：甲状腺受累伴颈部淋巴结受累，或纵隔淋巴结受累直接延伸至肺脏受累）；Ⅲ期指侵及膈肌上下淋巴结区域，或侵及膈上淋巴结+脾受累（ⅢS）；Ⅳ期指侵及淋巴结引流区域之外的结外器官（Ⅳ）。对所有 DLBCL 患者均需要进行 IPI 评分（国际预后评分），评分项目为：年龄（大于 60 岁得一分）、分期（Ⅲ或Ⅳ期得一分）、结外病变（大于等于 2 个部位得一分）、ECOG 评分（大于等于 2 分得一分）及 LDH（高于正常得一分）；每项 1 分，0~1 分为低危，2 分为中低危，3 分为中高危，4~5 分为高危。CD20 单抗——利妥昔单抗（R）是 DLBCL 治疗中的主要药物，基于年龄和预后的分层，对于小于等于 60 岁的弥漫大 B 细胞淋巴瘤初治患者，标准一线方案为 R-CHOP 方案（利妥昔单抗+环磷酰胺+多柔比星/表柔比星+长春新碱+泼尼松片，每 21 天重复）化疗±受累部位/受累淋巴结放疗；对于大于 60 岁的弥漫大 B 细胞淋巴瘤初治患者，若心功能不全，可将多柔比星/表柔比星换为多柔比星脂质体；大于 80 岁患者剂量减量，使用 R-miniCHOP 方案（药物剂量减小）。复发或难治的患者，治疗方案可调整为 R-ICE（利妥昔单抗+异环磷酰胺+卡铂+依托泊苷，每 21 天重复）、R-DHAP（利妥昔单抗+地塞米松+顺铂+阿糖胞苷）、R-GDP（利妥昔单抗+吉西他滨+顺铂+地塞米松）、R-MINE（利妥昔单抗+异环磷酰胺+米托蒽醌+依托泊苷）、R2（利妥昔单抗+来那度胺）及自体造血干细胞移植或异基因造血干细胞移植、临床试验等。基于 FLYER 研究及 GOYA 研究结果，根据患者的危险分层，在足量利妥昔单抗治疗周期的情况下，可考虑适当减少 1~2 次化疗周期。

（二）淋巴瘤的个体化治疗

对于 DLBCL 亚型的诊断，WHO 根据基因表达谱的不同，将 DLBCL 分为 3 类：生发中心 B 细胞样（GCB）、活化 B 细胞样（ABC）和第三型 DLBCL。目前常用的是 HANS 模型分类，即将 DLBCL 分为 GCB 样亚型（生发中心型）和非 GCB 样亚型（非生发中心型）；DLBCL 异质性强，不同类型患者的预后差异比较明显，总的来说，非生发中心亚型的预后劣于生发中心亚型。对于初发和治疗后复发的 DLBCL 均推荐于病理科完善 MYC、BCL2 和 BCL6 基因重排及蛋白表达的相关检测，根据三者中的阳性表达结果数量可被归为"双打击""三打击"（存在 MYC+BCL2 或/和 BCL6 基因重排）淋巴瘤或者"双表达"（存在 MYC+BCL2 蛋白高度表达）淋巴瘤，均提示预后不良。对于此类淋巴瘤患者，目前没有共识的治疗方案，DLBCL 的标准方案可能预后不佳，在患者初治或复发的治疗过程中需要进行个体化治疗，根据患者的病情发展，及时对治疗方案进行调整，争取让患者获得更长的生存时间。

二、案例

（一）病例资料

患者胡××，男，45 岁。自诉于 2019 年 6 月发现右侧腋窝淋巴结肿大，未引起重视，右侧腋窝肿块逐渐增大，遂于 2019 年 10 月第一次至医院就诊，自诉无明显疼痛、发热等症状，饮食、睡眠等一般情况尚可，体重下降约 2 公斤。于肿瘤科行右侧腋窝淋巴结活检。病理结果：（右腋窝肿块）结合免疫组化结果符合 B 细胞性非霍奇金淋巴瘤：弥漫大 B 细胞淋巴瘤（非生发中心型）。免疫组化：CK（−），SOX-10（−），S100（−），Syn（−），CgA（−），CD79a（+），Ki-67（90%+），CD3（−），CD20（++），HMB45（−），Desmin（−），Myogenin（−），MyoD1（−），CD99（+），WT-1（−），NSE（−），FLI-1（+），CD10（−），Bcl-2（40%+），c-Myc（40%+），EBER 原位杂交（−）。于 2019 年 11 月 5 日入住肿瘤科。

既往史、个人史、婚育史、家族史等无特殊。

入院体查：体温、脉搏、血压正常，PS 评分 1 分，右侧腋窝可扪及约 8 cm×10 cm 大小肿大淋巴结。质韧，边界不清，无压痛。心脏、肺部、肝脏脾脏体查无明显异常。

（二）相关检查

实验室检查：乳酸脱氢酶 299.5 u/L（↑），HBV-DNA 低于 10 IU/mL。三大常规、肝肾功能电解质、凝血功能未见明显异常。

骨髓穿刺、心电图无明显异常。

全身 PET-CT 提示：①右侧腋窝、右侧锁骨区多发糖代谢异常增高的肿大淋巴结，符合淋巴瘤；②右肺上叶糖代谢稍高的磨玻璃小结节；右肝多个糖代谢增高的结节；脾脏糖代谢增高的条片影，考虑为淋巴瘤浸润可能性大；③右肺门、左侧腋窝、右侧腹股沟多发糖代谢稍高的小淋巴结，不除外淋巴瘤浸润。

（三）初步诊断

非霍奇金淋巴瘤（弥漫大 B 细胞淋巴瘤，非生发中心型Ⅳ期，肝脾浸润，IPI 3 分，中高危组）。

（四）诊治经过

2019 年 11 月 5 日至 2020 年 4 月 20 日期间共行七周期 R-CHOP 方案化疗。2020 年 4 月复查 PET-CT 提示：①原右侧锁骨区糖代谢增高的淋巴结现基本消失，原右侧腋窝多发糖代谢异常增高的肿大淋巴结，较前明显变小，糖代谢较前降低，原右肺门、右侧腋窝糖代谢增高的淋巴结，均较前缩小，糖代谢较前降低，考虑淋巴瘤治疗后部分好转；②原右肺上叶、右肝、脾脏多发糖代谢增高灶现已消失，考虑为淋巴瘤浸润好转；③原左侧腋窝多发糖代谢稍高的小淋巴结，大致同前，考虑淋巴结反应性增生可能性大。患者治疗前（2019 年 11 月）与治疗后（2020 年 4 月）两次行 PET-CT（图 5-1，图 5-2），左侧为治疗前影像，右侧为治疗后影像，可见原糖代谢明显增高的右侧腋窝肿块已明显缩小，右侧锁骨区糖代谢增高淋巴结基本消失，且肺、肝、脾等可能为淋巴瘤浸润的病灶也考虑为治疗后好转；根据 RECIST 疗效评价标准，患者疗效评价为 PR（部分缓解）。2020 年 5 月开始行右腋窝部位调强放疗并同步口服来那度胺治疗。

患者 2020 年 6 月完成放疗后继续口服来那度胺治疗，2020 年 9 月复查 PET-CT 提示：双肺多发糖代谢增高结节灶，考虑淋巴瘤浸润可能性大，右侧腋窝淋巴结较前缩小。肺部 CT 提示：双肺内多发磨玻璃结节，淋巴瘤浸润？感染？综合评估，考虑肺部病变为浸润可能性大，病情进展，根据 RECIST 疗效评价标准，患者疗效评价为 PD（进展）。

患者于 2020 年 10 月至 11 月接受复发转移后两周期 R-ICE 方案化疗。2020 年 12 月复查肺部 CT 提示：双肺磨玻璃结节较前增多、增大，纵隔新增肿大淋巴结（图 5-3），考虑病情再次进展，根据 RECIST 疗效评价标准，患者疗效评价为 PD。

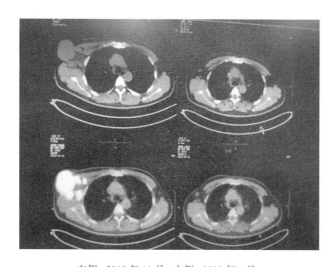

左侧：2019 年 11 月，右侧：2020 年 4 月。

图 5-1　患者进行初治 R-CHOP 方案
化疗前后的 PET-CT 影像对比一

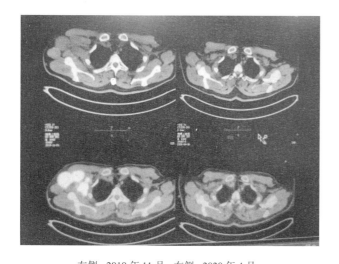

左侧：2019 年 11 月，右侧：2020 年 4 月。

图 5-2　患者进行初治 R-CHOP 方案
化疗前后的 PET-CT 影像对比二

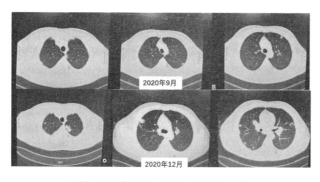

上图：2020 年 9 月，下图：2020 年 12 月。

图 5-3　患者肺转移后行 R-ICE 方案
化疗前后的肺部 CT 影像对比

患者再次更改化疗方案为 R-DHAP 方案，两周期后肺部病灶缩小，评价为 PR；可惜四周期 R-DHAP 方案化疗后肺部病灶再次增大、增多，考虑病情再次进展。根据 RECIST 疗效评价标准，对比 2021 年 2 月与 2021 年 4 月的 CT 影像结果（图 5-4），患者疗效评价为 PD。至此治疗告一段落，需进一步个体化讨论。

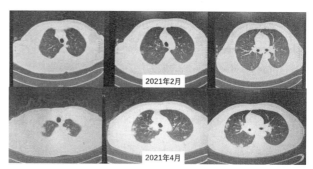

上图：2021 年 2 月，下图：2021 年 4 月。

图 5-4　更换 R-DHAP 方案化疗两周
期后和四周期后肺部 CT 影像对比

（五）最后诊断

1. 非霍奇金淋巴瘤（弥漫大 B 细胞淋巴瘤，非生发中心型，Ⅳ期，肝脾浸润，IPI 3 分，中高危组）。
2. 化疗及局部放疗后。
3. 肺部转移。
4. 化疗后进展。

（六）讨论

DLBCL 虽是一种恶性肿瘤，但也是有可能被治愈的疾病，一线治疗方案选择尤为关键，需要"一击即中"。DLBCL 初诊患者需接受全面预后评估，包括但不限于病理检测、基因检测等，为治疗方案提供选择及个体化治疗调整的依据。R-CHOP 方案是 DLBCL 一线治疗的基石，最常用的治疗为 8 周期的 R（利妥昔单抗）联合 6~8 个疗程的 CHOP 方案化疗，应根据患者的分期、分级、病理结果、发病部位等不同预后因素进行调整。DLBCL 的亚型分类复杂，对于存在 MYC、BCL2/BCL6 中两者甚至三者基因重排阳性或 MYC+BCL2 蛋白表达阳性的 DLBCL 来说治疗效果不佳，预后更差。该病例患者的病理结果中 Bcl-2（40%+），c-Myc（40%+），提示很可能具有双表达淋巴瘤的高危因素（目前表达阳性比例的 CUTOFF 值通常为 MYC≥40%，

BCL-2≥50%~70%），之后的治疗过程中患者短时间内出现肺部转移、后线治疗多次进展也符合"效果不佳、预后不良"的特点；更提示我们在特殊类型淋巴瘤的治疗中，应注重个体化治疗，目前虽无全球共识的标准方案，或也可考虑早期予以强化方案进行治疗。

三、案例使用说明

该例弥漫大 B 细胞淋巴瘤患者的治疗流程符合 DLBCL 的治疗原则，对于学习弥漫大 B 细胞淋巴瘤的临床诊治有较好示范。该病例患者初治效果良好，予以 7 个周期 R-CHOP 方案化疗及腋窝局部放疗后复查 PETCT 可见多数病灶明显缩小甚至消失、糖代谢减低，但仅维持 3 个月就发现肺部转移，且转移后予以两周期 R-ICE 方案化疗病情仍在进展，再次调整 R-DHAP 化疗方案后虽病灶有所减小但仅维持两周期，四周期后复查病情再次进展。治疗过程中如此病情反复，多次进展，回顾患者病理免疫组化结果有"双表达淋巴瘤"的可能，提示预后不良，且经 R-CHOP 方案治疗后长期预后也不佳，更说明淋巴瘤患者有全面评估个体化治疗的需要，尤其是复发难治类型；对于高危类型的淋巴瘤患者，早期或需考虑 R-CHOP+X 的治疗方案，但目前尚无共识方案，所以更需要临床医生根据患者病情特点对治疗方案进行斟酌并密切跟进治疗效果。当患者出现病情进展或新发病灶时最好考虑再次活检，并行二代基因测序检测寻找有靶向药物的分子靶点，再次获得 PR 以上疗效后可行自体或异基因造血干细胞移植，进展则建议参加临床试验，或考虑进行 CAR-T 治疗等。总之，根据患者病情进行个体化治疗方案调整。

四、启发思考题

1. 弥漫大 B 细胞淋巴瘤的标准首选方案是什么？
2. 弥漫大 B 细胞淋巴瘤患者的 IPI 评分内容包括哪五项？

五、参考文献

[1] Viola P, Dominic K-M, Vadim L, et al. Significant reduced loss of bone mineral density after four vs. six cycles of R-CHOP: an analysis of the FLYER-trial. 2022 Feb;63(2):326-334. Leukemia & lymphoma. doi: 10.1080/10428194.2021.1975193.

[2] Laurie HS, et al. A randomized, open-label, Phase III study of obinutuzumab or rituximab plus CHOP in patients with previously untreated diffuse large B-Cell lymphoma: final analysis of GOYA. Journal of hematology & oncology. 2020 Jun 6;13(1):71. doi: 10.1186/s13045-020-00900-7.

（张越　中南大学湘雅二医院）

第二节　Castleman 病

一、知识点

Castleman 病(Castleman Disease, CD)是一组临床和病理与淋巴瘤相似的少见淋巴增殖性疾病，主要累及淋巴结，其中最常累及的是纵隔淋巴结。其发病机制与白细胞介素-6(IL-6)或相关多肽、病毒感染与慢性炎症、免疫缺陷与免疫调节异常、细胞因子与生长因子有关。CD 的病理分型可分为透明血管型(HVCD)、浆细胞型(PCCD)和混合型，其临床分型可分为单中心型(UCD)和多中心型(MCD)。CD 的常见临床表现为淋巴结无痛性肿大，UCD 大部分无全身症状，而 MCD 常伴有全身症状，如发热及肝脾肿大，并伴随多系统受累表现。CD 的实验室检查通常显示贫血、血小板减少、C 反应蛋白升高、抗核抗体阳性、高球蛋白血症、IL-6 增高及 Coombs 试验阳性。CD 主要依据淋巴结病理、实验室标准及临床表现确诊。对于 CD 的治疗，根据临床分型的不同而有所差异。UCD 应尽可能手术切除；对于不可切除的 UCD，可选择局部放疗或以利妥昔单抗为基础的系统性化疗。MCD 如病变部位较少者，也可手术切除，术后常辅以化疗或放疗；如病变无法切除，可根据临床分型选择传统化疗(含或不含利妥昔单抗)、糖皮质激素治疗、免疫调节治疗及 IL-6 靶向治疗等治疗方法。

二、案例

(一)病例资料

患者阳××，男，43 岁，2019 年 2 月体检发现纵隔肿物，2019 年 3 月 9 日肺部 CT 提示：前中纵隔占位，大小约 71 mm×58 mm，考虑巨淋巴结增生可能(图 5-5)。患者于 2019 年 3 月 12 日在胸外科行全麻下"纵隔肿瘤切除+喉返神经探查+胸腔闭式引流术"，术后病理示：(纵隔肿块)碎组织多块，共 11 cm×8 cm×3.5 cm 大小，其中一块为肿块，表面呈菜花样，另一块为囊实性肿块，大小为 8 cm×5.5 cm×5 cm。免疫组化：CD20(+)，CD3(+)，Ki-67(80%+)，CDla(-)，Bcl-2(+)，EBER(-)，Kappa(部分+)，Lambda(部分+)，IgG4(小灶+)，IgG(部分+)，CK(-)，EMA(-)，CD30(-)，PAX-5(-)，CD15(-)，ALKp80(-)，CD43(-)，CD31(+)，ERG(+)，符合 Castleman 病。2020 年 4 月 15 日患者复查肺部 CT 提示：前上纵隔及右侧前胸壁软结节，考虑复发并右前胸壁转移，2020 年 4 月 17 日全身 PET-CT 提示：①前纵隔糖代谢增高结节，考虑肿瘤复发可能性大；②右前下胸膜局部和右心缘旁多发糖代谢稍增高结节灶，考虑胸膜转移可能性大；③气管前方皮下糖代谢稍增高结节，考虑转移可能，请结合临床；④左肺下叶基底段两个微小结节灶，较大者糖代谢轻微增高，考虑肺转移可能性大。患者于 2020 年 5 月 7 日在我院胸外科行全麻下"颈部气管前结节切除活检+胸腔镜下右前上纵隔肿块切除+心包部分切除+右胸壁多发结节切除+胸膜粘连松解+肺修补术"，术后病理示：①送检(纵隔肿块)镜下：送检组织可见大量萎缩的淋巴滤泡，滤泡生发中心主要由玻璃样变的血管所替代，套区增宽淋巴细胞呈"靶环"状排列，滤泡之间可见大量增生的梭形或卵圆形的细胞，细胞呈束状排列，细胞胞界欠清，核大，圆形或卵圆形，空泡状，可见小核仁，核分裂像偶见。病变形态考虑为滤泡树突细胞肉瘤伴透明血管型 Castleman 病。②送检(颈部气管前皮下结节、右胸壁胸膜结节、右侧心包结节、右前纵隔肿块及受累心包)镜下：结合病史、形态及免疫组化，病变考虑为滤泡树突细胞肉瘤伴透明血管型 Castleman 病。原单位免疫组化：CD21(FDC 及部分梭形细胞+)，CD20(B 细胞+)，CD79a(B 细胞+)，CD3(T 细胞+)，CD5(T 细胞+)，CD7(T 细胞+)，CD43(T 细胞+)，CD4(部分 T 细胞+)，CD8(部分 T 细胞+)，CD56(-)，MUM1(个别+)，CK(-)，EMA(-)，CD30(-)，HHV8(-)，Ki67(10%+)。患者为求进一步治疗，于 2020 年 7 月 3 日入住肿瘤科。

既往史、个人史、婚育史、家族史均无特殊。

体查：体温 36.5℃，脉搏 79 次/分，呼吸 20 次/分，血压 118/70 mmHg。心肺听诊无异常，腹软，无

压痛及反跳痛，双下肢不肿。专科检查：PS 评分 1 分，全身浅表淋巴结未触及肿大。胸廓无畸形，双侧呼吸动度对称，语颤无增强，双肺叩诊清音，双肺呼吸音清晰，未闻及干湿性啰音和胸膜摩擦音。

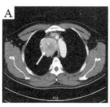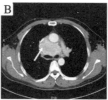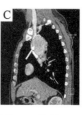

A：胸部 CT 水平位主动脉弓层面，箭头示纵隔肿物；B：胸部 CT 水平位气管隆突层面，箭头示纵隔肿物；C：胸部 CT 矢状位，箭头示纵隔肿物。

图 5-5 患者首诊时胸部 CT

(二)相关检查

2020 年 7 月 4 日肺部 CT：①纵隔肿瘤切除术后改变，术区情况大致同前，请结合临床综合考虑；②左肺下叶外基底段结节基本吸收，考虑炎性结节，建议随访。

头部 CT 增强：未见明显异常。

颈部 CT 增强：双侧颈部 IB、II 区多发小淋巴结。

尿常规：隐血 1+；肾功能：尿酸 450.2 umol/L(↑)；血脂：甘油三酯 4.56 mmol/L(↑)，高密度脂蛋白胆固醇 1.02 mmol/L(↓)，低密度脂蛋白胆固醇 3.27 mmol/L(↑)；免疫球蛋白 G4 测定 3.180 g/L(↑)；免疫球蛋白 IgA 5.29 g/L(↑)；本周氏蛋白：免疫球蛋白 λ 链 7.78 g/L(↑)。

HIV(-)，IL-6(-)，VEGF(-)。

血常规、粪便常规+OB、肝功能、电解质、空腹血糖、凝血功能、心肌酶、肿瘤标志物、ESR、CRP、β2-微球蛋白、尿本周氏蛋白、EBV DNA、新冠肺炎核酸检测均无明显异常。

(三)初步诊断

1. Castleman 病术后。
2. 纵隔、胸膜、心包、气管前多处复发术后。

(四)诊治经过

患者于 2020 年 7 月 9 日行 4 周期化疗联合靶向治疗，具体为：第 1 天，利妥昔单抗 500 mg(375 mg/m²)静脉滴注+环磷酰胺 1200 mg(750 mg/m²)静脉滴注+盐酸吡柔比星 70 mg(40 mg/m²)静

脉滴注+第 1 天至第 5 天醋酸泼尼松片 100 mg 口服，并辅以止呕、护胃、水化等对症治疗，患者治疗耐受可。2020 年 10 月患者复查未见明显复发及转移征象。

(五)最后诊断

1. Castleman 病术后。

2. 纵隔、胸膜、心包、气管前多处复发术后化疗及靶向治疗后。

(六)讨论

CD 是一种少见的淋巴增殖性疾病，主要累及淋巴结，其确诊主要依据淋巴结病理、实验室标准和临床表现。对于复发的 CD，在手术切除后辅以化疗联合利妥昔单抗靶向治疗，对改善患者预后具有积极意义。

三、案例使用说明

本案例为一名 43 岁中年男性，体检发现纵隔肿物，初步诊断需考虑肺癌、胸腺瘤、淋巴瘤、淋巴结增生等，予以手术切除后病理回报 CD。该病例引导学生系统分析患者病情，拓宽了学生的思维空间，让医学生认识到纵隔肿物诊断除了肺癌、胸腺瘤等常见病外，还需考虑 CD 等少见病的可能性。患者首次手术 1 年后出现肿瘤复发转移，提示学生 CD 作为交界性肿瘤，虽然恶性程度较低，但仍有侵袭、转移的风险。引导学生认识到交界性肿瘤，即使完整切除后仍需密切随访监测，一旦发现疾病进展，需根据病情积极规范治疗，以免延误患者病情。患者复发后肿瘤细胞恶性程度更高，病变范围广难以根治性切除，故建议予以术后辅助治疗。我们选用化疗联合靶向治疗，在遵循指南及循证依据的同时，也保障了患者的用药疗效及安全性，为患者带来更佳预后。

本案例患者肺部 CT 发现纵隔占位病变，考虑巨淋巴结增生可能，病变发生部位及影像学表现符合 Castleman 病诊断。患者的两次手术标本行病理活检，结果均提示 Castleman 病，进一步验证了诊断的准确性。

四、启发思考题

1. Castleman 病的鉴别诊断需要考虑哪些疾病？

2. Castleman 病的处理原则包括哪些？

五、参考文献

[1] Srivastava H, Reddy DS, Shah SN, et al. Castleman's disease[J]. J Oral Maxillofac Pathol. 2020, 24(3): 593.

[2] González García A, MorenoCobo MÁ, Patier de la Peña JL. Current diagnosis and treatment of Castleman's disease [J]. Rev Clin Esp (Barc). 2016, 216(3): 146-156.

（王斯斯　中南大学湘雅二医院）

第三节　半全血置换治疗过客淋巴细胞综合征

一、知识点

(一)过客淋巴细胞综合征(passenger lymphocyte syndrome, PLS)

PLS 是移植术后常见的并发症，是指移植后供者残留的 B 淋巴细胞产生针对受者抗原的抗体，引起以溶血为主的一系列症状。PLS 在多种实体器官移植中均有报道，最常见于心肺移植，其次是肝移植和肾移植。这种现象主要发生在 ABO 和 Rh 血型不相合的移植中，也可能发生在其他红细胞血型系统，如 Kidd、MNS、Kell 等。PLS 的病理生理机制是器官移植后，具有免疫活性的供者 B 细胞在接触受者红细胞抗原后，产生抗受者红细胞抗原的抗体，发生抗原抗体反应，导致大量的红细胞破坏，其发生的风险与移植物所携带的淋巴细胞的数量密切相关。PLS 所产生的抗体一般在移植术后 5~17 天出现，随着供者 B 淋巴细胞的死亡，抗体逐渐减少，一般在术后 3 个月左右即无法检测到。PLS 溶血的临床表现不一，可以是轻度代偿性溶血，也可以引起严重溶血，成为降低受者术后存活率和移植器官存活率的影响因素。PLS 主要临床表现包括不明原因的血红蛋白下降、网织红细胞升高、间接胆红素升高、乳酸脱氢酶升高、外周血涂片可见红细胞碎片。血清学方法检测抗红细胞抗体是 PLS 的主要诊断方法，在红细胞放散液中鉴定出供者属性的抗受者红细胞抗体是 PLS 的最直接证明。当发生严重 PLS 时，抗体致敏的红细胞被破坏，抗体消耗，直接抗人球蛋白试验和间接抗人球蛋白实验均呈阴性表现，此时血清学方法受到限制，微嵌合体检测技术和流式细胞术对 PLS 的诊断具有重要辅助价值。目前临床上治疗 PLS 的主要方法包括采用输注相应抗原阴性的红细胞纠正贫血、中和或去除抗体、减少 B 淋巴细胞和营养支持治疗。

(二)半全血置换

半全血置换术是一种新型血液置换术,由湘雅医院输血科李碧娟教授原创,利用血液成分分离机灵活地去除病理性血液成分。与传统血浆置换相比,半全血置换不仅可以去除患者血浆中存在的抗体、免疫复合物、炎症介质、毒素等病理性物质,还能去除淋巴细胞、血小板等异常免疫活性细胞,重建免疫稳态。

二、案例

(一)病历资料

患者蔡××,男性,61 岁,因"乙肝肝硬化 10 年,为求肝移植"于 2020 年 7 月 31 日急诊行同种异体肝移植术,受者血型为 AB 型,Rh 阳性,供者血型为 O 型,Rh 阳性。术中输注主次侧交叉配血均相合的 AB 型、Rh 阳性去白悬浮红细胞 11.5 U、血浆 1300 mL,冷沉淀 52 U,单采血小板 2 个治疗量。术后第 3 天再次输注交叉配血相合的 AB 型、Rh 阳性去白悬浮红细胞 2 U,之后患者血红蛋白维持在 80 g/L 以上。术后第 9 天复查血红蛋白 72 g/L,输注交叉配血相合的 AB 型、Rh 阳性去白悬浮红细胞 2 U,术后第 13 天复查血红蛋白 57 g/L。送标本至输血科配血,此次交叉配血试验与多名 AB 型献血员红细胞主侧凝集。患者术后血红蛋白变化(图 5-6)。

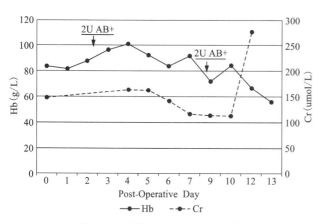

图 5-6 移植术后血红蛋白变化

(二)相关检查

患者无呕血、黑便、血尿等出血情况。
血常规:血红蛋白:56 g/L。
肝功能:总胆红素:85.7 umol/L;直接胆红素 44.8 umol/L。
乳酸脱氢酶:442 u/L。
腹部 B 超及 CT 未发现急性出血灶。

(三)初步诊断

1. 贫血查因:输血相关溶血反应? PLS? 药物? 感染?
2. 肝移植术后。

(四)诊治经过

血型鉴定:供者血型 O 型 RhD 阳性;患者血型 AB 型 RhD 阳性。该患者血型正定型抗-A、抗-B、抗-D 均凝集,反定型 Ac 和 Bc 不凝集,血型正确。

直接抗人球蛋白试验:多抗(IgG+C3)2+,抗 IgG ±,抗 C3 1+。

抗体筛查及抗体鉴定:盐水法、间接抗人球蛋白法及卡式微柱凝胶法抗体筛查试验均为阴性,仅自身细胞凝集;为进一步确定是否存在红细胞同种抗体,考虑到抗筛细胞的局限性,进行了抗体鉴定试验,结果显示与所有谱细胞均无反应,因此排除患者存在不规则抗体。

放散试验:将患者红细胞进行 56℃热放散,放散液与 Ac、Bc 凝集,与 Oc 不凝集。放散试验结果进一步证实血浆中不存在不规则抗体,患者红细胞上致敏的抗体为 IgG 抗-A 和抗-B。进一步行效价测定,抗-A 和抗-B 效价均为 16。诊断 PLS。

输血策略:建议输注 O 型 Rh 阳性红细胞。

经积极药物及间断输注 O 型去白悬浮红细胞改善贫血治疗,术后第 20 天复查血红蛋白仍仅有 67 g/L,请输血科会诊后给予了半全血置换,置换后贫血较前明显改善,术后 3 月复查 Hb 回升至 110 g/L。

(五)最终诊断

1. 过客淋巴细胞综合征(PLS)。
2. 肝移植术后。

(六)讨论

肝移植后血红蛋白进行性下降原因众多,尤

其在输血无效时，查明原因极为重要。本病例是在输血科常规交叉配血时，实验室人员发现配血结果不相合，积极追踪既往合血结果，同时联系临床，了解患者病史、临床症状、治疗经过后，进行相关实验室检测，明确患者血红蛋白下降原因为 PLS，并及时调整输血方案。在 PLS 常规治疗效果欠佳时，从疾病的病理生理角度着手，应用原创的半全血置换技术，成功解决贫血问题，改善了患者的临床预后。

三、案例使用说明

本例患者移植术后 1 周内胆红素、肌酐、转氨酶等指标均有所下降，肝肾功能好转。术后第 13 天血红蛋白进行性下降至 57 g/L，结合患者的临床表现和影像学结果并无出血表现，考虑存在溶血反应可能。肝移植术后发生溶血的原因和机制众多，比如输血相关溶血反应、PLS、药物、感染等。患者前期输血交叉配血试验均相合，无输血不良反应，而此次交叉合血试验结果出现与多名 AB 型献血者配血不合的现象，首先高度怀疑输血导致迟发型输血相关溶血反应。经检测：患者直接抗人球蛋白试验阳性，抗体筛查和鉴定均为阴性，提示患者未产生不规则抗体；结合 ABO 血型不合肝移植病史，考虑过客淋巴细胞综合征可能，因而将患者红细胞进行放散，发现放散液与 Ac 和 Bc 均凝集，诊断 PLS，原因是残存的 O 型供体 B 淋巴细胞产生了与 Ac 和 Bc 均反应的 IgG 抗体，引起溶血反应。因此，建议患者输注 O 型红细胞。经积极药物治疗后，患者血红蛋白仍进行性下降，考虑为过客淋巴细胞持续产生抗体破坏红细胞所致，经半全血置换后，患者贫血较前明显改善。

PLS 是一个引起肝移植后溶血性贫血的重要原因，当患者移植术后出现血红蛋白不明原因下降，输血效果欠佳时，需警惕是否发生 PLS。如检测出过客淋巴细胞产生的红细胞抗体，需及时调整输血策略，选择相应抗原阴性的红细胞输注。定期监测移植术后患者的血红蛋白、胆红素、乳酸脱氢酶、抗人球蛋白试验，有助于临床医生及时诊断 PLS。

四、启发思考题

1. 溶血性贫血的主要病因有哪些？
2. 红细胞输注无效的原因有哪些？

五、参考文献

[1] Moosavi MM, Duncan A, Stowell SR, et al. Passenger Lymphocyte Syndrome: a Review of the Diagnosis, Treatment, and Proposed Detection Protocol[J]. Transfus Med Rev. 2020, 34(3): 178-187.

（李宁　中南大学湘雅医院）

第四节　植物固醇血症

一、知识点

（一）血常规分析（blood routine analysis）

每个实验室在应用各种血液细胞自动化分析设备时，应建立自己的复检标准，以保证患者结果的准确。在实际工作中我们应该从下面几点进行复查或者复检，及时发现问题。

1. 重视样本性状的筛查

可明显影响检测结果的性状问题包括：血液标本凝集或有凝块，乳糜血或脂血，冷凝集现象或冷球蛋白，溶血，高白细胞血症等。

2. 显微镜涂片复检

血涂片的复检与复核方法包括了血片浏览和血片分类。许多情况下我们仅仅需要浏览复核血片，用于确认血细胞分析仪得出的结论，例如红细胞体积大小（对发现的红细胞异常形态、染色、内含物应同时进行描述和报告），大小不等、某类细胞增高或减低（不包括形态学报告内容）。一旦出现白细胞形态学异常、分类不正确或不能分类的情况，则应进行显微镜下血片分类，重新分类报告。

3. 复查

4. 检验与临床沟通

报告内容应考虑结果的临床相关性，应对有临床价值的信息综合描述。描述内容应清晰明了，便于临床医生向患者给予充分解释。

（二）植物固醇血症（Sitosterolemia）

植物固醇血症又称谷固醇血症（Sitosterolemia），是由 ABCG5 或 ABCG8 基因突变引起的血植物固醇（主要包括谷固醇、菜油固醇、豆固醇等）显著升高的一种常染色体隐性遗传性疾病。本病罕见，目前国内外文献报道仅数百例患者。

该病临床表型异质性明显，一些纯合子突变的患者几乎完全没有症状，而另一些则表现出严重高脂血症所致的早发动脉粥样硬化，甚至因早发心肌梗死导致死亡。主要临床表现包括：血植物固醇及胆固醇升高，黄色瘤(肌腱黄色瘤和结节性黄色瘤是谷固醇血症的主要临床表现，通常出现年龄早，甚至出现在出生后的第一年内)，动脉粥样硬化性心血管疾病，血液系统表现(口型红细胞性溶血、巨血小板减少症是植物固醇血症的特征性血液学表现，甚至部分患者以血液学表现为首发症状)。

目前该病的确诊方法包括：生化诊断(使用气相色谱法或高效液相色谱法可以定量检测血液中植物固醇的含量)以及外显子测序(亚洲患者通常为ABCG5基因突变，而白种人患者多为ABCG8基因突变)。

二、案例

(一)病例资料

患者胡××，女，51岁。自诉有慢性乙肝二十余年，2018年因腹部不适就诊当地医院，发现脾大及血小板减少。予"泼尼松"治疗一个月后停药，复查PLT $33×10^9$/L，骨髓穿刺未见异常。乙肝小三阳，肝纤维化指标(-)。之后一直服用恩替卡韦治疗，多次复查血常规示PLT一般在 $60×10^9$/L以下波动，最低时达到 $18×10^9$/L。

(二)相关检查

1. 2018年检查结果

血常规：RBC $3.77×10^{12}$/L↓，PLT $33×10^9$/L↓；肝功能：ALT 352 u/L↑，AST 153 u/L↑，TBIL 38 umol/L↑，DBIL 8.8 umol/L↑；血脂四项：甘油三酯 10.62 mmol/L↑，胆固醇 3.59 mmol/L↑，LDL 5.3 mmol/L↑，HDL 2.17 mmol/L↑；HBV核酸拷贝(+)。

2. 2020年检查结果

血常规：WBC $6.44×10^9$/L，HGB 96 g/L↓，RBC $2.97×10^{12}$/L↓，PLT $62×10^9$/L↓，N% 76.8%↑，L% 14.9%↓，MCV 105.7 fl↑；外周血涂片复检可见血小板减少，伴巨血小板及口型红细胞增多

(图5-7)；肝功能：ALT 81.5 u/L↑，TBIL 32 umol/L↑，DBIL 7.1 umol/L↑；乙肝三对：乙肝表面抗原及核心抗体阳性，余阴性；HBV核酸拷贝量低于检测下限；自身免疫抗体ENA全阴性；腹部B超：肝脏实质光点增粗；脾大。

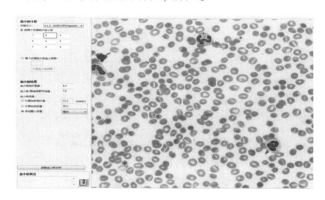

可见口型红细胞及巨大血小板。

图5-7 患者外周血细胞涂片示意图

(三)初步诊断

1. 慢性乙型肝炎(肝硬化代偿期)。
2. 脾亢?
3. 血小板减少查因(肝炎相关性可能性大)。
4. 高脂血症。

(四)诊治经过

检验人员在患者外周血涂片中发现"巨血小板伴口型红细胞增多"，该现象属于"植物固醇血症"的一种特征性表现。于是联系患者询问既往就诊和检查情况，虽然未见黄色瘤，但从既往病史中得知其血脂有明显升高，且其哥哥也有血小板减少情况。因此建议患者进一步完善相关检查，包括ABCG8和ABCG5基因外显子测序以及血液植物固醇浓度检测。最终送检结果提示外显子测序发现ABCG8和ABCG5基因共有三个纯合子突变，其中ABCG5基因上的第12号外显子上发现了5个连续的碱基缺失(NM_022436：c.1673_1677delCTTTT)，该突变已被证实与植物固醇血症的发生有关。同时患者β-谷固醇浓度显著升高达238.82 μmol/L(参考范围1.00~15.00 μmol/L)，最终明确了患者植物固醇血症的诊断。

(五)最后诊断

1. 慢性乙型肝炎(肝硬化代偿期)。

2. 植物固醇血症。

3. 脾亢?

(六)讨论

植物固醇血症是一种罕见的遗传性疾病,临床表现异质性高,无特异性症状。此外,该病诊断所需的检查在常规实验室一般不能进行。这些因素导致临床医生对该病认识不足,易出现误诊误治。少儿时期起病者,通常表现为明显的高脂血症,易误诊为家族性高脂血症,但通过基因分析通常可以获得正确的诊断。而对于成人患者,通常为慢性病程。由于植物固醇的细胞毒性,常造成肝细胞及血细胞的破坏,表现为肝脏和血液系统异常。当植物固醇血症以血液系统症状首发时,因原发病表现常被忽略而延误诊治。有研究回顾性分析了 20 例植物固醇患者的临床资料,发现均曾被误诊为免疫性血小板减少或 Evans 综合征,所有患者均有脾肿大切除史。患者确诊的平均年龄 47 岁,最大年龄 67 岁。

三、案例使用说明

本案例为一名长期中重度的血小板减少为主要症状的中年女性患者。由于患者合并了慢性乙型病毒性肝炎及脾大,骨髓检查未见明显异常,且激素治疗无效。按照先常见后罕见的诊断思维,于是就很自然将血小板降低归结为慢性肝病所致。但仍存在以下疑点尚不能完全用肝病进行解释:

①从患者肝功能和 B 超结果来看,其肝硬化程度并不严重属于代偿期。而在肝硬化代偿期,血小板计数通常不会一直处于中重度减少的状况。

②患者既往多次生化结果却均是以间接胆红素升高为主,这种表现多见于溶血性或一些先天性胆红素代谢异常疾病。

③该患者体型正常,日常饮食也不喜油腻食物,那么血脂为何如此异常升高?

检验人员在血常规复检过程中,发现了口型红细胞以及巨大血小板增多的典型表现,提示植物固醇血症。于是通过临床沟通建议完善相关检查,最终确诊了"植物固醇血症"。

血常规是一项基础检查,却拥有非常重要的临床应用价值。但是对于可疑结果,仅仅提供数值上的异常信息,其应用价值比较局限。而只有充分结合细胞的形态学线索,才能最大程度地发挥其作用。以单纯的血小板减少为例,需要鉴别诊断疾病就很多。如果检验人员能够发现原始细胞、裂片红细胞、巨大血小板以及白细胞内的杜勒样小体等形态学典型异常,就可能直接帮助临床锁定病因,缩短鉴别诊断时间,为患者的救治争取宝贵时机。所以当血常规结果触犯复检规则时,应按要求进行复检,尤其需重视形态学检查。当发现特殊形态学异常时,应及时进行临床沟通,给予适当的提示和建议。

该病例首先让检验专业医学生认识血常规复检的重要价值,通过分析血细胞在数量及形态上的改变,可以为临床提供重要的诊断线索。其次还可以引导临床专业学生在分析病情时,要打破常规思维,重视对病史及异常指标的分析和鉴别。遇到病情程度与症状不符,疗效不佳以及尚不能用一种疾病解释所有表现时,要考虑少见的病因,以避免患者的漏诊和误诊。

四、启发思考题

1. 根据患者血常规结果,该如何进行复检?重点关注什么?

2. 在外周血涂片当中,有何发现?提示什么?下一步该做什么?

3. 患者其他结果中,哪些地方不能用慢性肝病进行解释?

五、参考文献

[1] 刘成玉,罗春丽. 临床检验基础[M]. 5 版. 北京:人民卫生出版社,2012.

[2] 王鸿利. 实验诊断学(八年制)[M]. 北京:人民卫生出版社,2005.

[3] 郑婉祺. 谷固醇血症的诊治进展[J]. 国际儿科学杂志,2019(10):760-763.

[4] 中华医学会检验医学分会血液学与体液学学组. 血细胞分析报告规范化指南[J]. 中华检验医学杂志. 2020,43(6):619-627.

[5] 曹丽娟,余自强,江淼,等. 伴有血液学异常的植物固醇血症 20 例临床特征分析[J]. 中华医学杂志,2019(16):1226-1231.

(杨佳锦 中南大学湘雅二医院)

第六章

神经系统疾病

第一节 视网膜血管病伴脑白质营养不良

一、知识点

视网膜血管病伴脑白质营养不良（Retinal Vasculopathy with Cerebral Leukodystrophy，RVCL）

全世界已经报道了 21 个基因证实的 RVCL 系和病例，他们中大多数是高加索人。通常与 RVCL 相关的临床特征包括脑功能障碍、视网膜病变、肾病、肝脏异常、高血压、贫血、胃肠道症状、亚临床甲状腺炎和雷诺现象。组织病理学的特点是多器官血管病变和超结构多层血管基底膜病变。RVCL 的确诊依赖于基因检测。RVCL 具有很高的表型易变性，视网膜病变、脑功能障碍和其他全身表现的发展是不同步的，它们之间的组合没有固定的模式，器官损伤的严重程度因病人而异。例如，肾脏疾病的发展和雷诺现象可以先于影响眼睛和大脑的核心症状。脑 MRI 特征可以从非特异性白质高信号到肿胀性病变不等。突变携带者可能无症状或过早死亡。这种现象背后的确切机制需要进一步阐明。由于 RVCL 的罕见性和异质性，常被误诊为脑肿瘤。肿瘤性脱髓鞘和来源不明的器官疾病，导致药物疗效欠佳或不必要的侵入性手术。因此，迫切需要提高对这一疾病的认识。我们将从一例病例入手，介绍该病的临床表型、遗传学分析、诊断及治疗。

二、案例

（一）病例资料

患者吴××，中年男性，36 岁。主诉：发作性肢体抽搐伴意识障碍 3 天。

现病史：2019 年 1 月 25 日在当地超市购物时，突发目光呆滞、双眼上翻、四肢抽搐、摔倒在地，伴口吐白沫、牙关紧闭、呼之不应。约 5 分钟后，患者抽搐停止，30 分钟后患者神志完全恢复。无大小便失禁，无发热、头痛。家属送患者在东莞当地医院诊治，行头部 CT 检查，提示颅内异常信号灶。

既往史：双眼视力下降 6 年余，原因不明，认为是近视；发现高血压、肾功能不全 3 年，血压最高 170/120 mmHg，不规律服药。

家族史：无类似发作性抽搐症状史，家里有多人因"尿毒症"去世（图 6-1）。

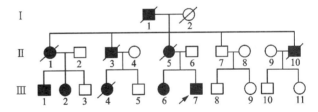

III-1：2015年曾在我院肾内科住院，诊断为慢性肾功能不全。
III-2：于外院诊断慢性肾功能不全4年。
III-4：2017年在我院神外诊断为脑瘤，手术后一年去世。
III-6：有双眼轻度视力下降。

图 6-1 患者家系图

入院时体查：神志清楚，言语流利。认知功能正常（MMSE 27 分）。双眼视力下降，左侧明显。双侧瞳孔等大等圆约 3 mm，对光反射灵敏，眼球活动可。鼻唇沟对称，口角无歪斜。伸舌居中，悬雍垂居中，咽反射正常。四肢肌力肌张力正常，腱反射（++）。双侧掌颏反射（-），巴氏征（-）。感觉粗测正常。共济运动：指鼻、轮替、跟膝胫试验准确。Romberg 征（-）。脑膜刺激征：颈软，克氏征阴性，布氏征阴性。

(二)相关检查

肾功能：肌酐 288 μmol/L（CKD4 期）；尿常规：蛋白 3+；腹部彩超：双肾肾实质病变（A级）。

血常规、肝功能、风湿全套、免疫全套、狼疮全套、ANA 谱、抗心磷脂抗体、血管炎三项、输血前四项、凝血常规、心肌酶学、肿瘤标志物 C-12：正常。

腰穿压力 130 mmH₂O，脑脊液常规、生化、三大染色等均正常；（血+脑脊液）寄生虫抗体、中枢神经系统脱髓鞘抗体三项：阴性。

动态脑电图：中度异常脑电图，慢波阵发增多，以额区、颞区、枕区为著，夹杂散在尖波。

头颅 MRI 平扫+增强+DWI+MRA：双侧基底节区、小脑、双侧脑室旁白质多发异常信号灶：炎性脱髓鞘性病变？代谢性脑病？其他待排。双侧视神经改变，MRA 未见明显异常（图6-2）。

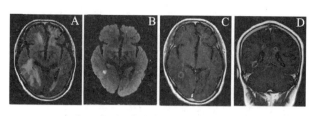

A：FLAIR 序列：双额叶、枕叶多发高信号灶；B：DWI 序列：右侧颞枕交界区高信号；C：T1增强序列-水平位：左侧额叶、右侧颞枕交界区病灶环形强化；D：T1 增强序列-冠状位：双侧侧脑室附近多发环形强化灶。

图6-2　患者头颅 MRI 结果

(三)初步诊断

1. 颅内病变查因。
2. 继发性癫痫。
3. 慢性肾功能不全。
4. 高血压病 3 级，极高危组。
5. 视力下降。

(四)诊治经过

患者入院后补充完善相关检查，并予以脱水减轻脑水肿、口服左乙拉西坦片止痉、尿毒清颗粒护肾、硝苯地平控释片降压等对症支持治疗。

眼底照相：双侧眼底可见静脉不规则迂曲扩张及血管白鞘，视神经萎缩？（图6-3A，B）

眼底荧光造影：双眼静脉期可见毛细血管扩张，双眼视盘周围、下方视网膜面片状无灌注区，可见侧

支循环，右眼上方圆片状出血遮蔽荧光灶，至晚期荧光渗漏，累及血管壁，左眼视盘强荧光；造影印象：视网膜血管炎（双侧）（图6-3C，D，E，F）。

视网膜 OCT：右眼黄斑部偏颞侧神经上皮层可见暗区（图6-3G，H）。

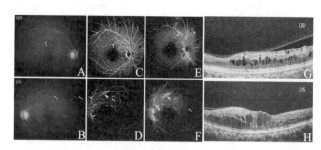

A~B：眼底照相：静脉不规则迂曲扩张及血管白鞘；C~F：眼底荧光眼底：毛细血管扩张，片状无灌注区，可见侧支循环，晚期荧光渗漏；G~H：OCT，视网膜多发囊泡样改变。

图6-3　患者眼底照相、眼底荧光造影、OCT 结果

基因检测：患者 *TREX1* 基因杂合突变（c. 3688_3689insG p. V235fs）（图6-4）。

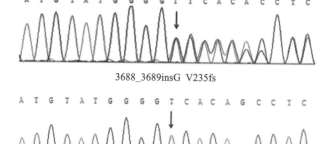

图6-4　先证者基因检测结果

(五)最后诊断

RVCL。

(六)讨论

视网膜血管病伴脑白质营养不良：常染色体显性遗传，*TREX1* 基因框移突变所致眼、脑、肾小血管受累为主，临床表现多种多样，同一家系成员可能因不同主诉就诊于不同科室，难以获得准确的家族史信息，因此误诊率高，实际可能并不罕见。头部 CT 多发片状低密度灶内高密度钙化影、MRI 脑白质病变伴环形强化可能是比较特征性的影像学改变。

三、案例使用说明

病例总结：青年男性，急性起病；临床主要表现：痫性发作、肾功能不全、高血压、视力下降；主要检查结果：颅内多发病变、视网膜改变、肾功能受损；家族内多人因"尿毒症"去世，年龄在40～45岁。

①疾病定位诊断：痫性发作—大脑皮质；肾功能不全—肾脏；视力下降—视网膜，提示多系统受累。

②疾病定性诊断：肿瘤：颅内肿瘤，如胶质瘤？特殊类型的肿瘤？免疫、炎症：脱髓鞘？白塞病？ANCA相关性血管炎？结节病？肾小管间质肾病伴葡萄膜炎？小柳原田综合征（葡萄膜大脑炎）？感染：寄生虫脑病？遗传：结节性硬化症？线粒体脑（肌）病？中毒？

结合患者多系统受累、阳性家族史，重点考虑遗传相关性疾病；患者以视网膜、肾脏等小血管丰富器官受累为主，头颅MRA正常提示脑病变亦为小血管受累，进一步考虑遗传相关性小血管病，经查询文献及基因检测，明确患者为遗传性脑小血管病-视网膜血管病伴脑白质营养不良。

对于多系统受累的患者，不可轻易多元论解释疾病，首先考虑系统性疾病。

四、启发思考题

1. 如何思考与分析RVCL临床异质性的原因？
2. 如何根据家族史判断遗传模式？

五、参考文献

［1］Richards A, van den Maagdenberg AM, Jen JC, et al. C-terminal truncations in human 3'-5' DNA exonuclease TREX1 cause autosomal dominant retinal vasculopathy with cerebral leukodystrophy. Nat Genet, 2007, 39（9）：1068-1070.

［2］IvanaVodopivec, Derek H Oakley, Cory A Perugino, et al. A-44-year-old man with eye, kidney, and brain dysfunction. Annals of Neurology, 2016, 79（4）：507-519.

［3］Pelzer N, Hoogeveen ES, Haan J, Bunnik R, et al. Systemic features of retinal vasculopathy with cerebral leukoencephalopathy and systemic manifestations：a monogenic small vessel disease. Journal of Internal Medicine, 2019, 285（3）：317-332.

［4］Xie N, Sun Q, Yang J, et al. High clinical heterogeneity in a Chinese pedigree of retinal vasculopathy with cerebral leukoencephalopathy and systemic manifestations（RVCL-S）. Orphanet J Rare Dis, 2021, 16（1）：56.

（周亚芳　中南大学湘雅医院）

第二节　亚急性感染性心内膜炎继发脑栓塞

一、知识点

（一）脑栓塞（Cerebral Embolism）

脑栓塞又称为栓塞性脑梗死（Embolic Infarction）。是指人体血液循环中某些异常的固体、液体或气体等栓子物质，随血流进入脑动脉或供应脑的颈部动脉，使血管腔急性闭塞，引起局部脑血流中断，造成局部脑组织缺血、缺氧甚至软化、坏死，故而出现急性脑功能障碍的临床表现。脑栓塞常发生于颈内动脉系统，椎-基底动脉系统相对少见。

（二）亚急性感染性心内膜炎（Subacute Infective Endocarditis，SIE）

常发生于已有器质性心脏病患者，尤其是风湿性二尖瓣和（或）主动脉瓣轻中度关闭不全的先天性心脏病（如法洛四联症、室间隔缺损和动脉导管未闭等）患者。近年来发现本病在二尖瓣脱垂、心导管检查和心脏手术后以及老年性瓣膜退行性变基础上发病有增多趋势，且发病年龄有逐渐增高趋势。

二、案例

（一）病例资料

患者张××，女，17岁，学生，因"言语困难，右侧肢体无力1天"于2018年4月6日急诊入院。

家属代诉患者于2018年4月5日中午午睡后突发言语困难，表现为无自发言语，尚能部分理解他人指令，伴右侧肢体活动障碍。无头痛头晕、四肢抽搐、发热、恶心、呕吐等不适。遂立即送至当地医院就诊，完善头部CT示未见异常。为求进一步诊治，遂至我院急诊就诊，急诊以"右侧肢体乏力查因"收入我科。

既往史：关节炎病史，2月前于外院诊断为"血清阴性脊柱关节炎"，服用"正清风痛宁"及非甾体抗炎药；反复发热病史，予以对症处理后均可好转。

个人史、婚育史、家族史无特殊。月经规律，否认避孕药服用史。

入院时体查：体温36℃，脉搏71次/分，呼吸20次/分，血压120/93 mmHg，神志清楚，运动性失语。心肺腹（-）。颈软，右侧肢体肌力0级，左侧肢体肌力正常，四肢肌张力正常，四肢深浅感觉正常。双侧病理征未引出。NIHSS评分14分。

（二）相关检查

2018年1月30日（外院）：HLA-B27（-）；ANA（-）；ESR示120 mm/h↑；

免疫球蛋白G：18.20 g/L↑，免疫球蛋白A：3270 mg/L↑，免疫球蛋白M：3570 mg/L↑；

C-反应蛋白：39.9 mg/L↑；

类风湿因子：312 IU/mL↑。

2018年4月5日（外院）头部CT：未见异常；

2018年4月6日（我院急诊）头部CT：左侧基底节区、左额颞叶区多发小片状低密度灶，考虑脑梗死，感染性病变待删。

（三）初步诊断

1. 脑梗死。
2. 血清阴性脊柱关节炎？

（四）诊治经过

入院后完善相关检查，头颈部CTA提示左侧大脑中动脉M2段远端部分闭塞可能；头部核磁示：左侧额顶叶、基底节区及海马旁回区多发新发梗死，左侧额顶颞、左侧扣带回及左侧基底节脑回样、线样强化。第1次心脏彩超：心内结构未见明显异常声像，右心血造影（-）；动态心电图（-）；抗心磷脂抗体IgM（+）。

入院2天后患者反复高热，伴精神症状（体温最高达39.2℃，不伴寒战）。

腰穿压力190 mm H_2O，白细胞数280×10⁶/L，蛋白840 mg/L，葡萄糖1.89 mmol/L，氯化物131 mmol/L。脑脊液细胞学：白细胞计数及嗜中性粒细胞比例明显增高，呈以嗜中性粒细胞为主的混合细胞反应型。血培养（2次）：缓症链球菌，对头孢曲松、美罗培南、万古霉素敏感。全腹CT+C：左肾中

份，右肾上份形态欠规整，强化呈相对低密度改变，双肾缺血梗死灶可能。再次体查：胸骨左缘第4肋间可闻及2~3/6级期舒张期杂音，复查心脏彩超：右冠状动脉瘘可能；冠脉CTA：右冠状动脉-左室瘘，前降中支与心肌关系密切（图6-5）。

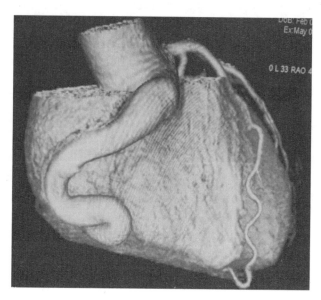

可见右冠状动脉-左室瘘。

图6-5 患者冠脉CTA

予以抗血小板聚集、美罗培南抗感染治疗后患者言语功能、肢体活动较前明显好转。4月25日，改美罗培南为头孢曲松2 g每日一次继续抗感染治疗。4月27日，患者再次出现高热。4月28日，复查腰穿：白细胞数710×10⁶/L，多核比75%，蛋白764 mg/L；细胞学：中性粒细胞反应型，单核及淋巴细胞明显活跃。再次继续给予美罗培南足疗程抗感染治疗后复查脑脊液白细胞数明显下降，临床症状稳定。嘱患者心胸外科随诊、建议进一步手术治疗。

（五）最后诊断

1. 脑梗死。
2. 化脓性脑膜脑炎。
3. 亚急性感染性心内膜炎。
4. 右冠状动脉-左室瘘。
5. 双肾缺血可能。

（六）讨论

目前，临床中普遍将年龄在18~45岁的青年人发生的卒中定义为青年卒中。青年卒中的病因比较

复杂，有文献对中国人群的青年卒中病因分析发现，动脉粥样硬化依然是青年卒中发病的最主要原因，心脏疾病为青年卒中发病的第二大病因，其他的病因包括动脉夹层、可逆性脑血管收缩综合征、烟雾病、感染性动脉炎、炎性动脉病、基因或遗传性动脉病、血液成分异常等(图6-6)。

三、案例使用说明

本案例是一位17位的少女，以脑血管意外的表现为首发症状，后续的头颈部CTA及头部核磁检查也证实了新发脑梗；随后患者在住院过程中，又出现了颅内感染症状，病情变化指引着医生最终找到了此次脑栓塞的根源是亚急性感染性心内膜炎，再进一步追踪病因，发现患者存在结构性心脏疾病。

青年卒中在临床上并不少见，难点在于寻找病因，病因的确定直接决定了治疗效果和患者预后。通过本案例复习了青年卒中的诊疗思路(图6-6)，在有多项阳性结果时如何去伪存真，找到根本病因。且对病因的查找不能只停留在表面，17岁女孩为何会发生亚急性感染性心内膜炎，是否存在心脏瓣膜问题、结构问题？通过提出临床问题、层层递进解决问题，可以很好地锻炼学生的临床思维能力。本例患者的诊治涉及心内科及心胸外科，所以在授课过程中可以强调如何更好地进行多学科合作，如何和患者及家属沟通，如何合理应用一些新的诊疗技术提高疾病诊断效率等。学生在临床实践的过程中往往容易忽视一些基础体查，比如心脏瓣膜区杂音、关节的病变等，这些细节往往能提供非常有用的诊断线索。右冠状动脉-左室瘘是一种罕见的先天性心脏血管畸形，第一次心脏彩超没有得到阳性的结果，不代表完全排除了心脏相关疾病，幸运的是第二次复查得到了阳性发现。彩超的准确性也与操作医师对相关疾病的认识有关。所以临床上高度怀疑心脏结构相关问题的时候，可以多次复查，或者采取另外的检查手段，比如进行经食管超声检查(该例患者因个人拒绝，未完善经食管彩超检查)、TCD发泡、右心血造影等来佐证。

四、启发思考题

1.该患者脑梗TOAST分型属于哪一类？

2.患者再次发热的原因应该如何考虑？

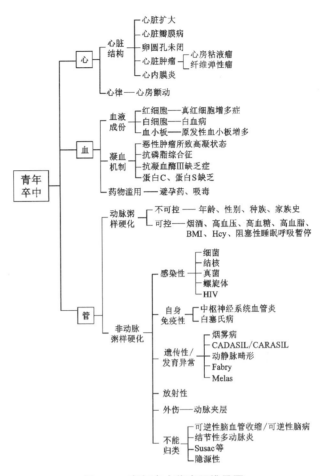

图6-6　青年卒中临床思维导图

3.患者抗心磷脂抗体IgM(+)，是否存在抗磷脂抗体综合征？

4.谈谈高通量测序技术(Next Generation Sequencing, NGS)的原理及其在颅内感染诊断中的应用。

五、参考文献

[1] 中华医学会神经病学分会, 中华医学会神经病学分会脑血管病学组. 中国急性缺血性脑卒中诊治指南2018 [J]. 中华神经科杂志, 2018, 51: 666 - 682.

[2] Habib G, Lancellotti P, Antunes MJ, et al. 2015 ESC Guidelines for the management of infective endocarditis: The Task Force for the Management of Infective Endocarditis of the European Society of Cardiology (ESC). Endorsed by: European Association for Cardio - Thoracic Surgery (EACTS), the European Association of Nuclear Medicine (EANM) [J]. Eur Heart J, 2015, 36(44): 3075-3128.

[3] 赵久良, 沈海丽, 柴克霞等. 抗磷脂综合征诊疗规范 [J]. 中华内科杂志, 2022, 61(9): 1000-1007.

[4] Kasravi B, Reid CL, Allen BJ. Coronary artery fistula presenting as bacterial endocarditis [J]. J Am Soc Echocardiogr, 2014, 17(12): 1315-1316.

（吴金泽　中南大学湘雅三医院）

第三节　自身免疫性脑炎（抗 IgLON5 抗体相关）

一、知识点

（一）自身免疫性脑炎（Autoi mmune Encephalitis，AE）

自身免疫性脑炎是一组非感染性、免疫介导的脑实质炎症性疾病，常累及皮质或深部灰质，伴或不伴白质、脑膜或脊髓受累。AE 合并相关肿瘤者，称为副肿瘤性 AE；而副肿瘤性 AE 中符合边缘性脑炎者，称为副肿瘤性边缘性脑炎。AE 的主要症状包括精神行为异常、认知障碍、记忆力下降、癫痫发作、言语障碍、运动障碍、不自主运动、意识水平下降、自主神经功能障碍、睡眠障碍等。

（二）癫痫持续状态（Status Epilepticus，SE）

全面性癫痫持续状态为两次发作之间意识不清楚或一次发作持续 5 分钟以上（失神发作需超过 10~15 分钟），有意识障碍的部分性发作一次持续 10 分钟以上可诊断为癫痫持续状态，单纯部分性发作的持续时间尚在实践总结中。

（三）难治性癫痫持续状态（Refractory Status Epilepticus，RSE），超难治性癫痫持续状态（Super Refractory Status Epilepticus，SRSE）

难治性癫痫持续状态被定义为使用足够剂量的抗 SE 发作药物 2~3 种（通常为苯二氮䓬类药物后续另一种抗癫痫药物）后仍无法终止发作和脑电图上痫样放电时则称为难治性 SE。难治性 SE 后使用两种以上抗 SE 的麻醉剂治疗，发作仍然继续或虽有效但停药后复发，称为超级难治性 SE，这种类型的 SE 往往需要选用特殊的治疗方法来进行处理。

二、案例

（一）病例资料

患者严××，女，43 岁。因"头痛发热 1 周，加重伴抽搐，意识障碍 2 天"入院。

患者家属代诉 1 周前患者自觉头痛、心悸、发热（最高体温不详），呕吐胃内容物 1 次，未作特殊处理，2 天前，患者突发意识障碍，四肢及颜面部抽搐，发热，最高体温达 40.5℃，并大小便失禁，入当地中心医院予气管插管、抗感染等处理，患者病情无明显好转，出现频繁抽搐，基本生命体征不平稳，为求进一步诊治遂收入我院 ICU。

既往史：有 5 年的抑郁症病史，表现为淡漠，睡眠障碍（失眠，同时其丈夫诉晚上有时睡眠中打鼾很严重），有自杀倾向，一直服帕罗西汀（20 mg Qd），2 月前加用丁螺环酮（5 mg bid），1 月前改帕罗西汀（20 mg bid）＋丁螺环酮（10 mg bid）。

个人史、家族史无特殊。

（二）相关检查

颅脑＋肺部 CT（外院）：未见明显异常。

血常规（外院）：白细胞 $17.90×10^9$/L，中性粒细胞百分比 76.70%。

肌酶学（外院）：肌红蛋白 1276.4 ng/mL，肌酸激酶 598 u/L，肌酸激酶同工酶 27 u/L，乳酸脱氢酶 357 u/L。

（三）初步诊断

1. 发热、抽搐查因：颅内感染？自身免疫性脑炎？5-羟色胺综合征？

2. 抑郁症。

（四）诊治经过

入院后完善相关检查，头颈部血管 CTA＋肺部 HRCT＋全腹 CT 平扫：双侧少量胸腔积液并双下肺部分膨胀不全；双肺少许炎症；阑尾炎可疑；免疫全套、结缔组织全套正常；病毒全套：流行性出血热抗体 IgG 弱阳性；寄生虫全套(-)，破碎红细胞及 ADAMTS13 活性检测(-)；完善腰穿，脑脊液压力 140 mm H_2O，蛋白 1299 mg/L，白细胞计数正常范围，糖，氯化物均正常，细菌、真菌培养阴性；血＋脑脊液自身免疫性脑炎抗体（NMDAR，AMPA1，AMPA2，GABAb，LGI1，CASPR2）均阴性。入院后予以气道支持、抗感染、呼吸机辅助呼吸，予以丙戊酸粉针＋左乙拉西坦浓溶液＋咪达唑仑持续抗癫痫、镇静治疗，患者仍间断抽搐，脑电图示双侧各程阵发性棘波节律发放。头部核磁示：双侧丘脑、中脑及双侧小脑半球对称性异常信号灶,性质待定:细胞毒性水肿反应可能。加测抗 IgLON5 抗体,提示血清抗体滴度大于 1:1000,基因检测发现 HLA-DRB1 * 1001 和 HLA-DQB1 * 0501 等位基因。考虑抗 IgLON5 抗体相关脑病合并超难治性癫痫持续状态,予以大剂量激素冲击+血浆置换治疗,患者癫痫发作频率明显减少,原头部 MRI 异常信号好转,但出现了新发对称性黑质及苍白球内侧弥散受限病变(图 6-7)。因患者仍持续性意识障碍,家属放弃进一步治疗出院。

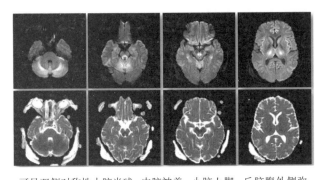

可见双侧对称性小脑半球、中脑被盖、小脑上脚、丘脑腹外侧弥散受限信号。

图 6-7　患者头部核磁 DWI+ADC 序列

(五)最后诊断

1.自身免疫性脑炎(抗 IgLON5 抗体相关脑病)。
2.超难治性癫痫持续状态。
3.肺部感染。

(六)讨论

抗 IgLON5 抗体相关脑病比较罕见,是一种新的与细胞表面和突触蛋白抗体相关的中枢神经系统自身免疫性疾病。以非快速眼动睡眠和快速眼动睡眠期睡眠异动症和睡眠呼吸困难(阻塞性睡眠呼吸暂停和喘鸣)为临床主要表现。它的发生与抗神经元细胞表面黏附分子抗原 IgLON5 的自身抗体相关,病理以下丘脑和脑干被盖部神经元的 tau 蛋白病为特征,容易被误诊为神经系统变性病,临床医生应提高对该病的认识,对于有睡眠障碍病史的患者要注意抗 IgLON5 抗体的检测,早期诊断、早期治疗或许有助于部分患者症状改善。

三、案例使用说明

本案例为一名中年女性,既往有多年的睡眠障碍、抑郁症病史,长期服用抗抑郁药物,起病前 1 个月有帕罗西汀、丁螺环酮加量病史,所以入院的时候还考虑了是否存在 5-羟色胺综合征可能,但通常 5-羟色胺综合征还伴随有明显的自主神经过度活动(如心动过速、血压升高、瞳孔扩大、出汗),神经肌肉症状以震颤或强直为主,并且对苯二氮卓类药物治疗的反应较好,但是该患者临床表现以(超)难治性癫痫持续状态为主,不能完全符合 5-羟色胺综合征的诊断,所以还需要从癫痫持续状态入手进一步寻找病因。癫痫持续状态是神经科临床中常见的危急重症,通常由不规范地使用抗癫痫药物、急性脑病、脑炎、脑外伤、脑卒中、脑肿瘤等引起,所以需要通过病史、查体、实验室检查对各种可能的诱因进行排查,该患者经过系列检查,最终确诊为抗 IgLON5 相关脑病。同时需要强调的是,就算癫痫持续状态的根本病因还没有找到,但是治疗是一定不能耽误的,尽快终止电持续状态有助于改善患者预后,考虑到炎症在新发难治性癫痫持续状态(new-onset refractory status epilepticus,NORSE)中发挥重要作用,也有学者建议 NORSE 早期即可进行免疫治疗。此外,学生们在遇到临床上比较罕见的病例时,要注意收集好病例资料,学习如何去撰写并发表病例报道,论文撰写的过程又会更进一步加深对疾病的认识和理解。

四、启发思考题

1.谈一谈自身免疫性脑炎的相关诊疗进展。
2.癫痫持续状态的处理流程是什么样的?
3.结合该例患者,谈一谈神经系统定位、定性诊断的思维流程。

五、参考文献

[1] Gaig C, Graus F, Compta Y, et al. Clinical manifestations of the anti-IgLON5 disease. Neurology. 2017, 88(18): 1736-1743.
[2] Chen H, Wu J, Irani SR. Distinctive Magnetic Resonance Imaging Findings in IgLON5 Antibody Disease. JAMA Neurol. 2020, 77(1): 125-126.
[3] 关鸿志,王佳伟.中国自身免疫性脑炎专家共识[J].中华神经科杂志,2017,50(02):91-98.
[4] 中国抗癫痫协会药物治疗专业委员会.终止癫痫持续状态发作的专家共识[J].解放军医学杂志,2022,47(07):639-646.

(吴金泽　中南大学湘雅三医院)

查或立体定向活体组织检查。

5. 观察期间表现出恶性倾向（体积变大、MRI 增强扫描出现强化、侵及周围结构）。

第四节　脑干胶质瘤

一、知识点

（一）脑干胶质瘤影像学分类

脑干胶质瘤（Brainstem Glioma，BSG）由于手术风险大通常采用影像学分类。根据脑干胶质瘤诊疗专家诊疗共识可分为以下三型：①外生型；②内生型：包括局部内生型和弥漫内生型；③其他类型：包括顶盖型、导水管型和 NF1 相关类型。

（二）脑干胶质瘤手术指征

1. 外生型。

2. 局灶内生型。

3. 伴有局灶性强化或 11C-MET PETCT 显示伴有局灶高代谢的弥漫内生型 BSG。

4. 不伴有局灶性强化或 11C-MET PETCT 显示不伴有局灶高代谢的 DIPG 可选择开放活体组织检

（三）脑干胶质瘤放疗指征及靶区勾画原则

1. 弥漫性内生型脑桥胶质瘤（diffuse intrinsic pontine glioma，DIPG）。

2. 高级别 BSG。

3. 低级别 BSG：①外生性和局灶内生型肿瘤全切后可密切观察，直到出现肿瘤进展；部分切除或活体组织检查根据分子病理学结果，选择放疗，或定期观察，肿瘤进展时行放疗。②顶盖型、导水管型和 NF-1 相关 BSG 可首选观察，肿瘤进展时选择手术或立体定向活检，明确组织学病理及分子病理，指导后续治疗。低级别脑干胶质瘤根据术前术后 MRI T2flair 确定 GTV. CTV 在 GTV 基础上外扩 1~1.5 cm。剂量为 45~54 Gy，1.8 Gy/次。

（四）真性进展与假性进展鉴别（表 7-1）

表 7-1　真性进展与假性进展鉴别

项目	肿瘤复发	假性进展
发生时间	任何时间	多见于放疗后 3 月内，少数患者见于 10 月内
临床症状	恶化	不变或恶化
MRI 增强	多病灶和胼胝体受侵通常未复发	大片的长 T1 和长 T2 信号，内有不规则强化灶，占位效应明显
PWI	通常高灌注	通常低灌注
MRS	Cho/NAA，Cho/Cr 较高通常高于 1.71	Cho/NAA，Cho/Cr 较高通常低于 1.71
DWI	高信号	比肿瘤信号低
PET-CT	高代谢	低代谢
好发因素	几乎全部复发	RT+TMZ
发生率	几乎全部	20% 左右，在 RT+TMZ 尤其 MGMT 甲基化患者发生率更高

二、案例

（一）病例资料

患者陈××，男 36 岁，因"左侧颜面部麻木 19 天，右下肢无力 9 天"于 2016 年 10 月 20 日入住我院神经外科。体查：KPS 80 分，左侧面部感觉减退，右上肢肌力 V 级，右下肢肌力 IV 级，肌张力高。

（二）相关检查

术前 CT 示左侧脑干占位性病变伴高密度影，考虑出血可能。术前 MRI 示左侧脑桥中脑可见大小约 3.5 cm×3 cm 大小肿块，增强后不均匀强化。入院诊断考虑左侧脑干占位性病变：胶质瘤可能？

辅助检查：三大常规、肝肾功能、凝血常规均正常。胸片心电图及腹部彩超均无异常发现。

（三）初步诊断

脑干占位病变：胶质瘤可能。

（四）诊治经过

2016 年 10 月 26 手术，手术入路为枕下乙状窦后入路。术中所见肿瘤位于中脑及脑桥背外侧，肿瘤色灰白，边界不清，肿瘤内有陈旧性出血，予以镜下次全切。术中予以脑干运动诱发电位和听觉诱发电位监测均显示正常。术后病检示左侧脑干弥漫型星形细胞胶质瘤 WHO II 级。术后六周收治肿瘤科行单纯放疗。依据放疗剂量：PTV 52.2 Gy/1.8 Gy/29 f，放疗图谱（图 6-8）进行治疗，后续进行规律复查。放疗前 MRI 示左侧脑桥强化灶同术后。放疗完成后 1 个月复查基本同放疗前。放疗 3 个月 MRI 示左侧脑桥强化灶范围较前明显增大，但患者面麻症状减轻，右下肢肌力恢复至 V 级。PWI 示病灶强化区域较对侧灌注无明显变化。根据假性进展和复发的鉴别诊断要点，综合考虑此患者考虑假性进展可能性大。放疗 6 个月后复查较前强化范围稍降低。以后复查头部 MRI 左侧脑桥强化范围逐渐缩小。直至放疗后 18 个月患者面麻的症状完全缓解。放疗后 21 个月我院复查头部 MRI 示左侧脑桥强化病灶进一步缩小。PWI 示强化灶灌注较对侧无明显升高。放疗后 25 个月头部 MRI 复查结果大致同前。此后患者每半年到 1 年进行头部 MRI 复查。直至 2021 年 2 月复查的 MRI 均提示病情稳定。

（五）最后诊断

左侧脑干弥漫型星形细胞胶质瘤（局灶内生型）WHO II 级术后放疗后，分子病理：MGMT 启动子非甲基化，H3.3K27M 阴性。

（六）讨论

该患者目前无进展生存时间 51 个月。归结于以下几大因素：①手术在保留功能的前提下实现了最大程度的全切，得益于手术者选择合适的入路，手术者的经验及术中使用的电生理检测及导航技术。②术后放疗及时规范。③规律随访。④对假性进展及真性进展的准确判断。⑤胶质瘤 MDT 全程管理。

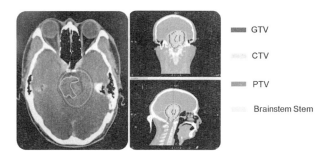

红色区域为 GTV，粉色区域为 CTV，蓝色区域为 PTV，黄色区域为正常的脑干（详见电子书）。GTV：肉眼肿瘤区，指影像学所能见到，肉眼所能见到和可触及的恶性肿瘤生长范围。该病例 GTV 包含术前术后 T2flair 异常区；CTV：临床靶区，是 GTV 和需要杀灭的亚临床显微恶性病变组织的总和。该病例 GTV 是在 GTV 基础上外扩 1.5 cm，并在天然屏障处予以适当修饰；PTV：计划靶区，是在 CTV 基础上加上器官自主运动和不自主运动造成的肿瘤位移范围以及摆位造成的误差等。该病例 PTV 根据本单位的头部放疗摆位误差在 CTV 基础上外扩 0.3 cm。

图 6-8　靶区勾画示例

三、案例使用说明

脑干胶质瘤少见，预后也较差，要提高生存需要胶质瘤 MDT 理念贯穿病人整个治疗及随访过程。该患者拥有较长的无进展生存及较高的 KPS 评分，主要取决于以下几个方面：①在保护患者功能的前提下做了最大程度的手术切除。手术中使用了脑干运动诱发电位和听觉诱发电位监测及精准的导航技术。②肿瘤科与神经外科顺畅的转诊机制让患者在恰当的时间窗内接受了精准的放疗。在正常器官耐受剂量的前提下尽量提高了照射区域的剂量。③规律的随访。治疗期间出现新的强化后我们使用了多模态 MRI，PETCT 等先进影像学手段辅助鉴别假性进展及真性进展，及多次组织胶质瘤 MDT 讨论最终确定患者为假性进展。④患者的组织病理为低级别，相对于高级别预后较好。另外分子病理 H3.3K27M 阴性排除了弥漫中线胶质瘤，此胶质瘤好发于脑干，为 WHO IV 级胶质瘤。

脑干胶质瘤由于其位置的特殊性根据影像学特征进行分型后，手术指征的把握，手术入路的选择，及手术范围的确定对于脑干胶质瘤的预后至关重要。结合手术切除程度，术后组织病理及分子病理应该个体化选择放化疗。放化疗的指征，放疗的剂量及靶区勾画需要熟练掌握。另外在随访过程中出现影像学的变化如何判断为真性进展还是假性进展需要根据表 7-1 的鉴别要点综合考虑。

四、启发思考题

1. 脑干低级别胶质瘤的手术指征及放疗指征。
2. 假性进展和真性进展的鉴别诊断及处理原则。

五、参考文献

[1] Eric K Hansen, Mack Roach Ⅲ. Handbook of Evidence-Based Radiation Oncology 3rd Edition, Springer Nature 2018.

[2] 张力伟, 张俊廷, 吴震, 等. 中华神经医学杂志, 2017, 97(13): 964-975.

（刘超　中南大学湘雅医院）

第五节　强迫症诊疗

一、知识点

(一) 强迫症 (obsessive-compulsive disorder, OCD)

OCD 是一组以强迫思维和强迫行为为主要临床表现的精神疾病。其特点为有意识的强迫和反强迫并存，一些毫无意义、甚至违背自己意愿的想法或冲动反反复复侵入患者的日常生活。患者虽体验到这些想法或冲动是来源于自身，极力抵抗，但始终无法控制，二者强烈的冲突使其感到巨大的焦虑和痛苦，影响学习工作、人际交往甚至生活起居。

(二) 认知行为治疗 (cognitive behavior therapy, CBT)

CBT 是由 A. T. Beck 在 60 年代发展出的一种有结构、短程、认知取向的心理治疗方法，主要针对抑郁症、焦虑症等心理疾病和不合理认知导致的心理问题。它的主要着眼点，放在患者不合理的认知问题上，通过改变患者对己、对人或对事的看法与态度来改变心理问题。

(三) 正念疗法 (mindfulness-based therapy, MBT)

正念疗法是对以正念为核心的各种心理疗法的统称，较为成熟的正念疗法包括正念减压疗法、正念认知疗法、辩证行为疗法和接纳与承诺疗法。正念疗法被广泛应用于治疗和缓解焦虑、抑郁、强迫、冲动等情绪心理问题，在人格障碍、成瘾、饮食障碍、人际沟通、冲动控制等方面的治疗中也有大量应用。

二、案例

(一) 病例资料

患者向××，男性，23 岁，未婚，待业。

主诉：反复洗手、怕脏，反复检查，伴喉咙不适 5 年。

现病史：患者从 5 年前开始逐渐出现反复洗手，怕脏东西，只要觉得自己弄脏了就要洗手洗衣服，刚开始只要多洗 2~3 次就可以了，后来发展到每天要洗 20 余次，浪费很多时间，自己也觉得没有必要，但是无法控制。并且长期有喉咙堵塞、异物感，经常想要咳嗽咳痰，在医院检查未发现明显器质性问题。反复检查或者思考，比如门窗水电有没有关好，担心事情有没有做好，反复回想自己有没有说错话等等，导致很多事情无法完成。多次到医院就诊，未正规使用药物治疗，症状反复。从 2018 年之后就待在家里休息，偶尔在家人的要求下出去工作，自己认为症状还没有缓解，无法坚持学习工作。平时生活比较依赖母亲照顾，生活懒散，没有目标，兴趣爱好下降。在女朋友面前还是比较勤快，会做很多事情，但是最近和女朋友吵架了，心情郁闷，为进一步治疗到我科就诊，希望能够改善症状，可以正常上学。起病以来，饮食睡眠可，大小便未见明显异常，体重未见明显改变。

既往史：无特殊。

个人史：入学年龄 6 岁，从小和母亲在一起时间较多，但是觉得母亲很少理解自己，父亲常年在外工作，而且性格较暴躁，经常和母亲吵架，对患者批评否定很多，有时会打骂患者。病前个性外向。

家族史：父母健在，有一个 6 岁的妹妹，两系三代内无精神疾病患者。

体格检查：无明显异常。

精神状况检查：

一般表现：自行步入诊室，衣着整洁，年貌相符，意识清晰，时间、人物、地点定向力准，接触交谈主动合作，问答切题，自知力存在。

认知活动：有强迫性思维，反复思考同样的问题，如担心自己背后是否有人，家里是不是进来其他人了等。无思维内容障碍。查及强迫性动作，反复洗手，反复检查是不是有丢东西，有反复咳痰动作。

情感反应：情感反应协调，情绪平稳，自诉反复行为无法满足时感到不舒服，伴有焦虑担心情绪。

意志行为活动：意志活动减退，本能活动尚可，兴趣动力降低，有无助感。日常生活可自理，目前暂无自伤、自杀、伤人毁物的行为及想法。

(二) 相关检查

血常规、尿常规、肝功能、血脂、快速血糖、空腹血糖、乙肝三对及丙肝抗原、HIV+TP、甲状腺功能三项未见明显异常。

心电图：窦性心律，正常 ECG。

头部 MRI 检查：未见明显异常。

心理评估量表：中文版 Frost 多维完美主义量表：担心错误维度 18 分；条理性 14 分；父母期望 20 分；个人标准 22 分；行动的疑虑 16 分。

耶鲁布朗强迫症量表 (Y-BOCS)：强迫思维 8 分，强迫行为 13 分，总分 21 分 (中度强迫)。

抑郁自评量表 (SDS)：45 分。

焦虑自评量表 (SAS)：56 分 (轻度焦虑)。

(三) 初步诊断

强迫性神经症。

(四) 诊治经过

2020 年 11 月 7 日第一次来院就诊，给予舍曲林 100 mg 每日一次口服治疗，并给予初次心理咨询，发现与患者强迫症状相关的心理因素：①对自己要求较严格，容易否定自己，有自己很没用的感觉。②对父母都有抱怨，觉得父母不理解重视自己，但是平时自己又依赖父亲给生活费，以及依赖母亲照顾自己，心情很矛盾。③缺少目标和行动力，逃避自己的问题。咨询中帮助患者看到自己的优点，逐步接纳自己；并建议每天做一件积极的事情；也鼓励父母充分信任患者，引导其多做一些事情，减少依赖心理；同时也注意到和女朋友的关系对患者的促进作用，一起讨论改善关系的办法。

2020 年 11 月 15 日第二次就诊，自诉强迫症状变化不大，但是和女朋友的关系有改善。咨询中给患者解释了强迫症的精神交互作用原理 (图 6-9)，帮助他理解强迫和反强迫的行为模式，需要减少和症状的对抗和排斥。并进一步探讨了强迫背后的思维模式：对自己过分严格的要求和不切实际的期待。帮助患者学会接纳自己的现状，降低对自己的期望值，并通过家庭认知作业了解自己的不合理信念。另外，患者在交谈过程中一直感到喉咙部位的

憋闷和紧张感，不时想要咳痰，于是带领患者做正念呼吸的练习，帮助患者放松和有效应对身体的不适感。

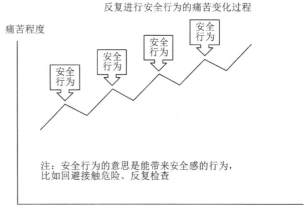

图 6-9 强迫症的精神交互作用原理

2020 年 11 月 22 日第三次就诊，强迫症状有所减少，对症状本身也没有以前那么在意了，焦虑和担心减少。咨询主要集中于如何应对强迫症状，在强迫行为的应对上，主要采用了想象的行为暴露练习 (图 6-10)，比如让患者想象怕脏要反复洗手的过程，注意过程中自己的情绪、想法和身体反应，当出现强迫洗手的冲动时，及时提醒自己暂停下来，不回避产生的不舒服的反应，同时做深呼吸练习，通过把注意力放在呼吸上减少心理的对抗和身体的不适。对于强迫思维，让患者将那些想法想象成天上的云朵，在天空中自由来去，不需要评价和改变，欣赏这种变化就好。建议患者在生活中有意识地去做这些应对的练习。

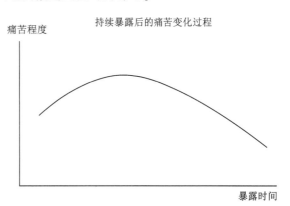

图 6-10 想象的行为暴露练习 (充分暴露怕脏想要洗手过程中的情绪、想法和身体反应)

2020 年 11 月 28 日第四次就诊，强迫症状有明显改善，但是仍然担心会影响自己的学业，对未来

有担心焦虑感，害怕自己不能坚持去做事情。治疗师肯定了患者想要解决问题的积极心理，也看到目前自己能够做到的事情，继续巩固对强迫症状的应对，尤其是针对喉咙不适感的正念呼吸法，鼓励患者坚持练习，学会和症状相处。咨询过程中帮助患者看到自己目前重视的有价值的事情，就是能够尽快返回学校完成学业，需要把注意力放在这些要做的事情上，并为此做好准备，而不是一味等待症状好转再去做，当自己能够逐渐面对强迫症状背后的害怕和不安了，症状自然就会减少和消失。患者有所领悟并愿意去主动尝试自己想要做的事情。

(五)最后诊断

强迫性神经症。

(六)讨论

患者有典型的强迫思维和强迫行为表现，且持续有 5 年左右的时间，诊断强迫症还是比较明确的。但是综合整个案例，我们应当注意一些独特的因素，这些因素会影响到我们的个体化治疗。

三、案例使用说明

患者具体表现为强迫洗手、强迫检查和反复思考，心理评估显示强迫思维和行为得分均较高，总分达到中度强迫的标准，且病程有 5 年时间。根据国际疾病分类诊断标准(ICD-11)符合强迫症的诊断。治疗原则主要是药物治疗和心理治疗，药物治疗选用五羟色胺再摄取抑制剂(SSRI)类药物舍曲林，副作用较小，抗强迫的作用比较好。心理治疗上首先进行了心理问题的评估，通过访谈和心理测验，发现患者有如下心理特点：①性格较依赖，容易回避问题；②对自己要求期待较高，害怕达不到自己的期望；③对躯体反应的关注较多；④行为应对上采用对抗和逃避的方式。针对这些问题主要采用了认知行为疗法结合正念治疗，帮助患者觉察到自己的不合理信念，对自己过高的要求和负面评价，逐步发展自己的适应性信念，降低对自己的期望值。了解自身和强迫症状的对抗逃避模式，运用想象暴露的技术学会接纳自己的症状，带着症状去生活。在躯体反应的处理上，结合了正念疗法的内容，帮助他放松身心，减少担忧和害怕心理。

该病例引导学生了解强迫症状的特点，以及强迫症状背后的心理生理因素，并对影响症状的性格、认知、行为、环境、自身资源等诸多因素进行具体的评估，形成个体化的治疗方案。同时，在实施治疗过程中引导学生注意根据病人的不同特点选用合适的心理治疗技术，如暴露反应阻止疗法可以有效缓解强迫症状；正念疗法可以帮助接纳自己以及缓解躯体不适。

四、启发思考题

1.形成强迫症的心理因素有哪些？

2.强迫症的药物治疗原则是什么？

3.目前对强迫症最有效证据最充分的心理治疗是什么疗法？

五、参考文献

[1] World Health Organization. The International Classification of Diseases 11th Revision. 2012.

[2] 司天梅，杨彦春.中国强迫症防治指南[M].北京：中华医学电子音像出版社，2016.

（罗兴伟　中南大学湘雅二医院）

第六节　神经性厌食

一、知识点

神经性厌食(anorexia nervosa, AN)：AN 是指有意节制饮食，导致体重明显低于正常标准的一种进食障碍。AN 常见于青少年女性，男性少见，女性和男性的患病率比为 6∶1~10∶1。起病在 13~20 岁之间，13~14 岁和 17~18 岁是两个高发年龄段，30 岁以后少见。美国 12~18 岁的女性患病率约 0.5%~1%，国内目前尚无大规模的流行病学资料。

二、案例

(一)病例资料

患者张××，女性，17 岁。

主诉：过度节食、运动，体重减轻 6 月余。

现病史：患者曾于半年前向老师表白，老师明确拒绝并告知中学生不要谈恋爱。但患者认为是自己太胖所致，开始节食，每日主食不超过 2 两。经过 3 个月节食，患者体重减少了十几斤，但其仍不满意，并增加运动量，每天跑步 5 公里，游泳 1 公里。半年后，患者经常感疲惫，伴头晕、心慌，但其仍坚持不多吃。慢慢患者丧失了对食物的兴趣，有时一整天不进食。患者入学时高 1.66 米，重 46.5 kg，现仅 38 kg，老师和同学多次劝说其不胖，但其不信，整日为体重烦恼，情绪低落，无精打采，无心学习，成绩一落千丈，并出现头发干枯、脱发，月经不规律，目前已停经 3 月，曾于医院就诊未见器质性病变，遂在父母的要求下前来就诊。起病以来，无发热、抽搐及晕厥史；否认冲动伤人、毁物及自伤、自杀想法及行为；睡眠欠佳，眠浅易醒，饮食差，每天仅进食少量饭菜，大便次数少，3~4 天一次，量少，小便正常。体重明显减轻，近半年下降近 10 kg。

既往史：无特殊。

个人史：母孕期正常，足月顺产。发育正常，入学年龄 7 岁，现在读高二，成绩尚可。家教严格。性格外向，追求完美。

月经史：初潮 10 岁，至今已停经 3 月。

婚育史：未婚未育。

家族史：父母健在，独生女。无遗传病史和精神疾病史。

体查：体温 36.6℃，呼吸 24 次/分，脉搏 65 次/分，血压 105/68 mmHg。发育正常，贫血貌，消瘦，营养不良，面色苍白，头发枯燥，皮肤弹性差，身高 1.66 m，体重 38 kg，BMI：13.79 kg/m^2。心肺腹及神经系统检查未见明显异常。

精神状况检查：患者在父母陪同下自行步入诊室，体形消瘦，衣着宽松。意识清晰，接触交谈被动合作，问答切题，自知力缺乏。交谈时注意力欠集中，时有发呆。情绪显低落、焦虑，担心自己身材不够好。意志行为活动增强，过度运动。本能活动减退，食欲明显减退，对食物丧失兴趣，每天仅进食少量饭菜。睡眠欠佳，眠浅易醒。

(二)相关检查

血常规：血红蛋白 88 g/L，尿常规、肝功能、血脂、快速血糖、空腹血糖、乙肝三对及丙肝抗原、HIV+TP、甲状腺功能三项未见明显异常。心电图：窦性心律，正常 ECG。

头部 MRI 检查：未见明显异常。

心理测验：SCL-90：躯体化 2.5，强迫 3，抑郁 2.4，焦虑 2.5；EPQ：E48，N71，P64，L30，提示内向，情绪不稳定。

(三)初步诊断

神经性厌食(AN)。

(四)诊治经过

第一次就诊：予以奥氮平 5 mg qn、氟西汀 20-40 mg qd 治疗，并进行心理咨询，了解患病相关心理因素：①对自己要求高，追求完美；②恋爱受挫，错误归因。针对其过度节食减肥的极端想法，采用认知疗法使其认识到自己对完美身材的错误认知，并提供形体美的标准，身高体重标准，能量需求与饮食的关系等信息。使其认识到盲目节食可致发育受阻，抵抗力下降易受疾病侵扰，并告知节食所致体脂减少是闭经的原因。鼓励患者逐渐恢复正常饮食。

第二次就诊：患者情绪及精神状态均有改善，肯定其做出的积极改变，并制定饮食计划，建议体重增加每周 1 kg 为宜，让其逐渐适应合理饮食的同时消除体重增加过快所致心理负担。同时建议其营养科就诊，以制定健康合理的饮食方案。与家属建立治疗同盟，要求家属监督其饮食，如按计划执行则鼓励和表扬，反之则批评。

第三次就诊：患者营养状况改善，体重稍有增加，但仍较关注身材，担心发胖。咨询师带领其正念练习，助其放松情绪，并建议其在家练习，减少对体型的过度关注。同时建议其适度运动，进行娱乐与社交活动。

第四次就诊：询问疗效，目前可合理进食，不再过度运动，并逐渐恢复自信，对自己身体的厌恶明显减轻。进一步引导其反思病因，对比咨询前后观念的改变，及观念改变后身体状态及学习、生活状态的良性变化。帮助患者树立生活热情，正确认识挫折，建立正确的人生观，保持心情愉悦。

(五)最后诊断

神经性厌食(AN)。

(六)讨论

AN 心理因素的核心是对控制的需求，通过控制饮食来表达。其人格特点：多见于完美主义、自我怀疑、伤害回避的人格特质，该特质与发育阶段、生活事件、环境相互作用，促使厌食症易感。心理因素：对自我身份和性身份的认同是青少年最大的挑战和发展任务，控制自己身体的需求大增，加上恋爱受挫，出现片面归因，认为是自己太胖导致，于是过度节食和运动。家庭环境因素：家教严格或父母专制，导致孩子缺乏独立性，思维缺少灵活性，欠缺解决冲突的技能，容易回避冲突。

从认知行为治疗的角度来看，厌食是因为患者存在功能障碍性思维，过分看重自身的体型、体重，自我评价低，缺乏掌控感和认同感，并感到痛苦，为补偿自我的低自尊、低认同感，患者企图通过控制进食、获得理想体重和体型来获得成就感、价值感、认同感、掌控感等，在问题行为的基础上，躯体出现诸多变化，患者的愿望显然很难实现，由此形成恶性循环。

针对这些问题采用认知行为疗法纠正歪曲认知，结合正念治疗帮助其放松身心，减少紧张和焦虑情绪。

三、案例使用说明

本案例中患者为 17 岁女性，表白被拒后出现对自己体型及体重的错误认知，将情感受挫归因为自己身材不好，从而过度节食、运动，导致体重显著低于正常，伴随脱发、停经、乏力等，以及情绪低落、注意力减退、兴趣下降、睡眠不佳等症状。但患者仍未认识到低体重的危害，依然担心自己不够瘦。该案例引导学生根据患者呈现的症状、体征、诱因、疾病发生后社会功能的改变，深入分析疾病背后的生理心理因素，评估患者的心理状态，形成初步诊断 AN。

AN 临床特征为低体重源于持续的能量摄取限制、强烈害怕体重增加或变胖或持续妨碍体重增加的行为、对自我的体重或体型感知紊乱。在诊断的过程中需与可导致消瘦和营养不良的躯体疾病、存在食欲减退和消瘦的抑郁发作及摄入不足的回避/限制性摄食障碍相鉴别。值得注意的是，AN 也可能存在暴食和清除行为，其与神经性贪食的鉴别要点在于极低体重，体重低至 AN 标准时应诊断为 AN。

AN 治疗的核心目标是恢复体重，治疗方式主要包括营养及对症支持治疗、心理治疗及精神药物治疗。在治疗过程中需在快速增加体重和避免再喂养综合征(refeeding syndrome, RFS)之间取得平衡。在家庭成员积极配合的情况下，家庭治疗可作为青少年 AN 的首选，通过探索引发或维持 AN 的家庭互动模式，并在家庭成员都能认可的基础上加以调整，从而改变患者行为。CBT 聚焦于改变患者对于

体重体型的歪曲认知，纠正或改善异常的进食行为，可作为成人一线治疗方法。精神药物治疗主要用于共病和精神症状的对症处理，应谨慎使用，严密监测药物不良反应。

四、启发思考题

1. 形成 AN 的心理因素有哪些？
2. AN 的治疗原则。

五、参考文献

[1] 郝伟,陆林.精神病学[M].8 版.北京：人民卫生出版社,2018.
[2] 美国精神病学会.DSM-5 精神障碍诊断与统计手册[M].张道龙译.北京：北京大学出版社,2014

（李楚婷　中南大学湘雅二医院）

第七节　巨大型前庭神经鞘瘤

一、知识点

（一）前庭神经鞘瘤的临床表现

前庭神经鞘瘤的临床表现与其大小、生长方向和形态密切相关。在疾病早期，肿瘤局限于内听道口或部分填充内听道，导致绝大多数患者(85%)出现进行性、非对称性的听力下降，患侧持续性耳鸣也是早期的典型表现之一。若详细询问病史，部分患者能回忆起短暂头晕或平衡障碍的经历，提示一侧前庭神经功能受损，后期，此功能可由对侧神经部分代偿。

随着肿瘤体积逐渐生长，瘤体伸入桥小脑角区，听力受损进行性加重。若肿瘤主体向上方生长，可逐渐压迫三叉神经并出现患侧面部感觉异常或感觉减退。部分患者可出现三叉神经痛，这源于肿瘤对三叉神经的直接刺激，也可以归咎于肿瘤逐渐推挤小脑前下动脉，并导致后者刺激三叉神经。肿瘤主体若向后下方进展，可压迫并刺激后组脑神经，导致声音嘶哑，吞咽困难及饮水呛咳等相关症状。若肿瘤进一步生长，向内侧推挤并压迫脑桥与延髓，可以引起锥体束受损表现。大范围挤压小脑引起平衡功能障碍及共济失调。严重者可因肿瘤压迫四脑室阻塞脑脊液循环通路，导致脑积水及颅高压。前庭神经瘤与面神经解剖关系的密切程度仅次

于蜗神经,患者在自然病程中却极少出现明显的同侧面瘫(常以 House-Brackmann 面神经功能分级系统评估)。细致的体格检查能发现部分患者出现同侧舌前 2/3 的味觉减退,外耳道感觉异常及眼轮匝肌轻微肌力下降。

(二)House-Brackmann 面神经功能分级(表 6-2)

表 6-2　House-Brackmann 面神经功能分级系统

House-Brackmann 面神经功能分级系统		
分级	描述	特征
I	正常	正常面部功能
II	轻度	整体:靠近可发现轻微乏力,轻度连带运动
		静息时:张力正常且对称
		运动时:
		额部:中等程度的活动
		眼裂:稍用力即可完全闭合
		口唇:轻度不对称
III	中度	整体:有明显不对称,但不至于毁容,连带运动不严重
		静息时:张力正常且对称
		运动时:
		额部:轻度的活动
		眼裂:需要用力才可完全闭合
		口唇:努力维持仍有轻度无力
IV	中重度	整体:已达到毁容程度的不对称面容,与/或明显的面肌无力
		静息时:张力正常且对称
		运动时:
		额部:无活动
		眼裂:不可完全闭合
		口唇:用尽全力,仍不对称
V	重度	整体:几乎没有可察觉的肌肉活动
		静息时:不对称
		运动时:
		额部:中等程度的活动
		眼裂:不可完全闭合
		口唇:仅可见运动轨迹
VI	完全	无面肌运动

(三)前庭神经鞘瘤的影像学表现

1. CT 扫描

CT 平扫表现为以内听道口为中心的桥小脑角区等密度占位,囊变者也可为混杂密度,局部高密度提示肿瘤卒中。常规加做颅底高分辨薄层扫描,多见内听道开口呈喇叭口样扩大,岩骨的骨皮质变薄,但延续性通常完整。肿瘤较大时,内听道开口与同侧颈静脉孔可融合。HRCT 还用于判断乳突气化程度,指导手术过程中对预防脑脊液漏的处理。常规做颅脑动静脉成像 CTA+CTV,明确肿瘤与小脑前下动脉、椎动脉、基底动脉的关系,以及乙状窦、颈静脉球和岩静脉的发育情况。

2. MRI 成像

是本病主要的检查方法。T1 像常见内听道内或桥小脑角区等信号病变,可明显强化。典型的听神经瘤呈现出主体位于桥小脑角内,部分伸入内听道的"冰淇淋"样,是诊断该病的特征性影像学表现。T2 像中的听神经瘤根据其组织含水量不同,表现出不同信号强度,可提示肿瘤的质地软硬。以内听道平面为中心的薄层 MRI 可提供更可靠的信息以揭示肿瘤在内听道内的爬行深度,对术中磨除岩骨背侧内听道后壁的范围有重要指导价值。

3. 纯音电测听、语言分辨率和脑干听觉诱发电位

纯音电测听检查通常能准确发现听神经瘤患者患侧高频听力阈值增高。多频段听阈高于 50dB 且语言分辨率小于 50% 时,提示患侧已无有效听力。此结果对患者术后蜗神经功能的保留与否,有一定程度的预示。

脑干听觉诱发电位是目前诊断听觉传导通路损伤最为敏感的手段。

二、案例

(一)病例资料

患者黄××,男性,18 岁,因"左侧听力下降、耳鸣 5 月,行走不稳 1 月"入院既。患者 5 个月前无明显诱因出现左侧听力下降伴耳鸣,近 1 月出现行走不稳,无面瘫、面肌痉挛、面部麻木、饮水呛咳、吞咽困难、声音嘶哑等。既往史、家族史无特殊。

查体:神清语利。眼底检查未见明显异常。双瞳直径 3 mm,等大等圆,光反射灵敏。双侧面部痛

觉、振动觉可，咀嚼有力，张口下颌无偏移。双侧额纹对称，左侧鼻唇沟变浅，皱额、闭目、鼓腮、示齿、吹哨可，味觉正常。左耳听力粗测下降。悬雍垂居中，声音无嘶哑，饮水无呛咳，咽反射可，吞咽反射可，咳嗽反射可。四肢痛觉、振动觉可。左侧角膜反射减退，左侧跟膝胫试验阳性，左指鼻试验阳性，左手动作轮替试验阳性，Romberg征阳性，行一字步困难。余神经系统体查未见明显异常。

(二)相关检查

完善头部MRI，结果如图7-11所示。

左侧桥小脑角区见一大小为42 mm×45 mm×20 mm类圆形不均匀长T1长T2异常信号，增强后病灶呈不均匀强化，边缘清晰，可见一"冰淇淋"样突起伸入内听道内，内听道扩大，脑干及小脑稍受压，第四脑室稍受压变小，幕上脑室无扩大。右侧上颌窦黏膜下见结节状长T2信号灶(图6-11)。

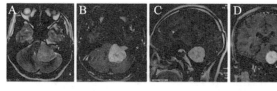

A：轴位颅脑MRI平扫T2WI像；B：轴位颅脑MRI T1WI增强像；C：矢状位颅脑MRI T1WI增强像；D：冠状位颅脑MRI T1WI增强像。

图6-11 巨大前庭神经鞘瘤术前影像

(三)初步诊断

左侧桥小脑角区占位，前庭神经鞘瘤？

(四)诊治经过

完善术前检查后择期开颅行枕下乙状窦后入路术，术中见病变位于左侧桥小脑角，大小为55 mm×50 mm×48 mm，面神经肌电图监测下探查面神经，面神经被推挤至肿瘤腹上侧，薄如纸状，与肿瘤粘连紧密，前庭神经瘤化，后组脑神经位于肿瘤下极。

肿瘤质地中等，血供较丰富，少许囊变，边界清楚。先行瘤内减压，再确认面神经脑干端，依次分离肿瘤下极、上极、内侧面，分离肿瘤与面听神经粘连，最后将内听道内肿瘤切除。全切肿瘤后见三叉神经、面神经、蜗神经及后组脑神经及岩静脉保留完好，电刺激面神经脑干端见面神经波形完好(图6-12)。

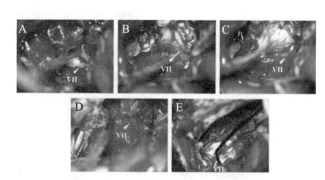

A：术中显露面神经脑干端；B-C：术中显露面神经脑池段；D：磨除内听道后壁骨质显露面神经内听道-内听道口段；E：神经电生理术中实时监测面神经走行(VII)。

图6-12 显微镜下枕下乙状窦后入路切除巨大前庭神经鞘瘤术中图像

术后MRI(图6-13)：枕骨左份局部骨质不连呈术后改变，邻近头皮肿胀，原左侧桥小脑角区病变切除呈术后改变，术区及相应颅板下可见长T2信号灶，术区局部第四脑室稍受压变小，幕上脑室无扩大。右侧上颌窦黏膜下见结节状长T2信号灶。可见片状短T1信号灶，增强后术区周边可见少许条状强化灶，脑干及小脑仍可见受压，第四脑室稍受压变小，幕上脑室无扩大。左侧乳突内可见长T2信号灶，余况基本同前。

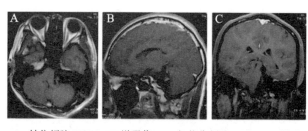

A：轴位颅脑MRI T1WI增强像；B：矢状位颅脑MRI T1WI增强像；C：冠状位颅脑MRI T1WI增强像。

图6-13 巨大前庭神经鞘瘤切除术后影像

术后神经功能：神志清楚，语言流利，双侧瞳孔等大等圆，直径为3 mm，对光反射灵敏，双侧额纹对称，左侧鼻唇沟变浅，皱额、闭目、鼓腮、示齿、吹哨可，味觉正常。左耳听力粗测下降。伸舌居中，切口愈合可，无红、肿、渗出，颈软，四肢肌力肌张力正常，各生理反射存在，克氏征、巴氏征、布氏征阴性。

(五)最后诊断

前庭神经鞘瘤。

（六）讨论

前庭神经鞘瘤在神经系统肿瘤中相对容易诊断，因其起源位置较为恒定、且具有特异性影像学特征；多以听力障碍为首发症状，并随其体积增大侵犯更多神经结构，继而影响相应区域的神经功能。这两方面的特点可在术前给予神经外科医师较为充分的针对证据。

前庭神经鞘瘤虽为良性肿瘤，但因其解剖位置特殊，可造成神经功能障碍，且可压迫脑干、小脑，继而引发梗阻性脑积水危及生命。立体定向放疗对前庭神经鞘瘤的控制效果不理想，且会给放疗控制不佳的病例选择手术治疗带来额外困难。因此，对前庭神经鞘瘤的主流治疗手段仍为手术切除。在手术技术与设备发展的今天，神经功能保护已成为前庭神经鞘瘤治疗关注的首要问题。

本例巨大听神经瘤呈实性，桥小脑角池已被完全填充，肿瘤切除前的后颅窝张力高，血供极为丰富，长入内听道部分多。这需要术者识别肿瘤血供并尽可能早期处理以维持清晰术野。因肿瘤巨大，要严格遵循均匀、充分减压、实时判断肿瘤边界，沿神经鞘膜下分离肿瘤与周边神经血管的粘连，维持分离界面。分离并识别面神经脑干端后分离直至内听道口附近粘连极为紧密，此时磨除内听道后壁，充分开放内听道，自内听道底向桥小脑角池方向分离，汇合于内听道口，即双向分离技术。在上述减压、分离技术的指导下，全切肿瘤并达成面、蜗神经的解剖与功能完好。

三、案例使用说明

此例病例重在展示前庭神经鞘瘤手术的策略和技巧，因面听神经复合体与肿瘤关系极为密切，全切肿瘤与神经功能保护。前庭神经瘤作为具有代表性的颅底肿瘤，其位于成角的、由小脑岩面围绕小脑中脚和桥脑返折形成的小脑桥脑裂之间的区域——桥小脑角，且与面神经、蜗神经、三叉神经、后组脑神经及小脑前下动脉、岩静脉，和脑桥、延髓等结构关系密切。更重要的是，因面听神经复合体与肿瘤关系极为密切，大型、巨大型前庭神经鞘瘤因占位效应可能使面、蜗神经严重受压、移位、变形，在某些部位，神经结构甚至"薄如蝉翼"，膜性界面的丧失、甚至一瞬的"暴力"或热效应均可能使神经永久丧失功能，继而面临患者术后面瘫、听

力丧失等，严重影响生活质量。另一方面，过于保守的手术策略、内听道磨除得不充分，均有可能导致肿瘤残留，进而面临肿瘤复发、再次手术困难的境地。因此，能否全切肿瘤并完整保留神经功能、保障患者术后的生活，是评判该肿瘤治疗效果最重要的标准，也是神经外科医师究其一生攀登的高峰。

根据患者的蜗神经及小脑功能障碍症状及典型的影像学表现，尤其是肿瘤位于一侧桥小脑角，呈不均匀强化、且内听道明显扩大且有强化病灶填充，呈"冰淇淋"样，可于术前基本判断患者罹患前庭神经鞘瘤。

四、启发思考题

面神经与前庭神经鞘瘤可能的位置关系有哪几种模式？

五、参考文献

［1］Carlson M L, Link M J. Vestibular Schwannomas［J］. N Engl J Med, 2021, 384(14)：1335-1348.

［2］Chen M, Fan Z, Zheng X, et al. Risk Factors of Acoustic Neuroma：Systematic Review and Meta - Analysis［J］. Yonsei Med J, 2016, 57(3)：776-783.

［3］Pettersson D, Mathiesen T, Prochazka M, et al. Long-term mobile phone use and acoustic neuroma risk［J］. Epidemiology. 2014, 25(2)：233-241.

［4］Ansari SF, Terry C, Cohen - Gadol AA. Surgery for vestibular schwannomas：a systematic review of complications by approach［J］. Neurosurg Focus. 2012, 33(3)：E14.

［5］Gauden A, Weir P, Hawthorne G, and Kaye A. Systematic review of quality of life in the management of vestibular schwannoma［J］. J Clin Neurosci. 2011, 18(12)：1573-1584.

（刘庆，秦超影　中南大学湘雅医院）

第八节　不典型脑干囊性海绵状血管畸形

一、知识点

（一）脑干海绵状血管畸形

海绵状血管畸形（cavernous malformations, CM）是一种海绵窦样扩张的瘤样血管团，亦称海绵状血

管瘤(Cavernomas),是一种血管造影无法显影的隐匿性血管畸形,位于脑组织内,由规则的薄壁血管组成,缺乏肌肉和弹力纤维,不含脑实质、粗大的供血动脉或引流静脉。

(二)脑干海绵状血管畸形的临床表现

由于脑干内密集脑神经核团、上行及下行纤维束以及网状纤维,较小的病变可导致严重且复杂的症状。偏瘫及偏身感觉障碍、脑神经损伤及共济失调是最常见的三大体征。病变位于脑干的头尾侧或腹背侧时,会出现相对特异性的临床表现,如病变在中脑,可因出血阻塞中脑导水管而导致颅内压增高引起头痛、呕吐及意识障碍,还会出现红核震颤、不自主发笑、发作性意识障碍等中脑所特有的表现;如病变在脑桥,可影响第Ⅴ、Ⅵ及Ⅶ对脑神经核团,出现面部感觉障碍、眼球外展障碍及面瘫。部分患者会出现同向凝视障碍;如病变在延髓,可出现顽固性呃逆、呼吸循环障碍、吞咽困难及胃肠道出血等相对特异性症状。病程往往表现为复发缓解型,即原有症状突然加重或已消失的症状再次出现。

(三)脑干海绵状血管畸形的典型影像学特征

对突然发作的脑神经及传导束症状,或者反复发作相似脑干症状的患者,如能考虑到脑干海绵状血管瘤可能进行早期检查,则可早期诊断,使得患者尽早得到恰当的治疗。常用的影像学检查包括CT扫描和多功能MRI成像。

(1)CT扫描:CT诊断BCMs具有较高的敏感性,但缺乏特异性。典型BCMs在CT上表现为边界清晰的结节状高密度影像,无占位效应和血管源性水肿。但往往就诊的BCMs存在脑干血肿,CT扫描仅能看到血肿,作出简单的定位定性诊断。

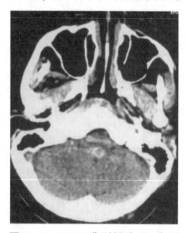

图 6-14 BCM 典型颅脑 CT 表现

(2)MRI成像:MRI成像是诊断本病最主要的检查方法之一,具有高敏感性的同时特异性高。BCMs在MRI上呈边界清晰、分叶状、中央为混合信号的影像,根据血窦腔及不同阶段的血栓和钙化程度,MRI扫描在T1WI及T2WI可表现为高信号、混杂信号甚至低信号,部分可见桑葚状或网格状结构。加做GRE,ESWAN或SWI序列可增加磁敏感效应,提高血红蛋白产物的识别率。在T2WI病灶周围可见由含铁血黄素构成的低信号环。因BCMs血流较慢,常规血管造影难以将其识别(图6-15)。

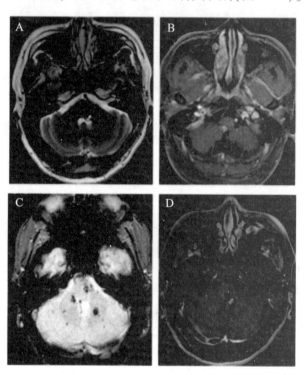

A:轴位颅脑 MRI 平扫 T2WI 像表现;B:轴位颅脑 MRI 平扫 T1WI 像表现;C:轴位颅脑 MRI 平扫 SWI 像表现;D:轴位颅脑 MRI 平扫 T1WI 像表现

图 6-15 BCM 典型颅脑 MRI 表现

三、案例 I

(一)病例资料

患者王××,女性,6岁,因"左侧肢体乏力伴走路不稳2月"入院。患者于2月前无明显诱因出现行走不稳,下肢无力,无明显肢体感觉异常、肌张力增高等。既往史、家族史无特殊。

查体:神志清楚,双瞳孔等大等圆,直径为3 mm,视力视野无明显异常,对光反射灵敏。颜面部感觉检查不配合。左侧额纹、鼻唇沟变浅,口角无明显歪斜。伸舌左偏，味觉检查不配合。左侧肢体肌力 4 级，右侧正常，四肢肌张力正常。行走向左侧歪斜，一字步不稳，昂白征阳性，指鼻实验障碍。余无明显阳性体征。

(二)相关检查

(1)MRI 检查：脑干偏右侧见类圆形短 T1 长 T2 病灶，大小为 2.6 cm×2.9 cm×3.0 cm，边界清楚，增强后囊壁见轻度强化。余脑实质内未见异常信号灶及异常强化灶，灰白质界限清楚，脑沟、脑裂、脑池及脑室大小形态正常，中线结构无移位。DTI：脑干偏右侧病灶区脑组织 FA 值减低，神经纤维束示踪图示病灶区未见明显神经纤维束，邻近纤维束受压，右侧皮质脊髓束较对侧稀疏(图 6-16A~E)。

(2)CT 扫描：脑干偏右侧可见类圆形低密度灶，较大层面大小为 2.5 cm×2.9 cm，平扫 CT 值约 20 HU。增强后囊壁可见强化。余脑实质内未见明显异常密度灶及强化灶。脑室系统大小形态可，中线结构居中(图 6-16F)。

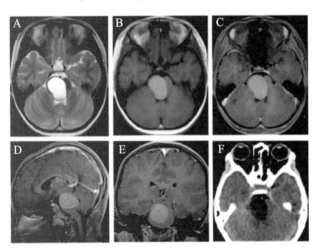

A：轴位颅脑 MRI 平扫 T2WI 像表现；B：轴位颅脑 MRI 平扫 T1WI 像表现；C：轴位颅脑 MRI T1WI 增强像表现；D：矢状位颅脑 MRI T1WI 增强像表现；E：冠状位颅脑 MRI T1WI 增强像表现，F：轴位颅脑 CT 平扫表现。

图 6-16　首诊脑干囊性占位影像学表现

(三)初步诊断

桥脑囊性病变：皮样囊肿？胶质瘤？

(四)诊治经过

入院后完善相关术前检查后择期行开颅枕下后正中入路，术中自枕骨隆突至颈 1 后正中直切口。

显微镜下"Y"型剪开硬膜，释放脑脊液，切开部分小脑蚓部，可见第四脑室底隆起，在神经电生理检测下探查面神经丘，在面神经丘上方纵行切开脑干，长约 0.8 cm，可见病变囊变，外有一层假包膜，剪开包膜后可见大量黄色囊液流出，仔细探查囊内，未见明显瘤内结节(图 6-17)。

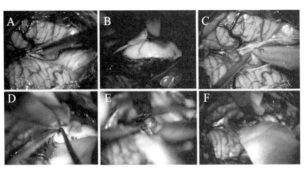

A：开放枕大池蛛网膜；B~E：术中切除囊性占位；F：病灶切除后术中图像。

图 6-17　首次脑干囊性病灶
显微镜下枕下后正中入路术中图像

术后 MRI：枕部局部骨质缺损，呈术后改变，周围软组织稍肿胀，并可见长 T2 信号；原脑干病变呈切除术后改变。术区及术区颅板下可见长 T1 长短 T2 积液及积血信号，增强后术区边缘可见环形强化。中线结构无移位。余况基本同前(图 6-18)。

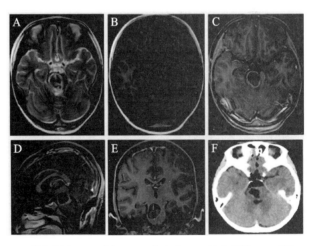

A：轴位颅脑 MRI 平扫 T2WI 像表现；B：轴位颅脑 MRI 平扫 T1WI 像表现；C：轴位颅脑 MRI T1WI 增强像表现；D：矢状位颅脑 MRI T1WI 增强像表现；E 冠状位颅脑 MRI T1WI 增强像表现；F 轴位颅脑 CT 平扫表现。

图 6-18　首次手术后影像学表现

神经功能：出院时患者神志清楚，一般情况可。面神经功能 2 级，左侧肢体肌力约 4 级，右侧肢体肌力肌张力正常，指鼻试验阴性。术后病理提示送检组织无实质内容，符合囊肿改变，具体组织来源需进一步明确。

四、案例Ⅱ（半年后肿瘤复发）

（一）病例资料Ⅱ

患者为7岁女性，因"左侧肢体乏力、走路不稳7月余"再次入院。既往半年前行开颅脑干肿物切除术。

体查：神志清楚，双瞳孔等大等圆，直径为3 mm，视力视野无明显异常，对光反射灵敏。颜面部感觉检查不配合。左侧肢体肌力4级，肌张力不高，右侧肌力肌张力正常。左侧轮替实验（+），昂白征（+），指鼻实验阳性，跟膝胫实验阳性，右侧均为阴性，脑膜刺激征阴性。余无明显阳性体征。

（二）相关检查Ⅱ

1. MRI检查：脑干偏右侧见类圆形短长T1短长T2混杂病灶，大小为3.4 cm×2.7 cm×3.0 cm，边界模糊，增强后未见明显强化。余脑实质内未见异常信号灶及异常强化灶，灰白质界限清楚，脑沟、脑裂、脑池及脑室大小形态正常，中线结构无移位（图6-19A～E）。

2. CT扫描：枕部局部骨质缺损，呈术后改变，周围软组织未见明显肿胀。脑干偏右侧可见混杂密度灶，边缘模糊，CT值为34HU，病变较大层面大小为3.5 cm×2.6 cm，四脑室受压变形，幕上脑室未见明显扩大。余颅底骨质未见明显破坏征象。余脑实质内未见明显异常密度灶及强化灶。脑室系统大小形态可，中线结构居中（图6-19F）。

（三）初步诊断Ⅱ

脑干囊肿复发？

（四）诊治经过Ⅱ

入院后完善相关术前检查后，行原枕下后正中入路。原枕骨隆突至颈1后正中直切口。缓慢牵开小脑半球，见病变位于脑干右侧，大小为3.4 cm×2.7 cm，钝性分离脑干皮层约3 mm，见红褐色肿瘤内容物涌出，肿瘤囊性，内含陈旧性出血，先瘤内充分减压，继续分离肿瘤与正常脑干，见肿瘤外层新生血管生成，含铁血黄素环，沿着此环完整剥离

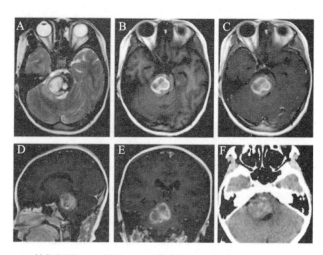

A：轴位颅脑MRI平扫T2WI像表现；B：轴位颅脑MRI平扫T1WI像表现；C：轴位颅脑MRI T1WI增强像表现；D：矢状位颅脑MRI T1WI增强像表现；E：冠状位颅脑MRI T1WI增强像表现；F：轴位颅脑CT平扫表现。

图6-19 复发BCM影像学表现

肿瘤囊壁（图6-20）。

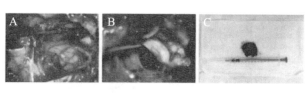

A：术中见脑干囊实性病灶；B：术中见脑干占位符合CM表现；C：完整切除脑干CM，大体病理符合CM。

图6-20 原手术入路切除脑干复发CM术中图像

术后MRI：枕部局部骨质缺损，呈术后改变，周围软组织稍肿胀，术区及术区颅板下可见长T1极长T2信号灶，FLAIR序列可见术区周围脑实质斑片状和高信号，增强后术区边缘可见少许线状强化。余况基本同前（图6-21）。

术后神经功能：第二次出院时患者神志清楚，语言流利，生命体征平稳。面神经功能1级，颈软，四肢肌力肌张力基本正常，病理征阴性。术后病理提示送检囊壁符合海绵状血管瘤。

（五）最后诊断Ⅱ

脑干囊性海绵状血管畸形。

（六）讨论Ⅱ

这一病例为罕见的纯囊性脑干内生型海绵状血管瘤。

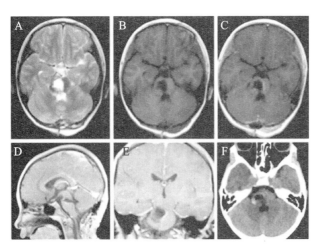

A：轴位颅脑 MRI 平扫 T2WI 像表现；B：轴位颅脑 MRI 平扫
T1WI 像表现；C：轴位颅脑 MRI T1WI 增强像表现；D：矢状位颅
脑 MRI T1WI 增强像表现；E：冠状位颅脑 MRI T1WI 增强像表
现；F：轴位颅脑 CT 平扫表现。

图 6-21　原手术入路切除脑干复发 CM 术后影像

内生型脑干囊性病变，除较常见的皮样囊肿，
低级别胶质瘤（如毛细胞型星形细胞瘤等）、大囊小
结节型血管母细胞瘤等，还应考虑特殊的海绵状血
管畸形可能。鉴于海绵状血畸形可能反复出血-缓
解，进而导致明显且可自行缓解的脑干相关功能障
碍的症状，可作为术前鉴别的要点之一，然而，并
非所脑干 CMs 均表现这一特点，且脑干胶质瘤等轴
内病变也可引起明显症状。因此，这一病例对临床
上对不典型脑干 CMs 的鉴别具有提示意义。

对于手术指征的把控需注意：当病变既往有出
血史，又有临床症状时，建议手术切除。该患者接
受两次脑干手术，最终获得良好预后。

关于手术策略及技巧方面，严格沿着含铁血黄
素环将囊壁完整剥离是减轻脑干损伤和降低复发风
险的关键。这类囊性海绵状血管畸形囊壁菲薄，与
脑干粘连紧密，应在保障安全的前提下争取将囊壁
切除；同时，术前完善的 MRI 和 CT 检查，术后电
生理检测有助保证良好的预后。手术入路应根据病
灶部位，大小，与神经纤维的关系等综合考虑。

五、案例使用说明

对于脑干病变，术前诊断需全面考虑，对于影
像学表现与临床症状不典型的病例更甚。对于脑干
囊性病变，需在悉心保护脑干的前提下尽力分离囊
壁，一方面有助于确定病变性质，同时可最大限度
规避复发。这需要术者全面的判断与纯熟的技巧。

患者第一次就诊时 6 岁，因"左侧肢体乏力伴
走路不稳 2 月"入院，体查见桥脑-延髓-小脑功能
障碍。然影响学表现见病灶位于桥脑，呈囊性，囊
壁无明显强化，病变性质不确定，然考虑患者神经
功能障碍明显且低龄，采取手术治疗可减压改善神
经功能，遂采取显微手术。术中见病灶呈囊性，内
含大量黄色囊液，未见海绵窦样扩张的瘤样血管
团，术毕送检组织仔细探查囊内，未见明显瘤内结
节。术毕送检组织未见明显实性成分，复合囊肿表
现。出院时患者神经功能未见明显好转。

患者术后 7 月余复查发现脑干占位复发且与第
一次影像学表现差异明显，呈囊实性。但值得注意
的是，在 T2WI 像可见病灶周围低信号环，提示可
能为病灶出血后的含铁血黄素沉积。且患者脑干功
能障碍仍明显；第二次术中可见完整囊壁，内含陈
旧性出血，进一步减压后见肿瘤外层新生血管生
成，含铁血黄素环，沿着此环完整剥离肿瘤囊壁。
这些特点提示病变可能为海绵状血管畸形，将囊壁
送病理检查的同时进行实验室研究，两项证据均支
持脑干 CM 的诊断（图 6-22）。

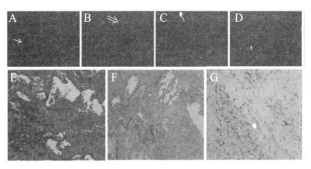

A-D：免疫荧光双染 CD31 和 GFAP（40X）。A：单箭头代表细胞
核 DAPI；B：双箭头代表 CD31，反映新生血管内皮细胞；C：
GFAP 染色阴性，血管腔之间无胶质细胞围绕；D：DAPI，CD31，
和 GFAP 共染；E：HE 染色囊壁，显示不同管径的新生血管腔；
F：Von Gieson 染色显示在囊壁中缺乏弹力蛋白（20X）；G：
Prussian blue 染色发现囊壁及周围组织中存在大量含铁血黄素沉
积（20X）。

图 6-22　BCM 免疫荧光及特殊染色

六、启发思考题

脑干手术的安全操作区及相应手术入路选择。

七、参考文献

[1] 毛颖.脑干海绵状血管瘤的手术指征和方法[J].中华外
科杂志，39（9），672-675（2001）.

[2] Abla AA, Kalani MY, Spetzler RF. Surgery for brainstem cavernous malformations, in: Spetzler RF, Kalani MY, Nakaji P, (eds) [J]. Neurovascular Surgery. Second edition. New York: Thieme Medical Publishers, 2015, 436-447.

[3] Abla AA, Lekovic GP, Turner JD, et al. Advances in the treatment and outcome of brainstem cavernous malformation surgery: A single-center case series of 300 surgically treated patients[J]. Neurosurgery. 2011; 68: 403-415.

[4] Klopfenstein JD, Feiz-Erfan I, Spetzler RF. Brain stem cavernous malformations, in: Lanzino G, Spetzler RF (eds): Cavernous Malformations of the Brain and Spinal Cord[J]. New York: Thieme Medical Publishers, 2008, 78-87.

[5] Mathiesen T, Edner G, Kihlstrom L. Deep and brainstem cavernomas: A consecutive 8-year series [J]. J Neurosurg. 2003, 99: 31-37.

[6] Pandey P, Westbroek EM, Gooderham PA, et al. Cavernous malformation of brainstem, thalamus, and basal ganglia: a series of 176 patients[J]. Neurosurgery. 2013, 72: 573-589.

[7] Porter PJ, Detwiler PW, Spetzler RF, et al. Cavernous malformations of the brainstem: Experience with 100 patients[J]. J Neurosurg. 1999, 90: 50-58.

（刘庆，秦超影　中南大学湘雅医院）

第九节　垂体腺瘤

一、知识点

（一）垂体腺瘤分类与分级

垂体瘤的分类主要以肿瘤大小为标准，与外科手术治疗关系密切，分为垂体微腺瘤和垂体大腺瘤；同时，根据有无内分泌功能分为功能型与非功能型垂体腺瘤。

垂体微腺瘤是指垂体病灶直径小于 10 mm 的腺瘤，临床所见垂体微腺瘤绝大部分为功能性腺瘤，其中以泌乳素瘤最多见，临床主要表现为闭经、泌乳、不孕。其他类型的功能性垂体腺瘤相对少见。垂体大腺瘤最大径大于 10 mm。临床常见的垂体大腺瘤多为无功能型腺瘤、泌乳素型腺瘤、生长激素腺瘤，偶尔可见促甲状腺激素腺瘤、促性腺激素腺瘤和促肾上腺皮质激素腺瘤，其中以无功能型腺瘤最为常见。

此外，位于蝶鞍两侧的海绵窦为重要的颅内静脉引流系统，其中走行有颈内动脉海绵窦段与第Ⅲ-Ⅵ对脑神经，临床多采用 Knosp 系统对垂体大腺瘤侵入海绵窦情况进行分级：0~1 级无海绵窦侵犯，2 级可能侵犯海绵窦，3 级大概率侵犯海绵窦，4 级明确侵犯海绵窦。这一分级在手术计划、预测切除后残余肿瘤方面非常重要，在临床实践中意义重大。

（二）垂体腺瘤的临床表现

垂体微腺瘤临床症状以内分泌功能紊乱多见，占位症状相对少见。垂体大腺瘤的临床症状主要有颅内占位神经功能障碍及内分泌功能紊乱两方面。

其中内分泌功能紊乱症状包括各型分泌性腺瘤分泌过多激素产生的内分泌亢进症状；也包括肿瘤压迫及破坏垂体前叶细胞或者肿瘤卒中，造成促激素减少及相应靶细胞功能减退，临床产生内分泌功能减退症状。不同内分泌功能类型的腺瘤，其临床表现亦有差异。

肿瘤的占位症状包括头痛、视力视野改变和邻近压迫症状。其中垂体微腺瘤视力视野改变及邻近压迫症状少见。部分患者可见头痛，这可能与肿瘤向上生长时牵拉由三叉神经第一支支配的鞍膈有关。由占位症状引起的垂体功能减退，一般最先受影响的是促性腺激素，其次是促甲状腺激素，最后是促肾上腺皮质激素。临床可见一个或多个不同靶腺不同程度功能低下的表现。

二、案例 I（垂体微腺瘤）

（一）病例资料

患者王××，女性，35 岁，因"月经异常 2 月"入院。

患者于 2 月前无明显诱因出现月经异常，表现为月经周期异常，后闭经，无泌乳、阴道异常出血等，检查发现鞍区占位并高泌乳素血症，考虑垂体微腺瘤。既往服用溴隐亭治疗无效，余既往史、家族史无特殊。查体神清语利。记忆力、定向力、智力可。双鼻嗅觉可。视力（屈光不正矫正后）左：1.0，右：1.0，视野粗测无缺损，眼底检查未见明显异常。双瞳等大等圆，直径为 3 mm，光反射灵敏，双眼球活动可，眼睑无下垂，无眼球震颤。

(二) 相关检查

鞍区 MRI (图 6-23): 见垂体腺右侧稍饱满, 其内可见大小为 0.4 cm×0.3 cm×0.3 cm 卵圆形稍长 T1 稍长 T2 异常信号, 增强后呈相对低信号; 垂体柄基本居中, 视交叉无受压、移位, 鞍底无局限性下陷。

术前内分泌功能检查: 催乳素 (PRL) 105.5 ng/mL (成人: 4.79~23.3 ng/mL)。

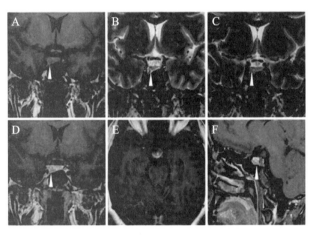

A: 冠状位鞍区 MRI 平扫 T1WI 像表现; B: 冠状位鞍区 MRI 平扫 T2WI 像表现层面一; C: 冠状位鞍区 MRI 平扫 T2WI 像表现层面二; D: 冠状位鞍区 MRI T1WI 增强像表现; E: 轴位 MRI 平扫 T1WI 增强像表现; F: 矢状位鞍区 MRI 平扫 T1WI 增强像表现。白色三角形所示为术前考虑微腺瘤病灶所在位置。

图 6-23　垂体微腺瘤鞍区 MRI 平扫增强影像学表现

(三) 初步诊断

垂体右侧份病变, 垂体微腺瘤 (泌乳素型)?

(四) 诊治经过

1. 手术入路: 单侧鼻孔经蝶窦入路。

2. 手术过程: ①术中正确的头位摆放, 准确识别蝶鞍并区别于斜坡骨质; ②打开蝶鞍骨质后, 结合术前影像学信息, 判断肿瘤所在位置; ③瘤腔内辨别肿瘤组织与正常垂体组织, 并保护正常垂体组织; ④咬除蝶鞍骨质和刮除肿瘤时, 避免损伤颈内动脉。

3. 术中 (图 6-24)。

4. 术后 MRI (图 6-25): 可见鼻腔-蝶窦-鞍区呈术后改变, 原垂体右侧结节呈切除术后改变; 术区可见长 T1 短 T2 信号灶, 增强后术区边缘可见少

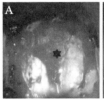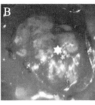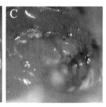

A: 显微镜下经鼻蝶入路开放鞍底显露鞍底硬膜, 蝶鞍前壁硬膜 (黑色六角形); B: 显微镜下经鼻蝶入路打开鞍底硬膜显露肿瘤质软、灰黄色, 肿瘤 (白色六角形); C: 肿瘤全切后正常垂体完好保留。

图 6-24　垂体微腺瘤显微镜下经鼻蝶入路术中图像

许强化。垂体柄基本居中, 视交叉无受压、移位, 鞍底无局限性下陷。筛窦黏膜增厚并可见强化。中线结构无移位。余况基本同前。

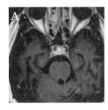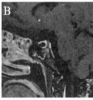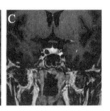

A: 轴状位颅脑 MRI 平扫 T1WI 增强像术后表现; B: 矢状位鞍区 MRI 平扫 T2WI 像术后表现; C: 冠状位鞍区 MRI 平扫 T1WI 增强像术后表现。

图 6-25　垂体微腺瘤术后鞍区 MRI 平扫增强影像学表现

5. 术后内分泌功能:

游离三碘甲状腺原氨酸 (FT3) 3.65 pmol/L (参考范围: 2.8~7.1 pmol/L)。

游离甲状腺激素 (FT4) 18.88 pmol/L (参考范围: 12~22 pmol/L)。

皮质醇 (早上 8 点) 322.4 nmol/L (参考范围: 172~497 nmol/L)。

催乳素 (PRL) 11.28 ng/mL (成人: 4.79~23.3 ng/mL)。

6. 随访 MRI (图 6-26)。

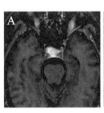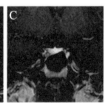

A: 轴状位颅脑 MRI T1WI 增强像术后 1 年随访表现; B: 矢状位鞍区 MRI T2WI 像术后 1 年随访表现; C: 冠状位鞍区 MRI T1WI 增强像术后 1 年随访表现。

图 6-26　垂体微腺瘤术后 1 年随访鞍区 MRI 平扫增强影像学表现

（五）最后诊断

垂体微腺瘤。

三、案例Ⅱ（垂体大腺瘤）

（一）病例资料Ⅱ

患者卢××，男性，52岁，因"左眼视力下降1年，加重6月"入院。

患者于1年前无明显诱因左眼视力下降，近6个月视力下降明显加剧。既往史、家族史无特殊。查体神清语利。记忆力、定向力、智力可。双鼻嗅觉可。双瞳等大等圆，直径为3mm，左眼直接对光反射迟钝，间接对光反射灵敏，右眼直接对光反射灵敏，间接对光反射迟钝，左眼视力仅有光感，右眼视力粗测0.6，双眼球活动可，双侧眼底检查视盘苍白水肿，眼睑无下垂，无眼球震颤。双侧面部痛觉、振动觉可，咀嚼有力，张口下颌无偏移。

（二）相关检查Ⅱ

头部MRI：鞍区可见一混杂信号肿块灶，呈等长T1、等长T2信号，增强后不均匀明显强化，内见多个囊变区，肿块向鞍上、鞍旁生长，最大层面大小为4.4×7.5×6.2cm，双侧颈内动脉受推移，右侧颈内动脉海绵窦段被包绕，中脑、桥脑受压后移，三脑室受压，幕上脑室系统轻度扩张积水，双侧额叶深部见多个斑点状长T1长T2信号，FLAIR呈高信号，增强后无强化，脑沟裂池增宽，中线结构居中。

CTA：肿块包绕右侧颈内动脉海绵窦段-交通段、左侧颈内动脉眼段；双侧大脑前动脉A2-A3段、双侧大脑后动脉P1段呈推压移位改变。左侧椎动脉可见局部稍膨隆。余双侧大脑中动脉及各较大分支充盈显示良好，管壁光整，管腔通畅、连续，未见明显狭窄和瘤样扩张，颅底动脉环显示清晰，颅内各脑叶内未见明显异常血管影。双侧颈内动脉及基底动脉管壁光整，管腔通畅，未见明显斑块形成和管腔狭窄（图6-27）。

术前内分泌功能：

促肾上腺皮质激素（ACTH）34.39 pmol/L（参考范围：1.6~13.9 pmol/L）。

卵泡刺激素（FSH）150.81 u/L（参考范围：1.5~12.4 u/L）。

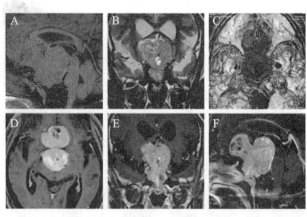

A：矢状位颅脑CT平扫垂体大腺瘤影像学表现；B：冠状位颅脑MRI平扫T2WI垂体大腺瘤影像学表现；C：轴位颅脑CTA三维重建垂体大腺瘤与颅内动脉关系；D：轴位颅脑MRI T1WI增强像垂体大腺瘤影像学表现；E：冠状位颅脑MRI T1WI增强像垂体大腺瘤影像学表现；F：矢状位颅脑MRI T1WI增强像垂体大腺瘤影像学表现。

图6-27 垂体大腺瘤术前影像学表现

（三）初步诊断Ⅱ

1. 鞍内鞍上蝶骨平台脚尖窝占位，巨大垂体腺瘤（多激素混合型）？

2. 脑积水。

（四）诊治经过Ⅱ

1. 手术入路：右侧额下入路。

2. 手术过程：①皮瓣切口过中线，开颅平前颅底，为利用额下第一间隙处理肿瘤预留空间；②开放侧裂近段、颈动脉池、视交叉池，利于牵拉暴露肿瘤；③充分利用各个间隙，分块切除肿瘤；④结合术前影像，判断垂体柄及正常垂体位置，在切除肿瘤过程中，仔细辨认上述结构并予以保留；⑤仔细重建颅底，预防脑脊液漏。

3. 术中（图6-28）。

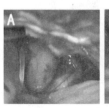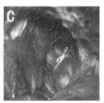

A：右侧额下入路显露垂体大腺瘤；B：术中图像；C：肿瘤全切后周围神经血管完好保留。

图6-28 垂体大腺瘤右侧额下入路术中图像

4. 术后 MRI(图 6-29):

术后 MRI 示右额部颅板部分骨质缺损,颅板下及术区可见积气积液积血信号,原鞍区病变呈切除术后改变,术区呈残腔改变,术区边缘可见条片状强化灶,双侧颈内动脉受推移较前减轻,中脑、桥脑受压后移,三脑室受压,幕上脑室系统轻度扩张积水,情况均较前改善,中线结构尚居中,余况基本同前。

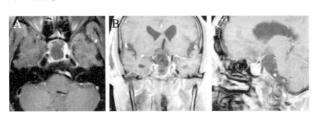

A:轴状位颅脑 MRI 平扫 T1WI 增强像术后表现;B:矢状位鞍区 MRI 平扫 T2WI 像术后表现;C:冠状位鞍区 MRI 平扫 T1WI 增强像术后表现。

图 6-29　垂体大腺瘤术后颅脑 MRI 平扫增强影像学表现

5. 术后内分泌功能:

游离三碘甲状腺原氨酸(FT3) 3.09 pmol/L(参考范围:2.8~7.1 pmol/L)。

游离甲状腺激素(FT4) 15.17 pmol/L(参考范围:12~22 pmol/L)。

皮质醇(上午 8 点) 301.6 nmol/L(参考范围:172~497 nmol/L)。

(五)最后诊断Ⅱ

垂体腺瘤。

四、案例Ⅲ(侵袭海绵窦垂体腺瘤)

(一)病例资料Ⅲ

患者谭××,女性,52 岁,因"双眼进行性视物模糊 1 年"入院。

患者于 1 年前无明显诱因出现双眼进行性视物模糊。既往史、家族史无特殊。

查体神清语利,双瞳孔等大等圆,直径为 3 mm,对光反射灵敏,眼球活动自如,视力粗测 OD/OS:0.9/0.5,左眼视野未见明显缺损,右眼颞侧视野缺损。

(二)相关检查Ⅲ

术前 MRI(图 6-30A~E):鞍区可见大小为 36 mm×22 mm×40 mm 的不规则形占位,增强后病灶呈不均匀明显强化;病灶由鞍内向鞍上、鞍旁生长,可见"束腰征",蝶鞍扩大,鞍底下陷,右侧海绵窦受累,向右侧颞叶延伸,右侧颈内动脉被包绕,视交叉受压上抬。

术前 CTA(图 6-30F):右侧颈内动脉被肿瘤包绕,左侧颈内动脉被向外推移。

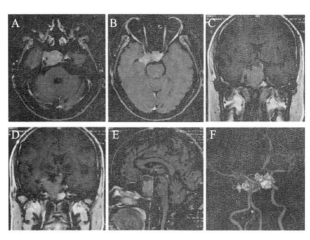

A:轴位颅脑 MRI T1WI 增强像表现层面一;B:轴位颅脑 MRI T1WI 增强像表现层面二;C:冠状位颅脑 MRI T1WI 增强像表现层面一;D:冠状位颅脑 MRI T1WI 增强像表现层面二;E:矢状位颅脑 MRI T1WI 增强像表现;F:颅脑 CTA 三维重建肿瘤与颅内动脉关系。

图 6-30　侵袭海绵窦垂体腺瘤颅脑 MRI 平扫增强影像学表现

(三)初步诊断Ⅲ

鞍内-鞍上-鞍旁海绵窦占位,侵袭性垂体腺瘤?

(四)诊治经过Ⅲ

1. 手术入路:内镜扩大经鼻蝶入路。

2. 术中(图 6-31)。

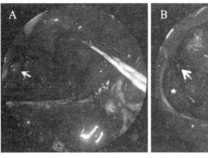
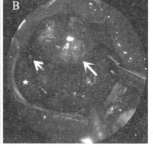

A 右颞叶内侧肿瘤切除后形成的"反子瘤";B 瘤全切除后,右侧颈内动脉(★)、颞叶内侧蛛网膜(短箭头)、鞍上蛛网膜(长箭头)。

图 6-31　侵袭海绵窦垂体腺瘤内镜经鼻蝶入路术中图像

3. 术后(图 6-32)。

4. 术后 MRI: 肿瘤全切除。

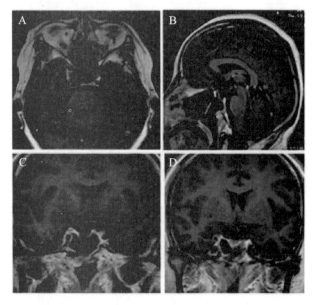

A: 轴位颅脑 MRI T1WI 增强像表现; B: 矢状位颅脑 MRI T1WI 增强像表现; C: 冠状位颅脑 MRI T1WI 增强像表现层面一; D: 冠状位颅脑 MRI T1WI 增强像表现层面二。

图 6-32　侵袭海绵窦垂体腺瘤内镜经鼻蝶入路术后影像

(五)最后诊断Ⅲ

垂体腺瘤。

(六)讨论Ⅲ

以上三例垂体腺瘤案例,涵盖了垂体微腺瘤、垂体大腺瘤以及侵犯海绵窦的垂体腺瘤这三大类型,具有一定代表性。然而,垂体腺瘤分类与表现具有多样性、复杂性,其所处的颅底中央区重要神经血管纵横,肿瘤大小、性质、侵犯周边结构范围均需进行全面评估,从而制定不同治疗方案,以期最大程度优化患者预后。

第一例患者为垂体微腺瘤,因肿瘤体积小,几乎不会造成占位症状,患者泌乳素异常升高导致月经紊乱经检查发现,影像学表现符合垂体微腺瘤改变,然而,对于泌乳素型垂体腺瘤,我们主张口服溴隐亭治疗,多数肿瘤可得到理想控制,泌乳素水平回归正常水平,生理周期恢复规律,大型、侵袭性泌乳素型垂体腺瘤可显著缩小,甚至消失。此例患者规律口服溴隐亭后效果不良,故选择显微镜下经鼻蝶手术治疗,具有微创、快速康复的优势,患者经手术治疗后泌乳素水平正常,3 天后康复出院。

第二例患者为垂体巨大腺瘤,生长至鞍内-鞍上-前颅底-桥前池,包裹前循环动脉及分支,压迫堵塞脑脊液循环通路,行单侧额下入路无法全切肿瘤且风险高,但海绵窦侵犯尚未达 Knosp4 级,综合考虑,采用开颅行扩大翼点入路,通过多个神经血管间隙操作,妥善保护神经血管并全切肿瘤,解除占位压迫效应,复通脑脊液循环。手术难度及风险极高,体现优秀神经外科的综合素质及围手术期管理水平。

第三例患者为侵袭海绵窦的垂体大腺瘤(Knosp4 级),完全包绕右侧颈内动脉。术前 MRI 所示右颞叶内侧肿瘤考虑为肿瘤通过滑车三角侵袭而形成子瘤,该部分肿瘤极易残留,考虑患者最大受益,采用内镜扩大经蝶入路,先通过内侧入路充分减压,再通过外侧入路依次吸除右侧颈内动脉前下间隙、外侧间隙肿瘤,最后重点处理后上间隙肿瘤,通过肿瘤生长通道吸除颞叶内侧肿瘤,当颞叶内侧蛛网膜回缩入后上间隙形成"反子瘤"时,意味着该部分肿瘤已全切除。该患者肿瘤还通过鞍膈孔向鞍上生长,术中通过术者细致轻柔的分离,鞍上蛛网膜尽管十分菲薄,但在肿瘤切除后仍完好无损,从而避免了术后脑脊液漏、感染的风险,大大缩短了患者住院时间。

五、案例使用说明

垂体腺瘤起源于垂体前叶组织,约占中枢神经系统肿瘤的 10%~15%,发病率为 1/865~1/268。垂体腺瘤可按内分泌功能分类,亦可按大小分类,分为微腺瘤、大腺瘤及巨大腺瘤。垂体微腺瘤(Pituitary Microadenoma)是指定垂体病灶直径<10 mm 的腺瘤,在垂体腺瘤中约占 50%。据统计,目前我国患有垂体微腺瘤的患者中男女比例为 1:20。临床所见垂体微腺瘤绝大部分为功能性腺瘤,其中以泌乳素腺瘤最多见。由于垂体微腺瘤病灶微小、临床表现不典型,特别是无功能腺瘤,垂体微腺瘤在临床上易漏诊及误诊,以致造成病情延误或给病人带来不必要伤害。垂体大腺瘤,是指肿瘤最大径大于 10 mm 的垂体腺瘤。相比于垂体微腺瘤,垂体大腺瘤所产生的占位效应可能比微腺瘤更加明显,由此带来的手术治疗难度也随之增加。垂体大腺瘤临床表现更加多样化。除表现为内分泌功能紊乱症状外,可表现出多种占位症状。

神经外科蓬勃发展,垂体瘤的诊断与治疗已趋成熟，随着多学科联合个体化治疗及垂体瘤卓越中心的发展，手术指征的把控严格，术式选择个体化，追求患者最大收益。手术指征明确的患者，手术治疗也从微创逐渐转变为追求无创手术，在追求手术全切肿瘤的同时，重视对垂体功能的保护和恢复。基础研究方面，基于肿瘤基因组和转录组的研究的分子病理分型将成为临床内分泌功能分型的重要补充，深入了解垂体瘤的发病机制将有助于推动垂体瘤的个体化、精准化治疗的实现。

六、启发思考题

Rathke囊肿与垂体腺瘤的影像学鉴别要点是什么？

七、参考文献

[1] Daly AF, Rixhon M, Adam C, et al. High prevalence of pituitary adenomas: a cross-sectional study in the province of Liege, Belgium[J]. J Clin Endocrinol Metab 2006, 91: 4769-4775.

[2] Fernandez A, Karavitaki N, Wass JA. Prevalence of pituitary adenomas: a co mmunity-based, cross-sectional study in Banbury (Oxfordshire, UK) [J]. Clin Endocrinol (Oxf) 2010, 72: 377-382.

[3] Kumar I, Yadav T, Verma A, et al. Precontrast T1 signal measurements of normal pituitary and microadenoma: A retrospective analysis through DCE MRI signal time curves [J]. Indian J Radiol Imaging 2018, 28: 380-384.

[4] 肖凯, 刘庆. 侵袭海绵窦垂体腺瘤的治疗进展[J]. 中国耳鼻咽喉颅底外科杂志 2018, 24.

[5] 肖凯, 张丰启, 陈奕宏, 等. 侵袭海绵窦的大型及巨大型垂体腺瘤的临床治疗策略分析(附109例报道) [J]. Chin J Neuromed, 18(6): 593-598.

（刘庆，秦超影　中南大学湘雅医院）

第十节　颅内原发罗道病

一、知识点

（一）罗道病的临床症状与影像学表现

罗道病（Rosai-Dorfman Disease，RDD）又称窦组织细胞增生伴巨大淋巴结病（sinus hisliocytosis with massive lymphadenopathy，SHML）是一种良性淋巴组织增生性疾病。RDD多发于外周，颅内原发较

罕见，仅占RDD的5%。RDD的典型症状是双侧颈部的无痛性巨大淋巴结肿，可伴有如发热、中性粒细胞增多、沉降率升高和多克隆高丙种球蛋白血症等伴随症状。部分病例亦可表现为淋巴结外受累，主要涉及皮肤、眼眶、上呼吸道或者骨骼等。颅内RDD的主要症状包括：头痛、癫痫发作、四肢无力和脑神经缺损。影像学检查往往提示病变位于蛛网膜之外，累及硬脑膜与颅骨；MRI检查显示为在T1相边界清晰的高信号或等信号影，在T2相的等信号影，常呈均匀显著强化且周围可见轻度水肿（图6-33）。

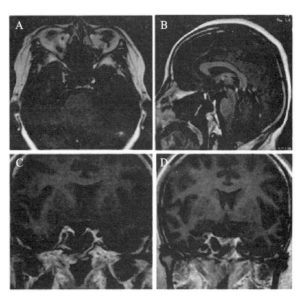

A：T1加权增强示病灶为一哑铃型肿块，位于中后颅窝，明显均匀强化，周围轻度水肿；B：T1加权增强显示手术部分切除。

图6-33　已发表文献中的罗道病术前术后MRI图像

（二）RDD的病理学特征

病理学上，除了在HE染色上发现巨大苍白的空泡状组织细胞以及散在的浆细胞和成熟淋巴细胞外，更具特征性的改变是"细胞穿入现象（Emperipolesis）"，即小淋巴细胞或浆细胞被吞噬在组织细胞的细胞质中（图6-33）。免疫组化常提示CD68阳性（抗原呈递细胞标志物），S-100强阳性与CD1a阴性（吞噬组织细胞标志物）等特异性分子标志物改变。

二、案例

（一）病例资料

患者张××，男性，39岁，因"头痛、右眼视力

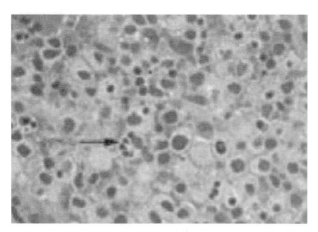

HE 染色下可见组织细胞、炎性细胞和细胞穿入现象(箭头)。

图 6-33　已发表文献中颅内罗道病的特征性病理改变

下降 3 月余"入院。乙肝病毒携带者。患者 3 月前无明显诱因出现头痛伴右眼视力下降,既往史、家族史无特殊。

查体神清语利,记忆力、计算力未见明显异常。双瞳孔等大等圆,直径为 3 mm,对光反射灵敏,视力粗测:左 0.6,右 0.1。视野粗测未见缺损,眼球活动可,余体查基本正常。

(二)相关检查

头部 MRI 提示前中颅窝偏右侧硬脑膜广泛不均匀增厚,最厚约 9 mm,呈等 T1 等 T2 信号灶,DWI 未见明显异常高信号,ADC 未见明显低值,增强呈明显均匀强化,病变累及右侧眶尖,且与双侧视神经颅内段分界不清,病变包绕双侧颈内动脉海绵窦段-交通段,右侧明显,右颈内动脉眼段-交通段受压(图 6-34)。

(三)初步诊断

前中颅窝占位:脑膜瘤?肥厚性硬脑膜炎?

(四)诊治经过

1. 行右侧翼点入路,术中见右侧蝶骨嵴、前床突、蝶骨平台、海绵窦相应区域硬膜广泛受累,病变呈苔藓样生长,质地较硬,色灰白,血供一般,边界欠清,与颅底硬膜粘连极其紧密,病变向鞍内、鞍上蔓延生长,并侵犯右侧视神经管向管内生长,右侧视神经被 360° 包裹并受压变形,病变部分包裹右侧颈内动脉和动眼神经。显微镜下切开镰状韧带,沿蝶骨平台、右侧蝶骨嵴、前床突及视神经管大部分切除病变,双侧视神经、视交叉、颈内动

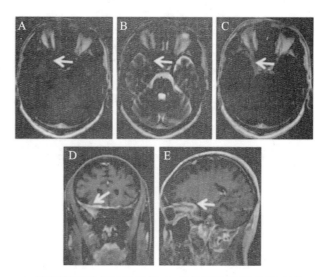

A:轴位颅脑 MRI 平扫 T1WI 像;B:轴位颅脑 MRI 平扫 T2WI 像;C:轴位颅脑 MRI T1WI 增强像;D:冠状位颅脑 MRI T1WI 增强像;E:矢状位颅脑 MRI T1WI 增强像。箭头指示前中颅窝偏右侧硬脑膜广泛不均匀增厚。

图 6-34　颅内原发 Rosai-Doffman 病术前影像

脉、前交通动脉复合体、垂体柄等结构保护完好。术中快速病检提示:(前颅窝底)增生的纤维间质及血管周围见较多淋巴细胞样细胞浸润,伴不典型性,需待石蜡及免疫组化进一步分析有无淋巴瘤可能。后经组织病理 HE 染色结合免疫组化结果确诊本病例为罗道病(图 6-36)。

2. 术后 MRI:提示原有病变大部分切除(图 6-35)。

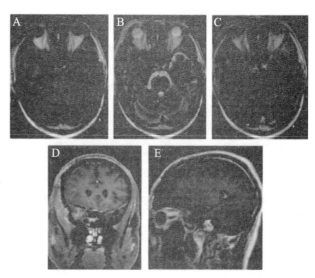

A:轴位颅脑 MRI 平扫 T1WI 像;B:轴位颅脑 MRI 平扫 T2WI 像;C:轴位颅脑 MRI T1WI 增强像;D:冠状位颅脑 MRI T1WI 增强像;E:矢状位颅脑 MRI T1WI 增强像。

图 6-35　颅内原发 Rosai-Doffman 开颅切除术后影像

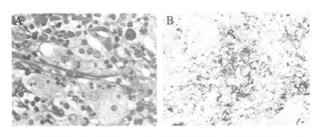

A：石蜡切片（前颅窝底）HE 染色镜检见增生的纤维间质及血管
周围见较多淋巴细胞样细胞浸润，区域细胞深染、挤压明显，需
免疫组化进一步明确诊断；B：疫组化确诊为罗道病。

图 6-36　术后病理图像

（五）最后诊断

RDD。

（六）讨论

由于术中快速和术后石蜡切片检测既不支持脑膜瘤的诊断，也不符合硬脑膜炎的病理学改变，后续需要完善哪些免疫组化分子标志物明确诊断是亟待解决的问题。综合考虑患者临床症状、体查结果、影像学改变以及初步病理学结果后，治疗组提出本例患者为颅内罗道病的可能性。进一步加做罗道病相关特异性免疫组化分子标志物，病理回报：（前颅窝底）见纤维组织增生，伴大量组织细胞及炎细胞浸润，可见吞噬现象，结合免疫组化，考虑罗道病。免疫组化结果：CD20（+），CD3（+），CD5（+），EBER（原位杂交）（-），EMA（-），SSTR2A（-），S-100（+），SOX10（-），CD68（+），PAX-5（+），Ki67（约 5%），CD163（+），CD1a（-），CD138（浆细胞+）。至此，患者确诊为颅内罗道病（Rosai-Dorfman 病）。

四、案例使用说明

RDD 作为一种罕见的组织细胞疾病，首先于 1965 年被发现，1969 年被 Rosai 和 Dorfman 归纳为"伴有大量淋巴结病变的窦性组织细胞增多症"。自 1987 年起，它一直被分类为非朗格汉斯细胞（LC）组织细胞增多症。而在 2016 年，根据对该类疾病的病理、遗传和分子特征的新的了解，RDD 与其他各种非皮肤、非 LC 型的组织细胞增多症一起，被分类于组织细胞增多症的"R 组"。

颅内罗道病作为一种罕见病，其诊断主要依赖于检查特异性的组织学改变以及免疫组化的分子标志物。因此对该病的及时识别以及完善检查就显得至关重要。对于有明显相关症状的患者，手术仍是首选治疗方式，而辅助性治疗的疗效还有待评估。

此例病例重在展示神经外科罕见疾病，本例患者的主要表现为视神经受损，MRI 结果提示病变呈等 T1 等 T2，显著均匀强化。病理学最终免疫组化提示存在细胞吞噬现象以及 CD68 阳性，S-100 阳性与 CD1a 阴性，符合颅内 RDD 的诊断。颅内 RDD 有时存在广泛的纤维化或者缺乏典型的白细胞穿入现象，而且 MRI 检查时有不均匀强化的病例报道，所以对 RDD 的诊断还存在一定挑战。加之其影像学特征与脑膜瘤高度相似，因此常常被误诊为脑膜瘤。除 RDD 自身特异性标志物外，对于二者的主要鉴别点在于病理学结果中：RDD 的上皮细胞膜抗原（EMA）为阴性，而脑膜瘤 EMA 阳性。此外 RDD 在术中可能见到肿物存在显著增厚变硬的包膜，这可能也是其与脑膜瘤的鉴别点之一。硬脑膜肿块以及 S-100 蛋白阳性还可以见于朗格汉斯细胞组织细胞增生症（LCH），二者主要鉴别点在于 LCH 中 CD1a 表达呈阳性，而 CD1a 在 RDD 中为阴性。

就治疗而言，典型的 RDD 是一种良性、非增生性的、部分自限的疾病，因而在无明显症状时可以保守治疗。然而当 RDD 发生于颅内时，考虑到其相关神经症状的进展风险，且为了排除肿瘤性疾病的可能性，手术仍是第一治疗选择。而术后的放化疗以及激素治疗对于预后的改善还缺乏可靠的证据。

四、启发思考题

罗道病易与哪些颅内肿瘤相混淆？

五、参考文献

[1] Huang, B. Y., et al., Intracranial Rosai-Dorfman disease [J]. J Clin Neurosci, 2016, 32：133-136.

[2] Johnston, J. M., et al., Isolated cerebellar Rosai-Dorfman granuloma mimicking Lhermitte - Duclos disease. Case report[J]. J Neurosurg Pediatr, 2009, 4, 2：118-120.

（刘庆，秦超影　中南大学湘雅医院）

第七章

骨骼、肌肉等运动系统疾病

第一节 腰椎间盘突出症

一、知识点

(一) 腰椎间盘突出症 (Lumbar Disc Herniation，LDH)

腰椎间盘突出症是在腰椎间盘突出的病理基础上，突出的椎间盘组织刺激和(或)压迫神经根、马尾神经所导致的临床综合征，表现为腰痛、下肢放射痛、下肢麻木无力、大小便功能障碍等。诊断标准：①下肢放射性疼痛，疼痛位置与相应受累神经支配区域相符；②下肢感觉异常，相应受累神经支配区域皮肤浅感觉减弱；③直腿抬高试验、直腿抬高加强试验或股神经牵拉试验阳性；④腱反射较健侧减弱；⑤肌力下降；⑥腰椎 MRI 或 CT 显示椎间盘突出，压迫神经，与症状、体征受累神经相符。前 5 项标准中，符合其中 3 项，结合第 6 项，即可诊断为 LDH。

(二) 选择性神经根阻滞术 (Selective Nerve Root Block，SNRB)

指在影像设备引导下，对可能引起神经根痛的病变神经根进行穿刺并予以药物阻滞的一种微创手术技术，同时具备诊断和治疗两种临床应用价值。SNRB 直接将局麻药和类固醇药物注射到神经根周围，局麻药通过减少炎症组织的痛觉传入而暂时缓解疼痛或通过阻断产生疼痛的持续性神经活动而达到长期镇痛效果，类固醇激素通过抑制前列腺素合成而具有抗炎作用。

二、案例

(一) 病例资料

患者张××，女，56 岁。因"腰痛伴右下肢麻木疼痛 3 月余，加重 1 周"入院。

2021 年 4 月上旬无明显诱因出现腰痛，伴右下肢疼痛麻木，活动后加剧，休息后缓解。疼痛从臀部放射至大腿后侧及外侧，小腿后外侧，足背及脚底，行走乏力，呈跛行步态。曾行保守治疗(包括理疗及药物治疗)，效果不佳。近 1 周上述症状逐渐加重，且因疼痛麻木致直立困难，并影响睡眠。

既往史：有心脏起搏器植入病史，余个人史、月经史、婚育史、家族史均无特殊。

专科检查：腰椎未见明显畸形及皮肤红肿破溃，L4、L5 椎体棘突及椎旁肌肉叩压痛，并向右下肢放射。右小腿外侧皮肤，右足背及足底浅感觉较对侧减弱。双下肢肌力及肌张力正常。右下肢直腿抬高 30°及加强试验(+)；左直腿抬高试验及加强试验(-)；双侧"4"字试验(-)；双侧股神经牵拉试验(-)。双侧膝跳反射正常引出，双侧跟腱反射正常，病理征(-)。

(二) 相关检查

腰椎 X 线结果(2021 年 7 月 6 日)：腰椎退行性变，腰椎退行性变，L5/S1 椎间盘病变可能。

腰椎椎间盘三维 CT 成像结果(2021 年 7 月 6 日)：腰椎退行性变；L2/3、L3/4、L4/5 椎间盘突出；L5/S1 椎间盘膨出并继发椎管狭窄。

（三）初步诊断

1. 腰椎间盘突出症（L4/5、L5/S1）。
2. 腰椎退行性变。
3. 心脏起搏器植入术后。

（四）诊治经过

入院后行 VAS 疼痛评分，得分为 7 分，予以美洛昔康、七叶皂苷对症支持治疗。完善三维 CT 后提示（图 7-1）：L4/5、L5/S1 节段椎间盘突出。因患者有心脏起搏器植入病史，无法行腰椎 MRI 检查。综合患者病情，手术指征明确，无明显禁忌证。详细告知有关腰椎间盘突出症治疗手段后，患者及家属强烈要求行"椎间孔镜下髓核摘除术"治疗。鉴于椎间孔镜治疗技术是一种靶点治疗技术，患者 CT 提示双节段突出，无法行 MRI 检查判断具体压迫节段。故为明确责任节段，于 2021 年 7 月 7 日由疼痛科医师会诊后行"超声引导下 L5/S1 右侧侧隐窝周围神经根阻滞术"（图 7-2）。术后 2 小时患者 VAS 疼痛评分结果为 1 分，提示 L5/S1 椎间盘突出压迫 S1 神经根是引起该患者症状的主要因素。完善相关术前准备后，于 2021 年 7 月 8 日行"经皮椎间孔镜下 L5/S1 椎间盘突出髓核摘除术"，术后患者疼痛得到明显缓解，直腿抬高试验转阴，无跛行步态，术后恢复出院。

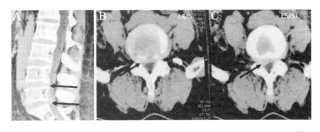

A：腰椎 CT 检查矢状面；B：L4/5 横断面 CT 检查；C：L5/S1 横断面 CT 检查，箭头代表突出椎间盘。

图 7-1　CT 结果

（五）最后诊断

1. 腰椎间盘突出症（L5/S1）。
2. 腰椎退行性变。
3. 心脏起搏器植入术后。

（六）讨论

目前腰椎间盘突出症手术疗法主要是微创和开

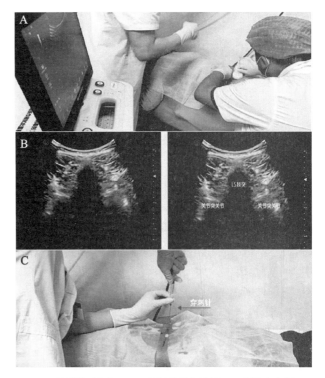

A：B 超引导下定位；B：B 超结果及注释图；C：侧隐窝穿刺。

图 7-2　超声引导下 L5/S1 右侧侧隐窝神经根阻滞术

放手术。开放手术的优点有神经根减压充分、疗效可靠、极少复发，能同时缓解腰痛和腿痛；其缺点是手术创伤大、费用高。椎间孔镜作为目前最被认可的腰椎间盘突出症微创治疗技术，其具有创伤小，术后恢复快，费用低的优点。但不是所有患者均适合微创技术，并且微创技术也有其局限性，如术中不能彻底摘除突出的髓核，术后容易复发，疼痛不能有效缓解等。

在医师向患者详细介绍了两种手术方式的优缺点后，患者及其家属强烈要求行"椎间孔镜下髓核摘除术"。但根据理论知识，患者两个节段椎间盘突出，均可压迫神经根引起患者的下肢疼痛麻木症状。而椎间孔镜微创治疗为一种靶点治疗技术，一次性只能针对单节段进行治疗。所以为了明确患者症状主要责任节段，综合患者及家属意愿后行"L5/S1 右侧侧隐窝周围神经根阻滞术"。术后 2 小时，患者 VAS 疼痛评分为 1 分，说明主要责任节段为 L5/S1。最终患者在行"经皮椎间孔镜下 L5/S1 椎间盘突出髓核摘除术"后，症状明显缓解。

三、案例使用说明

患者腰痛伴右下肢疼痛麻木 3 月余，加重 1 周，疼痛从臀部放射至小腿后外侧和前侧，足背及足底，行走乏力，呈跛行步态。长时间保守治疗无效，CT 结果提示 L4/5、L5/S1 椎间盘突出伴有椎管狭窄。手术指征明确，且患者强烈要求行"椎间孔镜下髓核摘除术"微创治疗。但患者既往存在心脏起搏器植入病史，无法行 MRI 检查准确判断神经根受压程度以确定主要责任节段。而椎间孔镜治疗是一种靶点治疗技术，其一次性只能针对一个病变节段进行治疗。所以针对该患者病情及治疗意愿，为保证手术治疗效果，对主要责任节段的确定尤为重要。该病例可引导学生思考以下两个问题：①多节段椎间盘突出压迫神经根是否均会导致患者临床症状？②无法通过影像资料及临床病史鉴别患者症状责任节段时，该如何辨别？这会让学生认识到并不是所有的突出都会导致症状，并且也不是所有的突出节段均需要进行手术干预。而应该系统分析患者病情及手术治疗收益，在无法鉴别症状责任节段时，多方面思考，多学科合作，切忌盲目行手术治疗，甚至行预防性手术。

B 超引导下神经根阻滞术是一种集诊断和治疗为一体的高效、便捷、经济、安全的诊疗手段，其对患者疼痛症状的治疗效果显著优于麻木症状。对于一些活动后或特定体位症状明显患者，可于术后要求患者在陪人搀扶下适当行走或做相应诱发症状姿势以判断阻滞效果。在行此治疗术后，绝大部分患者会出现相应肢体的无力现象，均可在术后 1~2 小时内恢复正常。若患者在术后 1~2 小时内下肢疼痛症状明显改善，可以疼痛症状缓解达到 70%~80% 为界，认为腰腿疼痛麻木症状为阻滞节段神经根受压导致。进而指导脊柱外科医生确定治疗方案，避免不必要的手术治疗。此外，神经根阻滞术效果是通过询问患者主观感受获得，这需要外科医生注意鉴别患者对症状缓解程度判断的正确性。

四、启发思考题

1. 腰椎间盘突出症的诊治要点有哪些？

2. 腰椎间盘突出症的治疗方式如何选择？

3. 临床表现及影像学资料无法确定责任节段时，有哪些方法可选择用于鉴别？

五、参考文献

［1］Vialle LR, Vialle EN, Suárez Henao JE, et al. Lumbar disc herniation［J］. Rev Bras Ortop, 2015, 45(1): 17-22.

［2］腰椎间盘突出症诊疗指南［J］. 中华骨科杂志, 2020 (08): 477-487.

［3］Strömqvist F, Strömqvist B, Jönsson B, et al. Surgical treatment of lumbar disc herniation in different ages - evaluation of 11, 237 patients［J］. Spine J, 2017, 17 (11): 1577-1585.

［4］Hareni N, Strömqvist F, Strömqvist B, et al. Predictors of satisfaction after lumbar disc herniation surgery in elderly ［J］. BMC Musculoskelet Disord, 2019, 20(1): 594.

［5］Qaseem A, Wilt TJ, Mclean RM, et al. Noninvasive treatments for acute, subacute, and chronic low back pain: a clinical practice guideline from the American college of physicians［J］. Ann Intern Med, 2017, 166(7): 514-530.

（王剑龙，冯万江　中南大学湘雅三医院）

第二节　脊柱结核

一、知识点

脊柱结核（Spinal tuberculosis）：脊柱结核发病率占骨与关节结核的首位，绝大多数发生于椎体。椎体结核按原发部位分为 4 型：边缘型、中心型、骨膜下型、附件型。边缘型常见于成人，病变发生于椎体上下缘，椎间盘破坏是其特征。中心型多见于儿童，病变起于椎体的中心部，一般只侵犯一个椎体。骨膜下型，多发生在椎体前缘，表现为多个椎体前缘出现散在的、表浅的破坏病灶。附件型，是指病变发生于棘突、横突、椎板或上下关节突，多为溶骨性破坏。

脊柱结核患者起病缓慢，早期无明显症状，活动期可出现低热、疲乏、盗汗、消瘦、食欲减退及贫血等结核中毒症状，小儿常有性情急躁，"夜啼"；病变节段可有局部疼痛，并可形成后凸畸形，出现姿势异常和功能受限。椎体结核常形成冷脓肿，表现为椎旁脓肿或流注脓肿。坏死物质进入椎管，可导致脊髓或马尾神经压迫，产生神经损害症状，查体会发现感觉减退、肌力下降、生理反射亢进、病理征阳性，在一些压迫时间较长的患者中，可出现瘫痪。

对于有结核中毒症状，查体背部局部有压痛及叩击痛，屈伸活动受限，神经损伤体征，应考虑脊柱结核可能性大，首先应拍摄 X 线了解脊柱有无骨破坏，对怀疑有脊柱骨质破坏者可同时选择 CT 及 MRI 检查，明确病灶范围、类型，有无冷脓肿，是否有脊髓神经受压。脊柱结核 X 线表现以骨质破坏和椎间隙狭窄为主。中心型的骨质破坏集中在椎体中央，很快出现椎体压缩成楔形状，前窄后宽。边缘型的骨质破坏集中在椎体上缘或下缘，表现为进行性椎间隙狭窄，并累及邻近两个椎体。可出现侧弯、后凸或腰大肌脓肿影像。CT 可以清晰地显示病灶部位骨质破坏的程度，有无空洞、死骨及腰大肌冷脓肿，为手术计划的制定及手术入路提供依据。MRI 在结核炎性浸润阶段即可显示异常信号，能清楚显示椎体骨质破坏、椎体盘受累情况，椎旁脓肿及脊髓神经有无受压和变性，对脊柱结核有早期诊断价值。实验检查多有室血沉、C 反应蛋白升高，T-SPOT 阳性。病理检查可见干酪样坏死、死骨、肉芽组织。根据病史、症状、体征、实验室与影像学检查，典型脊柱结核病例诊断不难，诊断困难的病例可通过活检明确。脊柱结核需要与以下疾病鉴别：①脊柱肿瘤；②化脓性脊柱炎；③腰椎间盘突出症；④嗜酸性肉芽肿；⑤强直性脊柱炎；⑥退行性脊椎骨关节病。

脊柱结核治疗的目的是消除感染，防止神经损害及脊柱畸形的发生并及时对症处理。脊柱结核的治疗不能单纯依靠手术或单一方法，必须采取综合治疗的手段，才能达到最佳治疗效果。脊柱结核的非手术治疗主要包括对症支持治疗，局部制动及抗结核治疗。抗结核治疗是治愈脊柱结核的根本措手，对于骨关节结核，其疗程不得少于 12 个月，必要时可延长至 18~24 个月，其治愈标准为：①全身情况良好，体温正常，食欲良好；②局部症状消失，无疼痛，窦道闭合；③3 次血沉均正常；④影像学表现为脓肿缩小甚至消失，或已经钙化；无死骨，病灶边缘轮廓清晰；⑤起床活动达 1 年后，仍能保持上述 4 项指标。符合标准的可以停抗结核治疗，但仍需定期复查。

手术指征：①经保守治疗效果不佳，病变仍有进展；②病灶内有较大死骨及冷脓肿；③窦道经久不愈；④骨质破坏严重，脊柱不稳定；⑤出现脊髓和马尾神经损害症状或截瘫；⑥严重后凸畸形。手术治疗原则：①术前 2~4 周规范化抗结核治疗，控制混合感染；②术中彻底清除病灶，接触脊髓及神经压迫，重建脊柱的稳定性；③术后继续规范化抗结核治疗。

二、案例

(一) 病例资料

患者丁××，24 岁。主诉：胸背部疼痛 6 个月，伴双下肢乏力、麻木 1 周。患者 6 个月前无明显诱因出现背部疼痛，呈持续性胀痛，卧床休息可缓解，起床活动时加剧，伴有午后低热、纳差，在此期间未行特殊治疗。1 周前出现双下肢乏力、行走障碍。当地医院完善 MRI 提示胸椎骨质破坏并椎旁脓肿形成，考虑脊柱结核，遂来我院就诊。

既往史、个人史、月经史、婚育史、家族史均无特殊。

专科体查：颈背部压痛；左侧上下肢体肌力 III 级，右侧上下肢体肌力 IV 级；锁骨平面以下感觉减退；双侧肱二头肌、肱三头肌、桡骨膜反射、膝反射、踝反射均亢进，双侧霍夫曼征、巴氏征、髌阵挛、踝阵挛均阳性。ASIA 分级为 C 级，JOA 评分为 7 分。

(二) 相关检查

CRP 及 ESR 升高、T 细胞斑点试验 (T-SPOT.TB) 阳性。胸腰段 X 线正侧位示 T10 至 T11 椎间隙狭窄，椎体塌陷 (图 7-3)；CT 示：T10 至 T11 椎体骨质破坏，死骨形成，伴有椎旁脓肿 (图 7-4)；MRI 示：T10 至 T11 骨质破坏，相应节段脓肿形成，坏死物质突入椎管 (图 7-5)。

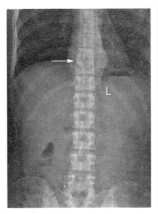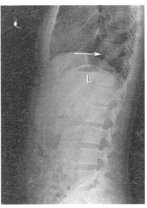

可见 T10 至 T11 椎间隙狭窄，椎体塌陷 (白色箭头所指为病变椎体)

图 7-3 胸腰段 X 线正侧位片

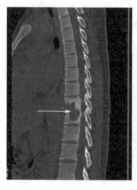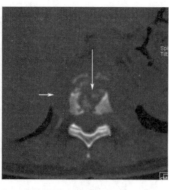

可见 T10 至 T11 椎体骨质破坏,死骨形成,伴有椎旁脓肿(短白色箭头所指为椎旁脓肿,长白色箭头所指为死骨)。

图 7-4 胸腰段三维 CT

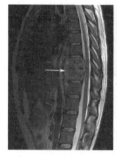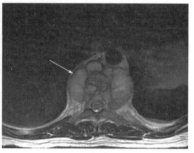

可见 T10 至 T11 骨质破坏,脓肿形成,坏死物质突入椎管(白色箭头所指为椎旁脓肿)。

图 7-5 胸腰段 MRI 扫描

(三)初步诊断

胸椎骨质破坏(T10-T11):结核可能性大。

(四)诊治经过

患者完善相关检查后,诊断考虑为脊柱结核,嘱患者严格卧床休息,并加强营养,予以异烟肼300 mg,利福平450 mg,吡嗪酰胺1500 mg,乙胺丁醇750 mg 抗结核治疗两周后,患者血沉明显下降。在全麻下行胸椎病灶清除、植骨融合内固定术。病灶坏死组织送细菌培养及病理组织检查。术后常规予以抗炎、营养支持等治疗。引流量<30 mL/天时拔除引流管。继续四联抗结核药物治疗,术后 6 个月停吡嗪酰胺,继续三联抗结核药物治疗 12~18个月,化疗过程中定期复查肝、肾功能、血沉、C 反应蛋白,以确定抗结核药物应用的具体时间。术后1 个月开始佩戴支具逐渐下床活动,支具保护 3 个月。出院前复查 X 线及 MRI,术后第 1 年每 3 个月复查,以后每 6 个月复查 1 次。

(五)最后诊断

脊柱结核(T10-T11)。

(六)讨论

本例患者病变位置解剖结构位于胸椎后凸和腰椎前凸的交界处,是相对稳定的胸椎与活动度较大的腰椎的过渡区,其内在稳定性差。胸腰段对应着脊髓圆锥,椎管内缓冲间隙小,结核形成的死骨、肉芽肿、脓液等侵占椎管,或骨质破坏形成椎体塌陷造成脊柱不稳甚至后凸畸形,易造成脊髓受压,产生神经功能损伤,因此早期诊治十分重要。大部分患者可以通过全程规范化抗结核得到治愈。但对于已有较大脓肿、死骨形成,脊柱不稳,对神经有压迫或保守治疗效果不佳者,需要手术治疗。

三、案例使用说明

本例为一名胸背部疼痛,伴下肢乏力的青年患者,首发症状为胸背部疼痛,并有结核中毒症状(午后低热、纳差)。入院完善抽血化验提示 CRP及 ESR 升高、T-SPOT. TB(+)。影像学检查提示 T10-T11 椎间隙狭窄,椎体塌陷、骨质破坏,并死骨形成,伴有脓肿形成。诊断考虑脊柱结核可能性大。此例患者骨质破坏程度严重,脊柱不稳,并脓肿形成,有神经压迫症状,有手术指征。予以抗结核治疗两周后行手术治疗。脊柱结核患者大多存在营养不良,免疫功能低下,治疗期间需加强营养及支持治疗。该病例的症状、抽血检验及影像学检查均表现为典型的脊柱结核,可使医学生对脊柱结核的诊断和治疗有充分的认识和了解。对于非典型的脊柱结核,需要与化脓性脊柱炎、脊柱肿瘤、脊椎退行性病变等相鉴别。

脊柱结核治疗的目的是:彻底清除病灶、解除神经压迫、重塑脊柱的稳定性以及矫正脊柱畸形。对于脊柱结核的治疗营养支持是基础,抗结核药物是根本,手术是辅助,卧床休息及佩戴支具是补充。"早期、联合、适量、规律、全程"药物治疗原则依然是治疗脊柱结核最重要的手段。手术的目的是清除病灶、脊髓神经减压、重建脊柱的稳定性,对于有手术指针的脊柱结核患者,结核病灶的彻底清除是控制感染的关键,是使结核治愈、减少结核病灶复发的重要手段。脊柱结核的治疗应综合分析患者的具体情况,根据个性化原则选择最佳治疗方案。

四、启发思考题

脊柱结核病的鉴别诊断以及治疗原则。

五、参考文献

[1] 陈仲强, 刘忠军, 党耕町. 脊柱外科学 [M]. 北京: 人民卫生出版社, 2013.

[2] Wang X, Pang X, Wu P, et al. One-stage anterior debridement, bone grafting and posterior instrumentation vs. single posterior debridement, bone grafting, and instrumentation for the treatment of thoracic and lumbar spinal tuberculosis [J]. Eur Spine J. 2014; 23(4): 830-837.

（徐震超　王锡阳　中南大学湘雅医院）

第三节　原发性脊柱血管内皮细胞瘤

一、知识点

(一) 脊柱肿瘤

脊柱肿瘤是指原发于或继发转移至脊柱部位所有肿瘤的总称。与四肢肿瘤相比，脊柱肿瘤所处解剖部位复杂，与脊髓、神经根、椎动脉等重要结构毗邻，使其在诊断和治疗上具有特殊性。原发性脊柱肿瘤发病率较低，占全身肿瘤的 0.04%，占全身骨肿瘤的 2.8%~13%，可分为良性肿瘤、恶性肿瘤以及瘤样病变。脊柱转移瘤的发病率远高于原发肿瘤，约占脊柱肿瘤的 90%，多见于中老年患者，脊柱是转移瘤常见部位，仅次于肝转移和肺转移，36%~70% 的恶性肿瘤患者生前发生脊柱转移。

脊柱肿瘤缺乏特异的症状和体征，其主要临床表现主要有：局部疼痛、神经功能障碍、局部包块或脊柱畸形。转移瘤、原发性恶性肿瘤晚期的患者可出现消瘦、乏力、贫血等恶病质表现。影像学检查是判断肿瘤性质和分期、制定治疗策略尤其是手术切除方案的重要参考依据，目前常用的影像学诊断方法包括 X 线、CT、MRI、全身骨扫描和 PET-CT 等，检查各具特点，难以完全互相取代，应根据具体病例的诊治需要进行选择。实验室检查包括血或尿液的化验指标有助于脊柱肿瘤性质的判断：血钙和尿钙升高提示溶骨性破坏，ALP 增高提示成骨性肿瘤可能，ACP 增高提示前列腺转移，本周氏蛋白异常为骨髓瘤的特异性反应。多数脊柱肿瘤患者难以通过上述常规方法得到组织学意义的确诊，组织病理学检查是最为重要的诊断手段，也是治疗策略特别是手术切除方案制定的重要依据。对于脊柱肿瘤，治疗方案的选择应在准确的病情评估基础上，结合患者的具体情况，制定个体化治疗方案。

(二) 骨血管内皮细胞瘤

血管内皮细胞瘤 (Hemangioendothelioma) 是血管腔排列较密集且有多数交通和内皮细胞增生的病变，占原发性骨肿瘤的 0.28%，占恶性骨肿瘤的 0.52%。可见于 7~75 岁，但以 20 岁以下为多见，在 20~30 岁之间以男性多见。病变可单发或多发，多发性病变中年龄较单发性者年轻 10 岁。血管内皮细胞瘤具有局部侵袭性和很少转移的生物学特征，其有四种组织学亚型：卡波西样血管内皮瘤属于局部侵袭性亚型；乳头状淋巴管内血管内皮瘤、视网膜状血管内皮瘤和复合血管内皮瘤被归类为罕见的转移性亚型。临床上骨血管内皮细胞瘤最常见的症状是局部疼痛，有时可有软组织包块和关节内积血。发生于脊柱者常出现神经功能缺损，表现为下肢 (四肢) 麻木和无力。病程长短不一，可数周至数年。

骨血管内皮细胞瘤无特异性影像学表现，大多数为规则的溶骨性膨胀性骨破坏，边界清楚，松质骨及皮质骨均可累及；也可表现为溶骨性和硬化性混合病变。骨破坏区内可见残余骨小梁，骨膜反应不多见。分化较差的骨血管内皮细胞瘤其骨破坏为斑片状、泡沫状或大片状，边界不清，骨皮质部分或全部消失，邻近区有放射状骨针，并有骨膜反应，有时还伴有软组织肿块。MRI 更有利于显示病变的范围，可以显示比 CT 更大范围骨髓受侵的情况。术前 CT 和 MRI 在评估受累范围和肿瘤引起的脊髓压迫程度方面具有重要作用，从而可以设计最佳手术计划。全身骨扫描可判断是否有全身骨转移。

由于骨血管内皮细胞非常罕见，因此对其治疗尚无共识。理想情况下，整块切除肿瘤是其治疗的首选，并辅以局部放疗。其转移少见，但易复发，组织学分化程度是决定本病预后最重要因素。

二、案例

(一)病例资料

患者李××,25 岁。

主诉:枕颈部疼痛 12 年余,加重伴四肢乏力、麻木进行性 1 年。患者 12 年余前无明显诱因出现枕颈部疼痛,呈间断性钝痛,予以口服非甾体类抗炎药后疼痛可缓解,1 年前患者感疼痛加重,并伴有四肢乏力、麻木,有脚踩棉花感,为求进一步诊治就诊于我院。

既往史、个人史、月经史、婚育史、家族史均无特殊。

专科体查:颈背部压痛;左侧上下肢体肌力Ⅲ级,右侧上下肢体肌力 Ⅳ 级;锁骨平面以下感觉减退;双侧肱二头肌、肱三头肌、桡骨膜反射、膝反射、踝反射均亢进,双侧霍夫曼征、巴氏征、髌阵挛、踝阵挛均阳性。ASIA 分级为 C 级,JOA 评分为 7 分。

(二)相关检查

肿瘤标志物 C12、CRP、血沉、碱性磷酸酶、酸性磷酸酶、血尿轻链等均正常。颈椎 X 线显示 C1 至 C3 呈不规则高密度影改变;血管造影检查提示 C1 至 C3 处椎动脉明显受压;颈椎三维 CT 重建示病灶累及 C1 至 C3,呈成骨性骨质破坏,骨性椎管狭窄(图 7-6)。MRI 示:占位病变侵犯 C1 至 C3 脊椎,相应层面脊髓明显受压,可见信号改变(图 7-7)。SPE-C 提示无转移。后在局麻下行经皮穿刺活检,但在组织学上无法进行确诊。

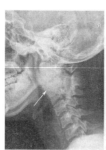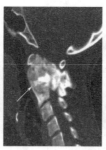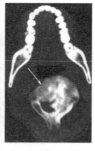

C1 至 C3 成骨性骨质破坏(白色箭头所示)。

图 7-6　X 线及 CT 检查

(三)初步诊断

1.颈椎骨质破坏:性质待定。

2.颈椎椎管狭窄。

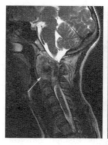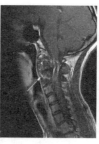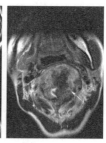

相应节段脊髓受压变性(白色箭头所示)。

图 7-7　MRI 检查

3.颈部脊髓损伤。

4.不完全四肢瘫痪。

(四)诊治经过

患者有手术指征,无明显手术禁忌,经过全科讨论以及相关科室会诊,手术分两期进行:一期鼻内镜下经口咽入路肿瘤部分切除、椎管扩大减压术,进行肿瘤部分切除和脊髓减压。当患者的全身状态和功能明显改善后,进行二期手术后路病灶清除、脊髓减压和枕颈固定融合术(图 7-8)。在两次手术中,发现病灶组织非常坚硬,患者出血量高达大量 6000 mL。这是因为肿瘤有大量血管,术前却没有栓塞成功,使得术中止血困难。因此,在这种情况下,几乎不可能进行整体切除或边缘切除。病灶标本送病理检查。

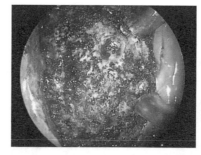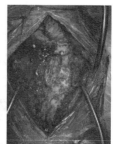

**图 7-8　一期前路鼻内镜下经口咽
入路及二期颈后路暴露后可见巨型肿瘤**

(五)最后诊断

1.原发性脊柱血管内皮细胞瘤。

2.颈椎椎管狭窄。

3.颈部脊髓损伤。

4.不完全四肢瘫痪。

(六)讨论

本例患者是罕见的原发性脊柱血管内皮细胞瘤。病灶位于上颈椎,且有脊髓压迫,手术风险及难度极大,需深入细致做好术前准备,比如术前检查、讨论、谈话、文书记录、备血、栓塞治疗等。手术需要由经验丰富的麻醉医师主麻及临床经验丰富、胆大心细、知识面广的医师主刀。肿瘤切除时充分暴露,动作轻柔,先易后难,由浅入深,肿瘤切除手术有时需适可而止,以免损伤脊髓或大血管,亦可用3D技术精准治疗。术中及时止血、输血及血制品,对于肿瘤质地坚硬者器械准备应充分,如电钻、骨凿、咬骨钳、骨科小器械等。前路或后路手术均对脊柱稳定性造成破坏,因此脊柱应坚强固定,充分植骨。

三、案例使用说明

本例为一名颈部疼痛,伴四肢麻木、乏力的青年患者,首发症状为颈部疼痛,口服非甾体类抗炎药后疼痛可缓解,后疼痛加重,并出现四肢麻木、乏力,行走时有脚踩棉花感,符合颈部脊髓病变的临床表现。颈椎影像学提示病灶累及C1至C3,呈成骨性骨质破坏,骨性椎管狭窄;相应层面脊髓明显受压,脊髓信号可见改变。SPE-C提示无转移。根据患者症状、体征以及辅助检查,诊断考虑:①颈椎骨质破坏:性质待定;②颈椎椎管狭窄;③颈部脊髓损伤;④不完全四肢瘫痪。患者骨质破坏导致脊髓受压变性,有神经损伤证据,手术指针明确,同相关科室会诊后最终决定手术分两期进

行,术后病检诊断为血管内皮细胞瘤。该病例引导学生系统分析患者病情,熟悉对复杂的脊柱肿瘤的围手术期处理,包括术前准备、术中保障和术后处理。

脊柱肿瘤的治疗方案的确立,应建立在明确的诊断和完善的评估基础上,应是多学科专家共同讨论、集体决定的结果。对于多数脊柱原发肿瘤,在患者身体情况能够耐受的前提下,应尽量争取手术治疗,并根据肿瘤特点选择性应用辅助治疗。

本例为非常罕见的原发性脊柱血管内皮细胞瘤,以局部疼痛为首发症状,不易引起患者重视,当肿瘤压迫脊髓时,会出现相应肢体运动和感觉障碍。目前对于原发性脊柱血管内皮细胞瘤的治疗尚无共识,手术的目的是切除病灶,脊髓减压及重建脊柱的稳定性,并根据具体情况辅以放疗,定期地复查、随访,对预防其复发、转移尤为重要。

四、启发思考题

1. 脊柱肿瘤的鉴别诊断以及治疗方式。
2. 脊柱肿瘤的围手术期处理。

五、参考文献

[1] 陈仲强,刘忠军,党耕町.脊柱外科学[M].北京:人民卫生出版社,2013.

[2] Zhang P, Wang X, Luo C, et al. Hemangioendothelioma of the cervical spine: report of a rare case[J]. J Orthop Sci. 2015, 20(6): 1155-1159.

(王锡阳 中南大学湘雅医院)

第八章

生殖与泌尿系统疾病

第一节 双胎输血综合征合并选择性生长受限

一、知识点

（一）双胎输血综合征（twin-twin transfusion syndrome，TTTS）

发生在单绒毛膜双羊膜囊双胎，通过胎盘间的动-静脉吻合支，血液从动脉向静脉单向分流，使一个胎儿成为供血儿，另一个胎儿成为受血儿，造成供血儿贫血、血容量减少，致使肾灌注不足、羊水过少，甚至因营养不良而死亡；受血儿血容量增多，可发生充血性心力衰竭、胎儿水肿、羊水过多。

TTTs 的诊断主要依据为：①单绒毛膜性双胎；②双胎出现羊水量改变，受血胎儿羊水池最大深度大于 8 cm，供血胎儿羊水池最大深度小于 2 cm 即可诊断。根据 Quintero 分期，TTTs 可分为 5 期：Ⅰ期：仅羊水量异常；Ⅱ期：超声不能显示供血儿膀胱；Ⅲ期：出现脐动脉、静脉导管、脐静脉多普勒血流的异常；Ⅳ期：任何一胎水肿；Ⅴ期：任何一胎死亡。治疗上，Ⅰ期且病情稳定的患者可考虑期待治疗；如若Ⅰ期进展或Ⅱ到Ⅳ期的患者，首选胎儿镜激光手术，无法进行胎儿镜手术或者手术失败时，在充分权衡利弊之后可进行减胎。

（二）选择性胎儿宫内生长受限（selective intrauterine growth restriction，sIUGR）

发生在单绒毛膜双羊膜囊双胎，诊断主要是根据双胎妊娠中一胎儿估测体重小于同孕龄胎儿体重第 10 百分位数且两胎儿间的体重差异 ≥ 25%。sIUGR 分为 3 型，Ⅰ型：小胎儿脐血流正常；Ⅱ型：小胎儿出现脐动脉舒张期缺失或倒置；Ⅲ型：小胎儿出现间歇期脐动脉舒张期改变。

对于 sIUGR 的治疗，Ⅰ型 sIUGR 大多采取期待治疗；Ⅱ型和Ⅲ型：若超声监测未观察到宫内恶化迹象时，可行期待治疗，若在 24 周前出现宫内恶化迹象，建议行选择性胎盘血管交通支激光凝固术或选择性减胎术。总之要充分考虑胎儿的孕周、预后、医院技术水平、孕妇和家属的意愿及伦理问题等多方面因素，制定个体化的治疗方案。

二、案例

（一）病例资料

患者刘××，女，32 岁，因"孕 22+ 周，发现胎儿异常 1 月余"于 3 月 17 日入院。末次月经：上年 10 月 8 日，自然妊娠，孕期规律产检，2 月 13 日产检 B 超提示双胎之一羊水增多，2 月 14 日、2 月 15 日、3 月 14 日多次复查 B 超均提示羊水增多。

既往史、个人史、月经史、家族史均无特殊。G1P0。

体查：体温 36.6℃，脉搏 88 次/分，呼吸 20 次/分，血压 110/65 mmHg。心肺听诊无异常，腹软，无压痛及反跳痛，双下肢不肿。专科检查：腹部膨隆较孕月明显增大，宫高 26 cm，腹围 90 cm，胎心 142/156 次/分，未扪及宫缩。

（二）相关检查

血常规、肝肾功能、凝血常规、甲功三项、免疫全套+风湿全套+ANA 谱测定+抗心磷脂抗体+狼疮全套、C 反应蛋白、输血前四项、心电图均无明显异常。

3 月 16 日产科 B 超：①宫内妊娠 22W+6D，双活胎（单绒毛绒双羊膜囊）可变胎位（超声测值分别相当于 21W+1D、22W+3D，体重差 28%）。②F1：心脏增大并三尖瓣大量反流，肺动脉内径稍窄，羊水过多，羊水最大深度 81 mm，边缘性脐带插入。③F2：胎儿偏小，体重位于同孕周第 5 百分位，羊水过少，羊水最大深度 17 mm，脐动脉间歇性断流，边缘性脐带插入。④TTTS Ⅲ 期可能、sIUGR Ⅲ 型可能。

(三)初步诊断

1. 孕 22 周（+6 天，单绒双羊双胎，G1P0）。
2. 双胎输血综合征（Ⅲ期）。
3. 选择性胎儿生长受限（Ⅲ型）。

(四)诊治经过

入院后完善相关检查及合血、备血，告知病情，3 月 19 日行胎儿镜下激光凝固胎盘血管交通支术（FLOC）（图 8-1）。术后复查 B 超："F2 胎儿脐动脉舒张期断流"，术后 6 天出院。出院后动态复查 B 超变化，4 月 20 日 B 超提示"F2 胎儿静脉导管 a 波反向"，拒绝处理。当日 13 点出现不规则宫缩，23 点胎膜自破、羊水清亮，予抑制宫缩、抗感染、促胎肺成熟等治疗。4 月 21 日急诊转入我院，转运途中出现规律强宫缩，每次宫缩持续 30 秒，间隔 2~3 分钟，有少量阴道流血及流液。入院后腹痛加剧，阴道流血增多，床旁 B 超提示胎盘早剥可能性大，床旁胎心监护 F2 胎儿胎心率下降达 60 次/分，且阴道流出血性羊水；考虑"胎儿宫内窘迫、胎盘早剥"，行全麻下急诊子宫下段剖宫产术。大毛（供血儿），体重 690 g，Apgar 评分：3-7-8；小毛（受血儿），体重 980 g，Apgar 评分：1-4-6。分娩后常规检查胎盘（图 8-2）。

(五)最后诊断

1. 双胎相互输血综合征（Ⅲ期胎儿镜术后）。
2. 选择性胎儿生长受限（Ⅲ型）。
3. 胎盘早期剥离。
4. 孕 28 周（双活婴，已剖）。
5. 胎儿宫内窘迫。
6. 胎膜早破。

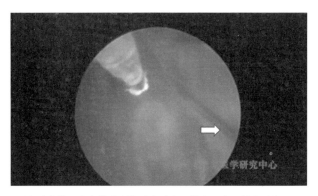

图中胎儿镜下白色箭头所指处为胎盘血管交通支，激光纤维导丝发出绿色的光斑作为电凝指示点。

图 8-1　胎儿镜下激光凝固胎盘血管交通支术

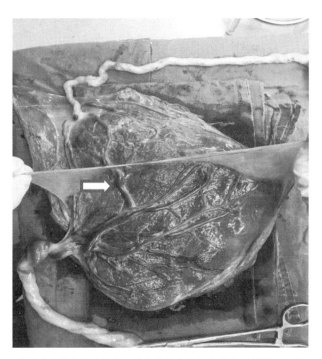

图中白色箭头所指处为一粗大的胎盘血管交通支穿过胎膜隔膜连接了两胎儿的脐带血流。

图 8-2　双胎胎盘胎儿面血管交通支

7. 早产儿。
8. 超低出生体重儿。

(六)讨论

单绒毛膜双羊膜囊双胎的妊娠期需要严密监护，发现异常时，建议及早转诊至有条件的胎儿医学中心。单绒毛膜双胎妊娠在妊娠 16 周至晚期妊娠中应当每 2 周进行 1 次超声检查，以早期诊断早期治疗双胎输血综合征。一般来说，双胎输血综合征如果不进行治疗，80%~90% 的围生期死亡风险是由于宫内胎儿死亡、流产或极早产。本病例 F1 胎儿羊水池最大深度大于 8 cm，F2 胎儿羊水池最大深度小于 2 cm 并伴有脐动脉间歇性断流，可诊断为 TTTS Ⅲ期，两胎儿体重差异大于 25%，小胎儿出现间歇期脐动脉舒张期改变，因此可诊断为选择性胎儿生长受限（Ⅲ型）。患者有强烈保留两胎儿的意愿，且 TTTS Ⅲ期有胎儿镜下胎盘血管交通支激光凝固术的手术指征。术后每 1~2 周一次严密观察羊水、脐血流、大脑中动脉、静脉导管以及受血儿心功能的变化。F2 胎儿出现脐动脉舒张期断流之后又出现静脉导管 a 波反向，静脉导管 a 波反向提示胎儿宫内严重缺氧，需要立即终止妊娠，由于患者拒绝，耽误了胎儿的最佳抢救时机，并且还出现了胎盘早剥，对胎儿的预后造成影响。本病例最后双胎儿虽然发生了严重的并发症，但经过一系列的成功救治获得良好的结局。单绒毛膜双羊膜囊双胎属于高危妊娠，医生应预知可能发生的严重并发症，早期诊断、严密监护、及时干预及处理。

三、案例使用说明

本例患者是一例单绒毛膜双羊膜囊复杂性双胎，出现双胎相互输血综合征同时伴有选择性胎儿生长受限，患者通过早期诊断，立即转诊至我院胎儿医学中心进行了胎儿镜手术治疗，从而顺利延长了孕周。在妊娠 15~26 周的严重 TTTS 中，胎儿镜激光治疗至少能提高新生儿的存活率、分娩时的胎龄以及更好的神经预后。因此，基于单卵双胎的这些特殊并发症的危害，孕早期绒毛膜性的确定对双胎妊娠的孕期监测尤为重要，一旦确诊患有单卵双胎并发症，应当立即转诊至有经验的胎儿医学治疗中心进行后续孕期监测、治疗、分娩及随访。通过本病例使学生学习了双胎相互输血综合征和选择性胎儿生长受限的诊断、分期和处理，并且让学生了解单绒毛膜双羊膜囊双胎多种并发症可能同时并存，应早期诊断和处理。单卵双胎 B 超出现羊水差异时需警惕双胎输血综合征，如体重差异超过 25%，还可能合并选择性生长受限，要动态观察羊水、脐血流、大脑中动脉变化，根据分型、病情变化、孕周、患者意愿、胎盘位置等选择个性化治疗方案（胎儿镜下胎盘交通血管激光凝固术、胎儿镜下脐带电凝选择性减胎、射频消融减胎术等），胎儿镜术后还应严密观察羊水、脐血流、大脑中动脉、静脉导管以及受血儿心功能的变化决定终止妊

娠时机。双胎合并羊水过多，子宫腔压力大，破膜后阴道流血应高度怀疑胎盘早剥，本病例及时诊断胎盘早剥并立即终止妊娠，避免胎死宫内等严重并发症发生，使学生对双胎发生胎盘早剥的并发症有进一步认识。

四、启发思考题

1. TTTs 如何监测？
2. 胎儿镜下胎盘血管交通支激光凝固术的手术指征及手术时机。
3. 双胎输血综合征与选择性生长胎儿生长受限的鉴别诊断及处理原则。

五、参考文献

［1］谢幸，孔北华，段涛. 妇产科学［M］. 9 版. 北京：人民卫生出版社，2018.
［2］Bamberg C，Hecher K. Update on twin-to-twin transfusion syndrome［J］. Best Pract Res Clin ObstetGynaecol. 2019 Jul；58：55-65.

（赵延华　中南大学湘雅医院）

第二节　妊娠合并重度脊柱侧弯超声引导硬膜外麻醉

一、知识点

（一）脊柱侧弯对生理功能的影响

脊柱是人体主要承重的骨骼，如果其出现弯曲，将影响机体全身肌肉骨骼，甚至内脏器官的发育，严重影响生活质量。因此，面对脊柱侧弯的患者，需要重点关注以下几个系统的影响：

（1）呼吸系统：需要观察有无胸廓畸形，有无肺扩张受限及受压，对肺功能障碍影响的程度等。

（2）循环系统：因长期的肺功能异常，导致机体处于低氧血症，容易引起机体红细胞体积增大，血液黏度增高，微循环阻力增大，导致肺动脉压升高，右心负荷增大，右心衰等。

（3）腹腔脏器：脊柱侧弯容易导致腹腔容积变小，腹腔脏器受压，向盆腔移位，导致器官功能受限。

(二)脊柱侧弯对妊娠的影响

随着妊娠的进展，母体代谢率增加，氧耗增加，血容量增加，膈肌上抬，都会增加心肺负担。这些妊娠的生理改变都会加重脊柱侧弯对患者心肺功能的负荷，从而导致不良的妊娠结局。虽然脊柱侧弯孕妇妊娠风险高，但是否可以耐受妊娠仍需要对侧弯的部位及程度进行综合评估，而不可认为脊柱侧弯是妊娠的绝对禁忌。因此面对脊柱侧弯的孕妇，我们需要重点评估其脊柱侧弯的严重程度及部位，并评估其对孕妇心肺功能及分娩产生的影响。根据脊柱侧弯的部位，其对妊娠的影响主要如下：

(1)颈段侧弯：对心肺功能和分娩无明显影响。

(2)胸段侧弯：对心肺功能影响大，特别是肺功能，损害程度与胸弯角度相关，长期的缺氧状态，容易引起小动脉痉挛，导致妊娠高血压、贫血、胎儿生长受限。

(3)腰段侧弯：对心肺功能的影响较小，但容易导致骨盆发育的异常，从而导致难产率高。

(三)超声引导硬膜外麻醉

脊柱侧弯往往使得正常脊柱的解剖结构异常，特别是胸腰段的脊柱侧弯。而以往硬膜外麻醉常以体表解剖学标志作为定位依据，异常的解剖学结构使得传统的定位方法面临失败。同时脊柱侧弯的患者硬膜外麻醉可能存在椎间隙定位错误、穿刺针偏离中线、脊髓终止位置异常、黄韧带中线融合不良等引起脊髓神经机械损伤的危险因素。因此既往脊柱侧弯都是硬膜外麻醉的相对禁忌，但是近年来随着可视化技术的广泛开展，使很多麻醉操作和麻醉管理不再依靠经验，变得有据可循。超声引导硬膜外麻醉操作可以精准定位，增加穿刺成功率，减少脊髓损伤，对循环管理也更为可控。实时超声引导平面内腰椎旁正中矢状斜面穿刺是临床上使用较多的一种方法，超声的探头和脊柱是平行放置的，处于旁正中矢状位，探头在棘突旁用斜切面(椎板的平面)进行扫描。操作者通过椎板之间的间隙可以看到椎管内的结构(图8-3，图8-4)。

二、案例

(一)病例资料

患者王××，女，22岁，110 cm，30 kg，因"停

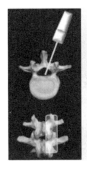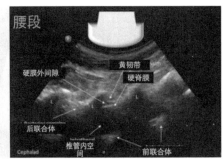

图8-3 超声引导硬膜外麻穿刺的旁正中矢状斜面

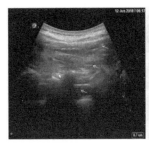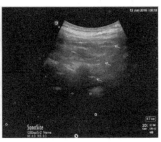

左图：椎板间"等号征"，非常清晰的椎管内图像，箭头所指为"针道"。右图箭头所指为"针道"。

图8-4 超声引导平面内腰椎旁正中矢状斜面穿刺示意图

经33+1入院，发现胎儿生长发育差2月余"入院。

体查：孕妇身材矮小，脊柱严重右侧后凸，心率120次/分，胸腹腔狭小，腹围74 cm，右侧坐骨结节高于左侧，偏斜骨盆。颈短，头后仰受限，小下颌。门齿间距3.2 cm，甲颏距离6.5 cm，胸颏距离7.5 cm，Mallampati Ⅲ级，牙齿整齐。

(二)相关检查

血常规：Hb：105 g/L，PLT：162×10^9/L。心脏彩超：三尖瓣中度反流，EF：45%。肺功能：限制性通气障碍，用力肺活量0.59 L，最大通气量实测值占预计值的27.2%。动脉血气分析：PH 7.419，PCO_2 41.1 mmHg，PO_2 67 mmHg。BNP：1025 pg/mL，肌钙蛋白：0.2 ng/mL。凝血常规无明显异常。

脊柱三维重建：胸腰段脊柱侧弯(图8-5)。

(三)初步诊断

1. 宫内妊娠(33+1周，单活胎，G1P01，待产)。
2. 重度脊柱畸形。
3. 营养不良。

(四)诊治经过

2020年4月9日在椎管内麻醉下行剖宫产

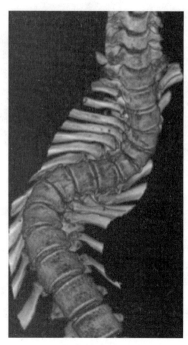

图 8-5 患者的脊柱三维重建图

手术。

患者入手术室后，HR132 次/分，BP 125/82 mmHg，SPO2 94%。

麻醉前评估：患者右侧卧位，蜷腿，勾头，在超声(频率5.0 Hz，深度8.0 cm)引导下行胸、腰段和骶尾部椎体扫查，结合患者三维重建图像，发现患者下胸段椎体呈明显"S 型"侧弯畸形，胸椎呈横位，腰椎侧弯，但骨性结构未见明显异常。超声下可辨别各腰椎棘突、连续的黄韧带和硬脊膜。经矢状位和冠状位反复扫查后选取L3 至 L4 间隙行超声引导下平面内穿刺(图 8-6)。

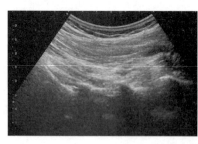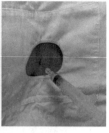

图 8-6 患者在超声引导下硬膜外穿刺图

麻醉过程：使用 1%利多卡因 3 mL 局麻后行L3-L4 间隙穿刺，配合阻力消失和负压试验确定穿刺针在硬膜外腔后置入硬膜外导管，留置深度3 cm。改平卧位后，经硬膜外导管注入1%利多卡因 3 mL，5 min 后患者无明显呼吸循环波动，追加

0.67%的罗哌卡因 5 mL，平面升至 T8，再次追加0.67%的罗哌卡因 3 mL，最终麻醉平面约为 T6。胎儿取出后，产科医生剥离胎盘和宫内处理时，患者诉牵拉感及胃部不适，予以舒芬太尼 5 ug 缓慢静推，患者不适感缓解。

手术时间 1 h，麻醉效果满意，术中剖出一活男婴，1、5、10 min 的 Apgar 评分均为 9 分。3 次都是肌张力扣 1 分。

术毕测麻醉平面为 T6，经硬膜外导管加 2 mg吗啡后拔除导管，使用静脉术后镇痛(舒芬太尼50 ug+曲马多 300 mg+生理盐水配至 100 mL，2 mL/h 泵注)。

患者术后 4 天出院，未出现硬膜外麻醉并发症。新生儿因脓毒症、肺炎于新生儿监护室治疗30 d 后出院。

(五)最后诊断

1. 宫内妊娠 33+1 周，单活婴，G1P1，已剖。
2. 重度脊柱畸形。
3. 营养不良。

(六)讨论

1. 如何进行术前访视及评估？

对于妊娠合并脊柱侧弯的患者务必提前进行术前访视，这有助于麻醉医生提前制订好麻醉方案和应急预案。对该类患者除了常规的术前访视外，还需特别注意了解患者以下情况：

①患者本身的年龄，有无基础疾病，有无过敏等一般常规术前访视内容。

②患者拟行何种手术，手术时长，出血风险及手术的重要步骤，可能对呼吸循环产生的影响。

③患者心肺功能的评估：了解患者平素活动情况及呼吸困难、胸闷气促等不适症状出现的情况，同时了解患者肺功能，肺部有无感染、动脉血气分析、心脏彩超、BNP、心电图及肌钙蛋白等实验室检验检查结果。

④其他辅助检查：了解有无贫血、凝血功能情况、血小板情况、脊柱的三维成像及有无椎管内麻醉的禁忌等。

⑤气道评估：因为脊柱侧弯的患者在实施椎管内麻醉时，可能出现麻醉失败或者术中心肺负荷过重出现心肺衰竭等异常时，需要行人工气道建立，因此务必评估好气道，若存在困难气道可能，务必

做好困难气道处理的万全准备。

2. 麻醉方案如何制订?

术前访视完成后,务必进行手术及麻醉团队的术前讨论,制订好麻醉方案。目前对于脊柱侧弯合并妊娠的麻醉方式选择有两种,具体的优缺点如表8-1。但在麻醉方案选择方面,虽然椎管内麻醉作为首选的方案,但是因不同地区,不同区域,不同级别麻醉医生对麻醉技术掌握情况不一致,因此建议根据麻醉医生最熟悉最可控的麻醉方式作为首选。

表 8-1　麻醉方式的比较

麻醉方式	优点	缺点
椎管内麻醉	首选,不影响呼吸系统,对循环影响小,可降低外周阻力,减少心脏负荷,不影响胎儿	穿刺难度大,部分患者效果不确切
全麻	麻醉效果确切,起效迅速,保证气道和通气	困难气道发生率高,可能呕吐误吸,新生儿抑制,浅麻醉可能术中知晓

3. 如果硬膜外穿刺失败,怎么制订应急预案?

对于妊娠合并脊柱侧弯孕妇硬膜外麻醉失败或阻滞不全时,可考虑超声引导下行腹横平面联合髂腹下-髂腹股沟神经阻滞辅以静脉药物的麻醉方式,同时做好可视化插管和全麻药物的准备。

三、案例使用说明

本案例是一例妊娠合并重度脊柱侧弯的产妇的剖宫产麻醉,孕妇患有严重的脊柱后弯畸形,胸段侧弯使其心肺功能受到严重影响,随着妊娠时间的延长,母体代谢率增加,氧耗增加,血容量增加,膈肌上抬,都会进一步加重原有的心肺负担,所以该孕妇在孕32周以后出现了气促、不能平卧,双下肢的水肿,胎儿发育小于孕龄等并发症,如果继续妊娠可能会对孕妇的生命造成威胁,需要行剖宫产术,如何在不影响母婴安全的前提下,实施有效的麻醉,给麻醉科医生带来了巨大的挑战。其关键的麻醉处理环节主要包括如下几个方面。

1. 对妊娠合并症的高危产科患者如何进行有效的术前评估,特别是针对于不同的合并症其特异性的术前访视指标需要明确,该患者为妊娠合并脊柱侧弯,因此需特别关注脊柱、气道及呼吸循环系统的异常。

2. 在充分的术前访视的基础上,对妊娠合并症的高危产科患者如何选择合适的麻醉方案及麻醉应急预案:对妊娠合并症的高危产科,需要手术团队和麻醉团队联合进行手术麻醉风险的术前讨论,麻醉医生需要根据手术需要选择合适安全的麻醉方案,同时务必做好麻醉应急预案。

3. 高危产科有别于其他手术,手术及麻醉团队在关注母体情况同时,务必兼顾胎儿情况,特别是对于全身麻醉的患者,需要做好充分的新生儿窒息复苏的准备。

4. 可视化麻醉技术在高危产科中的有效应用:随着科技的进步,可视化麻醉技术的拓展可以更精准地对高危重症患者的麻醉方式、深度及生理功能进行个体化的管理。在本例侧弯患者中,通过利用超声可视化操作技术有效地完成了该例患者的麻醉穿刺,达到了满意的麻醉效果。

四、启发思考题

1. 脊柱侧弯一直认为是椎管内麻醉的相对禁忌证,随着科技的进步,你怎么看待相对禁忌?

2. 如果这位孕妇术前表现为肺动脉高压,呼衰,椎管内麻醉还是首选麻醉方案吗?

五、参考文献

[1] 吴新民,王俊科,庄欣良,等.椎管内阻滞并发症防治专家共识[J].中国继续医学教育.2011,3(10):141-148.

[2] Michael A. Gropper, Ronald D. Miller. 米勒麻醉学[M].邓小明,黄宇光,李志文译.9版.北京:北京大学医学出版社,2021.

（叶治　中南大学湘雅医院）

第三节　异位妊娠

一、知识点

受精卵在子宫体腔以外着床称为异位妊娠,习惯称宫外孕,是最常见的妇科急腹症。最常见的部位为输卵管妊娠,占异位妊娠的95%以上,其发生部位又以壶腹部妊娠最为常见。输卵管妊娠常见病因为输卵管炎症。典型临床表现为停经、阴道流血及腹痛。

血人绒毛膜促性腺激素（HCG）测定和超声检查为主要的辅助检查，超声发现位于宫腔外的孕囊是诊断异位妊娠的直接证据，但临床少见。当异位妊娠发生腹腔内出血导致明显腹痛时，具有典型临床表现，且通过后穹隆穿刺抽到不凝血确定腹腔内出血，从而诊断异位妊娠，这是典型异位妊娠的诊断思路。其诊断需与宫内妊娠流产、妊娠合并黄体破裂等鉴别。治疗首选手术，满足一定条件可以药物治疗。

育龄女性急性腹痛伴自发性腹腔内出血首先考虑异位妊娠，应详细询问停经和阴道流血症状，完善尿妊娠试验进行确认。超声在子宫外发现非均质包块是提示异位妊娠的重要依据，但既不是诊断异位妊娠的充分条件，也不是必要条件。

二、案例

（一）病例资料

患者李××，28 岁女性，因"停经 52 天，阴道流血 10 天，腹痛 6 小时伴恶心呕吐，于 5 月 6 日就诊急诊外科。行超声检查示：盆腔偏右侧大小为 12 cm×10 cm×10 cm 高回声包块，形态欠规则。遂转诊妇科。现病史：患者末次月经 3 月 15 日，平素月经 5 天/30 天，4 月 15 日开始阴道流血，少于月经量，持续 10 天干净。6 小时前休息时突发右下腹疼痛，较剧烈，难以忍受，伴肛门坠胀感，腹痛加重逐渐累及整个中下腹，伴恶心，呕吐 1 次，为胃内容物，无发热。

既往体健。婚育史：G2P0A2。人工流产 2 次。个人史、家族史无特殊。

体格检查：痛苦面容，面色苍白，血压 85/58 mmHg，脉搏 105 次/分。中下腹压痛及反跳痛；专科检查：外阴阴道正常，宫颈举摆痛明显，宫体稍大，右附件区增厚、压痛，未扪及肿块。

（二）相关检查

尿 HCG 阳性。

B 超：子宫大小为 55 cm×45 cm×38 mm，宫内未见孕囊，宫内膜 8 mm，左侧卵巢可见，右侧卵巢显示不清，盆腔右侧大小为 12 cm×10 cm×10 cm 高回声包块，形态欠规则，盆腔积液 15 mm；腹腔多处积液，较深处约 30 mm。

（三）初步诊断

1. 异位妊娠破裂。
2. 失血性休克。

（四）诊治经过

1. 后穹隆穿刺：抽出 2 mL 暗红色不凝血。
2. 建立静脉通路，扩容补液、备血输血，急诊腹腔镜探查。
3. 术中见盆腹腔积血及血凝块 1000 mL，左侧输卵管外观正常，右侧输卵管壶妊娠流产型，伞端见活动性出血，行右侧输卵管切除术（图 8-7）。

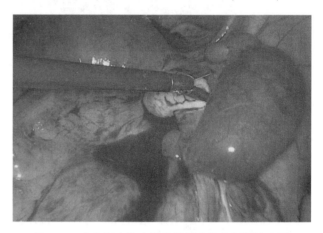

图 8-7　术中探查为右侧输卵管壶腹部妊娠流产型

（五）最后诊断

1. 右侧输卵管壶腹部妊娠（流产型）。
2. 失血性休克。

（六）讨论

1. 总结患者病例特点：28 岁，育龄女性，急性腹痛起病，腹痛突发，无诱因，伴肛门坠胀感，初始部位为右下腹，逐渐扩展至中下腹，伴有停经史及阴道流血，恶心呕吐。休克表现：血压 86/60 mmHg，脉搏 110 次/分；腹膜刺激征：腹肌紧张，中下腹压痛及反跳痛；专科检查：宫颈举摆痛明显，右附件区增厚、压痛；辅助检查：尿 HCG 阳性；超声：盆腹腔多发积液；宫内未见孕囊；盆腔右侧大小为 12 cm×10 cm×10 cm 高回声包块。后穹隆穿刺抽出不凝血。

该患者具有异位妊娠典型临床表现：育龄女性，急性腹痛起病，伴停经及阴道流血；休克临床表现及腹膜刺激征；尿妊娠试验阳性；超声宫内未见孕囊，盆腹腔多发积液；后穹隆穿刺抽出不凝血。

2. 能否确定该患者腹痛原因为腹腔内出血？依据是什么？

能够确定该患者腹痛原因为腹痛内出血：突发急性腹痛伴肛门坠胀感；腹膜刺激征和休克体征；超声提示盆腹腔多发积液；后穹隆穿刺抽到不凝血。

3. 育龄女性，自发腹腔内出血首先考虑什么疾病？如何进一步明确诊断？

答：异位妊娠；明确诊断的方法：详细询问停经史和阴道流血症状，腹痛是否有同房等诱因；仔细做体格检查；完善尿 HCG、子宫及双附件彩超。

4. 该患者超声发现直径大于 10 cm 包块如何考虑？

答：该患者超声发现直径大于 10 cm 肿块，如果只依赖超声结果，不详细询问病史和体格检查，可能会影响我们做出准确判断。通过详细询问病史，患者有停经、阴道流血、腹痛典型症状，结合体格检查初步确定为育龄女性自发腹腔内出血，首先考虑异位妊娠诊断；体格检查未扪及明显包块，结合异位妊娠可能短时间大量出血的临床特点，判断该肿块为血凝块，并非肿瘤性病变，从而可以用异位妊娠腹腔内出血解释所有的临床表现，提高诊断的准确性。

5. 异位妊娠患者如何选择治疗方案？该患者能否选择药物治疗？

答：异位妊娠的治疗首选手术治疗，药物治疗需要把握适应证：一般情况良好，无活动性腹腔内出血；肿块直径小于 3 cm；血 β-HCG 小于 2000 u/L；超声未见原始心管搏动；肝肾功能、血常规正常，无甲氨蝶呤使用禁忌。该患者急性腹痛，腹腔内出血伴休克表现，不能药物治疗。

三、案例使用说明

该患者具有异位妊娠的典型临床表现：育龄女性，急性腹痛起病，伴停经及阴道流血；休克临床表现及腹膜刺激征；尿妊娠试验阳性；超声宫内未见孕囊，盆腹腔多发积液；后穹隆穿刺抽出不凝血。诊断思路：育龄女性，急性腹痛，伴肛门坠胀感，并迅速休克，首先要考虑异位妊娠；仔细询问病史有停经史及异常阴道流血，进一步支持异位妊娠诊断；体格检查进一步判断有无腹腔内出血，且通过后穹隆穿刺抽到不凝血确定腹腔内出血；尿 HCG 阳性确定为妊娠相关性疾病；如满足育龄女性

腹痛+自发腹腔内出血+妊娠这三个条件，异位妊娠诊断基本明确；需要鉴别妊娠合并黄体破裂、以及更罕见的卵巢肿瘤破裂、妊娠滋养细胞肿瘤破裂。

通过详细的病史询问和体格检查获取第一手资料，是临床诊断的基础，至关重要。该患者阴道流血出现时间与正常月经时间接近，被患者误认为是月经来潮，急诊分诊时认为没有停经史和阴道流血，先就诊外科。仔细询问病史，阴道流血与平时月经并不一致，流血量少，持续时间较长。对于育龄女性出现急性下腹痛，应按照急腹症临床思维，并首先进行尿妊娠试验排除异位妊娠。该患者超声发现盆腔包块直径大于 10 cm，增加了诊断的复杂性。通过体格检查发现患者附件区并无明显肿块，患者急性腹痛为腹腔内出血，并出现休克表现，考虑包块为血凝块，术中探查也证实为血凝块。

四、启发思考题

1. 后穹隆穿刺抽出不凝血是否可以确诊异位妊娠？

2. 如何看待超声发现附件区肿块对于诊断异位妊娠的意义？

3. 你如何看待该患者选择切除患侧输卵管？

五、参考文献

[1] 谢幸，孔北华，段涛. 妇产科学[M]. 9 版. 北京：人民卫生出版社，2018.
[2] 陆琦，王玉东. 2018 年美国妇产科医师学会《输卵管妊娠》指南解读 [J]. 中国实用妇科与产科杂志. 2018, 34(3)：270-274.
[3] 王玉东. 2016 年英国皇家妇产科医师学会及早期妊娠学会《异位妊娠的诊断和管理》指南解读[J]. 中国实用妇科与产科杂志. 2017, 33(9)：916-919.

（曾向阳 中南大学湘雅三医院）

第四节 肝脏妊娠

一、知识点

（一）异位妊娠（Ectopic Pregnancy，EP）

EP 亦称宫外孕，指孕卵在子宫腔以外的部位着床发育，在早期妊娠中的发生率为 2%～3%，是孕产妇死亡率第一位的疾病。EP 发生部位有输卵

管、卵巢、子宫颈、子宫角、子宫残角和腹腔等，其中以输卵管妊娠最常见，约占95%以上。发生于腹腔的 EP 称为腹腔妊娠，肝脏妊娠是腹腔妊娠的一种，较罕见。

(二)妊娠滋养细胞疾病(Gestational Trophoblastic Disease, GTD)

GTD 是一组来源于胎盘滋养细胞的疾病，根据 2014 年 WHO 的分类，GTD 在组织学上可分为：①妊娠滋养细胞肿瘤(GTN)，包括绒癌、胎盘部位滋养细胞肿瘤(PSTT)和上皮样滋养细胞肿瘤(ETT)。②葡萄胎妊娠，包括完全性葡萄胎、部分性葡萄胎和侵蚀性葡萄胎。③非肿瘤病变，包括超常胎盘部位反应和胎盘部位结节。④异常(非葡萄胎)绒毛病变。

(三)绒癌(Choriocarcinoma)

绒癌是一种高度恶性的滋养细胞肿瘤，其特点是滋养细胞失去了原来的绒毛或葡萄胎结构，散在地侵入子宫肌层，不仅造成局部严重破坏，并可转移至身体其他部位。绝大多数绒癌继发于正常或不正常的妊娠之后，称为"妊娠性绒癌"，主要发生于育龄妇女，是由妊娠滋养细胞恶变所致。绒癌的发病率低，难以估算，约为(1~9)/40000 次妊娠。

二、案例

(一)病例资料

患者方××，女性，31 岁，孕 2 产 1，月经周期 32 天。因"右上腹轻微胀痛伴恶心、呕吐"首诊于当地医院消化科，经入院治疗无好转；因停经 39 天无阴道流血，发现 hCG 显著升高，转诊我院妇产科门诊。

2004 年因化脓性阑尾炎在当地医院行切除术；2008 年在当地医院剖宫产分娩一男孩；2009 年因胚胎停育在当地医院行清宫术，标本送病检示过期流产，见变性的绒毛及蜕膜组织。2009 年上环至今。否认肝炎、结核、疟疾病史，否认高血压、心脏病史，否认糖尿病、脑血管、精神疾病史，否认外伤、输血史，否认食物过敏史，有青霉素药物过敏史，预防接种史不详。否认家族疾病史。

入院查体：体温 36.5°，脉搏：93 次/分，呼吸 20 次/分，血压 117/68 mmHg。发育正常，正常面容，神志清楚，自动体位。腹部平软，下腹正中及右下腹分别可见手术瘢痕长约 10 cm、4 cm，未见腹壁静脉曲张，无胃肠型及蠕动波，全腹无压痛及反跳痛。未触及腹部包块，肝脾肋缘下未触及，肝区及肾区无叩痛，移动性浊音阴性，双下肢无浮肿。专科检查：外阴正常，阴道畅，宫颈无举痛及摇摆痛，子宫后位，稍增大，活动度可，双侧附件未扪及明显异常。

(二)相关检查

当地医院胃镜检查诊断浅表性胃炎，超声和 CT 诊断右肝脓肿。血常规及肝、肾功能等常规检查未见异常。停经第 39 天查血清 hCG 49195Iu/L。

(三)初步诊断

停经查因：异位妊娠？绒癌？

(四)诊治经过

停经 42 天于我院妇科门诊就诊。血清 hCG 81418.5Iu/L。经阴道超声没有发现子宫及盆腔妊娠征象，盆腔无积液。为探查腹腔妊娠或绒癌病灶立即行腹部超声检查。发现右肝后叶下段实质内 43 mm×37 mm 厚壁包块，呈"面包圈征"，其内可见卵黄囊；包块靠近右肝后叶下段门静脉分支，周边有点条状血流信号，可探及动脉频谱 RI：0.36，超声诊断为肝脏妊娠(图 8-8A)。收入妇科住院，MRI 检查结果与超声一致(图 8-9)。经米非司酮保守治疗后，hCG 仍持续增高。行全身 PET-CT 未发现滋养细胞肿瘤病灶。再次超声检查发现卵黄囊枯萎，但孕囊囊壁仍在增长，血流供应明显增加(图 8-8B)。立即行急诊手术，术中行宫腔镜下取环，诊刮可见蜕膜组织，未见绒毛。腹腔镜下见右肝后叶下缘 5 cm 大小突起的包块，触碰出血明显。行开腹手术切除包块及周边部分肝脏组织(图 8-10)，病理检查显示包块壁内大量绒毛及滋养细胞，证实为肝脏妊娠。

(五)最后诊断

肝脏妊娠。

(六)讨论

肝脏妊娠是一种罕见的异位妊娠。其发生的主要原因有：①患者使用宫内节育器或口服避孕药避

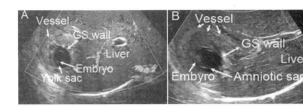

A：示初次超声显示右肝异位妊娠囊"面包圈征"，孕囊内似可见卵黄囊和羊膜囊；B：示保守治疗之后孕囊壁不规则增厚，周边血管增粗，有破裂风险。Vessel：血管，GS wall：孕囊壁，Liver：肝脏，Embryo：胚胎，Yolk sac：卵黄囊，Amniotic sac：羊膜囊。

图8-8　右肝后叶异位妊娠囊超声图像

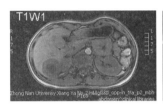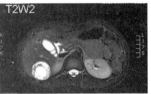

右肝后下段圆形占位病灶，直径约4.3 cm，T1WI等低信号，T2WI不均高信号，病灶周边呈环状改变，且明显强化，为绒毛膜囊；中央为液性信号，为孕囊，中央区无强化。

图8-9　肝脏妊娠核磁共振图像

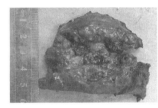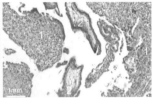

左图为肝脏妊娠大体标本，右图HE染色（40倍光镜）见肝脏细胞（1）和绒毛组织（2）。

图8-10　肝脏妊娠大体标本和病理切片

孕，不利于胚胎在宫腔着床。盆腔炎症不利于胚胎在盆腔种植生长。②肝脏血流及营养供应丰富，适合胚胎生长。③肝肾隐窝是人体平卧位腹腔最低处，有利于孕囊的种植生长。由于绒毛侵蚀性生长，在早孕期，肝脏实质被破坏，易破裂导致急腹症大出血。在中晚孕期，胎盘与肝实质无法分离，胎盘附着处易出血。手术时如果剥离胎盘易引起无法控制的大出血，导致患者死亡。早发现早治疗能避免孕妇不良结局。

腹腔妊娠的特征是以停经或消化道症状首诊，hCG持续增高而盆腔没有发现异位妊娠。在妊娠早期，超声诊断腹腔妊娠的标准是腹腔内或腹腔脏器内发现孕囊。妊娠中晚期的主要特征是：子宫与胎儿分离；胎儿位置高，胎位异常；胎

盘附着位置异常。应用超声诊断腹腔妊娠并不困难。妇产科医生和超声医生都应熟知异位妊娠的诊断，当临床特征提示为异位妊娠而盆腔超声找不到异位妊娠病灶时，应立即行腹部超声全面检查腹腔以发现可能存在的腹腔妊娠，为保护孕妇生命安全争取宝贵时间。

三、案例使用说明

本例肝脏妊娠发生在一名31岁的生育期女性，患者以腹痛伴上消化道症状首诊于消化科，与文献报道的腹腔妊娠的情况类似。影像学检查发现类似肝脏脓肿的肝脏包块，但消化专科治疗无效。此时患者发现月经延迟，查hCG显著升高，遂转诊妇产科。该患者有盆腔手术史、放置了宫内节育器，存在发生异位妊娠的高危因素；但影像学检查发现肝脏包块，患者有生育史，不能排除为肝脏绒癌病灶。

异位妊娠是孕妇死亡第一位的病因，诊断异位妊娠是妇产科医师和超声科医师规范化培训的重要内容。首诊医师应熟知hCG异常升高的各种可能情况，异位妊娠和滋养细胞疾病首发于盆腔者多见，首先需要明确是否有盆腔异位妊娠病灶或滋养细胞肿瘤病灶，首选检查为经阴道超声。此例因患者平时月经周期较长，且停经后无阴道流血，缺乏典型的盆腔异位妊娠特征。超声医师应掌握各种盆腔异位妊娠和滋养细胞疾病的诊断，可明确诊断盆腔是否有异常病灶。在明确盆腔无异常病灶的情况下，应意识到可能存在的罕见情况，即腹腔妊娠或首发病灶位于腹腔脏器的绒癌。本例还需要明确肝脏肿块的性质，不可排除多种疾病同时存在的可能。

我们从本病例两次超声检查的结果可知，肝脏妊娠发展迅速，新生血管丰富，必须早诊断早治疗以避免不良后果。hCG升高且盆腔无异位妊娠和滋养细胞肿瘤病灶的情况下，应第一时间确认是否有腹腔妊娠，尽早干预，尽可能避免异位妊娠破裂等危及患者生命的情况。

四、启发思考题

1. 列出hCG异常升高的疾病及其临床特征。
2. 绒癌和异位妊娠的主要鉴别点有哪些？
3. 发生异位妊娠的主要原因有哪些？
4. 哪些指标可预测异位妊娠的转归？

五、参考文献

[1] Wen Lieming, Zhou Qichang, Zeng Shi. Gestational progression and blood supply assessment of a six-week primary hepatic pregnancy [J]. Clinical and experimental obstetrics & gynecology. 2018, Jul; 45(4): 594-596.

[2] Diagnosis and Management of Ectopic Pregnancy: Green-top Guideline No. 21 [J]. BJOG, 2016; 123(13): e15-e55.

[3] 输卵管妊娠诊治的中国专家共识[J]. 中国实用妇科与产科杂志, 2019, 35(07): 780-787.

[4] 王继才, 苏志雷, 刘志发, 等. 肝脏异位妊娠的诊疗现状[J]. 胃肠病学和肝病学杂志, 2018, v.27(07): 116-118.

[5] 石磊. 超声诊断肝脏妊娠报告1例[J]. 中国超声医学杂志, 2016, 32(003): 284.

[6] Brouard KJ, Howard BR, Dyer RA. Hepatic Pregnancy Suspected at Term and Successful Delivery of a Live Neonate With Placental Attachment to the Right Lobe of the Liver [J]. Obstet Gynecol. 2015 Jul; 126(1): 207-10.

（文烈明　中南大学湘雅二医院）

第五节　妊娠滋养细胞疾病

一、知识点

妊娠滋养细胞疾病（gestational trophoblastic disease, GTD）是一组来源于胎盘滋养细胞的增生性疾病，包括良性的葡萄胎及恶性滋养细胞疾病等。

(一)葡萄胎(hydatidiform mole)

葡萄胎因妊娠后胎盘绒毛滋养细胞增生、间质水肿，而形成大小不一的水泡，水泡间借蒂相连成串，形如葡萄而名之，也称水泡状胎块。葡萄胎为良性疾病，但部分可发展成妊娠滋养细胞肿瘤。葡萄胎可分为完全性葡萄胎和部分性葡萄胎两类。完全性葡萄胎的染色体核型为二倍体，全部染色体来自父方。部分性葡萄胎的染色体核型为三倍体，多余一套染色体也来自父方。

葡萄胎最常见的临床表现是停经后阴道流血。常用的辅助检查是超声检查和血清绒毛膜促性腺激素（β-hCG）测定，确诊依据是组织学诊断。处理原则是及时清宫和定期β-hCG测定随访。

(二)妊娠滋养细胞肿瘤(gestational trophoblastic tumor, GTN)

妊娠滋养细胞肿瘤60%继发于葡萄胎妊娠，30%继发于流产，10%继发于足月妊娠或异位妊娠，其中侵蚀性葡萄胎（invasive mole）全部继发于葡萄胎妊娠，绒癌（choriocarcinoma）可继发于葡萄胎妊娠，也可继发于非葡萄胎妊娠。无转移滋养细胞肿瘤的主要表现为异常阴道流血。转移性滋养细胞肿瘤易继发于非葡萄胎妊娠，常经血行播散，肺转移最常见，肝、脑转移者相对预后不良。血清β-hCG异常升高是主要诊断依据，影像学证据和组织学诊断不是必需的。若在子宫肌层内或子宫外转移灶组织中见到绒毛或退化的绒毛阴影，诊断为侵袭性葡萄胎；若仅见成片滋养细胞浸润及坏死出血，未见绒毛组织者，则诊断为绒癌。治疗采用化疗为主、手术和放疗为辅的综合治疗。低危患者首选单一药物化疗，高危患者首选联合化疗。随着诊断技术及化疗的发展，预后已得到极大的改善。

二、案例

(一)病例资料

李××，女，35岁，因"停经3个月，不规则阴道流血10天"入院。患者末次月经为3个月前，近1周以来有恶心、呕吐，今日突发头晕、视物模糊。

既往体健，平素月经规则，13岁5~6天/27~29天，G1P0A1，末次妊娠为2年前，行人流。家族史、个人史无特殊。

体格检查：体温36.8℃，脉搏115次/分，血压135/85 mmHg。腹部膨隆，宫底位于脐耻中间，未闻及胎心，双下肢水肿。妇科检查：外阴大致正常；阴道畅，内可见少许鲜血，未见异常结节；宫颈光滑常大，有举痛，子宫增大如孕5月大小，质软，有触痛；双附件扪及不满意。

(二)相关检查

血常规：HGB 92 g/L，WBC、PLT大致正常；β-hCG：620145 mU/mL；尿蛋白：2+。

甲状腺功能三项：FT3(↑)，FT4(↑)，TSH(↓)；胸部X线摄片：未见明显异常。

妇科超声（图8-11）：子宫前位，宫体大小为112 mm×98 mm×117 mm，形态饱满，宫内探及一大小为 89 mm×75 mm×86 mm 混合回声区，形态不规则，与周围肌层分界不清，可见菲薄肌层，较厚处约 9 mm。左右附件区分别探及一囊性包块，大小分别为 57 mm×56 mm×54 mm、62 mm×42 mm×56 mm，形态规则，边界清，内见多条分隔，透声可。CDFI：宫腔内混合回声区探及丰富血流信号，呈"落雪状"改变。

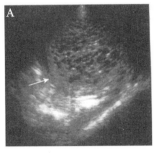
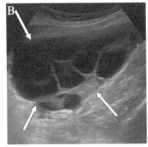

A：子宫"落雪状"改变（白色箭头所示）；B：右侧附件区黄素化囊肿（白色箭头所示）。

图 8-11　清宫前 B 超图像

（三）初步诊断

1. 葡萄胎。
2. 卵巢黄素化囊肿。
3. 甲状腺功能亢进。
4. 轻度贫血。

（四）诊治经过

1. 入院后，完善相关检查及合血、备血，请内分泌科会诊，予以丙基硫氧嘧啶口服治疗甲亢，并做好预防甲亢危象的准备，次日即在全麻下行清宫术。术中在 B 超引导下清宫，清出大量葡萄样组织（图 8-12A），术后病检报告为"完全性葡萄胎"。

由于子宫较大，1 周后再次清宫，术后复查 B 超宫腔无残留之后出院。嘱定期随访，随访内容：定期 β-hCG 测定：1 次/周，直至连续 3 次阴性后再监测一年（1 次/月×6 个月＋1 次/2 月×6 个月）；

2. 患者清宫前 β-hCG 为 620145 mIU/mL，第一次清宫后降至 40109 mIU/mL，第二次清宫后降至 26044 mIU/mL。第二次清宫后复查 B 超宫腔内无残留，予以出院并定期随访。术后每周 β-hCG 监测情况如下（图 8-12B）：第二次清宫 1 周后：6106 mIU/mL；第二次清宫 2 周后：1546 mIU/mL；第二次清宫 3 周后：810 mIU/mL；第二次清宫 4 周后：972 mIU/mL；第二次清宫 5 周后：2133 mIU/

mL；第二次清宫 6 周后：4615 mIU/mL；第二次清宫 7 周后：6307 mIU/mL。

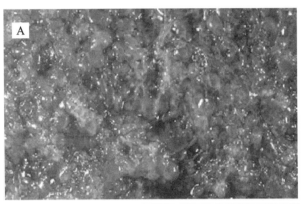
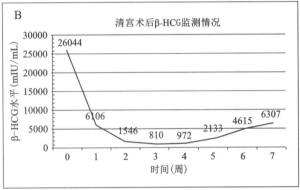

图 8-12　患者第一次清宫清出的葡萄样组织（A）及清宫后的 β-hCG 监测曲线（B）

3. 再次入院，进一步完善相关检查：CT 示肺部多发散在微小结节。头部核磁未见任何异常。甲功三项正常。妇科超声提示：子宫体大小为 45 mm×42 mm×48 mm，左侧宫底部肌壁间病灶大小为 36 mm×23 mm×30 mm 混合回声区，边界不清，血流信号丰富；双侧卵巢稍大。磁共振提示左侧宫底肌层混杂信号结节灶，腹部未见其他异常（图 8-13）。

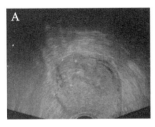
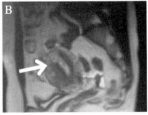

A：超声下宫底稍强回声区；B：磁共振的左侧宫底肌层混杂信号结节灶（白色箭头所示）。

图 8-13　再入院后影像检查

（1）进一步诊断：侵袭性葡萄胎（Ⅲ期，2 分）。
诊断依据：β-hCG 测定 3 次升高（>10%），并至少持续2周或更长时间。

治疗方案：低危型滋养细胞肿瘤，采用单药化疗，化疗方案：新福菌素单药。

（2）化疗后疗效评估：第一次化疗后β-HCG 6498 mIU/mL，第二次化疗后β-HCG 11450 mIU/mL，考虑单药化疗失败，再次完善相关检查并重新评估：妇科超声提示：子宫体大小为75 mm×57 mm×67 mm，左侧宫底部及肌壁间病灶大小为50 mm×54 mm×53 mm混合回声区，边界不清，血流信号丰富。CT：双肺多发微小结节较前增多，右上肺胸膜下结节影，大小为2.8 cm×1.7 cm，考虑转移（图8-14）。头颅、肝脏未见病灶。

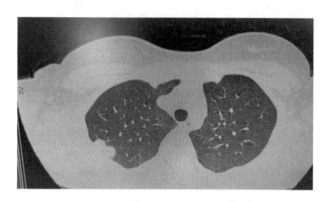

图8-14 肺部CT（右上肺转移结节）

（3）进一步诊断和治疗：侵袭性葡萄胎（Ⅲ期，7分）。

治疗方案：联合化疗，采用EMA-CO方案。至第三次化疗前β-hCG降至正常，之后再巩固治疗3疗程，治疗结束。

4.随访：按要求定期随访，定期复查β-HCG，已经随访一年无复发表现。

（五）最后诊断

侵袭性葡萄胎（Ⅲ期，7分）。

（六）讨论

葡萄胎常见的合并症有卵巢黄素化囊肿、甲亢、妊娠高血压、妊娠剧吐，本例患者合并黄素化囊肿及甲亢。卵巢黄素化囊肿一般不需要特殊处理，常在妊娠终止后自然消退，但是要注意增大的卵巢有可能发生扭转而发生急腹症；若发生囊肿扭转，需及时手术探查，术中只要卵巢血运尚可，可将各房囊内液穿刺吸出，使囊肿缩小自然复位，无须手术切除卵巢，除非年龄较大而且估计血运难以

恢复者才行附件切除。因hCG与TSH在结构上具有相同的a亚基，且TSH受体与hCG受体具有显著的同源性，因此hCG与TSH具有相似的生物活性，异常升高的hCG可刺激甲状腺激素的合成，引起甲亢，因此葡萄胎妊娠患者应常规检查甲状腺功能，hCG超过300000 mIU/mL时要警惕甲亢危象。

葡萄胎清宫后应每周监测β-hCG滴度，滴度应呈对数下降，一般在8~12周恢复正常，正常后继续随访血β-hCG 3~4次，之后每个月监测血β-hCG 1次，至少持续6个月。患者清宫术后应严格随访，发现异常及时处理，这是早期诊断葡萄胎后滋养细胞肿瘤的关键。葡萄胎恶变的高危因素有：血β-hCG>1×10^6 mIU/mL、子宫体积明显大于停经月份或并发黄素化囊肿（尤其是直径>6 cm）、年龄>40岁。若患者有高危因素，术后随访较困难的可以考虑预防性化疗。本案例治疗中跟患者沟通过预防性化疗的问题，患者考虑在清宫后能够很好地规律地随访，没有接受预防性化疗。

影响滋养细胞肿瘤预后的主要因素有：年龄、终止妊娠至治疗开始的间隔时间、血β-hCG水平、FIGO分期及是否规范治疗等。FIGO制定了分期及预后评分标准，临床中应用该标准，能够更客观地反映GTN患者的实际情况，在疾病诊断的同时更加简明地指出了患者除分期之外的疾病程度及预后危险因素，并指导化疗方案的选择。化疗是滋养细胞肿瘤的首选治疗，大多数患者能够治愈。手术、放疗可用于复发、耐药患者的辅助治疗。

三、案例使用说明

本案例以典型的停经、阴道流血为初始临床表现，妇科检查发现子宫明显大于停经月份，妇科B超提示典型的"落雪状"改变，血β-hCG异常增高，诊断葡萄胎很明确，予以行清宫术。术后随访发现β-hCG水平降而复升，结合影像学资料诊断为侵袭性葡萄胎并进行了化疗。由于初始诊断为低危型，予以单药化疗，化疗过程中β-hCG下降不理想，病情进展，后重新评估并更改了化疗方案患者得以痊愈。

本案例较全面地体现了滋养细胞良性疾病治疗后进展为葡萄胎的临床过程，虽为一个案例，实际上包含了前后两个不同的疾病和三段治疗过程，充分地体现了滋养细胞疾病的发生发展特点，可谓有血有肉，有始有终。教学过程中使用该病例可使学

生深刻体会到血清 β-hCG 对诊断和随访的重要作用，以及超声和放射影像学的辅助作用。

葡萄胎的治疗关键是彻底地清除妊娠物和严格的随访；妊娠滋养细胞肿瘤的治疗必须在明确临床诊断的基础上，根据病史、体征及各项辅助检查的结果，做出正确的临床分期，根据预后评分评定为低危或高危，再结合骨髓功能、肝肾功能及全身情况等评估，制定合适的治疗方案，以实施分层治疗。无论是葡萄胎还是滋养细胞肿瘤，治疗后的严密随访是十分重要的。

四、启发思考题

1. 当侵葡或绒癌的患者既有肾脏转移，又有脑转移的时候，转移项的评分应该怎么评？

2. 肺部转移灶的数目怎么计算？

3. 距离前次妊娠的时间是妊娠开始的时间还是结束的时间？

4. 葡萄胎清宫术后多久能够计划妊娠？

五、参考文献

[1] 谢幸，孔北华，段涛. 妇产科学[M].9 版.北京：人民卫生出版社，2018.

[2] 向阳. 宋鸿钊. 滋养细胞肿瘤学[M]. 4 版. 北京：人民卫生出版社，2020.

[3] 中国抗癌协会妇科肿瘤专业委员会. 妊娠滋养细胞疾病诊断与治疗指南（2021 年版）[J].《中国癌症杂志》2021，31（6）：520-532.

（谭智慧　中南大学湘雅医院）

第六节　难治性子宫腺肌病合并不孕症

一、知识点

（一）子宫腺肌病合并不孕的治疗

子宫腺肌病是指子宫内膜（包括腺体和间质）侵入子宫肌层生长而产生的病变，主要临床症状包括月经过多（甚至导致严重贫血）、严重痛经和不孕，会对患者身心健康造成严重影响。

子宫腺肌病合并不孕，首先选择 IVF-ET 治疗；如患者年轻且卵巢储备功能良好或患者不愿行 IVF-ET（尤其是子宫腺肌病病变也不严重的患者），则也可应用 GnRH-a 治疗 3~6 个月后自然试孕或促排卵指导同房试孕半年，如未孕，再推荐行 IVF-ET。

子宫腺肌病合并内异症伴不孕的患者需要全程生育管理以及生育完成后的药物长期管理。按照最新的子宫内膜异位症的中国专家共识提出：对于以子宫腺肌病为主的患者还可行高强度聚焦超声等治疗，但应严格掌握适应证，介入治疗后仍需药物长期管理。

（二）高强度聚焦超声（High Intensity Focused Ultrasound，HIFU）

HIFU，又称"海扶"，是利用超声波具有的组织穿透性和可聚焦性，聚焦在体内病灶处，产生的热效应（使局部产生 65~100℃ 的高温）、机械效应、空化效应等使靶区内组织完全毁损，不损伤靶区外组织，实现治疗的精准和无创理念。目前 HIFU 技术已应用于妇产科的子宫肌瘤、子宫腺肌病、剖宫产瘢痕妊娠、腹壁子宫内膜异位症、胎盘植入等的无创治疗。

国内外已经有很多的文献研究证实了 HIFU 治疗子宫腺肌病的安全性及有效性。HIFU 治疗子宫腺肌症前根据 MRI 充分评估，需控制消融范围，尤其是有生育要求患者要注意保护内膜。HIFU 治疗后建议至少避孕 3 个月，同时使用 GnRH-a 3-6 针。如合并不孕建议辅助生殖。如无生育要求可继续使用 COC 或者上曼月乐环，体现内异症治疗的长期管理。

二、案例

（一）病例资料

患者李××，33 岁，因"痛经 20 年，未避孕未孕 3 年"于 2015 年 6 月 24 日入院。患者 13 岁初潮，自初潮开始出现经期下腹及腰骶部胀痛，以月经第 1 天明显，能忍能自行缓解，经期、经量、周期正常。2013 年因未避孕未孕 1 年当地 B 超提示子宫后壁腺肌瘤，直径约 1.7 cm，子宫输卵管造影提示双侧输卵管通而不畅，男方有弱精症。2014 年 1 月、8 月及 2015 年 5 月分别行 3 次辅助生殖均失败，2015 年 6 月复查 B 超提示腺肌瘤增大来我院就诊。MRI 提示子宫后壁 3.8 cm×2.8 cm 团块状影，考虑腺肌瘤可能。门诊以"子宫腺肌瘤、不孕症"收入院。

既往史、个人史、月经史、婚育史、家族史均无特殊。

体查：体温 36.6℃，脉搏 78 次/分，呼吸 20 次/分，血压 90/60 mmHg。心肺听诊无异常，腹软，无压痛及反跳痛。专科检查：外阴、阴道（-），宫颈光滑，肥大，无举痛及摇摆痛，双合诊：子宫后位，质中，如孕 50 天大小，无压痛。双附件区未扪及明显异常。三合诊：子宫直肠窝未扪及结节。

（二）相关检查

1. 血常规、肝肾功能、AMH、乳酸脱氢酶正常。

2. CA125 171 U/mL（↑），余肿瘤标志物正常。

3. B 超：子宫大小 63 mm×58 mm×67 mm，后壁 39 mm×36 mm 稍强回声结节，考虑腺肌症并腺肌瘤可能。

4. 盆腔 MRI：子宫后壁可见 3.8 cm×2.8 cm×3.5 cm 团块状影，考虑腺肌瘤可能（图 8-15）。

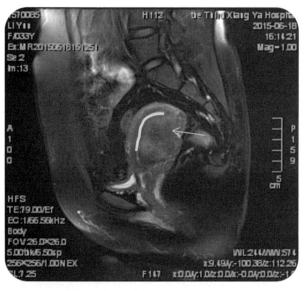

箭头示子宫后壁腺肌症病灶，曲线示子宫内膜线。

图 8-15　盆腔 MRI 后壁病灶

（三）初步诊断

1. 子宫腺肌症并腺肌瘤。

2. 原发不孕。

（四）诊治经过

患者诊断明确，但是子宫腺肌病合并不孕处理困难，既往即便是辅助生殖 3 次均失败，患者及家属有强烈的生育愿望。患者腺肌症病灶较小，MRI

提示肌层后壁 3.8 cm×2.8 cm×3.5 cm 大小，而且明显压迫内膜（图 8-16 A，B），手术病灶切除风险较大，效果差。故选择 HIFU 进行子宫后壁病灶消融治疗，再联合 GnRH-a 和辅助生殖技术，最终获得成功分娩。

治疗具体过程：

1. 2015 年 6 月 26 日在镇静镇痛下行子宫后壁腺肌瘤 HIFU 治疗（图 8-16 C，D）。病灶消融体积约 80%。

治疗中患者骶尾部有几次烫痛，余无不适。

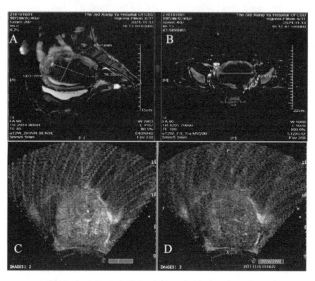

A~B 中红线示子宫后壁腺肌病灶于矢状位、水平位径线；C：HIFU 治疗前，腺肌病灶血运丰富，造影剂充盈；D：HIFU 治疗后，腺肌病灶大部消融，坏死。

图 8-16　子宫腺肌病患者 MRI 及 HIFU 治疗前后造影

2. 出院后行 GnRH-a 注射 3 针，间隔 28 天每针。

3. 2016 年 6 月 30 日行辅助生殖，移植胚胎 2 枚。

4. 2017 年 3 月 25 日孕足月剖宫产娩出一活女婴，重 3200 g，1 分钟 Apgar 评分 9 分。

5. 产后母乳喂养至 2018 年 4 月，停哺乳喂养 1 月月经未复潮。复查复查 B 超，子宫后壁 ϕ2 cm 稍高回声团。遵医嘱上曼月乐环。

6. 随访至今一直未出现痛经。

（五）最后诊断

1. 子宫腺肌症并腺肌瘤。

2. 原发不孕。

(六)讨论

子宫腺肌病是指具有活性的子宫内膜腺体和间质侵入到正常的子宫肌层,同时伴有周围子宫肌层细胞的肥大、增生和纤维化,子宫腺肌病的临床表现各异,主要症状包括月经异常、慢性盆腔痛、进行性加重的痛经、性交痛、不孕、流产等。本例患者以痛经为首发症状,伴不孕。伴有痛经和(或)月经过多的年轻不孕症患者中约53%患子宫腺肌病。

子宫腺肌病合并不孕治疗困难,总体效果不佳。可以选择药物治疗(GnRH-a)或保守性手术加药物治疗后积极行辅助生殖技术。保守性手术注意术前充分评估、合适的手术切除方式和缝合技巧,术后有妊娠子宫破裂的风险。HIFU治疗子宫腺肌症前根据MRI充分评估消融范围,尤其是有生育要求患者要注意保护内膜。HIFU治疗后建议至少避孕3个月,同时使用GnRH-a 3~6针。如合并不孕建议辅助生殖;如无生育要求可继续使用COC或者上曼月乐环,体现内异症治疗的长期管理。

三、案例使用说明

本案例为一名以痛经症状为首发表现的33岁青年女性患者,患者病程长,自13岁初潮开始出现痛经,患者合并不孕症,分别行3次辅助生殖均失败。予完善相关检查检验,诊断为"子宫腺肌病"。该病例引导学生系统分析患者病情,该患者诊断并不复杂,亦不困难。但子宫腺肌病合并不孕治疗总体效果不佳,治疗困难。

治疗上选择很多,包括辅助生殖技术、病灶切除手术、药物治疗、手术联合药物治疗、三联治疗(手术联合药物治疗及辅助生殖技术)、高强度聚焦超声治疗等。以上治疗方式的选择应该根据患者子宫体积、病灶部位与性质(局灶或弥漫)、患者卵巢储备功能及是否合并其他不孕因素等决定。

在治疗过程中,我们应根据患者最迫切需要解决的问题,结合学科的发展,个体化的指定治疗方案,高强度聚焦超声技术为新型医疗技术,具有中国知识产权。目前在妇科广泛应用于子宫肌瘤、子宫腺肌症、剖宫产切口瘢痕妊娠、胎盘植入等疾病,取得很好的疗效。

四、启发思考题

如何实施子宫内膜异位症的长期管理?

五、参考文献

[1] 郎景和,冷金花,邓姗,等.左炔诺孕酮宫内缓释系统临床应用的中国专家共识[J].中华妇产科杂志,2019,54(12):815-825.

[2] 中国医师协会妇产科医师分会子宫内膜异位症专业委员会.子宫内膜异位症长期管理中国专家共识[J].中华妇产科杂志,2018,53(12):836-841.

[3] 中国医师协会妇产科医师分会子宫内膜异位症专业委员会.子宫腺肌病诊治中国专家共识[J].中华妇产科杂志,2020,55(6):376-383.

[4] 中国医师协会妇产科医师分会子宫内膜异位症专业委员会.子宫内膜异位症的诊治指南(第三版)[J].中华妇产科杂志,2021,56(12):812-824.

[5] 张琬琳,王晓红.子宫内膜异位症相关不孕诊治指南解读[J].实用妇产科杂志,2018,34(05):341-343.

(易水晶 中南大学湘雅三医院)

第七节 子宫颈胃型腺癌

一、知识点

(一)宫颈癌

在我国,子宫颈癌是发病率最高的女性生殖道恶性肿瘤。绝大部分子宫颈癌的发生与高危型人乳头瘤病毒(human papilloma virus, HPV)持续感染相关,但也有少数与HPV感染无关,主要是部分子宫颈腺癌。因此,国际子宫颈腺癌标准和分类(International Endocervical Adenocarcinoma Criteria and Classification, IECC)将子宫颈腺癌分为HPV相关型和非HPV相关型2大类。随着HPV疫苗(一级预防)和子宫颈癌筛查(二级预防)的普及,HPV相关型子宫颈癌的发病率势必会大幅度降低,非HPV相关型子宫颈癌的比例将逐渐升高,而后者有着独特的流行病学、临床与病理学和分子遗传学特征,恶性程度高、预后差,且易漏诊、误诊。

(二)子宫颈胃型腺癌(gastric-type endocervical adenocarcinoma, G-EAC)

G-EAC是非HPV相关型子宫颈腺癌中最常见的类型,也是仅次于普通型子宫颈腺癌(usual-type endocervical adenocarcinomas, UEA)的第2种常见的子宫颈原发腺癌,是一种具有胃型分化的黏液腺癌,有着类似幽门腺上皮的形态学特征。G-EAC

发生与高危型 HPV 感染无关，临床表现极不典型，病灶隐匿致取材困难，筛查及活检阳性率低，加之病理学形态特征与良性病变相似，而生物学特性却呈高度恶性行为，给确诊带来了极大挑战，术前诊断率低，易被漏诊、误诊，从而延误治疗，严重影响患者预后。

二、案例

(一)病例资料

患者，罗××，30 岁，2021 年 2 月因"阴道排液 5 月，可疑宫内膜病变 10 余天"入院，患者平素月经正常，自 2020 年 9 月开始感月经血异常，每次经期阴道排出物为鲜红色黏液，经期、周期正常，未引起重视。10 月-12 月出现经间期出血，表现为月经干净 10 天后再次出现淡红色血性黏液，量少，持续 2 天左右。2021 年 1 月 9 日开始阴道流液，流出物均为红色黏液，量不多，一直未净。1 月 22 日至外院就诊，行宫腔镜下诊刮术，术中见宫内膜较厚，宫腔内见多个直径为 0.2～1.0 cm 大小息肉样赘生物，宫腔内大量黏液。术后病检示(宫腔刮出物)子宫内膜复杂性非典型黏液化生，不除外高分化黏液腺癌。患者为求进一步诊治遂入门诊，切片会诊示(宫腔刮出物)子宫内膜腺体黏液性复杂型非典型增生，黏膜内高分化黏液腺癌变不能排除。

既往史、个人史、月经史、婚育史、家族史均无特殊。

体查：外阴发育正常，阴道畅，阴道少量淡红色黏液，宫颈重糜，明显膨大，质硬，表面少许黏液，未见明显赘生物。双合诊：子宫前位，常大，质中，活动度好，双附件区未扪及明显异常。三合诊：直肠黏膜光滑，指套退出无血迹。

(二)相关检查

宫腔镜检(2021 年 1 月 22 日)：宫颈管光滑，搔刮宫颈管，未刮出明显组织；宫腔形态失常，宫内膜较厚，宫腔内见多个直径为 0.2～1.0 cm 大小息肉样赘生物，宫腔内大量黏液，右侧宫角因息肉遮挡不可见，左侧清晰可见，宫腔深 10 cm，行宫腔镜检查+分段诊刮+子宫内膜息肉摘除术，刮出大量宫内膜及黏液组织送检，术后宫腔内未见明显残留，双侧宫角均可见。术后病检示(宫腔刮出物)子宫内膜复杂性非典型黏液化生，不除外高分化黏液腺癌。门诊切片会诊示(宫腔刮出物)子宫内膜腺

体黏液性复杂型非典型增生，黏膜内高分化黏液腺癌变不能排除。

血常规、肝肾功能、电解质、血糖、血脂、凝血功能、甲状腺功能、输血前四项、乙肝两对正常。胸片、心电图正常，全腹部彩超正常。TCT、HPV 阴性。肿瘤标志物：CA199，CA125，HE4 均正常。

盆腔 MRI：子宫内膜不均匀呈锯齿样增厚；性质待定，不排除子宫内膜癌可能；子宫后壁异常强化灶(2.2 cm×2.1 cm)，考虑肌瘤可能。

(三)初步诊断

1. 阴道流液查因：子宫内膜癌？宫颈黏液性肿瘤？

2. 盆腔包块性质待查：卵巢囊腺瘤？

(四)诊治经过

具体诊疗过程：

1. 入院后盆腔 MRI：子宫内膜不均匀呈锯齿样增厚，性质待定，不排除子宫内膜癌可能；宫颈多发囊肿(较大者为 1.5 cm×1.2 cm)，未见明显宫颈肿块(图 8-17 A，B)。

2. 阴道镜活检病检：(宫颈)检材组织见黏膜腺体增生扩张，黏液分泌旺盛，细胞温和，少数腺上皮细胞胞浆略嗜酸性，炎症细胞浸润，检材组织太小，需重新深检取大组织送检以除外宫颈腺性肿瘤性病变可能(图 8-17C)。

3. 2 月 5 日在静脉全麻下行宫颈 Leep 术。术后病检示：(宫颈前唇、宫颈后唇、宫颈管)子宫颈非 HPV 相关性胃型腺癌，以高分化成分为主，局灶可见中-低分化区域，未见淋巴管及血管侵犯(图 8-17 D，E)。

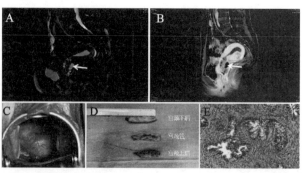

A：患者盆腔矢状位 MRI(T2 信号)；B：患者盆腔矢状位 MRI(T1 信号)，箭头示宫颈下唇及颈管边界不规则病灶，内可见多发囊肿；C：患者阴道镜图像；D：LEEP 术后标本；E：LEEP 术后病检，肿瘤细胞胞质嗜酸性或淡染泡沫状，细胞核异型性显著。

图 8-17 子宫颈胃型腺癌患者诊治情况

4.患者 Leep 术后要求回家过年，2021 年 2 月 18 日（正月初七）在全麻插管下行达·芬奇机器人辅助腹腔镜下广泛子宫+双侧附件切除+盆腔、腹主动脉旁淋巴结清扫+阑尾、大网膜切除术。手术顺利。

最终病理检查结果：①子宫颈非 HPV 相关性胃型腺癌，以高分化成分为主，局灶见中-低分化区域，癌组织侵犯宫颈及宫颈管间质外 1/3，达外膜层，向下侵犯阴道穹隆间质部浅层，向上侵犯子宫峡部并累及宫腔大部分内膜层，可见广泛淋巴管血管侵犯，未见明显神经侵犯，未见双侧宫旁组织侵犯，阴道壁残端未见癌残留。②（右侧）卵巢可见癌转移；（左侧）卵巢黏液性囊腺瘤合并滤泡囊肿；双侧输卵管未见癌转移。③（左侧盆腔）淋巴结可见癌转移（6/7），转移灶最大径约 1 cm，被膜外组织有受累；（右侧盆腔）淋巴结可见癌转移（2/7），转移灶最大径约 2 mm；（腹主动脉旁）淋巴结未见癌转移（0/3）。④（阑尾）及（大网膜）未见癌转移。

术后 3 次 PT（奥沙利铂+白蛋白紫杉醇）方案化疗后转肿瘤科放化疗。

（五）最后诊断

1.子宫颈低分化胃型腺癌ⅢC1 期。
2.左侧卵巢黏液性囊腺瘤。

（六）讨论

子宫颈胃型腺癌（G-EAC）是子宫颈黏液腺癌的一种特殊类型，是一种罕见的有胃型分化的黏液腺癌，其发病率仅占子宫颈腺癌的 1%~3%，微偏腺癌是其高分化形式，而腺癌在宫颈癌中总体发病率 20% 左右。G-EAC 通常与高危型 HPV 感染无关，其临床表现常与普通子宫颈癌有所不同，没有特异性。常见临床症状为阴道流液或白带增多，甚至有时有下腹痛。常规的细胞学筛查的诊断率较低，可能与取材困难、胃型黏液腺癌的细胞学改变轻微以及认识不足有关。

G-EAC 由于其看似"善良"的病理组织学形态，实则极具侵袭性的生物学行为，成为这组病变诊治中最大的矛盾与风险点。尽管其发病率低，但其误诊率却高达 34%，究其原因可能有以下 3 点：①缺乏特异性的临床表现。②病灶多隐藏于子宫颈管内，以至于子宫颈液基薄层细胞学检查甚至子宫颈活检的阳性率低。③组织学分化程度较好，难以与良性疾病区分。

在疾病诊治过程中，我们应该仔细询问病史，特别是需要关注患者有无反复阴道流液等特殊的临床表现。同时，要认真做好体格检查，虽子宫颈胃型腺癌（G-EAC）患者宫颈局部大多无肉眼可见病灶，但大部分患者宫颈局部肥大增粗、质硬、饱满。临床上该类患者宫颈活检一般无法取得满意的病理结果，需进行宫颈诊断性锥切，因此，凡长期阴道流液，考虑子宫颈胃型腺癌（G-EAC）患者，因与患者充分沟通，采取宫颈锥切，尽最大可能避免漏诊和误诊。

三、案例使用说明

临床上大部分子宫颈胃型腺癌（G-EAC）患者症状仅为阴道流液，临床症状缺乏特异性，宫颈局部大多无肉眼可见病灶，部分经验相对欠缺的医师多将其误诊为"阴道炎""宫颈炎"，直至多次治疗无效后才考虑行阴道镜下活检。由于 G-EAC 组织分化好，与正常腺体难以区分，导致 G-EAC 的漏诊率较高，漏诊率可达 34%，多数确诊时已为晚期，是导致肿瘤预后差的原因之一。

本例为 30 岁年轻女性，首发症状为阴道排液，查 TCT 及 HPV 均无异常，患者因合并异常子宫出血，因此，于当地医院行宫腔镜下分段诊刮，考虑为子宫内膜癌，患者入院后经过详细询问病史，追问到患者阴道排液长达 5 个月时间，同时结合妇科检查宫颈明显膨大，表面可见少许黏液附着，这种情况就需要警惕宫颈胃型腺癌。故在阴道镜活检无异常的情况下，对患者采取行宫颈 Leep 术获得大块组织送病检，获得正确诊断。该病例引导学生系统分析患者病情，首先让医学生认识阴道排液这一常见临床现象背后的病因很多。其次引导学生分析病情时患者诊疗过程效果不佳时，需要打破常规思维，重新追寻病史，除了阴道排液的常见病因外还要考虑少见病因所致的临床表象，以避免患者的漏诊和误诊。

G-EAC 具有高度恶性的生物学行为，侵袭性强，转移快，通常表现为肿瘤深层间质浸润、淋巴脉管间隙受浸、淋巴结转移、卵巢及盆腹腔其他脏器转移、腹膜播散转移等，治疗困难，预后差。手术处理需要同卵巢癌处理原则，包括卵巢切除及大网膜切除等。最终该患者病检证实也是多发淋巴结及卵巢转移，分期为ⅢC1 期。文献报道的 5 年生存率仅为 25%，需要患者积极辅助放化疗。

由于病情的复杂性，治疗方式又涉及生育能力、卵巢保留及预后差等问题，住院过程中如何妥善地同患者及家属沟通尤为重要。临床医师需要通过充分利用专业知识，正确引导其认识病情的同时，也要体现"人文关怀"，让患者能够感受到医生的关爱，并积极配合治疗。

四、启发思考题

1. 如何提高宫颈胃型腺癌的诊断能力？
2. 子宫内膜癌保留生育的原则。

五、参考文献

［1］Stolnicu S, Barsan I, Hoang L, et al. International Endocervical Adenocarcinoma Criteria and Classification (IECC): a new pathogenetic classification for invasive adenocarcinomas of the endocervix[J]. Am J Surg Pathol, 2018, 42(2): 214-226.

［2］Turashvili G, Park KJ. Cervical glandular neoplasia: classification and staging[J]. Surg Pathol Clin, 2019, 12(2): 281-313.

［3］张国楠, 王登凤. 重视子宫颈胃型腺癌, 提高精准诊治水平[J]. 中国实用妇科与产科杂志, 2021, 37(1): 25-28.

［4］Park E, Kim SW, Kim S, et al. Genetic characteristics of gastric-type mucinous carcinoma of the uterine cervix[J]. Mod Pathol, 2021, 34(3): 637-646.

［5］王登凤, 张国楠, 石宇, 等. 子宫颈胃型腺癌 11 例临床分析[J]. 肿瘤预防与治疗, 2021, 34(5): 431-437.

（贺斯黎　中南大学湘雅三医院）

第八节　转移性低度恶性/交界性叶状肿瘤

一、知识点

叶状肿瘤（phyllodes tumors, PTs）是一组基本类似纤维腺瘤、界限清楚具有双向分化特点的肿瘤，其组织特征为裂隙状分布的双层上皮细胞被过度生长的富于细胞的间叶成分围绕，形成典型的叶状结构。间质成分决定肿瘤的生物学行为，根据肿瘤的边界、间质细胞丰富程度、间质细胞非典型性与核分裂像以及有无恶性异源性成分等组织学特征，PTs 可分为良性、交界性和恶性 PTs，良、恶性 PTs 均可复发，交界性和恶性 PTs 可转移到几乎所

有脏器，但多以肺和骨为常见部位，局部复发和转移率与 PTs 级别相关，其中良性、交界性和恶性 PTs 转移率分别 0%、4% 和 22%。

二、案例

（一）病例资料

患者陈××，女性，49 岁。因"右乳单纯切除术后 3 年，发现右侧胸壁肿物 1 月"入院。患者于 1 月前发现右侧胸壁肿物，3 年前因右侧乳腺肿块前后行右侧乳腺巨大肿物切除术、右乳单纯切除及右侧腋窝淋巴结切除术，术后病检提示：右乳纤维上皮性肿瘤。

既往史、个人史、家族史无特殊。

体查：右乳缺失，右胸部见长约 18 cm 的切口瘢痕，伤口愈合可，右侧胸壁可扪及 5 cm×3 cm 的肿物，伴胸壁及右上臂胀痛。

（二）相关检查

术前 B 超：右侧胸壁可见 4.8 cm×3 cm 低回声结节，边界清，形态规则。

手术中完整切除肿块送病检，病理大体标本描述：肿块一个，大小为 5 cm×3.5 cm×3 cm，切面灰白灰褐色，质中等，外附完整包膜。

（三）初步诊断

1. 间叶源性肿瘤？神经源性？纤维性？平滑肌来源？
2. 上皮源性肿瘤？
3. 间皮瘤？

（四）诊治经过

入院后完善相关检查并手术中将新鲜标本经冰冻切片制片，通过 HE 染色分析，列出可能的初步诊断：间叶组织源性肿瘤或者上皮源性肿瘤？良性或者恶性？冰冻切片诊断报告：（右侧胸壁肿块）间叶组织源性梭形细胞肿瘤，间质有黏液样变性，灶性坏死，考虑神经源性肿瘤可能性大，待普通石蜡切片及免疫组化进一步明确诊断（图 8-18）。

制作普通石蜡切片，采用免疫组化标记初步诊断考虑的各种可能疾病。HE 染色切片显微镜下见肿瘤主要由梭形细胞组成，局部伴玻璃样变性和黏液变性，灶性坏死，侵犯脂肪组织，可见较多核分裂像（图 8-19）。

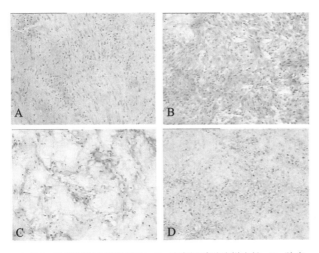

A 至 B：肿瘤细胞主要呈梭形；C：肿瘤间质黏液样变性；D：肿瘤局部有坏死。

图 8-18 手术中冰冻 HE 染色切片（200×）

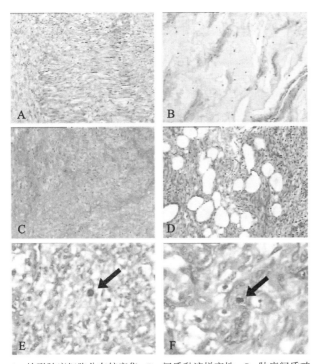

A：梭形肿瘤细胞分布较密集；B：间质黏液样变性；C：肿瘤间质玻璃样变性，局部有坏死；D：侵犯脂肪组织；E 至 F：较多核分裂像（黑色箭头所示）。

图 8-19 普通石蜡 HE 染色切片（A-D 200×；E-F 400×）

结合免疫组化结果（Vimentin+、S-100-、CK-、CD117-、CD34 灶性+、Desmin-、SMA-等），缩小诊断范围：符合间叶组织源性肿瘤，排除了神经源性肿瘤、间质瘤、平滑肌瘤（图 8-20）。

进一步联系临床，补充患者临床病史：患者有"右乳肿块切除半年，右乳肿块再发 2 月"的病史，

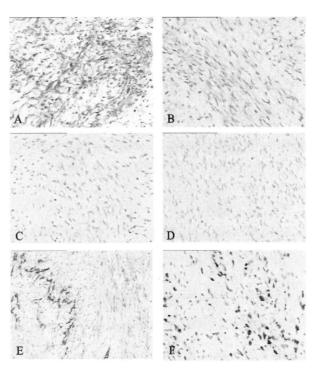

A：Vimentin 阳性；B：CK 阴性；C：S-100 阴性；D：Desmin 阴性；E：CD34 局灶阳性；F：Ki67 热点区 30% 阳性。

图 8-20 免疫组织化学染色片（DAB 显色，200×）

发现肿块再发后行右乳房单纯切除+右侧腋窝淋巴结切除术，当时病检结果：符合交界性叶状肿瘤。

得出最终诊断：结合现病例 HE 染色切片、免疫组化结果及临床病史，考虑转移性低度恶性/交界性叶状肿瘤。

（五）最后诊断

转移性低度恶性/交界性叶状肿瘤。

（六）讨论

1. 什么是 PTs？

PTs 是一组界限清楚的双向分化的肿瘤，占全部乳腺原发性肿瘤的 0.1%~0.3%。其组织学特征为双层上皮细胞成分排列呈裂隙状，周围为过度生长的富于细胞的间叶成分，形成典型的叶状结构，其组织起源为小叶内或者导管周围间质。

2. PTs 的病理特征？

大体表现：边界清楚，质硬的膨胀性肿块，可伴有囊性区域，直径为 1~45 cm 不等。特征性的表现为弯曲的裂隙所形成的叶片状结构。部分肿瘤无肉眼可见囊腔。切面灰白灰黄色，可以呈黏液样，体积较大者可有灶性出血或坏死。

镜下表现：由良性上皮和富于梭形细胞的间质构成；诊断特征为叶片状结构；边界可为推挤性或浸润性；间质细胞明显多于纤维腺瘤，常呈纤维肉瘤样表现；间质主要为梭形的纤维母细胞和肌纤维母细胞，也可出现高度非典型性细胞和多核巨细胞；可出现骨和软骨化生；可出现脂肪化生；横纹肌母细胞和平滑肌分化罕见；核分裂不等，部分高级别肿瘤核分裂多见；偶尔间质成分过度生长，导致上皮成分不明显。

3. PTs 的分级？

低级别（相当于 WHO 中的良性和交界性 PTs）：推挤性边界，轻度细胞非典型，核分裂 < 10 个/10HPF，有复发潜能，转移少见。

高级别（恶性叶状肿瘤，叶状囊肉瘤）：浸润性或推挤性边界，细胞中到重度异型性，核分裂 ≥ 10 个/10HPF，通常为纤维肉瘤改变可伴异源性分化：纤维肉瘤、骨肉瘤、软骨肉瘤或横纹肌肉瘤。

4. 转移性 PTs 的诊断关键？

HE 染色切片、免疫组化结果及全面的临床病史。

5. PTs 的鉴别诊断？

纤维腺瘤（细胞性纤维腺瘤）；化生性癌（梭形细胞性）；原发于乳腺的肉瘤。

6. PTs 的治疗与预后？

（1）治疗：外科手术切除为主；偶有含有异源性肉瘤成分的恶性 PTs 患者行术后辅助化疗；由于 PTs 不常见淋巴结病变，因此大部分研究者都不建议腋窝淋巴结的清扫。

（2）预后：良性和恶性 PTs 均可复发，良性、交界性及恶性 PTs 复发比例分别为 10%~17%，14%~25%，23%~30%。影响局部复发的因素：切缘、肿瘤大小、过度生长的间质核分裂的多少以及坏死。交界性和恶性 PTs 转移率可高达 25%~31%，可以转移到几乎所有的内脏器官，以肺、骨、胸壁最为常见。转移成分一般为恶性间质成分而无上皮成分。恶性 PTs 的预后与异源性成分的具体类型相关。文献报道含有脂肪肉瘤的恶性 PTs 预后优于普通型恶性 PTs；含骨肉瘤的恶性 PTs 侵袭性强、预后较差。

三、案例使用说明

本案例为一名以右侧胸壁发现肿块为临床表现的女性患者，在此次手术中进行冰冻切片诊断时由于取材的局限性及缺乏全面临床病史的回顾，初诊考虑为神经源性间叶组织肿瘤。待行常规石蜡切片诊断时，通过对大体标本的充分取材、全面回顾临床病史和完善免疫组化染色等相关检查，最终作出转移性低度恶性/交界性叶状肿瘤的诊断。

PTs 是一类较为常见的乳腺纤维上皮性肿瘤，其诊断及鉴别诊断是病理诊断过程中的重点和难点，尤其在手术冰冻切片诊断过程中，由于冰冻切片存在标本取材和观察局限性以及对报告及时性的特殊要求，更容易造成漏诊和误诊。该病例引导学生在进行病理诊断，尤其是针对手术中冰冻切片诊断时，一定要根据镜下形态特征，密切联系临床，仔细追寻临床病史，在常规 HE 染色切片时，需结合镜下细胞及组织形态，先列举出所有可能的诊断，辅以免疫组化等其他特殊染色，锁定目标并排除其他可能性诊断，最后得出准确结论。

良性、交界性及恶性 PTs 均可复发，交界性和恶性 PTs 均可发生远处转移，并且转移率可高达 20%~30%。而转移性交界性/恶性叶状肿瘤大体和镜下均可失去特征性叶片状结构，与其他间叶组织源性肿瘤的大体表现无任何差异；再者，恶性 PTs 可伴有脂肪肉瘤、软骨肉瘤或骨肉瘤成分，因此，在临床病理诊断过程中，若以转移灶首发的交界性/恶性 PTs，或者伴有其他肉瘤成分时，可进一步加大诊断难度。因此，在诊断间叶组织源性恶性肿瘤时，应提防转移性交界性/恶性 PTs，此时，充分取材和全面复习临床病史极其重要。

四、启发思考题

PTs 临床病理特征及其主要鉴别诊断。

五、参考文献

［1］Ibrahim Altedlawi Albalawi. A huge phyllodes tumor in the breast：a case report ［J］. Case Reports Electron Physician. 2018；10(6)：6951-6955.

［2］Jenny Chang, Laura Denham, Eun Kyu Dong, et al. Trends in the Diagnosis of Phyllodes Tumors and Fibroadenomas Before and After Release of WHO Classification Standards ［J］. Ann Surg Oncol. 2018；25 (10)：3088-3095.

［3］邱琰、陈卉娇、魏兵，等. 含有异源性肉瘤成分的恶性叶状肿瘤［J］. 临床与实验病理学杂志. 2016；32(05).

［4］Benjamin Y Tan, Geza Acs, Sophia K Apple, et al. Phyllodes tumours of the breast：a consensus review ［J］. Histopathology. 2016；68(1)：5-21.

［5］ Network NCC. NCCN Clinical Practice Guidelines in Oncology Breast Cancer［M］, version 1, 20 March 2018.

（文秋元　中南大学湘雅二医院）

第九节　慢性肾小球肾炎、慢性肾衰竭及合并症管理

一、知识点

(一)慢性肾小球肾炎(chronic glomerulonephritis, CGN)

慢性肾小球肾炎是一组病因不明,以血尿、蛋白尿、水肿和高血压为主要临床表现的肾小球疾病,伴或不伴肾功能损害。临床特点为病程长,病情迁延,病变缓慢持续进展,最终发展为终末期肾病。

临床表现:起病大多缓慢、隐匿,以逐渐出现的蛋白尿、血尿、水肿、高血压为基本临床表现,可伴有不同程度的肾功能损害。诊断和鉴别诊断:注意原发性高血压肾损害、糖尿病肾病,Alport综合征及继发于全身疾病的肾脏损害鉴别。预后:因其最终将发展为慢性肾功能衰竭,故而保护肾脏功能为综合治疗的首要原则。

(二)慢性肾衰竭(chronic renal failure, CRF)

CRF是各种慢性肾脏病持续进展的共同结局,以代谢产物潴留、水电解质及酸碱失衡和全身各系统受累为表现的一种临床综合征,发病率逐年增高。需熟悉慢性肾脏病(chronic kidney disease, CKD)的分期标准。

肾脏替代治疗的选择:肾移植、血液透析及腹膜透析,并了解透析和血液透析的优缺点。

慢性肾脏病的常见合并症有:肾性贫血、肾性高血压、慢性肾脏病矿物质与骨异常(chronic kidney disease - mineral and bone disorder, CKD - MBD)、尿毒症心肌病等。

CKD-MBD是CKD引起的系统性矿物质和骨代谢紊乱,包括:①钙、磷、甲状旁腺激素(parathyroid hormone, PTH)和维生素D等代谢异常;②骨容量、骨转化、骨矿物质化、骨线性增长和强度异常;③血管或其他软组织等异位钙化。CKD-MBD是透析患者最常见的并发症之一,也是

透析患者致残和死亡的主要病因。

二、案例

(一)病例资料

患者彭××,女,28岁,主诉:发现血肌酐升高4天。现病史:体检发现血肌酐1045 umol/L,白蛋白25.8 g/L,易疲劳,精神欠佳,无恶心、呕吐。无关节痛、无光过敏、无口腔溃疡、无发热、无尿量减少,无夜尿增多,大便无异常,体重无明显变化。

既往无高血压、糖尿病等疾病,2015年曾行乳腺纤维瘤切除术。无长期用药史。

体查:体温36.5℃,脉搏107次/分,呼吸20次/分,血压167/113 mmHg。身高156 cm,体重46 kg,BMI 18.9 kg/m²。慢性贫血病容,双肺呼吸音清,未闻及干湿啰音;心界无扩大,律齐,未闻及杂音;腹部平软,未及肝脾,无压痛、反跳痛,移动性浊音(-);双肾区无叩痛,双下肢未见明显色素沉着,双下肢不肿。

(二)相关检查

2016年5月:血常规:白细胞9.86×10⁹/L 中性粒细胞比值68.6% 红细胞计数2.47×10¹²/L,血红蛋白68 g/L,肝功能:白蛋白32.5 g/L 总蛋白58.3 g/L,肾功能:尿素氮24.9 mmol/L,肌酐1045 umol/L,尿酸566 umol/L。

(三)初步诊断

肾功能不全查因:慢性肾脏病? 急性肾损伤? 慢性肾功能不全急性加重?

(四)诊治经过

2016年5月入院,完善相关检查,结果如下。

(1)血常规:白细胞计数9.17×10⁹/L,红细胞计数2.67×10¹²/L,血红蛋白73 g/L。

(2)尿沉渣:尿比重1.009,尿PH 8.00,尿隐血:+,红细胞总数75000个/mL,变异型67%,白细胞0~3个/HP,管型0个/LP,蛋白质定性+++。

(3)24小时蛋白定量:1583.95 mg/day 尿量500mL/天。

(4)大便常规:无异常。

(5)肝肾功能:总蛋白55.8 g/L,白蛋白

29.2 g/L，尿素 15.16 mmol/L，肌酐 944.7 umol/L。

（6）甲状旁腺激素 20.66 pg/mL。

（6）电解质：钾 4.23 mmol/L，钙 2.11 mmol/L，磷 1.36 mmol/L。

（8）血脂、凝血功能、糖化血红蛋白，ANA、ENA、血管炎、抗心凝脂抗体未见异常结果；肝炎全套、HIV+TP 均无异常；血尿本周蛋白及免疫固定蛋白电泳无异常。

（9）心电图：正常心电图。

（10）X 线胸片：示左侧少量胸腔积液。

（11）肾脏彩超：双肾实质弥漫性损伤，双肾萎缩（左肾大小为 69 mm×40 mm，右肾大小为 73 mm×34 mm）。

（12）心脏彩超：主动脉瓣轻度反流，左心功能测值正常范围（未提示心脏瓣膜钙化）。

治疗方案：

（1）选择肾脏替代治疗的方式：根据患者需求选择血液透析：根据患者目前仍有尿量约 500 mL 左右，有残余肾功能的存在，钙磷值均在可控范围，结合患者自身因素暂定 5 次/2 周，每次 4 小时（HD）；每月 1 次 HDF 治疗。

（2）血管通路的选择：行左头静脉–桡动脉端侧吻合术；注意家中内瘘的震颤变化及避免压迫或损伤动静脉手术的手臂。

（3）低盐低脂低磷低钾优质蛋白饮食，根据《慢性肾脏病患者膳食指导》及《慢性肾脏病蛋白营养治疗专家共识》对患者进行饮食指导。

（4）控制血压：硝苯地平控释片+阿罗洛尔；注意检测血压：包括透析间期的血压管理及透析期间的血压管理；针对血透患者特有的血压变化特点及可能因素进行控制血压方案的调整。

（5）肾性贫血：EPO、铁剂。不同角度的治疗管理与随访。

血压控制差考虑：水容量控制欠佳，且残余肾功能减少；调整透析频率，加强透析间期水管理调整后，透析中血压稳定（表 8-2）。

肾性贫血的管理：患者血液透析半年每月监测血常规，逐步升高血红蛋白在 110～120 g/L 之间，2016 年 12 月至今血红蛋白稳定在 115～125 g/L 之间。

CKD-MBD 的管理（图 8-21，图 8-22，图 8-23）。

表 8-2　2017 年调整透析方法前患者血压情况

日期	超滤量	血压 mmHg				
	mL	上机前	治疗 1 小时	治疗 2 小时	治疗 3 小时	下机后
2017 年 9 月 4 日	3400	141/87	131/67	120/67	100/65	120/71
2017 年 9 月 6 日	3500	141/68	124/69	101/66	94/55	100/54
2017 年 9 月 8 日	3800	131/56	135/67	110/56	96/51	101/71
2017 年 9 月 12 日	3500	121/57	110/63	101/54	88/54	100/65
2017 年 9 月 15 日	3200	127/66	100/56	95/40 下机		106/61

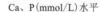

Ca、P（mmol/L）水平

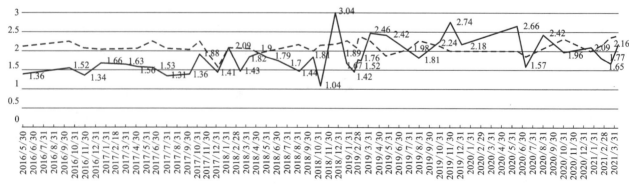

图 8-21　患者 2015 年至 2020 年血钙、血磷检测值变化趋势图

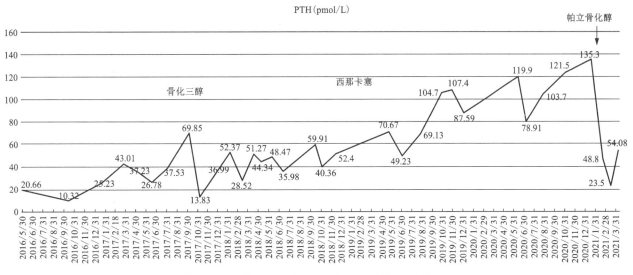

图 8-22　患者 2015 年至 2020 年 PTH 测值变化趋势图

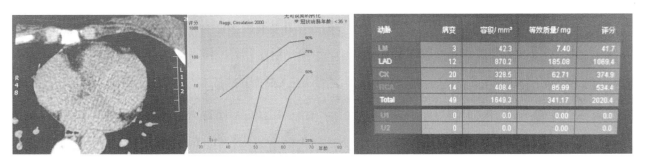

图 8-23　2021 年患者 CT 冠状动脉钙化积分

（五）最后诊断

慢性肾小球肾炎：慢性肾功能不全（CKD5 期），肾性贫血，肾性高血压，CKD-MBD。

（六）讨论

慢性肾小球肾炎是一组病因不明，以血尿、蛋白尿、水肿和高血压为主要临床表现的肾小球疾病，通常起病起病隐匿，且部分患者在出现临床症状时已进入了慢性肾脏病的临床终点事件——慢性肾衰竭。慢性肾衰竭的常规治疗主要包括肾脏替代治疗，合并症治疗。

该病例而言，患者年轻且起病隐匿，发现时已进入了慢性肾脏病的临床终点事件，对患者而言需要排查继发因素及加重因素，评估是否能临床缓解。该患者明确诊断后对肾脏替代治疗方案的选择，因为是慢性病且易伴有多种并发症，长期的随访及调整治疗方案成为难点及重点。

该患者进入血液透析后血压变化及调整模式，肾性高血压在患者进入血透后 2 个月左右 96% 需要调整降压策略。低血压和高血压更容易发生心血管事件，在血液透析间期中发生低血压需调整用药方案，在透析中发生低血压则需要调整透析方案。该患者的肾性贫血监测比较稳定，但 CKD-MBD 比较严重，分析血钙、血磷及 IPTH 的恶性事件发生的数据及治疗方案调整是该案例的难点。

三、案例使用说明

患者为年轻女性，病史短，体检发现肾功能异常，如何从病史资料去判断患者的主要诊断或病因诊断的难点：门诊资料提供仅仅肾功能异常、贫血、低蛋白血症，初步体格检查异常为慢性贫血貌及高血压，需要鉴别的为是高血压肾病还是肾性高血压？到分析患者肾损伤为急性和慢性，层层递进寻找或排查肾脏损伤的原因，对应了解对诊断最有效的检查有哪些及对应适应证和禁忌证，最终作出有效判断。本病历诊断的难点是患者无症状起病，对原发疾病诊断最有效的检查在该案例中无法实行，如何在其他检查中锁定最终诊断。诊断拟定后的治疗方案是由哪几部分组成，由案例出发通过目前已有数据做出个体化治疗的方案选择，而各个选择的依据来源是什么。在治疗的难点中，慢性疾病的治疗为长期监控，根据监控中对治疗的不同角度进行微调，长期连续性的管理本就是治疗难点，其次，对治疗中不同的监控出现合并症或并发症的分析及调整作为第二个难点，该患者在治疗中调整治疗方案中遇到的最大的难点在 CKD-MBD 的管理，通读各类文献发现该患者长期钙、磷及甲状旁腺的紊乱及控制不佳却未出现血管钙化，对此进行拓展病历展开及文献复习进行进深一步探讨。

四、启发思考题

1. CKD-MBD 中血管钙化的高危因素有哪些？
2. 软组织在治疗 CKD-MBD 后是否有转归？

五、参考文献

[1] 刘伏友、孙林.临床肾脏病学[M].北京：人民卫生出版社，2019.

[2] Nisha Bansal, et all. Blood pressure and risk of all-cause mortality in advanced chronic kidney disease and hemodialysis: the CRIC study [J]. Hypertension. 2015 Jan; 65(1): 93-100.

[3] Randy L. Luciano and Giberl W. Moeckel. Update on the Native Kidney Biopsy: Core Curriculum 2019 [J]. AJKD. 2019 March; 73(3): 404-415.

[4] Ok E1, Asci G2, Chazot C3, Ozkahya M2, Mees EJ.. Controversies and problems of volume control and hypertension in haemodialysis [J]. Lancet. 2016 July; 388(10041): 285-293.

[5] Madhavan MV, Tarigopula M, Mintz GS, Maehara A, Stone GW, Généreux P. Coronary artery calcification: pathogenesis and prognostic implications [J]. J Am Coll Cardiol. 2014; 63(17): 1703-14.

[6] Chen TK, Knicely DH, Grams ME. Chronic Kidney Disease Diagnosis and Management: A Review [J]. JAMA. 2019; 322(13): 1294-1304.

（周琳珊　中南大学湘雅二医院）

第十节　肾上腺嗜铬细胞瘤

一、知识点

（一）儿茶酚胺增多症（Hypercatecholaminemia）

由于肾上腺嗜铬细胞瘤，副神经节瘤（肾上腺外的嗜铬细胞瘤）及肾上腺髓质增生的共同特点是肿瘤或肾上腺髓质的嗜铬细胞分泌过量的儿茶酚胺（肾上腺素、去甲肾上腺素和/或多巴胺），而引起表现为高血压及代谢改变为主的相似临床症状，统称为儿茶酚胺增多症。

（二）肾上腺嗜铬细胞瘤（Pheochromocytoma, PHEO）

起源于肾上腺髓质嗜铬细胞的肿瘤，合成、储存和分解代谢儿茶酚胺，并因后者的释放引起相应的症状。

（三）副神经节瘤（Paraganglioma, PGL）

起源于肾上腺外的嗜铬细胞的肿瘤，包括源于交感神经（腹部、盆腔、胸部）和副交感神经（头颈部）。前者多具有儿茶酚胺激素功能活性，而后者罕见过量儿茶酚胺产生。

二、案例

（一）病例资料

患者李××，23 岁，女性。主诉：头痛、心悸、多汗 7 个月，发现血压升高半年。现病史：患者自诉 7 个月前无明显诱因出现头痛，伴心悸、多汗，头痛为阵发性，无呕吐，伴心悸，白天易出汗，无夜间盗汗。半年前于当地医院就诊，测血压 185/105 mmHg，诊断为"高血压病"，予以硝苯地平缓释片（20 mg，口服，每日 1 次）治疗，血压控制不佳，并仍时常发作头痛、心悸。为求进一步治疗来我院就诊。门诊行肾上腺 CT 检查示"右侧肾上腺占位"，进一步完善 24 小时尿 17 羟、17 酮和 3-甲氧基-4-羟基苦杏仁酸（Vanillylmandelic Acid, VMA）化验，结果示 VMA 偏高，故收入我院泌尿外科。患者起病以来精神食纳可，体重略有减轻，大小便正常。

既往个人史：否认传染病、心血管疾病史，否认疫水接触史，无吸烟饮酒史。

体查：体温 36.5℃，脉搏 105 次/分，呼吸 21次/分，血压 145/95 mmHg，神志清楚，巩膜无黄染，双肺呼吸音清，心尖搏动于第五肋间左锁骨中线内 0.5 cm，律齐，未闻及杂音。腹软，无压痛及反跳痛，移动性浊音阴性，双下肢无浮肿。

(二)相关检查

1. 24 小时尿 17 羟：30.5 μmol/day（尿量 1930 mL）（参考范围 8.3~33.2 μmol/day）。

2. 24 小时尿 17 酮：62.8 μmol/day（尿量 1930 mL）（参考范围 20.8~76.3 μmol/day）。

3. 24 小时尿 VMA：45.2 μmol/day（尿量 1930 mL）（参考范围 10~30 μmol/day）。

4. 血钾：3.75 mmol/L。

5. 心电图：窦性心动过速（心率 110 次/分）。

6. 平扫+增强 CT：右侧肾上腺占位：嗜铬细胞瘤可能性大（图 8-24）。

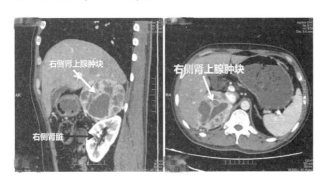

图 8-24　肾上腺平扫+增强 CT：右侧肾上腺占位

(三)初步诊断

1. 右侧肾上腺占位（嗜铬细胞瘤？）。
2. 继发性高血压病。

(四)诊治经过

使用 α 受体阻滞剂充分控制血压，哌唑嗪 2~5 mg，口服，每日 2~3 次共 2 周，血压控制在 110/75 mmHg 左右；使用 β 受体阻滞剂控制心率，美托洛尔 50 mg，口服，每日 1 次，共 2 周，心率稳定在 70 次/分左右。术前药物准备充分后，全麻下行腹腔镜右侧肾上腺肿块切除术（图 8-25）。术后病理结果提示：右侧肾上腺嗜铬细胞瘤。

(五)最后诊断

1. 右侧肾上腺嗜铬细胞瘤。

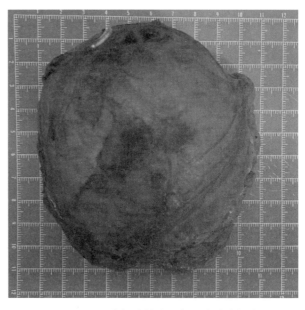

图 8-25　手术切除的右侧肾上腺肿瘤标本

2. 继发性高血压病。

(六)讨论

嗜铬细胞瘤的症状和体征是由肿瘤性嗜铬细胞分泌的肾上腺素、去甲肾上腺素或多巴胺释放至血液循环引起的。典型症状为头痛、心悸、多汗"三联征"。高血压是最常见的临床症状，部分患者可能出现体位性低血压。定性诊断主要是检测血浆及尿液中的儿茶酚胺及其代谢产物 VMA 含量。定位诊断主要依靠平扫+增强 CT 或 MRI。完整的手术切除是嗜铬细胞瘤的首选治疗方式，根据病情、肿瘤大小、部位及与周围血管的关系合理选择开放性手术或腹腔镜手术。

由于手术治疗过程中血压波动及血容量减少所引起的血流动力学改变复杂而凶险，应加强围手术期处理，包括充分的术前准备、细致的手术操作和严密的术后监护。肾上腺嗜铬细胞瘤术前充分的准备是手术成功的关键，未常规予以 α 受体阻滞剂以前嗜铬细胞瘤围手术期死亡率高达 24%~50%，术前药物准备的目标在于阻断过量儿茶酚胺的作用，维持正常血压、心率、心律，改善心脏和其他重要脏器的功能；纠正有效血容量不足；预防手术、麻醉诱发儿茶酚胺大量释放所致的血压剧烈波动，减少急性心力衰竭、肺水肿等严重并发症的发生。对于无明显血压升高或缺乏典型症状的嗜铬细胞瘤患者仍然推荐术前扩容准备。使用 α 受体阻滞剂（酚苄明或哌唑嗪)充分控制血压；心率快者可使用β受体阻滞剂(美托洛尔)控制心率，术前药物准备时间推荐10~14天，发作频繁者需4~6周。术前准备充分的标准包括以下几点：①血压稳定在120/80 mmHg左右，心率<90次/分；②无阵发性血压升高、心悸、多汗等现象；③体重呈增加趋势，红细胞比容<45%；④轻度鼻塞，四肢末端发凉感消失或有温暖感，甲床红润等表明微循环灌注良好。

三、案例使用说明

本案例为一名以高血压为首发表现的青年女性患者，主要症状为反复头痛、心悸、多汗。予以降压药物治疗后血压控制不佳。进一步的影像学检查证实存在右侧肾上腺肿瘤，尿生化结果提示嗜铬细胞瘤可能性大。术前予以充分准备，术后病理结果进一步证实患者为右侧肾上腺嗜铬细胞瘤。该病例引导学生系统分析患者病情，对于药物控制效果不佳的青年高血压病患者，还应考虑到儿茶酚胺增多症的可能性。对于怀疑此类疾病的患者，可进行定位(影像学检查)及定性(尿生化检查)检查明确诊断。术前未进行充分药物准备的肾上腺嗜铬细胞瘤患者手术死亡率极高(24%~50%)，故应知晓患者术前药物准备的时间和标准(具体见讨论部分)。

四、启发思考题

1. 儿茶酚胺增多症、嗜铬细胞瘤的定义。

2. 嗜铬细胞瘤患者手术前药物准备充分的标准是什么？

3. 肾上腺肿瘤患者的尿生化检查有哪些？分别有什么意义？

五、参考文献

[1] 中华医学会内分泌学分会.嗜铬细胞瘤和副神经节瘤诊断治疗专家共识(2020版)[J].中华内分泌代谢杂志,2020,36(9):737-750.

[2] 潘东亮,李汉忠,罗爱伦,等.嗜铬细胞瘤诊治50年回顾总结[J].中华泌尿外科杂志,2005,26(11):725-727.

（崔雨　中南大学湘雅医院）

第九章

眼、耳鼻咽喉头颈、口腔疾病

第一节 眼部疾病 非共同性斜视

一、知识点

斜视是眼科常见病，主要分为共同性斜视和非共同性斜视，后者又包括麻痹性斜视和限制性斜视。本篇将重点介绍限制性斜视的临床特征，以及两类非共同性斜视的鉴别要点。

(一) 麻痹性斜视 (Paralytic strabismus)

麻痹性斜视是由支配眼球运动的神经相关病变以及眼外肌本身病理改变所致的斜视。包括先天性和后天性致病因素，主要的临床表现如下：①复视：即双眼视同一物体成双重影，遮盖一眼后重影消失的现象。严重时，影响生活质量，并出现眩晕、头痛甚至恶心、呕吐，部分患者因此首诊在消化内科或神经内科。②眼位偏斜：麻痹肌肉的主要运动方向就是双眼朝此方向同向运动时偏斜最大的方向。通常在不同的诊断眼位，眼位偏斜的角度并不相同。③第二斜视角大于第一斜视角，即麻痹眼注视时出现的斜视度数大于健眼注视时的斜视度。④眼球运动障碍：依据麻痹程度的不同，眼球向麻痹肌作用的方向转动时出现部分或完全运动障碍。⑤代偿头位：患者为了保持双眼单视，常常将头部转向麻痹肌主动作用的方向，以代替麻痹肌的功能。如遮盖麻痹眼则头位偏斜可消失。代偿头位可以表现为三维改变(左右转、上下抬、左右倾)。

(二) 限制性斜视 (Restrictive strabismus)

限制性斜视是由于眼外肌受到机械性限制，导致不能如常收缩和放松，眼球向受累肌肉主要运动方向的相反方向运动受限而产生斜视，发病率仅占非共同性斜视的10%左右。

临床表现：①复视像分离最大方位和眼球运动受限最大方向一致，通常与病变肌肉的主要运动方向相反。限制受累肌肉与斜视方向相一致。例如，左眼上直肌限制，会导致左眼上斜视、下转受限、下方复视相距离最大。②限制肌肉被动牵拉试验阳性。③即使是单肌受累，也可能出现多维度的斜视角。④病理检查可证实受累眼外肌可出现肌纤维水肿、变性、玻璃样变或纤维化。

限制性斜视可分为先天性及后天性。后天获得性限制性斜视主要是眼外肌本身因为炎症、外伤、代谢异常等疾病而导致肌纤维产生急慢性病变，影响受累肌肉的收缩功能，部分合并眼球周围或眼眶内的异常组织粘连或异常牵拉等，从而不同程度限制并影响眼球的正常转动，导致双眼向不同方向注视时眼位分离的现象。成年人获得性限制性斜视最常见的病因是甲状腺相关性眼病(Thyroid Associated eye disease，TAO)。TAO患者的眼眶结缔组织常出现淋巴细胞浸润、慢性炎症、脂肪细胞体积改变，以及眼外肌水肿或肌纤维化。对这类患者需重视病史、影像学检查结果、甲状腺功能等生化指标，以及其他综合病情资料。

影像学检查：后天性限制性斜视很多可以有典型的影像学特征。

1. 外伤导致的，例如，可以出现眼眶骨折、眼外肌嵌顿或断裂等表现。

2. TAO斜视患者的影像学特征：

(1)CT：一条或多条眼外肌呈一致性梭形肥厚，其肌腱止点正常。

（2）MRI：描述眼外肌形态学改变（直径、走行及肌腱等情况）；还能通过眼外肌含水量、眼外肌及眶内脂肪容积、T1/T2 信号强度等，分析判断 TAO 病变的活动性程度（活动期、进展期和静止期等）。均有助于预估临床治疗效果。

（3）SPECT/CT 眼眶显像与临床活动性评分（clinical activity score，CAS）、MRI 等方法互相验证、互为补充，能够使临床对治疗前后 TAO 病情的评估更加全面客观。部分因金属支架或人工关节不能行 MRI 检查者也可行 SPECT/CT 检查。

（三）鉴别诊断思路

限制性斜视与麻痹性斜视鉴别诊断的核心在于前者是肌张力过强，放松不能，而后者是不同程度肌无力，松弛过度。所有肌力、肌电、肌肉形态等检查都是为了鉴别诊断。

病因学诊断强调病史、诱因及全身情况的全面分析，细节需全面注意。

牵拉试验：是临床鉴别限制性斜视与麻痹性斜视最重要且直接的手段之一。主要通过感受肌力和肌张力的变化来鉴别眼球运动障碍系机械性限制还是源于神经肌肉麻痹。分为主动牵拉试验（active force generation test，AFGT）和被动牵拉试验（forced ductions test，FDT）。AFGT 需在患者清醒状态下完成。表麻下使用固定镊固定眼球，让患者向受累肌肉的作用方向注视，感受受累肌收缩的力量。与对侧眼同名肌肉收缩力量的强弱进行对比，以此判断是否存在神经肌肉麻痹（或部分麻痹）。FDT 需患者完全放松，不主动抵抗。医生将眼球牵拉到偏斜方向的对侧，与对侧同名肌肉比较，若遇到异常的阻力，或无法到达同样的程度，说明存在限制眼球运动的机械性因素。被动牵拉试验及影像学检查能在早期帮助鉴别眼球运动障碍的原因。对于小儿或者无法放松配合的成人，无法用主动牵拉试验准确判断肌力，只能在全麻下进行 FDT。

鉴别诊断过程应该包括以下步骤：

1.确定为非共同性斜视，后天发生，依据是：

（1）明确的发病时间、有复视、眼球运动障碍等表现。

（2）第二斜视角>第一斜视角，部分可见代偿头位。

（3）生化检查。

2.确定为限制性斜视，依据是：

（1）肌电图检查目标眼外肌的主动收缩能力。

（2）主动/被动牵拉试验，检查目标眼外肌的收缩力、肌张力、眼球运动障碍程度。

（3）影像学诊断依据。

3.分析结果，判断病因、斜视类型、病变程度。

4.治疗：

（1）与全身疾病密切相关的需稳定全身病。

（2）诊断性治疗或手术。

二、案例

（一）病例资料

患者韩××，成年男性，28 岁，因"发现双眼视物成双 1 年余"入院。

既往体健。有吸烟史，每日半包。无家族史。体查：体温 36.5℃，脉搏 87 次/分，呼吸 20 次/分，血压 100/60 mmg。

专科检查：裸眼视力：右眼 0.9，左眼 1.5，双眼外观无异常，未见倒睫，球结膜无充血，角膜透明，前房深浅可，Tyndal1's 征（-），虹膜纹理清，瞳孔正圆，直径约 3 mm，对光反射灵敏，晶体透明，玻璃体透明，眼底视乳头界清，色淡红，C/D 比值约 0.3，黄斑中心凹反光清。

斜视专科检测：光点法：L/R25°，交替遮盖：右眼由下到中，左眼由上到中，三棱镜加遮盖：sc：33 cm：平视=上视 L/R 55△ 右眼下位；下视 -15△ L/R40△；6m：平视 L/R 55△，下视 L/R40△。右眼上睑退缩，眼睑迟落。眼球运动：右眼上转差 2 mm，不能超过内外眦连线。内上、外上转均落后于左眼，左眼上转亢进。注视性质：双眼中心注视。

（二）相关检查

2021 年 4 月 26 日甲状腺功能六项：正常。

2021 年 4 月 26 日眼部 MRI（图 9-1）：右眼下直肌与上直肌和对侧相比肌腹梭形膨大，相对不均匀高信号。

2021 年 5 月 24 日九方位同视机（图 9-2），眼位照相（图 9-3），眼底照相：右眼底外旋。

（三）初步诊断

非共同性斜视：1.麻痹性斜视（右眼上直肌、下斜肌或双上转肌麻痹）？2.限制性斜视（右眼下直肌）？

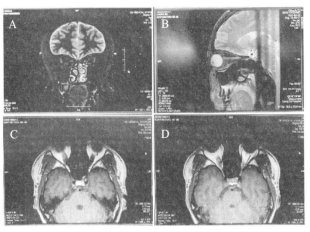

A：冠状位；B：矢状位；C：水平上位；D：水平下位。
可见右眼下直肌明显梭形膨大。

图 9-1　眼部 MRI 三维比较眼外肌形态

做不到		做不到	-1° L/R26° E×7°		L/R25° E×7°
-1° L/R23° E×7°	L/R25° E×5°	L/R25° E×5°	L/R25° E×7°	-2° L/R24° E×7°	-2° L/R25° E×7°
-1° L/R24° E×5°	OD	L/R26° E×5°	做不到	OS	做不到

图 9-2　九方位同视机

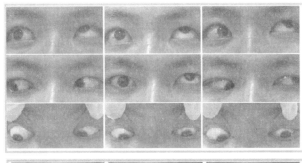

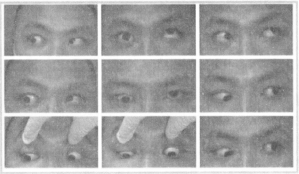

上框组合示右眼注视；下框组合示左眼注视。

图 9-3　眼位照相

（四）诊治经过

牵拉试验：右眼下直肌被动牵拉试验阳性（图 9-4A）。肌电图检测：右眼上下直肌主动收缩时均可见明显动作电位（图 9-4B）。结合术中牵拉试验和肌电图检测考虑斜视类型为：限制性斜视（右眼下直肌）。

2021 年 5 月 25 日在局部麻醉下行斜视矫正术。手术方案确定为：行右眼下直肌 Y 型劈开后退术，将右眼下直肌自肌腹正中 Y 形劈开，并后退 10 m。术后光点法位正，交遮不动，无复视。术后第一天：眼位照相（图 9-5）。同视机：自觉＝他觉＝+1°L/R2°。

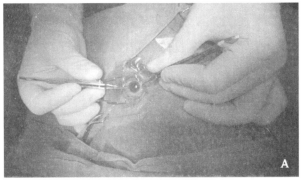

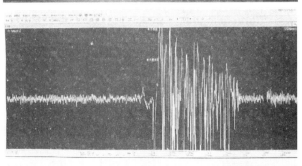

图 9-4　术中牵拉试验及肌电图检测

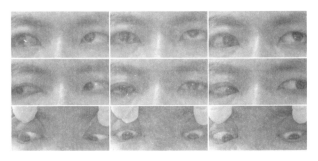

图 9-5　术后第一天眼位照相

（五）最后诊断

1. 限制性斜视（右眼下直肌）。
2. 甲状腺相关性眼病（右）。

（六）讨论

成年人获得性限制性斜视最常见的病因是甲状腺相关性眼病，它是一种与甲状腺相关的器官特异性自身免疫性疾病，可伴有或不伴有甲状腺功能亢进。在大多数情况下，TAO 的发作与甲状腺功能亢进症的发作同时发生，但眼部并发症也可能在甲状腺功能亢进症出现之前或之后出现，是遗传、免疫、环境等多种因素共同作用的结果，吸烟是最主要的危险因素之一。主要临床表现为眼睑退缩、眼球突出、眼外肌功能障碍等。甲状腺相关眼病（甲亢突眼）的 Bartly 诊断标准：①眼睑退缩，只要合并以下一个证据即可诊断：A. 甲状腺功能异常；B. 眼球突出：突度等于或大于 16 mm；C. 视神经功能障碍，包括视力下降、瞳孔反射、色觉、视野异常，无法用其他病变解释；D. 眼外肌受累：眼球活动受限、眼外肌肥大。②缺乏眼睑退缩：须具备甲状腺功能异常，并合并有一个体征：眼球突出、眼外肌受累或视神经功能障碍，并排除其他眼病引起的类似体征。本例符合第一类情况。

本例患者符合诊断的依据：

1. 年轻男性，后天性斜视，没有任何外伤、心脑血管性疾病、内分泌病史。
2. 上睑退缩，眼球运动障碍、被动牵拉试验阳性。
3. 影像学特征性改变：受累眼外肌梭表膨大。
4. 肌电图证实目标肌肉的收缩性能并未下降或消失。
5. 限制性斜视减弱限制肌肉肌力和肌张力的手术设计获得良好的治疗效果：经右眼下直肌减弱术后，明显改善原在位眼位和右眼上转的运动受限。

三、案例使用说明

1. 详细的病史采集，必要的生化指标采集：即使没有甲状腺疾病病史，生化检查正常，也要根据诊断标准流程明确：非共同性斜视→确定限制性斜视→确诊 TAO 所致限制性斜视的过程。
2. 专科检查：观察眼球运动（右眼上转受限）、斜视度测量（原在位垂直偏斜、上方分离最大），判断可能发生病变的眼外肌（右眼下直肌）。
3. 辅助检查：眼部影像学（磁共振观察到右眼下直肌明显的体积变化，信号增强）、肌电图（右眼上、下直肌主动收缩存在）、牵拉试验（右眼下直肌抵抗明显增加）等，明确定位病变眼外肌就是右眼下直肌。
4. 诊断与鉴别诊断：明确右眼下直肌限制，而非右眼上转肌麻痹。
5. 制订治疗方案：解除目标肌肉的限制，尽可能减小对眼球运动的干扰。
6. 该病例的诊疗要点：

①病程和既往史的模糊很容易混淆是先天性麻痹性斜视还是后天性限制性斜视，寻找历史资料非常重要（既往照片、历史就诊资料）。

②生化指标正常的情况下应该想到 TAO 的可能性，并采用其他途径验证。

③与麻痹性斜视相似的临床表现出现时要进一步完善检查进行病变肌肉的定位、定性分析。

限制性斜视与麻痹性斜视的临床表现类似，病史、生化检查、牵拉试验及影像学检查等综合起来方能帮助明确鉴别诊断。

四、启发思考题

1. 如何从病史采集的角度挖掘可以辅助判断后天性限制性和麻痹性斜视的更多证据？
2. 如何早期确诊甲状腺功能正常的患者出现的斜视是甲状腺相关眼病所致？

五、参考文献

[1] 杨倍增，范先群. 眼科学[M]. 9 版. 北京：人民卫生出版社，2018.

[2] 易贝茜，周炼红，罗琪，等. 限制性斜视的病因及分布特点[J]. 临床眼科杂志，2015，23（04）：352-354.

[3] Flanders M. Restrictive strabismus: diagnosis and management[J]. Am Orthopt J. 2014; 64: 54-63.

[4] Mazow ML. The four-step test for diagnosis of paralytic and/or restrictive strabismus. Ophthalmology[J]. 1979 Aug; 86(8): 1397-400.

[5] Akbari MR, Mirmoha mmadsadeghi A, Mahmoudzadeh R, et al. Management of Thyroid Eye Disease-Related Strabismus[J]. J Curr Ophthalmol. 2020 Mar 23; 32(1): 1-13.

（闵晓珊　中南大学湘雅医院）

第二节　外伤性青光眼

一、知识点

（一）外伤性青光眼（ccular trauma - related glaucoma）

继发性青光眼是常见的眼外伤的并发症。77%的外伤后继发性青光眼发生在闭合性眼球损伤后，仅23%发生在开放性眼球损伤后。短暂或长期的眼压升高和小梁网及其他结构的损伤可导致青光眼性视神经损伤的发生。若没有对患者进行仔细密切的随访，就可能无法准确识别。外伤后继发性青光眼的处理尤其重要，因为如果处理得当，可以极大程度减少由于眼压升高而导致的视神经损伤等并发症。闭合性眼外伤后继发性青光眼按时间分早发性和延迟性，早发性主要原因包括炎症、小梁网断裂、鬼影细胞、前房出血、玻璃体疝等，迟发性主要原因有房角后退、鬼影细胞相关、溶血性、晶状体半脱位或脱位等。鉴于眼外伤后继发性青光眼的发生原因复杂且可能多种因素相关，因此对其原因的仔细甄别，并依据不同原因进行相应处理尤其重要，这样才能防止眼球的结构和功能的进一步损害。

（二）鬼影细胞性青光眼（ghost cell glaucoma）

鬼影细胞青光眼通常发生在损伤后1~3周，往往发生在玻璃体出血时。是由老化和退化的红细胞（鬼影细胞）阻塞房水流出途径引起的。因为新鲜的血细胞具有柔韧性，通常可以通过小梁网，而衰老的红细胞或鬼影细胞更硬，不易通过小梁网，从而导致眼压升高。玻璃体前界膜的破裂不是先决条件，因为有些患眼可以因为存在长期的前房积血而无玻璃体出血，也可发生鬼影细胞性青光眼。

裂隙灯检查有时可发现鬼影细胞，较细，呈卡其色，比葡萄膜炎中所见的细胞更小、更均匀。一旦这些细胞沉淀，就会出现典型的棕褐色的亨氏小体。当新鲜的红细胞和鬼影细胞混合在一起时，就会出现"糖果条纹"的现象。角膜后沉着物通常不存在。将前房冲洗液标本置于相差显微镜或光学显微镜下观察，可以发现薄壁、空洞、萎缩外观的红细胞，从而明确诊断。传统的药物治疗可以一定程

度降低眼压，当眼压难以控制，特别是血量很大时，需要手术进行干预。可考虑进行前房冲洗和/或玻璃体切除手术。

二、案例

（一）病例资料

患者王××，男性，47岁。左眼被羽毛球砸伤后视力下降1天，伴眼红眼痛，头痛恶心和呕吐。就诊时最佳矫正视力右眼1.0，左眼LP（light perception, LP），眼压右眼17 mmHg 左眼45 mmHg，右眼结膜无充血，角膜透明，前房周深>1CT，房水清亮，虹膜纹理清，瞳孔圆，直径3 mm，对光反应灵敏，晶状体在位，无浑浊，玻璃体轻微浑浊，眼底可见，C/D 0.3，视网膜未见异常；左眼混合充血，角膜雾状水肿，前房见大量血雾状物漂浮，9点至12点虹膜根部离断，瞳孔散大且欠规则，呈斜D字形，直径为5~6 mm，直接和间接对光反应均消失，晶状体隐约可见，未见明显浑浊，玻璃体和眼底均窥不清（图9-6）。

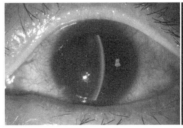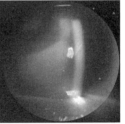

图9-6　初诊时左眼裂隙灯所见

（二）相关检查

初诊眼部B超示：左眼玻璃体轻度浑浊，眼底平整。超微生物显微镜（Ultrasound Biomicroscopy, UBM）示：左眼虹膜根部离断（图9-7）。

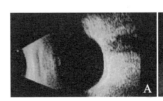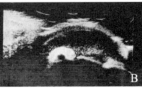

A：初诊时左眼B超；B：初诊时左眼UBM示虹膜离断和前房浑浊。

图9-7　眼部B超及UBM检测

（三）初步诊断

1. 左眼外伤继发性青光眼。
2. 左眼前房积血。
3. 左眼虹膜离断。
4. 左眼球钝挫伤。
5. 左眼创伤性视网膜病变待删。

（四）诊治经过

药物治疗，包括：

1. 全身和局部降眼压：20%甘露醇 500 mL 静滴（1小时后左眼眼压降至 35 mmHg），阿法根 1 天 3 次、噻吗洛尔 1 天 2 次；尼目克司 25 mg 1 天 2 次、甘油合剂 150 mL 1 次。

2. 抗炎：百力特、典必殊眼膏，以及地塞米松球旁注射。

3. 散瞳：润正。

4. 双眼加压包扎制动，半坐卧位。

考虑患者眼压高，自觉症状明显，急诊予以前房穿刺放液。次日前房血性物有增多，嘱咐患者制动并高枕卧位。治疗后一周左眼眼压波动在 25~35 mmHg，前房积血逐渐吸收，液平面为 1~2 mm，角膜仍有雾状水肿，可见角膜大泡，隐约见晶体在位（图9-8）。

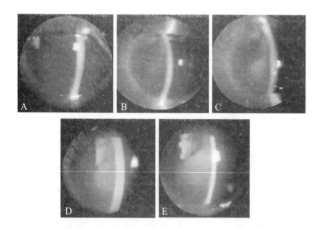

图9-8　发病一周时间左眼前节变化情况

通过一周的保守治疗，患者眼压虽然有所降低，但是患者症状缓解欠佳，分析考虑目前高眼压可能与前房积血有关，并高度怀疑鬼影细胞性青光眼，故于局麻下行左眼前房冲洗术（图9-9A，B）。前房冲洗液进行光学显微镜下镜检，发现有薄壁、空洞、萎缩外观的红细胞，即鬼影细胞（图9-9C），

与文献报道中描述的鬼影细胞形态一致（图9-9D）。

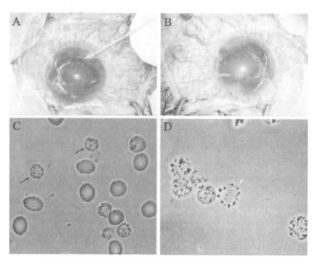

A：左眼前房冲洗术中所见；B：左眼前房冲洗结束时所见；C：前房冲洗液镜检发现鬼影细胞（黑色箭头所示）；D：文献报道中的鬼影细胞（白色箭头所示）。

图9-9　前房冲洗

左眼前房冲洗术后第一天，视力 0.02，眼压 25 mmHg，前房仍有部分积血。继续局部降压抗炎治疗。

伤后半个月复查，左眼矫正视力-1.0/-2.25×65→0.2，眼压 38 mmHg（同时在用噻吗洛尔、阿法根），左眼充血有减轻，角膜透明，但中央偏下方的可见一局限性角膜大泡，前房基本清亮，隐约见少许颗粒状物，9点至12点虹膜离断同前，瞳孔欠圆，眼底模糊可见，血管纹理尚清，视盘颜色淡红，视盘周围有部分放射状出血灶。（图9-10）

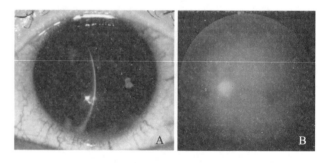

A：左眼前节情况；B：左眼底情况。

图9-10　伤后半个月复查左眼前节及眼底情况

考虑眼压控制欠理想不能排除可能有鬼影细胞残留，予以第二次前房冲洗手术。术后第一天左眼矫正视力-2.0/-1.00×60→0.25，眼压 12 mmHg

（继续在用噻吗洛尔、阿法根局部降眼压治疗），左眼底观察较前清晰，C/D 约 0.8，视盘周出血似较前减少，颞下方血管弓附近有小片状约 1/3DD 的视网膜出血症（图 9-11）。光学相干断层扫描（OCT）示左黄斑结果尚可，视杯凹陷较深（图 9-12）。视觉诱发电位提示左侧视觉传导通路异常（图 9-13）。

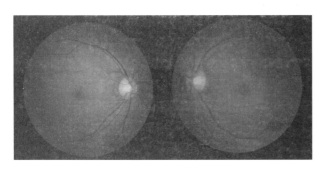

图 9-11 第二次前房冲洗后双眼底照相

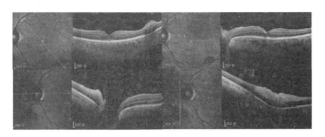

图 9-12　第二次前房冲洗后左眼黄斑和视盘的 OCT 情况

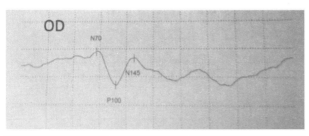

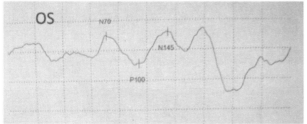

图 9-13　第二次前房冲洗后双眼视觉诱发电位

第二次冲洗后第 3 天，左眼矫正视力-2.0/-0.75×30→0.4，眼压 15 mmHg。伤后一个半月复查，矫正视力右眼 -2.5/-0.5×180→1.0，左眼

-2.5/-0.5×40→1.0。眼压右眼 16 mmHg 左眼 19 mmHg（噻吗洛尔、阿法根降眼压治疗），左眼压控制良好，矫正视力恢复到 1.0。

（五）最后诊断

1. 左眼外伤继发性青光眼（鬼影细胞性）。
2. 左眼前房积血。
3. 左眼虹膜离断。
4. 左眼眼球钝挫伤。
5. 左眼挫伤性视神经视网膜病变。

（六）讨论

1. 患者为 47 岁男性，左眼外伤后 1 周，左眼视力恢复不理想（CF/30 cm），且其头痛症状缓解不明显，眼压波动在 35 mmHg 左右，角膜可见水肿、大泡，前房积血液平为 1~2 mm。分析眼外伤后 1 周眼压高的原因：

（1）房角后退：房角后退一般发生于伤后数月至数年，是一种迟发性青光眼，该患者处于外伤后 1 周，UBM 未见明显房角后退，暂不考虑。

（2）晶体前脱位，导致瞳孔阻滞，房角关闭；晶体后脱位，可见玻璃体疝，房角开放；可见虹膜震颤、晶体颤动、前房深度不均，扩瞳检查可见晶状体赤道部，该患者未见明显晶体脱位体征，暂不考虑。

（3）炎症：外伤可以导致急性炎症反应，前房炎性细胞、碎片或蛋白质堵塞小梁网及小梁网炎症可导致眼压升高，本患者不排除炎症可能，故予以全身和局部抗炎治疗。

（4）出血：前房大量出血可以导致眼压升高，出血相关的包括鬼影细胞青光眼和溶血性青光眼。

（5）鬼影细胞性青光眼发生于损伤后 1~3 周，常发生于外伤、白内障摘除术、玻璃体切除术后，通常玻璃体积血并前玻璃体破裂，几周内玻璃体腔内红细胞转化为鬼影细胞，鬼影细胞通过破裂的前玻璃体进入前房，阻塞房水流出通道，导致眼压升高。鬼影细胞是衰老、变性的红细胞，呈球形，中空，细胞外周有变性的血红蛋白团块，称为 Heinz 小体。本患者不排除存在鬼影细胞可能。故予以了前房冲洗治疗。

（6）溶血性青光眼，发生于眼内出血后数天至数周，含有色素的巨噬细胞和红细胞碎片堵塞小梁网，前房角可见淡红色细胞和红褐色小梁网，需与鬼影细胞鉴别诊断,可行前房冲洗降低眼压及明确诊断。

2.第一次前房冲洗后第八天,伤后半个月,视力右眼 1.0 左眼 0.2(矫正),眼压右眼 17 mmHg,左眼 38 mmHg(噻吗洛尔、阿法根降眼压治疗)。分析外伤后一周至半个多月持续高眼压的原因:

(1)前房积血:积血已经大部分吸收。

(2)炎症:炎症已经基本控制。

(3)晶体脱位/半脱位:未见玻璃体疝及晶体震颤,可排除。

(4)房角后退:伤后 5~20 天,未见房角后退,可排除。

(5)鬼影细胞残留:前房可见少许颗粒状物质,考虑鬼影细胞残留可能性大,故予以第二次前房冲洗。

3.总结与思考:

(1)外伤性青光眼发生机制复杂,分析外伤不同时期眼压高的原因,针对原因选择合适的治疗方案。

(2)眼球钝挫伤所导致的青光眼需要依据具体情况决定是药物保守控制眼压还是手术干预。但是选择合适的手术方案以及手术时机非常重要,最大可能减少对伤眼的损伤。

(3)对于鬼影细胞青光眼建议尽快予以前房冲洗手术。

(4)密切随诊对眼球钝挫外伤尤为重要。

三、案例使用说明

本例患者眼球钝挫伤后持续眼压升高,出现继发性青光眼,其诊治的难点是药物保守治疗效果欠佳。这时需要仔细根据患眼的具体体征以及分析伤后不同时间段可能导致对眼压高的原因,患者前房积血并没有特别严重,且晶体位置没有异常,分析可能高眼压与外伤相关的炎症反应和变性的红细胞均有关系,故在积极抗炎的同时予以前房冲洗的手术治疗,而通过前房冲洗液镜检,证实了鬼影细胞的存在。后期随访中眼压仍然较难控制,且有角膜大泡形成,且有明显视功能损伤,那么这个时候控制眼压更是当务之急。通过第一次手术的分析,予以了第二次前房冲洗,患者眼压得到了较为满意的控制。

眼球顿挫伤所导致的青光眼发生的机制复杂,需要仔细观察患眼情况的变化,包括角膜、前房房角、晶体和眼后节等情况,对眼钝挫伤后不同时期可能导致高眼压的原因进行分析,针对不同的可能原因采取合适的综合治疗方案。手术时机和手术方式的选择必须慎重,最大可能地减少对患眼的二次损伤,以最小的治疗,最仔细的检查和最详尽的分析达到最好的治疗效果。降眼压药物的联合使用很重要。同时如果考虑有鬼影细胞存在的可能,则建议尽快予以前房冲洗手术,必要时进行玻璃体切割手术。此外,密切长期对患者进行随诊对顿挫性眼外伤也非常重要。

四、启发思考题

1.外伤性青光眼的鉴别诊断及处理原则。

2.什么是鬼影细胞?

五、参考文献

[1] De Leon-Ortega J E, Girkin C A. Ocular trauma-related glaucoma[J]. Ophthalmol Clin North Am, 2002, 15(2): 215-223.

[2] Milder E, Davis K. Ocular trauma and glaucoma[J]. Int Ophthalmol Clin, 2008, 48(4): 47-64.

[3] 杨培增, 范先群. 眼科学[M]. 9 版. 北京: 人民出版社, 2018.

[4] Montenegro M H, Si mmons R J. Ghost cell glaucoma[J]. Int Ophthalmol Clin, 1995, 35(1): 111-115.

[5] Razeghinejad R, Lin M M, Lee D, et al. Pathophysiology and management of glaucoma and ocular hypertension related to trauma[J]. Surv Ophthalmol, 2020, 65(5): 530-547.

[6] Campbell D G, Essigmann E M. Hemolytic ghost cell glaucoma. Further studies[J]. Arch Ophthalmol, 1979, 97(11): 2141-2146.

[7] Su mmers C G, Lindstrom R L, Cameron J D. Phase contrast microscopy. Diagnosis of ghost cell glaucoma following cataract extraction[J]. Surv Ophthalmol, 1984, 28(4): 342-344.

(李惠玲　中南大学湘雅二医院)

第三节　交感性眼炎

一、知识点

交感性眼炎(Sympathetic Ophthalmia, SO):是一种双侧非坏死性肉芽肿性葡萄膜炎,主要发生于一眼穿透性眼外伤或内眼手术后。受伤眼或手术眼称为激发眼，对侧眼称为交感眼。交感性眼炎约占葡萄膜炎的 0.3%；穿透性眼外伤后发病率为 0.2%～0.5%；内眼手术后发病率为 0.01%；其发病时间从 5 天至 50 年不等；约 80% 的病例发生在 3 个月内，90% 发生在 1 年内。交感性眼炎的病因包括：①穿透性眼外伤；②内眼手术：玻璃体视网膜手术（包括玻璃体腔注药术）、抗青光眼手术、白内障手术、穿透性角膜移植术等，其中以玻璃体视网膜手术为主。目前对交感性眼炎的发病机制尚无统一认识，现认为其发病与 T 淋巴细胞介导的迟发型超敏反应有关，病毒可能发挥佐剂作用；此外还与遗传因素有关。临床表现：双眼眼痛、畏光、流泪、视物模糊，混合充血、羊脂状 KP、Tyndall's 征（+），虹膜后粘连等。眼后节可表现为玻璃体炎、脉络膜炎、黄白色脉络膜病变、视神经乳头炎、渗出性视网膜脱离。

交感性眼炎的诊断主要依赖病史、典型临床表现和体征，临床缺乏特异实验室检查结果辅助诊断，包括眼底荧光素血管造影（fundus fluorescein angiography，FFA）、眼部光学相干断层扫描（Optical coherence tomography，OCT）在内的眼部影像学检查具有重要意义。全身皮质类固醇给药是交感性眼炎的一线治疗方法。糖皮质激素推荐使用方法为口服用药 0.5～2.0 mg/kg/d，或者口服用药 50～75 mg/d 联合局部点眼，治疗 3 个月后对病情再次进行评估。若炎性反应已得到有效控制，可逐渐减量用药 3～6 个月。重度患者可考虑采用大剂量糖皮质激素静脉冲击治疗。对于激素不敏感或不能应用者，可采用免疫抑制剂，如环孢素、甲氨蝶呤等。眼内容物剜除术和眼球摘除术是预防严重眼外伤导致交感性眼炎的经典治疗方法。在最初创伤事件发生后 2 周内立即进行伤口关闭或摘除，理论上可以降低交感性眼炎的风险。对于已发生交感性眼炎的患者，眼球摘除术或眼内容物剜除术已不具备预防作用，并且视力预后无差别。因此保护眼球的完整性，使用药物治疗仍为首选方法。

二、案例

（一）病例资料

患者卢××，男性，26 岁，因"右眼外伤后 2 月，左眼视力下降 10 天"于 2019 年 11 月 25 日入院。

患者诉 2019 年 09 月 25 日右眼被竹子划伤，随即出现右眼疼痛、睁眼困难，伴视物模糊，遂于急诊就诊，以"1. 角膜穿通伤伴虹膜嵌顿（右）；2. 虹膜脱出（右）；3. 虹膜根部离断（右）；4. 前房积血（右）；5. 外伤性白内障（右）；6. 晶状体脱位（右）；7. 玻璃体积血（右）；8. 视网膜脱离（右）；9. 眼内炎（右）？"收入院。入院后于 2019 年 09 月 25 日在全麻下行右眼角膜裂伤清创缝合术+前房成形术+结膜囊成形术+玻璃体腔药物注射术，并于 2019 年 10 月 15 日行右眼后部玻璃体切除术+白内障超声乳化吸取+视网膜脱离复位术+黄斑前膜术+巩膜环扎术。术后患者视力：右指数/10 cm，左 1.2，右眼晶状体缺如，玻璃体腔硅油填充，视网膜平伏，左眼无明显异常。10 天前患者无明显诱因出现左眼视力下降，伴眼红，无眼胀眼痛等不适。

既往史：家属诉患者智能低下，余无特殊。个人史、家族史无特殊。

眼科查体：视力右指数/10 cm，光定位各方位准确。左 0.3。右眼球结膜充血，Tyndall's 征（+），虹膜部分缺损，下方周切口可见，瞳孔不规则，对光反射消失，晶状体缺如，玻璃体腔硅油填充，右眼底视乳头边界模糊，色淡红，网膜平伏，激光斑清晰。左眼球结膜睫状充血，角膜透明，可见角膜后沉着物（keratic precipitates，KP），前房深浅可，Tyndall's 征（++），虹膜纹理清，有后粘连，瞳孔直径约 3 mm，对光反射迟钝，晶体混浊，玻璃体混浊，左眼底：视乳头边界不清，边缘有出血，视网膜广泛水肿，下方渗出性脱离。眼压：右 Tn（指测），左 15 mmHg。

（二）相关检查

输血前四项、风湿全套+免疫全套、血沉、病毒全套未见明显异常。

眼 B 超（2019 年 10 月 14 日）：视网膜脱离（右）；玻璃体混浊（右）；玻璃体积血（右）？视网膜水肿（右）？（图 9-14）。

眼 B 超（2019 年 11 月 14 日）：硅油眼（右）；视网膜脱离（左）；玻璃体混浊（双）（图 9-15）。

眼底照相（2019 年 11 月 21 日）：右眼底：视乳头边界模糊，色淡红，网膜平伏，激光斑清晰。左眼底：视乳头边界不清，色红，充血，视网膜广泛水肿，下方可见黄白色大小不一的渗出灶（图 9-16）。

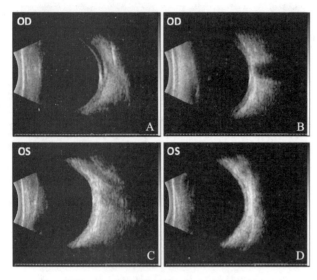

图 9-14　眼 B 超（2019 年 10 月 14 日）

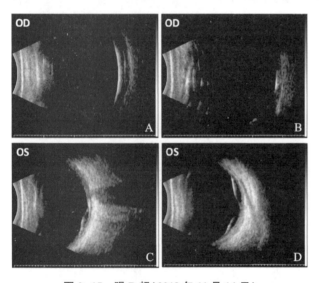

图 9-15　眼 B 超（2019 年 11 月 14 日）

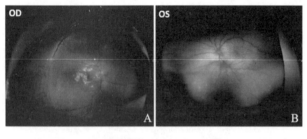

图 9-16　眼底照相（2019 年 11 月 21 日）

OCT（2019 年 11 月 21 日）：双眼黄斑部神经上皮层增厚、脱离，左眼神经上皮层下方可见条带状中强反射光斑，可能为渗出物。视网膜色素上皮/脉络膜皱褶（图 9-17）。

FFA（2019 年 11 月 21 日）：静脉期后极部可见

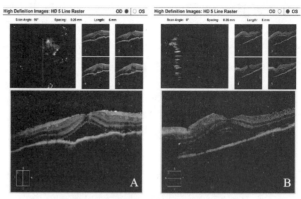

图 9-17　OCT（2019 年 11 月 21 日）

团片状及点状高荧光，其间夹杂斑片状色素遮蔽弱荧光及透见荧光灶，视盘边界不清，表面毛细血管扩张，呈高荧光，至晚期后极部轻微荧光渗漏，视盘呈强荧光，局部血管壁可见荧光着染（图 9-18）。

吲哚青绿血管造影（Indocyanine Green Angiography，ICGA）（2019 年 11 月 21 日）：左眼后极部脉络膜呈低荧光，晚期呈高荧光（图 9-19）。

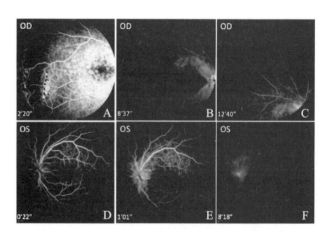

图 9-18　FFA（2019 年 11 月 21 日）

（三）初步诊断

1. 交感性眼炎（双）。
2. 硅油眼（右）。
3. 无晶状体眼（右）。
4. 手术后状态（右眼角膜裂伤清创缝合术后 + 右眼后部玻璃体切除术后）。

（四）诊治经过

入院完善相关检查排除激素使用禁忌后，予以甲泼尼龙琥珀酸钠针全身抗炎（500 mg×3 天、250 mg×3 天、80 mg×3 天）、局部采用泼尼松龙滴

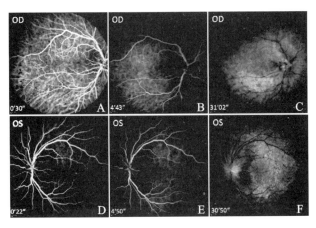

图 9-19　ICG（2019 年 11 月 21 日）

眼液抗炎，待激素减量至 80 mg/d 时，患者眼部炎症较入院稍好转，加用环孢素软胶囊 50 mg 每日三次抑制免疫反应。患者虹膜后粘连予以阿托品眼用凝胶扩瞳，待瞳孔扩大改用复方托吡卡胺滴眼液活动瞳孔。并予以卵磷脂络合碘胶囊消肿、奥美拉唑护胃等对症支持治疗。静滴激素 9 天后，患者眼部情况较前好转，予以出院。嘱出院后口服甲泼尼龙片 32 mg 每日一次，环孢素软胶囊 50 mg 每日三次，余用药同前。出院情况：右眼专科检查无明显变化，左眼视网膜水肿较前缓解，视网膜基本平伏。双眼视力无明显提升。出院一周后患者复查，左眼炎性反应进一步消退，Tyndall's 征（-），改为甲泼尼龙片 28 mg 每日一次。之后患者未来复诊。

（五）最后诊断

1. 交感性眼炎（双）。
2. 硅油眼（右）。
3. 无晶状体眼（右）。
4. 手术后状态（右眼角膜裂伤清创缝合术后 + 右眼后部玻璃体切除术后）。

（六）讨论

交感性眼炎是一种双侧非坏死性肉芽肿性葡萄膜炎，主要发生于一眼穿透性眼外伤或内眼手术后。受伤眼或手术眼称为激发眼，对侧眼称为交感眼。交感性眼炎如发展至病情较严重阶段而未及时进行有效治疗，会导致双眼失明。本案例中，卢某有右眼外伤及右眼内眼手术史，且在右眼创伤 1 月余后出现左眼视力下降，查体示右眼球结膜充血，Tyndall's 征（+），右眼底视乳头边界模糊；左眼球结膜睫状充血，色素 KP（+），Tyndall's 征（++），虹

膜后粘连，对光反射迟钝，左眼底：视乳头边界不清，边缘有出血，视网膜广泛水肿，下方渗出性脱离。OCT 示双眼黄斑部神经上皮层增厚、脱离，左眼神经上皮层下方可见条带状中强反射光斑，可能为渗出物。FFA 可见静脉期后极部团片状及点状高荧光，视盘边界不清，表面毛细血管扩张，呈高荧光，至晚期后极部轻微荧光渗漏，视盘呈强荧光。上述病史、体查、辅助检查均符合交感性眼炎诊断。该患者就诊较及时，用药较及时，双眼视力虽无显著提升，但左眼视网膜水肿较前缓解，视网膜基本平伏，症状有一定改善。因此，在临床工作中，应当警惕眼外伤患者发生交感性眼炎的可能性，对这类患者就交感性眼炎概念等进行普及，提醒患者注意对侧眼情况。针对交感性眼炎尽可能做到早诊断、及时治疗，以改善患者预后。

三、案例使用说明

本案例为一名右眼外伤及内眼手术 1 月余后出现左眼视力下降的青年男性患者，其眼部症状体征符合葡萄膜炎临床表现，非常典型地反映了交感性眼炎的定义。在促进学生对交感性眼炎产生深刻感性认识的基础上，通过进一步展示相关检查项目及结果、用药方案，使学生初步了解交感性眼炎诊疗思路。本案例中采用激素静滴治疗，虽使眼部炎症反应较前稍减轻，但病情控制仍不理想，遂加用免疫抑制剂，提示在临床中需根据患者病情变化对治疗方案进行及时调整，不可照本宣科。此外在诊断交感性眼炎之前，也需要排除肉芽肿性葡萄膜炎的其他原因，在使用本案例时需向学生提醒这一点。

四、启发思考题

1. 已经发生交感性眼炎是否应该摘除受伤眼？
2. 如何对交感性眼炎与 Vogt-小柳-原田病进行鉴别？

五、参考文献

［1］ DAMICO F M, KISS S, YOUNG L H. Sympathetic ophthalmia［J］. SeminOphthalmol, 2005, 20(3)：191-197.

［2］ CHANG G C, YOUNG L H. Sympathetic ophthalmia［J］. SeminOphthalmol, 2011, 26(4-5)：316-320.

［3］ 由彩云, 颜华. 交感性眼炎的免疫发病机制与治疗研究进展［J］. 中华眼视光学与视觉科学杂志, 2014, 16(07)：446-448.

[4] 狄宇, 叶俊杰. 交感性眼炎的研究现状 [J]. 中华眼科杂志, 2017, 53(10): 778-782.

（关宇欣　中南大学湘雅医院）

第四节　后部多形性角膜营养不良

一、知识点

后部多形性角膜营养不良（Posterior Polymorphous Corneal Dystrophy, PPCD）是一种先天性常染色体显性遗传性角膜内皮疾病，也有无遗传史的散发病例，1916 年由 Koeppe 首次报道，国内报道不多，临床上少见。该病多双眼发病，但可不对称，病情进展缓慢，早期多无症状，多在常规体检中发现，很少导致视力丧失。疾病的起病时间多为青少年到 20 岁，罕见在出生时发病，以角膜内皮细胞呈多形性改变为特点，发病机制是内皮细胞异常的发育分化导致的后弹力层的继发性改变，即具有上皮样特征的内皮细胞分泌非典型基底膜所致的后弹力层增厚。临床上根据角膜病变形态分为 3 型：囊泡状、带状及弥漫性。对于大多数 PPCD 患者来说，病情是稳定且无症状的，只需定期随访观察，暂不需要进行治疗，而对于少部分病变累及广泛且为进行性发展的患者来说，需要进行角膜移植手术治疗，其中，周边前粘连和高眼压则是病情严重的危险因素。

二、案例

（一）病例资料

患者文××，男，16 岁，因右眼拳击伤后视物模糊 1 天至眼科门诊就诊。患者于 1 天前右眼不慎被人用拳头击伤，随即出现右眼睑肿胀，视物模糊，无活动性出血，无头晕头痛、恶心呕吐等不适。

既往无眼部疾病病史，无近视及角膜屈光矫正手术史，无全身病史，无家族眼病史。

（二）相关检查

眼部专科检查：右眼视力 0.8，左眼视力 1.0，右眼眼压 14 mmHg，左眼眼压 15 mmHg。双眼正位，双眼运动正常，右眼上下睑肿胀淤青，呈紫红色（图 9-20）。右眼角膜中央可见轨道样后弹力层

及内皮层轨道及搔刮样浑浊，纹路处轻微上皮下水肿，余角膜透亮，角膜荧光染色（fluorescent, FL）（-）（图 9-21）。左角膜透明。双眼晶体在位，散瞳查透明，前房中深，无积血，虹膜完整，无震颤，角膜后沉着物（keratic precipitates, KP）（-），丁达尔效应（Tyndall）（-）。双眼直接及间接对光反射（+），相对性传入性瞳孔障碍（relative offerent pupiuary defect, RAPD）（-）。

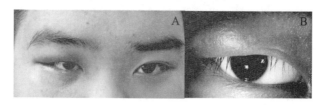

A：双眼大体照片；B：右眼局部照片。

图 9-20　眼部照片

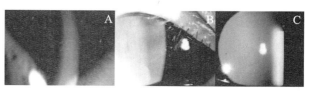

A：角膜中央偏下方后弹力层、内皮层横行皱褶及不规则搔刮样线状浑浊；B：角膜后弹力层、内皮层轨道样改变；C：角膜后弹力层中央偏下方轨道样改变（后部照明法）。

图 9-21　右眼眼前段照相

眼底检查（图 9-22）：双眼视网膜平伏，杯盘比（Cup/Disc, C/D）0.3，黄斑中心凹反射（+），未见明显异常。

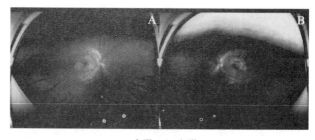

A：右眼；B：左眼。

图 9-22　激光眼底检查（SLO）

眼部 B 超（图 9-23）：右眼玻璃体内散在光点，双眼底平整，提示右眼玻璃体轻度浑浊。左眼未见明显异常。

（三）初步诊断

右眼外伤后后弹力层撕破（Descemet's Tears, Haab 纹）？

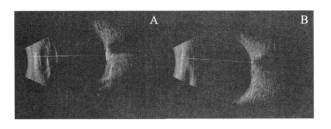

A：右眼玻璃体轻度浑浊；B：左眼未见明显异常。

图 9-23　眼部 B 超

（四）诊治经过

为排除外伤后眶壁骨折和眶内损伤，行眼眶及头部 CT 平扫及三维成像，结果提示右侧眼睑、额部挫伤并淤血且右侧上颌窦黏膜下囊肿可能，无颅内、眼眶壁及视神经损伤。

行角膜共聚焦显微镜检查（图 9-24）：右眼角膜上皮层、上皮下神经纤维丛、基质层未见明显异常。右眼角膜后弹力层可见不规则条索状、片状高反光，局部内皮细胞内陷。左眼角膜共聚焦显微镜详细检查，未发现异常。

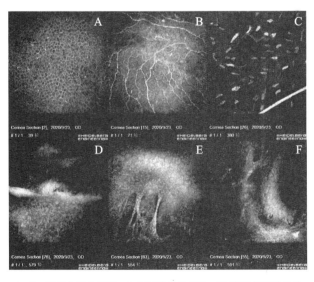

A~C：右眼角膜上皮层、上皮下神经纤维丛、基质层未见明显异常；D~F：右眼角膜后弹力层可见不规则条索状、片状高反光，局部内皮细胞内陷。

图 9-24　角膜共聚焦显微镜检查

共聚焦显微镜检查：右眼角膜后部多形性角膜营养不良，左眼无异常。

诊断上存在争议（表 9-1），支持右眼外伤后 Haab 纹的证据是：①单眼发病，左眼（非受伤眼）裂隙灯及共焦镜未发现异常；②外伤后视力下降，

否认既往眼病史及家族史；③形态像：后弹力层中央偏下方的后弹力层病变，符合拳击伤应力改变。而支持右眼 PPCD 的证据是：后弹力层双轨征，内皮细胞内陷，皱褶边缘不清楚。

表 9-1　Haab 纹和 PPCD 纹的鉴别诊断

	Haab 纹（后弹力层撕破）	PPCD 纹（后部多形性角膜营养不良）
病史	先天性青光眼最常见 出生创伤-产钳分娩 圆锥角膜-急性角膜积液 外伤/手术创伤	家族遗传（常染色体显性遗传）/散发
病理	后弹力层撕裂	局部后弹力层异常增生，后弹力层完整
裂隙灯改变	条纹末端成锥形、边缘光滑	后弹力层增厚，末端不减轻 双轨征

经过鉴别，考虑患者后弹力层的病变不符合外伤后后弹力层撕破的末端成锥形、边缘光滑的 Haab 纹的特点，而符合后部多形性角膜营养不良的后弹力层双轨征、末端不减轻的特点。考虑患者目前病情稳定且无症状，暂不予治疗，嘱其定期复查，密切观察左眼情况。

（五）最后诊断

1. 右眼 PPCD。
2. 右眼玻璃体轻度浑浊。
3. 右眼皮下血肿。

（六）讨论

PPCD 患者由于早期无症状，病变位于角膜内皮，且病灶小，不易发现，常可漏诊，本病例的患者则为偶然的眼部外伤而被诊断，这提示我们在疾病诊治过程中，对于每一位患者都应该行详细的裂隙灯显微镜检查，且注意用裂隙灯后部照明法去观察，发现有角膜内皮病变者，应进一步行共焦显微镜等其他检查以明确诊断。

本病例的确诊要点为角膜共聚焦显微镜下看到了典型的 PPCD 双轨征，在没有完善共聚焦显微镜检查前，在裂隙灯下除了与后弹力层撕破的 Haab 纹相鉴别外，还应与虹膜角膜内皮综合征（iridocorneal endothelial syndrome, ICE）相鉴别。ICE 是原发性的关于角膜内皮异常改变和虹膜萎缩等病变的一组疾

病，单眼发病，无家族史，多发生于中年女性，发病隐匿，随病程缓慢发展；角膜内皮镜或共焦显微镜下可见细胞边界呈亮色，而细胞本身呈暗色的"ICE"细胞。而PPCD多见于年轻患者，为双眼病变，常有家族史，角膜内皮的病变早期呈囊泡状或带状，晚期呈弥漫性改变，没有原发性的虹膜萎缩，而瞳孔变形是由于虹膜周边前粘连造成。

由于PPCD多为双眼病变，大多数患者的病情稳定且无症状，因此，对于像本病例的单眼发病的患者，我们只需定期随访观察并且密切关注对侧眼的变化。如果病情进展，出现虹膜周边前粘连、瞳孔变形、继发性青光眼时，可考虑进行角膜移植手术治疗。

三、案例使用说明

本案例为一名右眼外伤后眼睑肿胀、视物模糊的16岁男性青少年患者，裂隙灯显微镜检查提示右眼角膜中央轨道样后弹力层及内皮层轨道及搔刮样浑浊，出现后弹力层增厚、双轨征和末端不减轻的PPCD纹，共聚焦显微镜检查提示右眼角膜后弹力层可见不规则条索状、片状高反光，局部内皮细胞内陷，结合患者年龄、裂隙灯显微镜检查和共聚焦显微镜检查的结果，对外伤引起的角膜后弹力层撕破和先天性的PPCD予以鉴别，最终明确了患者的诊断为后部多形性角膜营养不良。因除了眼外伤所致的眼部皮下淤青外，患者没有其他的不适症状，也不伴有周边前粘连、高眼压等并发症，说明患者正处于右眼后部多形性角膜营养不良的早期，病情稳定，只需定期随访观察并且密切关注左眼的变化，暂不需要进行其他治疗。

由于眼的位置暴露，受伤机会远高于身体其他部位，临床上眼外伤十分常见，由于偶然发生的眼外伤而至眼科就诊进而发现其他眼部疾病的情况并不少见。该病例引导学生接诊患者时树立详细检查和鉴别诊断的意识，即便有外伤史，也需要警惕其他非外伤相关问题，还需要掌握裂隙灯的特殊照相法：后照法，对后部多形性角膜营养不良等无症状的较罕见眼病做到心中有数，以避免患者的漏诊和误诊。

四、启发思考题

1. 角膜营养不良的诊断办法。
2. 角膜内皮营养不良的类型和鉴别。

3. 裂隙灯特殊照相法：后照法。

4. 在疾病诊治过程中我们需要注意什么？该病例有何启发？

五、参考文献

[1] Cibis GW, Tripathi RC. The differential diagnosis of Descemet's tears (Haab's striae) and posterior polymorpous dystrophy bands. A clinicopathologic study [J]. Ophthalmology. 1982 Jun; 89(6): 614-620.

[2] Guier CP, Patel BC, Stokkermans TJ, et al. Posterior Polymorphous Corneal Dystrophy [M]. In: StatPearls. Treasure Island (FL): StatPearls Publishing; November 2, 2021.

[3] 施毓琳，徐国兴.虹膜角膜内皮综合征的临床研究现状 [J].国际眼科杂志，2020，20(08)：1351-1354.

[4] 庞辰久，荆洋，李金，等.后部多形性角膜营养不良的临床观察[J].中华眼科杂志，2011(01)：17-21.

（何彦　中南大学湘雅二医院）

第五节　角膜胶原交联术后混合感染性角膜炎

一、知识点

（一）圆锥角膜（Keratoconus）

圆锥角膜是一种以角膜扩张，呈圆锥形突起，伴突起区角膜基质变薄和高度不规则近视散光为特征的角膜扩张性疾病。

临床表现：一般在青春期前后双眼发病，视力进行性下降。典型特征：角膜中央或旁中央锥形扩张，突起顶端角膜基质明显变薄。导致严重不规则散光及高度近视，视力明显下降。

诊断：明显的圆锥角膜，根据其锥形突起及其在裂隙灯下眼部特征：①Fleischer环；②Vogt线；③Munson征，易于诊断。早期的圆锥角膜诊断不易，角膜地形图是圆锥角膜经典的检查和诊断工具，早期的地形图表现为角膜后表面异常抬高，后表面形态由不完全桥形向桥形递增型发展，角膜最薄点偏离角膜顶点。

治疗：①框架眼镜；②硬性角膜接触镜（RGP）；③角膜胶原交联术（CXL）；④角膜基质环植入；⑤角膜移植术。

（二）角膜胶原交联术（Corneal collagen cross-linking，CXL）

角膜组织由大量规则排列的胶原纤维相互连接，保证角膜生物力学的稳定。圆锥角膜的患者，由于胶原纤维之间连接变弱，角膜生物力学稳定性下降，导致角膜出现不规则散光及高度近视，从而视力急剧下降。

角膜胶原交联术是近10年兴起的术式。角膜胶原交联术通过对角膜点用光敏剂核黄素，使其渗透入角膜基质中，再应用紫外线对角膜局部进行照射，在紫外线和光敏剂的作用下使得角膜基质中的胶原纤维发生交联反应，增强角膜的机械强度，使进展性圆锥角膜得到有效控制。

角膜胶原交联的手术方式可分为：①去上皮角膜交联术（epi-off CXL）；②跨上皮角膜胶原交联术（epi-on CXL）；③其他术式：脉冲式角膜交联手术；维替泊芬-激光角膜交联术等。

（三）混合感染性角膜炎（Polymicrobial keratitis）

角膜炎是指角膜防御能力的减弱，外源或内源性致病因素引起角膜组织的炎症发生。

病因：①感染源性：包括细菌、真菌、病毒、棘阿米巴、衣原体、结核分枝杆菌和梅毒螺旋体感染；②内源性：某些自身免疫性疾病和全身性疾病可导致角膜病变，如类风湿性关节炎；③局部蔓延：邻近组织的炎症可能波及角膜，如结膜炎、巩膜炎和虹膜睫状体炎等。

临床表现：最常见的症状为角膜刺激症状如眼痛、畏光、流泪、眼睑痉挛等；常伴有不同程度的视力下降，化脓性角膜炎浸润表面伴有不同性状的脓性分泌物；典型体征：睫状充血、角膜浸润及角膜溃疡形成。根据病变的性质和大小、位置不同，角膜浸润及溃疡的形态部位也不同。

诊断：依据临床表现、体征、眼科特殊检查如眼前节照相、角膜活体共聚焦显微镜检查、眼前节OCT、UBM等及实验室检查如涂片染色、光学镜检、病原体培养、药物敏感试验、PCR检测、血清学检查及病理组织活检可辅助诊断。

治疗原则：①去除病因；②抗病原体治疗：抗细菌、抗病毒、抗真菌、抗棘阿米巴；③激素治疗：谨慎选择；④对症治疗：散瞳、止痛、促上皮愈合等；⑤手术治疗：药物治疗无效或病情加重，即将穿孔或已穿孔者。

在感染性角膜炎的治疗上，临床医生依据患者起病诱因、特点、临床表现及体征，完善眼部检查及相关实验室检查，结合自己的临床经验，判断最有可能的感染类型，诊断明确前，予以经验性抗感染及对症支持治疗，之后再结合实验室检查结果，进行针对性治疗。混合感染性角膜炎，由于存在多种微生物感染，在诊断上具有难度，当予以针对性治疗，未见明显好转甚至病变在逐步进展的情况下，应警惕混合感染的存在的可能性，应在病情发展的不同阶段取样送检，明确诊断。

二、案例

（一）病例资料

患者王××，男，27岁，因左眼视力下降急剧下降1年就诊，经详细的眼部体查及眼部特殊检查诊断为"圆锥角膜（左）"，行左眼去上皮角膜胶原交联术（epi-off CXL）治疗，术中佩戴角膜绷带镜。术后第1天查房，患者诉左眼稍有疼痛，异物感等不适，眼部体查示：角膜绷带镜在位，角膜中央区上皮缺损，无角膜浸润。术后第5天，患者因左眼急起眼红、眼痛、畏光、流泪于门诊复诊。专科检查：视力：指数/30 cm，角膜中央可见一大小为3×3 mm的灰白色浸润灶（图9-25A）；共聚焦显微镜检查显示：左眼角膜肿胀，结构模糊，基质不规则高反光，可见大量炎性细胞浸润（图9-25C）。经详细病史询问，患者诉其绷带镜于术后第3天脱落，于当地医院更换新的镜片，但不确定更换时是否采取无菌佩戴模式。

既往史：10年前因右眼圆锥角膜于我院行角膜移植术。

综合患者病史，临床表现及辅助检查结果，考虑患者为角膜胶原交联术后细菌感染可能性大，经验性地予以莫西沙星滴眼液、左氧氟沙星眼膏抗感染，重组牛碱性成纤维细胞生长因子促进角膜修复，复方托吡卡胺扩瞳等对症支持治疗。

治疗1周后患者复诊：左眼中央角膜溃疡灶未局限，边界仍不清，角膜基质散在混浊。复查共聚焦显微镜发现左眼病变区角膜上皮缺损，可见大量棘阿米巴包囊及炎性细胞浸润（图9-25D）。革兰染色显示偶有革兰氏阴性球菌。诊断为CXL术后棘阿米巴和革兰氏阴性球菌多微生物感染性角膜炎。予以甲硝唑滴注液和左氧氟沙星滴注液全身抗感染治疗，甲硝唑滴眼液、氯己定滴眼液、莫西沙星滴眼液、妥布霉素滴眼液和左氧氟沙星眼用凝胶滴眼液局部抗感染治疗。复方托吡卡胺（0.5%）散瞳。经2周系统性治疗后，溃疡灶面积未增大，边界渐清。视力恢复至0.08，稍感畏光、异物感，无明显眼痛、分泌物增多等不适。但患者后期需行角膜移植术以获得较好的视力。

（二）相关检查

术前显然验光：右眼：−3.00=−6.00×30→0.4；左眼−9.00=−6.00×105→0.1。

术前角膜地形图（Pentacam）：显示一个大的椭圆形锥形突起（K1 47.1D，K2 52.1D，Km 49.5D，Kmax 53.7D），最薄的角膜厚度测量为511 μm（grade 3，Krumeich classification）。

（三）初步诊断

左眼角膜胶原交联术后细菌感染。

（四）诊治经过

手术方案：表麻下行去上皮角膜胶原交联手术，使用PTK程序去除50μm角膜上皮，使用核黄素（0.1%，低渗溶液）和角膜交联系统（Avedro KXL，Waltham，MA，USA）以9 mW/cm² 进行10分钟的加速Dresden方案。术后，植入了一个治疗性的角膜绷带镜。

术后第5天眼前节照相（图9-25A）：角膜中央可见大小为3 mm×3 mm的浸润灶。

术后1月眼前节照相（图9-25B）：角膜感染得到控制，但中央角膜残留2 mm×2 mm的角膜斑翳。

术后第5天共聚焦显微镜检查（图9-25C）：左眼角膜上皮缺损，中央区基质肿胀，可见大量条索状及杆状高反光，其间散在炎性细胞。

术后第10天共聚焦显微镜检查（图9-25D）：左眼病变区角膜上皮层缺损，可见不规则高反光及大量阿米巴包囊（箭头所示），其后基质细胞及内皮细胞模糊，内皮层可见大量颗粒状高反光沉积物。

（五）最后诊断

左眼角膜胶原交联术后棘阿米巴和革兰氏阴性

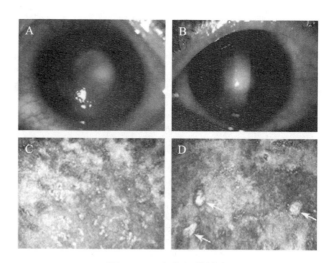

图9-25　患者相关检查

球菌多微生物感染性角膜炎。

（六）讨论

去上皮角膜胶原交联术，通过去除角膜上皮组织、核黄素渗透及紫外线照射后，角膜基质中的胶原纤维发生交联反应，角膜生物力学强度增强，从而使进展性圆锥角膜得到有效控制。

核黄素浸润及紫外线照射是该术式中的两个关键环节。紫外线本身具备抗菌性，能直接破坏细菌等微生物中的DNA和RNA，并抑制微生物的复制；此外，核黄素被光激活时，会释放出活性氧，直接作用于微生物的核酸和细胞膜上，发挥杀菌作用，角膜胶原交联术也被用于感染性角膜炎的治疗中，并取得了不错的疗效。

由于该术式具备一定的杀菌作用，在临床工作中可能会导致临床医生容易忽视CXL术后感染的发生，但这一并发症并不如想象的那么罕见。

三、案例使用说明

为了使核黄素能更好的渗透进角膜组织，临床上主要应用经典的Dresden去上皮CXL方案。角膜屏障的丧失，角膜绷带镜的应用，眼部特应性疾病、超敏反应、糖皮质激素类滴眼液的应用，眼部菌群的改变等均是感染性角膜炎发病的危险因素。

在本病例中，患者为棘阿米巴与革兰氏阴性球菌混合感染，一般情况下，棘阿米巴性角膜炎起病及病情进展均较缓慢，从患者出现症状到角膜形成明显病灶大多需1周以上，而该患者在术后第5天便可观察到3 mm×3 mm大小的溃疡灶，其起病迅速的原因我们考虑可能是由于混合了革兰氏阴性球菌感染所致；第一次共聚焦显微镜检查并未发现阿米巴包囊及滋养体，因此初始治疗的 1 周，我们并未使用针对性的药物甲硝唑、氯己定等治疗，而是考虑细菌感染使用抗生素治疗，治疗 1 周后，患者感染并未完全控制，但溃疡灶面积未进一步扩大，治疗有一定的效果，此时的临床表现较符合棘阿米巴混合革兰氏阴性球菌混合感染可能，在第 2 次共聚焦显微镜检查明确了阿米巴感染后，系统性治疗 2 周后，感染才得以完全控制。

在面对感染性角膜炎的患者时，应首先依据病史、临床表现、体征及眼部特殊检查的结果，经验性地应用抗感染药物进行治疗，并及时送病原学检测以明确诊断，协助下一步诊疗；当经验性治疗效果不佳时，应及时考虑混合感染、特殊病原体感染可能，及时复查病原学检查项目，调整治疗方案。

四、启发思考题

1. 感染性角膜炎的诊断要点及治疗原则是什么？
2. CXL 术后感染性角膜炎发生的危险因素有哪些？

五、参考文献

[1] Jhanji V, Sharma N, V ajpayee R B. Management of keratoconus: current scenario [J]. Br J Ophthalmol. 2011; 95(8): 1044-1050.

[2] Gregor W, Eberhard S, Theo S. Riboflavin/Ultraviolet-A-Induced Collagen Crosslinking for the Treatment of Keratoconus[J]. Am. J. Ophthalmol. 2003; 135: 620-627.

[3] Goodrich R P, Edrich R A, Li J, et al. The Mirasol PRT system for pathogen reduction of platelets and plasma: an overview of current status and future trends [J]. Transfusion and Apheresis Science. 2006; 35(1): 5-17.

[4] Kumar V, Lockerble O, Kell S D, et al. Riboflavin and UV - Light Based Pathogen Reduction: Extent and Consequence of DNA Damage at the Molecular Level[J]. Photochemistry and Photobiology. 2004; 80: 15-21.

[5] Makdoumi K, Mortensen J, Crafoord S. Infectious Keratitis Treated With Corneal Crosslinking [J]. Cornea. 2010; 29(12): 1353-1358.

（卢颖　中南大学湘雅医院）

第六节　结节性硬化伴双眼视网膜星形细胞错构瘤

一、知识点

视网膜星形细胞错构瘤（ Retinal Astrocytic Hamartoma, RAH)是一种先天性发育性的星形细胞错构性良性肿瘤，主要累及视盘，也可累及视网膜。RAH 可见于视网膜纤维层，也可见于其他内层视网膜，表现为灰白色半透明结节状病灶，光学相干断层扫描（OCT）可见病灶处信号均匀增强，隆起。该病常伴有结节性硬化，发现 RAH 时，需要结合患者病史，全身体格检查以及颅脑影像学检查等以发现其他器官错构瘤可能。

二、案例

（一）病例资料

患者黄××，男性，7 岁。因"双眼视物模糊 2 个月"入院。患者于 2 个月前无明显诱因出现双眼视物模糊，视力逐渐下降，无眼红、眼痛、眼胀等不适，无视物变形、无视物重影。

既往史：有癫痫发作。家族史及个人史：无特殊。

查体：见双侧面颊大量淡红色结节状病灶（图9-26 A），余体查无异常。眼部专科检查：双眼视力 1.2。眼压正常。双眼前节未见异常。双眼底散瞳后检查发现，视盘色淡红，C/D 约 0.3，黄斑中心凹反光可见；右眼底血管弓颞上方、鼻下视网膜血管附近（图9-26 B），左眼视盘上方及下方网膜见数个大小不等的灰白色、半透明、结节状病灶，病灶血管迂曲扩张，未见出血渗出。

（二）相关检查

OCT 检查(图9-26 D)，病灶处神经纤维层视网膜信号均匀增强，隆起。

眼科 B 型超声检查（图9-26 E），右眼颞侧、左眼视盘上方玻璃体内强回声光斑。

实验室检验、全身彩色超声检查均未见明显异常。

儿科视频脑监测报告，左侧半球大量尖波，尖慢波发放，顶、枕及后颞区监测到清醒期 1 次左侧枕区起始的局灶性发放。

MRI 平扫增强示（图 9-26 C）：左侧侧脑室体部及右侧侧脑室旁室管膜下小结节灶，呈稍短 T1 稍短 T2 信号，较大者大小为 0.6 cm×0.9 cm，增强后见轻度强化。

（三）初步诊断

1. 结节性硬化。
2. 双眼视网膜星形细胞错构瘤。

（四）诊治经过

继续于儿科进行结节性硬化相关治疗。眼科予定期观察眼底病变进展情况。

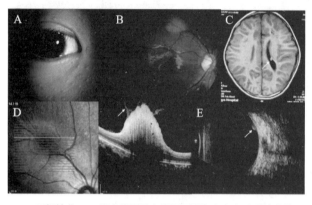

A：面部结节；B：眼底彩照示右眼视网膜灰白色半透明结节状病灶；C：MRI 示左侧脑室体部小结节（白箭头）；D：OCT 示右眼病灶处视网膜神经纤维层信号均匀增强，隆起，玻璃体牵引（白箭头）；E：眼科 B 超示右眼视盘上方玻璃体内强回声光斑（白箭头）。

图 9-26　结节性硬化伴双眼视网膜星形细胞错构瘤临床表现

（五）最后诊断

1. 结节性硬化。
2. 双眼视网膜星形细胞错构瘤。

（六）讨论

结节性硬化典型临床表现为三联征：癫痫、智力低下及皮脂腺瘤。本例患儿有癫痫病史，面部血管纤维瘤、视网膜错构瘤、脑皮质发育不良和室管膜下结节 4 个主要特征，结节性硬化诊断明确。结节性硬化以癫痫发作为常见的初期表现，眼部病变发现较晚，可表现为眼睑肿物或轻度的视力下降。

视网膜星形细胞错构瘤在形态学上可分为 3 型：①Ⅰ型位于神经纤维层，较平坦且无钙化；②Ⅱ型起于内层视网膜，结节状，有钙化灶；③Ⅲ型兼有以上两型的特征。本例患者属于Ⅰ型。视网膜星形细胞错构瘤为良性眼底肿瘤，它的发生不一定伴随结节性硬化，可孤立发生或伴随其他全身疾病如Ⅰ型神经纤维瘤。诊断上需要与其他眼底疾病鉴别。视网膜有髓鞘纤维表现为视盘附近羽毛状脱髓鞘病变，一般无视神经纤维层隆起的病灶；视网膜母细胞瘤及视网膜转移瘤有原发病灶，病灶不限于视神经纤维层，不伴随皮脂腺瘤等皮损，无癫痫或智力减退的病史；视网膜毛细血管瘤用眼底荧光造影可明确诊断。治疗上，全身治疗以对症治疗或切除各系统错构瘤为主。视网膜星形细胞错构瘤可进展为渗出性视网膜脱离或黄斑水肿，确诊为该病的患者需眼科定期随诊。

三、案例使用说明

本案例为一名以双眼视力下降为主要表现的儿童，既往有癫痫病史，体格检查中发现患儿面部血管纤维瘤，眼底散瞳检查发现双眼视网膜多个灰白色半透明结节状病灶。进一步行颅脑影像学检查发现室管膜下结节。根据结节性硬化综合征诊断标准，结节性硬化的临床表现分为主要特征和次要特征，确诊需要：①两个以上主要特征；②一个主要特征以及两个以上次要特征。主要特征包括：色素脱失斑、面部血管纤维瘤、甲周纤维瘤、鲨革斑、多发性视网膜错构瘤、脑皮质发育不良、室管膜下结节、室管膜下巨细胞星形细胞瘤、心脏横纹肌瘤、肺淋巴管肌瘤病、肾血管肌脂瘤。次要特征包括：斑驳状皮肤改变、牙釉质多发性小凹、口腔内纤维瘤、视网膜色素缺失斑、多发性肾囊肿、发生在肾脏以外器官的错构瘤。本例患儿有癫痫病史，面部血管纤维瘤、视网膜错构瘤、脑皮质发育不良和室管膜下结节 4 个主要特征，结节性硬化诊断明确。该病的眼底表现需要与视神经有髓鞘纤维、视网膜母细胞瘤、视网膜毛细血管瘤、视网膜和视网膜色素上皮联合错构瘤等疾病鉴别。此病例提示，对于发现视网膜结节病灶的儿童，应仔细询问病史（癫痫、智力低下等），全身体格检查以及颅脑影像学检查以发现其他器官错构瘤可能。

四、启发思考题

1. 视网膜星形细胞错构瘤应与哪些眼底病鉴别？

2. 儿童视网膜结节样病灶应考虑什么疾病？

五、参考文献

[1] Mutolo MG, Marciano S, Benassi F, et al. Optical coherence tomography and infrared images of astrocytic hamartomas not revealed by funduscopy in tuberous sclerosis complex[J]. Retina, 2017, 37(7): 1383-1392.

[2] 王晓玲, 易佐慧子, 梁超群, 等. 结节性硬化病并发视网膜星形细胞错构瘤多模式影像检查一例[J]. 中华眼底病杂志, 2018, 2018, 34(1): 69-71.

[3] Rowley SA, O'Callaghan FJ, Osborne JP. Ophthalmic manifestations of tuberous sclerosis: a population based study[J]. Br J Ophthalmol, 2001, 85(4): 420-423.

[4] Wataya-Kaneda M, Uemura M, Fujita K, et al. Tuberous sclerosis complex: Recent advances in manifestations and therapy[J]. Int J Urol. 2017 Sep; 24(9): 681-691.

[5] Mennel S, Meyer CH, Peter S, et al. Current treatment modalities for exudative retinal hamartomas secondary to tuberous sclerosis: review of the literature[J]. Acta Ophthalmol Scand, 2007, 85(2): 127-132.

(陈尧　中南大学湘雅医院)

第七节　耳鼻咽喉头颈疾病　颈段食管癌

一、知识点

食管癌是常见的消化道肿瘤，是世界上第八种最常见的癌症，也是癌症导致死亡的第六大原因，全世界每年有超过50万人死于食管癌，严重威胁人类健康。其发病率和死亡率各国差异很大。我国是世界上食管癌高发地区之一。颈段食管癌因早期症状不明显、且解剖部位隐蔽，临床上极易误诊、漏诊。

二、案例

(一)病例资料

患者丁××，男，77岁，因"吞咽疼痛、梗阻感5月，发现左颈部肿块3月"入院。现病史：患者自诉及家人代诉：5个月前无明显诱因感吞咽疼痛、伴轻微吞咽梗阻感，无呼吸困难、声音嘶哑、咳嗽、咳痰、痰中带血、黑便。4个月前就诊当地医院，门诊行纤维喉镜未见明显器质性病变(图9-27)，考虑"反流性咽喉炎"，给予抑酸、抗反流治疗，效果欠佳。3个月前发现左侧颈部一约"枣核"大小肿块形成，局部无红肿及疼痛，不伴午后低热等不适。在此期间吞咽疼痛及梗阻感渐进性加重，且左颈部肿块迅速增长至约"鸡蛋"大小。为进一步诊治，10余天前于当地医院完善胸部增强CT提示"颈段食管壁增厚"，建议进一步诊治。遂转来我院门诊就诊，复查胸部增强CT：食管颈段管壁增厚并管腔中-重度狭窄，考虑食管Ca可能。建议进一步手术处理。门诊以"颈段食管肿物"收入我科。发病以来，患者精神、食欲、睡眠均较差，进食以少量流质、半流质为主，二便正常，体重下降6 kg。

既往史：无特殊。个人史：吸烟40余年，1包/天，已戒烟10余年；饮酒30余年，约2两/日，起病后已戒除。婚育史、家族史无特殊。

专科体查：左侧颈胸锁乳突肌前缘中下部可扪及肿块，质中，大小为3.5 cm×3 cm×3 cm，无压痛，尚可活动，边界清，基底似有粘连，气管居中，面部表情自然对称。间接喉镜不能合作，余专科体查无明显异常。

(二)相关检查

4个月前喉镜检查显示：咽腔黏膜苍白水肿，双侧杓区及杓间区黏膜明显水肿，双侧梨状窝显露欠佳、可见部未见明显肿物(图9-27)。

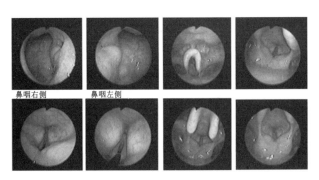

图9-27　4个月前喉镜检查

完善胃镜检查发现：咽部、食管入口可见肿物，触碰易出血(图9-28)。

完善MRI检查发现：C6至T2水平食管管壁不均匀增厚，相应管腔变窄，增强后不均匀强化；左

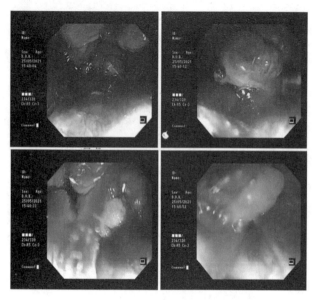

图 9-28　本次就诊胃镜检查

颈Ⅳ区可见肿大淋巴结，短径约 22 mm，增强后环形强化（图 9-29）。

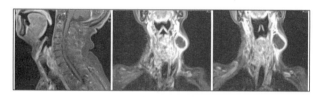

图 9-29　本次就诊 MRI 检查

三大常规、凝血常规、肝肾功能、血糖、输血前四项等抽血检查及心电图、肺部 CT、心肺功能、骨扫描、腹部彩超等检查未见明显异常。

（三）初步诊断

颈段食管占位、左颈部肿块性质待查：颈段食管癌累及下咽并左颈淋巴结转移？

（四）诊治经过

入院后积极完善术前检查、排除手术禁忌证，进行术前准备。于全麻下先行"食管镜下活组织检查术"，术中快速病检回报：（颈段食管）鳞状细胞癌。告知家属结果后按预先手术方案行"食管癌根治+全喉切除+双侧颈淋巴结清扫+管状胃上提胃咽吻合+颈部气管永久性造口术"。术中见自下咽梨状窝至颈段食管及胸段食管上段灰白色菜花状新生物，累及食管全层、未侵及邻近结构；左侧颈部Ⅳ区 3 个肿大淋巴结，最大者大小为 3 cm×2 cm×

2 cm。手术顺利、麻醉满意。病理：（颈段食管）低分化鳞癌；（左颈淋巴结）见癌转移。

术后患者转入 ICU、待病情稳定后转回普通病房，治疗上予以抗感染、营养支持、维持内环境稳定、定期换药等治疗，患者术后恢复顺利，按期拔除引流管、拆线，无吻合口瘘等并发症，术后辅以放疗。

（五）最后诊断

颈段食管癌累及下咽并左颈淋巴结转移（T3N2M0）。

（六）讨论

本例老年男性患者，有长期吸烟史、饮酒史等危险因素，以"吞咽疼痛、轻微吞咽梗阻感"为首发表现，4 月前于当地医院耳鼻喉科就诊，门诊纤维喉镜检查示双侧梨状窝暴露欠佳、未见明显新生物，并且喉腔特别是杓间区黏膜明显苍白水肿，诊断考虑反流性咽喉炎可能，予抑酸、抗反流治疗效果欠佳，但未予重视。直至出现颈部肿块（颈部淋巴结转移）、吞咽疼痛及梗阻感进行性加重，才予重视，完善胸部增强 CT 发现"颈段食管壁增厚"，才考虑颈段食管癌可能性大。对于有高危致病因素、治疗无效、病程进展的患者，体征与临床表现不相符时，应及时行辅助检查，以免延误诊断和治疗。

三、案例使用说明

食管癌是严重威胁人类健康的恶性肿瘤。颈段食管癌患者早期症状不明显，多表现为吞咽不适、异物感、吞咽不畅感、饮食习惯改变、疼痛感等非特异性症状；临床上许多食管癌患者一旦发现已近晚期。且因颈段食管解剖位置的特殊性，临床上容易误诊或漏诊。本教学案例以"吞咽疼痛、轻微吞咽梗阻感"为首发表现的、外院误诊老年男性颈段食管癌病例为例，阐述其诊治经过，以期引起广大医学生重视，提高颈段食管癌早期诊断率，促进交流分享。

本例外院误诊其主要原因是对食管恶性肿瘤警惕性不高，特别是对吞咽疼痛、吞咽梗阻感与食管癌关系缺乏认识。食管癌发展至一定程度后，食管腔明显狭窄，食物经过食管狭窄处时速度变慢、时间延长，患者感觉有疼痛感、梗阻感、吞咽困难。

食管癌狭窄的另一个症状是食管梗阻的近段扩张与潴留，食管对食物潴留感觉不敏锐，而食管上方咽喉部感觉比较敏锐，因此患者在餐后感觉为咽喉部有异物感。它与反流性咽喉炎鉴别点主要是进餐情况：食管癌是在吞咽时出现疼痛感、梗阻感，随时间推移，症状逐渐减轻或消失；反流性咽喉炎主要是咽喉异物感、咽喉部分泌物增多、清嗓，可有咽喉疼痛，但多与进食无关，随时间推移症状并无改变。临床医生应提高吞咽痛、吞咽梗阻感与食管癌关系的认识，及时进行食管检查予以鉴别可以减少误诊发生。特别对于有高危致病因素、治疗无效、病程进展的患者，体征与临床表现不相符时，应及时行辅助检查，以免延误诊断和治疗。

四、启发思考题

1. 颈段食管癌的病因与发病因素。
2. 颈段食管癌的早期症状及中晚期症状。
3. 颈段食管癌的诊断与鉴别诊断。
4. 颈段食管癌的 TNM 分期。
5. 颈段食管癌的治疗。

五、参考文献

［1］国家卫生健康委员会. 食管癌诊疗规范（2018 年版）［J］.中华消化病与影像杂志（电子版）.2019（4）.DOI：10.3877/cma.j.issn.2095-2015.2019.04.005.
［2］中华耳鼻咽喉头颈外科杂志编辑委员会咽喉组，中华医学会耳鼻咽喉头颈外科学分会咽喉学组.咽喉反流性疾病诊断与治疗专家共识（2015 年）［J］.中华耳鼻咽喉头颈外科杂志.2016（5）.DIO：10.3760/cma.j.issn.1673-0860.2016.05.002.

（王芸芸　中南大学湘雅医院）

第八节　小儿支气道异物取出麻醉管理

一、知识点

(一) 麻醉手术风险评级

1. ASA 分级（表 9-2）

表 9-2　美国麻醉医师协会健康状态分级表（临床麻醉学，第四版）

ASA 分级	定义	举例，包括但不仅限于举例
ASA Ⅰ	体格健康的患者	身体健康，不吸烟，没有或很少饮酒
ASA Ⅱ	合并轻度系统性疾病的患者	轻度疾病但无实质性功能障碍。例如(但不限于：正在吸烟者，社交型饮酒者，怀孕，肥胖（30 kg/m²<BMI<40 kg/m²），控制良好的 DM/HTN，轻微的肺部疾病)
ASA Ⅲ	合并严重系统性疾病的患者	实质性功能障碍；一个或多个中度到重度的疾病。例如(但不限于)：控制不良的 DM/HTN，慢性阻塞性肺病，病态肥胖（BMI≥40 kg/m²），活动肝炎，乙醇依赖或滥用，植入起搏器，中度射血分数降低，ESRD 接受定期透析，早产儿 PCA<60 周，3 个月以上的心肌梗死，CVA、TIA、或 CAD/支架
ASA Ⅳ	合并严重威胁生命的系统性疾病的患者	例如(但不限于)：最近(<3 个月)CVA，TIA，或 CAD/支架。进行性心肌缺血或严重瓣膜功能障碍，重度射血分数降低，败血症，DIC，ARD 或 ESRD 没有接受定期透析
ASA Ⅴ	预计不接受手术不能存活的垂死患者	腹/胸动脉瘤破裂，巨大的创伤，颅内出血出现容积效应，严重心脏疾病或多器官功能障碍合并肠缺血
ASA Ⅵ	确认为脑死亡，其器官拟用于器官移植手术	

2.麻醉分级(按高定级,表9-3)

表9-3 湖南省麻醉分级表

麻醉分级	ASA 分级	手术分级(类)	患者年龄(岁)	实施麻醉和手术
一级	Ⅰ级	一级	10~49	风险性小
二级	Ⅰ~Ⅱ级	一至二级	3~9 和 50~59	一定的风险性
三级	Ⅰ~Ⅲ级	一至三级	1~3 和 60~79	较大的风险性
四级	Ⅰ~Ⅴ级	一至四级	<1 和>80	很大的风险性
新开展的麻醉或手术,在成熟前应按三级或以上标准分级				

(二)气道异物取出的方法(表9-4)

表9-4 气道异物取出方法及适应证

方法	适应证
直视喉镜	各种喉部异物和部分气管上段内活动不易破碎的异物(花生、瓜子)
硬质支气管镜	硬性金属器械,是最有效气管异物取出法(图9-30,表10-5)
纤维支气管镜	成人及年长儿童支气管深部细小异物及上叶支气管异物
气管切开	大型异物或伴重度呼吸困难,气管切开后配合硬质支气管镜取异物,减少并发症,降低死亡率
开胸	多次支气管镜检及气管切开仍不能取出的异物

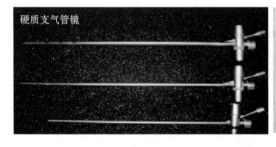
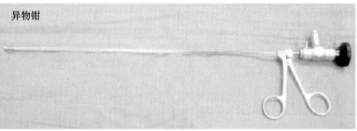

图9-30 硬质支气管镜及异物钳

表9-5 支气管镜的选择

年龄	支气管镜内径(mm)	支气管镜长度(mm)
<3 个月	~3.0	20~25
4~6 个月	3.0~3.5	25
7 个月至 2 岁	3.5~4.0	25
3~5 岁	4.0~4.5	25
6~12 岁	5.0	30
13~17 岁	5.0~7.0	30
成人	7.0~9.0	30~40

二、案例

(一)病例资料

患者李××，男，3岁3个月，13 kg，因金属链条误吸入气道24小时入院。发生误吸时，患儿感呼吸困难，面色发绀，持续1分钟，有喘息。10小时前在外院全麻下行硬质支气管镜异物取出术，异物未取出，术中情况不详，转入我院。

体查：患儿意识清楚，口唇尚红润，呼吸急促，呼吸35次/分，安静时吸气三凹征明显，未触及皮下气肿，双肺呼吸音减弱，右中、下肺呼吸音减弱更明显，可闻及喘鸣音。心率125次/分，律齐，无杂音，血压84/50 mmHg。

(二)相关检查

胸部CT：气管、右支气管异物(图9-31)。

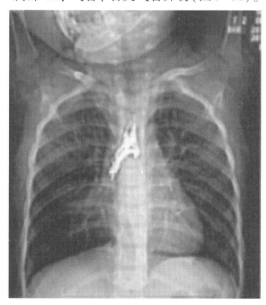

图9-31　患儿胸部CT

血常规：白细胞：$13.2×10^9$/L，中性粒细胞：$9.17×10^9$/L(69.8%)。

生化检查、凝血常规无明显异常。

(三)初步诊断

气管及右支气管异物(金属链条)。

(四)诊治经过

2021年2月19日在全身麻醉下行气道异物取出术。

患儿入手术室后，HR 135次/分，BP 90/50 mmHg，RR 35次/分，SPO_2 93%。

麻醉诱导：瑞芬太尼15 μg，丙泊酚60 mg，罗库溴铵3 mg，面罩加压吸氧3 min，此时患儿呼吸道压力稍高，但通气良好，双肺胸廓起伏均匀，SPO_2 100%，体内氧储备充分后，1 min内完成上开口器，下硬质支气管镜，口咽部及气管镜表面预先2%利多卡因软膏涂抹。

麻醉维持：静脉持续泵入瑞芬太尼150 μg/h、丙泊酚15 mg/h，经硬质气管镜侧孔机械通气，RR 25次/分，VT 200mL，必要时行手控呼吸。夹取异物前静注罗库溴铵2 mg。因异物嵌入气道组织，多次尝试取出均失败，15 min后决定改成气管切开取异物(图9-32A)。

气管切开时，瑞芬太尼200 μg/h、丙泊酚25 mg/h，气道开放后，由于气管镜头端位于气管切开口咽侧，大部分氧气通过气管切口丢失，造成患儿通气不足。逐步调整呼吸参数，VT增至300 mL，RR增至40~50次/分，使得部分氧气得以进入气管切开口隆突侧。

钳夹异物时，静脉注射罗库溴铵1.5 mg，并尽量减少手术操作导致的气道扭曲。气道切开至异物完全取出历时10 min，在此期间HR 130~140次/分，BP 78~95/45~60 mmHg，SPO_2 80%~90%。异物(图9-32B)。

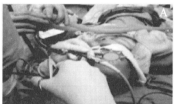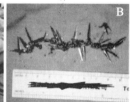

图9-32　手术及取出异物情况

异物取出后，马上插管，VT 200 mL，RR 30次/分，$PETCO_2$ 55 mmHg，SPO_2 85%，双肺呼吸音对称，少量啰音，无喘鸣音。10 min后，$PETCO_2$ 40 mmHg，SPO_2 100%。再次行支气管镜检查，可见气管黏膜有损伤出血，轻度水肿，炎性分泌物，无异物残留。

维持机控呼吸，转ICU。术后12 h，患儿恢复自主呼吸，吸空气SPO_2 95%。术后24 h纤维支气管镜检查，口咽部无水肿，气管黏膜水肿减轻，拔除导管，缝合切口。术后5 d患儿出院，1个月后随访无相关并发症。

（五）最后诊断

气管及右支气管异物（金属链条）。

（六）讨论

1. 如何进行术前访视及评估？（表9-6）

表9-6　术前访视及评估表

一般资料	
专科情况	包括手术方式
全身情况	有无并存疾病
实验室检查	尤其注意血常规中的白细胞及中性粒细胞，明确有无炎症感染
辅助检查	X线胸部正侧位片、CT、支气管镜检查
气道评估	气道异物的严重程度：异物的种类、大小、停留的部位和时间；是否存在呼吸系统的合并症及异物导致的并发症：肺炎、低氧血症、肺不张、肺气肿等

2. 手术方案及麻醉计划的制订。（表9-7）

表9-7　气道异物手术及麻醉计划

	手术方案	麻醉方案
第一方案（失败转第二方案）	硬质气管镜取出	全麻，经气管镜侧孔机械通气
第二方案（失败转第三方案）	气管切开	全麻，经气管镜侧孔行较高频率、大潮气量机械通气
第三方案	开胸	全麻，经气管切开口插入小号气管导管至左支气管，行左侧单肺通气

3. 气道异物的并发症及应急预案的制订。

（1）喉痉挛和支气管痉挛（图9-33）。

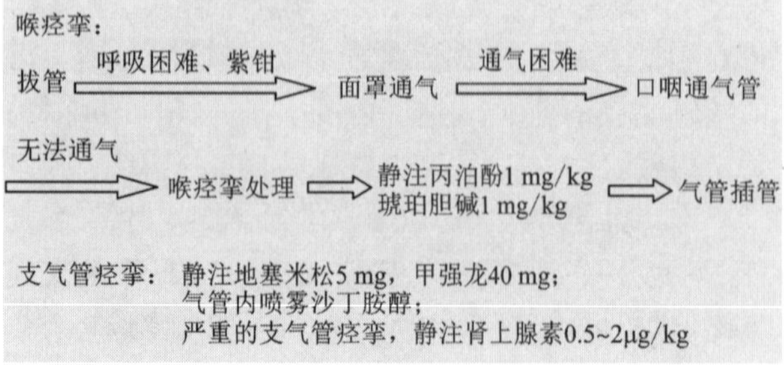

图9-33　喉痉挛及支气管痉挛处理流程

（2）喉水肿。

见于手术时间较长的患儿，麻醉医生要有预见性，术后早期密切关注。

预防：术前静注地塞米松，手术操作轻柔熟练，不要反复通过声门区，术后仍有明显吸气性呼吸困难的患儿可予气管插管或行气管切开。

（3）气胸及纵隔气肿。

气胸及纵隔气肿少见。尖锐异物在取出翻转过程中可能划破主气道（纵隔气肿）及支气管（气胸），应立即处理，若肺压缩≥20%，胸腔穿刺抽气或胸腔闭式引流；若进行气管或支气管手术，保留自主呼吸诱导，必要时体外膜肺氧合（ECMO）。

（4）肺水肿。

主气道堵塞，负压通气出现负压性肺水肿（梗阻后肺水肿），见于一些强壮而堵塞严重的患儿，一旦出现密切监护。患儿出现严重低氧血症且大量粉红色泡沫痰时，立即气管插管机械辅助呼吸，同时呼吸末正压通气（PEEP），充分吸引，静注糖皮质激素、氨茶碱等解痉平喘药物。

三、案例使用说明

气道支气管异物吸入多见于≤4岁儿童，病情急，情况危重，病死率极高。小儿气道异物取出（探查）术麻醉的难点在于麻醉医师和耳鼻喉科医师共用一个狭小的气道，麻醉要保证充分的通气和氧合，维持足够的麻醉深度，还需要争取平稳快速的苏醒过程。本案例通过全面的术前评估，和耳鼻喉科医师反复沟通后制订了3套详细的麻醉和手术方案。在准备充分的情况下，实施了全麻下经硬质气管镜下异物取出手术。由于术中发现异物嵌入气道组织且异物又长又大，多次尝试取出失败，改为气管切开取异物。在切开过程中出现低氧血症，经过及时有效的处理，最终成功取出异物，患儿术后5天出院。术前充分评估及气道准备、详细的麻醉计划及应急预案的制定、外科医生娴熟的操作是小儿气道异物取出成功的关键。

四、启发思考题

1. 如何在保证足够麻醉深度的情况下管理好气道？麻醉深度与气道管理的关系如何？

2. 发生低氧血症时，如何快速判断原因并进行处理？

五、参考文献

[1] RobertaL. Hines. 小儿麻醉学[M]. 姚尚龙译. 北京：人民卫生出版社, 2006.

[2] Michael A. Gropper, Ronald D. Miller. 米勒麻醉学[M]. 邓小明, 黄宇光, 李志文译. 9版. 北京：北京大学医学出版社, 2021.

（叶治　中南大学湘雅医院）

第九节　食管黏膜下肿瘤支撑喉镜下切除

一、知识点

（一）食管黏膜下肿瘤（Submucosal tumors，SMTs）

食管黏膜下肿瘤是一类以食管壁非上皮间叶组织为起源的肿瘤，黏膜以下各层均可发生一般多见于固有肌层及黏膜肌层。约半数食管SMTs完全没有症状，体检或接受内镜检查时意外被发现。此类肿瘤内镜下表现极其相似，且普通内镜无法明确肿瘤起源及性质，又因表面覆有正常黏膜，常规穿刺活检不易获得肿瘤组织。近年来，随着超声内镜的广泛应用，对病变性质及起源诊断的准确度明显提升，同时对SMTs的内镜下治疗起着指导作用。通常而言，直径<3.0 cm的食管SMTs被认为是良性肿瘤，多建议对其进行定期随访，但长期随访给患者带来一定程度的精神和经济负担；随着瘤体的增大，压迫或浸润周围的组织器官或发生远处转移的可能性增加。因此，有必要对其进行早期诊断和治疗。另外，部分肿瘤具有潜在的恶变可能（尤其是间质瘤），起源于固有肌层的食管SMTs恶变潜质尤为突出，故许多患者在诊断明确后要求手术治疗，但开胸手术及胸腔镜下治疗存在手术创伤性较大、手术并发症发生率高且术后住院时间较长等弊端。内镜设备和内镜诊疗技术的持续发展，内镜下诊治食管SMTs不断走向成熟，弥补了外科开放手术的不足之处。

（二）食管神经鞘膜瘤（Esophageal schwannoma tumors）

神经鞘膜瘤由雪旺细胞神经鞘膜良性增生转变而成，多发生在颅内神经根、周围神经、椎管内神经根，多见于躯干、四肢及头颈部，消化道很少见，食管则更罕见。食管黏膜下肿物是指来自食管黏膜层以下及伸展至管壁正常组织当中的异常结构组织，有恶性和良性隆起，其中恶性肿瘤较多见，良性则少见（0.5%~0.8%）。后者包括平滑肌瘤、间质瘤、脂肪瘤、神经纤维瘤、神经鞘瘤，发病率由高到低依次为平滑肌瘤、间质瘤、脂肪瘤、神经纤维瘤、神经鞘瘤，其中食管神经鞘瘤极为罕见，约占食管良性肿瘤的0~3.4%。食管肌活动及腺体分泌活动的神经由迷走神经和1~5个胸交感神经节联合形成的肌层间及黏膜下的神经丛支配。它们中的任何一支都能产生神经鞘瘤，其中最常见的是迷走神经。

食管神经鞘瘤多发生在颈、胸段食管，女性发病多于男性，一般无症状，偶可表现为吞咽不适、吞咽困难、胸骨后不适、上腹部不适、呕吐、后背疼、心悸，其中吞咽困难的程度与肿瘤生长的方式有关。本病早期，可无任何临床表现，偶也可表现为吞咽困难，仅在查体时发现。本病虽属于良性疾病，但恶变率一般为2.0%~3.0%，故怀疑此病后，需立即手术切除病灶。本病在术前很难诊断，近年来国外文献报道过神经鞘瘤可发生形态组织学改变，易被误诊，行内镜下检查时通常误诊为"食管平滑肌瘤"，手术切除病变后，通过病理检查及免疫组化后确诊，神经鞘瘤的病理组织学特征包括呈梭形排列成栅栏状结构或肿瘤细胞呈网状排列成松散的结构。它特征性的免疫组织化学检查是S100蛋白阳性。近年来超声内镜下引导细针穿刺活检已被证明是术前诊断的有效方法。对该病的治疗，国内外文献报道以食管切除为主。手术方式包括开放性外科手术切除、腔镜外科手术切除。随着消化内镜技术的不断成熟，可通过内镜黏膜下剥离术（ESD）、内镜黏膜下切除术（EMR）、内镜下肿物全层切除术（EFR）、内镜下黏膜下挖除术（ESE）等方法行各种消化道黏膜内肿物、黏膜下肿物及固有层肿物的内镜下切除。

二、案例

（一）病例资料

患者赵××，男，36岁，吞咽不畅1年余入院。患者1年前无明显诱因出现吞咽不畅，有哽咽感，曾有呃逆及呕吐感喉部异物，引起呼吸困难，持续5~10分钟，反复吞咽后可恢复。患者曾就诊于省人民医院，完善 CT 及胃镜提示食管肿物，后就诊于我院消化内科，完善颈胸部增强 CT 是食管上段肿块，性质待定。就诊于胸外科门诊，往返两科之间，后入住我院消化内科，完善超声胃镜示：食管中段黏膜下肿物。体查：颈部未扪及明显肿物。

(二)相关检查

颈胸部增强 CT(图 9-34)示：食管上段(T1-T4水平)可见一软组织肿块影，似与食管壁以宽基底相连，轴位最大横截面积为 37 mm×24 mm，内密度尚均匀，平扫 CT 值约为 26 HU，增强后 CT 值约为39 HU。

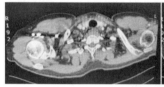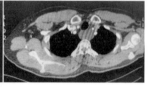

图 9-34　颈胸部 CT

超声胃镜(图 9-35)结果提示：梨状隐窝、食管上段巨大占位，质地不均匀，内部疑似分隔，切面大小为 7.1 cm×3.2 cm，考虑黏膜下层来源病变。

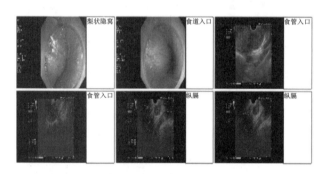

图 9-35　超声胃镜

(三)初步诊断

颈胸段食管巨大肿物：良性可能性大。

(四)诊治经过

会诊后建议行手术治疗，未予接受，出院就诊于外院，建议胸外科就诊。遂再次入住我院，于支撑喉镜下低温等离子下完整切除食管黏膜下神经鞘膜瘤。全麻经口插管，支撑喉镜下见环后区黏膜隆起。等离子切开环后区黏膜，见肿物位于黏膜下，无明显粘连，剥离肿物，于食管黏膜下创建隧道，

暴露肿物。见肿瘤为多个连接，遂行逐个切除。切除过程中支撑喉镜进入隧道，肿瘤下段距门齿约18 cm。完整切除肿物，缝合咽部黏膜切口(图 9-36)。放置胃管，术后患者恢复可，出院。术后 1周拔除胃管。术后病理结果符合神经鞘膜瘤，2 周复查 CT，未见肿物残留(图 9-37)。

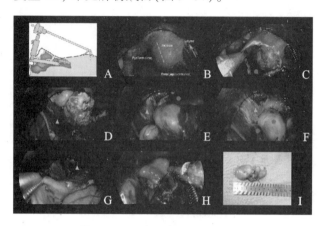

图 9-36　手术示意图及术中情况

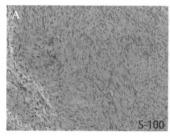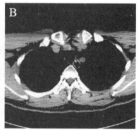

A：术后病理；B：术后 CT。

图 9-37　术后结果

(五)最后诊断

食管黏膜下神经鞘膜瘤。

(六)讨论

颈胸段食管黏膜下肿物可通过胃镜下隧道技术切除，但肿物过大时多需要开胸手术或胸腔镜下进行手术切除。到开胸或胸腔镜要打开浆膜层，肌层，如肿瘤范围大，常需要进行食管重建，避免术后食管狭窄。支撑喉镜下低温离子下行隧道技术，操作可行性强，并可以最大程度减少对于食管层次的损伤。通过前期观察，选择特制加长的等离子，可以操作到食管内距离门齿 20 cm 的病变。而且切口位于咽部，肿瘤切除后缝合咽部切开，可以做到最大程度的微创。

三、案例使用说明

本案例为临床上较为少见的食管神经鞘膜瘤，手术切除是首选治疗方式。以往的经验食管黏膜下的神经鞘膜瘤较小时可以选择胃食管镜下隧道技术进行切除，肿瘤较大时多需由胸外科进行开胸手术或胸腔镜手术进行切除。本案例患者难以接受开胸及胸腔镜手术的创伤，因此我们选择硬质支撑喉镜引导下以等离子为手术器械进行 Tunnel 技术肿瘤切除。术前评估至关重要。内镜彩超发现患者食管黏膜下良性肿瘤可能性大，活动度良好，很可能通过腔内剥离。通过 CT 和 MRI 充分了解肿瘤的范围。手术设计在食管内切口，损伤小，恢复快。建立内镜通道，显微操作更精细。选择长柄支撑喉镜可暴露至主动脉弓平面。器械选择喉内等离子显微操作范围大（选择特制加长的等离子，可操作距门齿约 20 cm 的病变）。同时等离子及喉显微器械可操作范围大，等离子切凝一体，术中出血少，保证术野清晰。

四、启发思考题

支撑喉镜只适用于喉部手术？内镜技术上限？

五、参考文献

[1] 叶雄，王思愚. 食管黏膜下神经鞘瘤 1 例[J]. 临床肿瘤学杂志，2005，10(4)：447-448.

[2] 肖大伟，林开荣，林莹等. 巨大食管黏膜下神经鞘瘤一例[J]. 中国胸 心血管外科临床杂志，1997(2).

[3] 方威，范钦和. 食管巨大神经鞘瘤 1 例[J]. 诊断病理学杂志，2008，15(6)：454.

[4] 周琴，汪泳，孙亚敏. 经内镜黏膜下隧道技术切除食管神经鞘瘤 1 例[J]. 肝肠病学及肝病学杂志，2016，25(9).

[5] 维妮热·阿布都外力，张志强，高鸿亮等。食管黏膜下肿瘤的内镜下诊断与治疗[J]. 中国内镜杂志，2019，25(2).

（李士晟　中南大学湘雅二医院）

第十节　喉巨大骨膜软骨瘤

一、知识点

头颈部的软骨肿瘤很少见。喉软骨瘤（Chondroma of larynx）仅占头颈部肿瘤的 0.12%，不到喉肿瘤的

1%。喉软骨瘤是良性肿瘤，最常累及环状软骨。70%～75% 的喉软骨瘤位于环状软骨后板，15% 的发生于甲状腺软骨瘤。喉软骨瘤生长缓慢，早期症状不典型。主诉及症状与肿瘤大小、发生部位和生长方式有关。肿瘤向喉内发展，患者表现为进行性声音嘶哑，呼吸困难。当肿瘤突破喉腔时，则表现为颈部肿块。手术切除是治疗的主要方法。传统手术，如喉裂开或甲状软骨外侧切口是推荐的治疗方法。经口内镜手术治疗喉部肿瘤，因其保留器官和功能、吞咽功能恢复快、误吸发生率低、住院时间短等优点，已成为广泛接受的治疗方法。

二、案例

（一）病例资料

患者孙××，男，76 岁，因声嘶 2 年余，呼吸不畅 2 月就诊。患者 2 年前无明显诱因出现声嘶，逐渐加重，2 月前出现呼吸不畅，活动后加重，未进行特殊治疗。

既往史、个人史、婚育史、家族史均无特殊。

专科检查：左侧颈部甲状软骨平面隆出。间接喉镜下见左侧喉腔黏膜下肿物向喉腔隆出，左侧声带活动受限。

（二）相关检查

喉镜（图 9-38 A，B）显示左侧梨状窝饱满浅，黏膜下隆起，左侧声带受压。

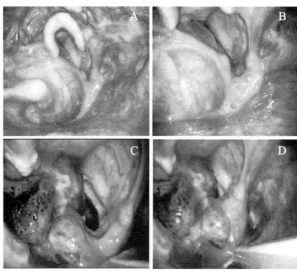

A～B 是术前的喉镜，可见左侧梨状窝一肿物，包绕甲状软骨上角，压迫左侧声门；C～D 是术后的喉镜，可见肿物已被切除，表面有伪膜覆盖，声带运动。

图 9-38　喉镜检查

CT(图 9-39 A~C)显示：肿瘤大小为 5 cm×4.8 cm。

磁共振成像(MRI)(图 9-39 D~F)显示：肿瘤 T1 像呈等信号，T2 像呈高信号，肿瘤上边界达到舌骨水平，下边界在环状软骨水平，向内压迫声门，向外压迫甲状软骨板。

正电子发射断层扫描(PET-CT)(图 9-39 G)显示：肿瘤的葡萄糖代谢轻度增加。

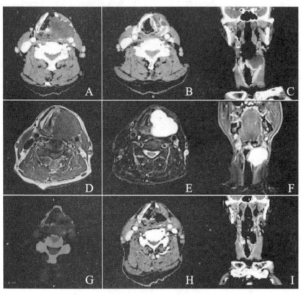

A~C 为患者术前的 CT，可见肿物邻近颈动脉，压迫左侧甲状软骨、声门以及甲状腺；D~F 为患者术前的 MRI，D 为 T1 加权相，E 和 F 为 T2 加权相，可见肿物呈 T1 等信号、T2 高信号，肿块上达舌骨平面，下达环状软骨水平，向内压迫声门，向外压迫甲状软骨 G 为 PET-CT；H~I 为术后复查 CT。

图 9-39　CT、MRI、PET-CT

(三)初步诊断

喉部肿物(左)：良性可能。

(四)诊治经过

与患者家属讨论手术相关问题，患者家属不接受开放手术，故采用内镜下切除术。

患者全麻经口插管，支撑喉镜暴露左侧梨状窝。肿瘤占据左侧梨状窝，压迫喉腔。等离子切开肿瘤表面黏膜，见肿瘤位于黏膜下。等离子切开黏膜，暴露肿瘤，于黏膜下进行分离。肿瘤被膜完整，与黏膜无明显粘连。肿瘤前端与甲状软骨板融合，难以分离。取部分组织送快速病检示：骨膜软骨瘤。遂行分块切除。切开肿瘤被膜，内含大量胶

冻及豆腐渣样物，予清除肿瘤内容物，残留肿瘤被膜。等离子沿肿瘤被膜分离。被膜内侧与左侧声门旁间隙组织黏膜较明显，等离子细致分离，保证声带及杓状软骨完整。肿瘤外侧无甲状软骨板结构，分离中可见带状肌结构，无明显粘连，予完整分离。分离中于带状肌外侧见颈动脉结构，等离子保持距离进行剥离，尽量保留动脉表面结缔组织层。分离肿瘤至甲状软骨切迹处，为保留喉部软骨框架结构，保留部分左侧甲状软骨板，将外侧病变甲状软骨板及肿物被膜一并切除。肿瘤分块彻底切除后，术腔下方可见甲状腺组织。检查颈动脉表面，有结缔组织膜覆盖。放置鼻胃管。术腔止血后，稀释络合碘，灭菌水反复冲洗。颈动脉表面以可吸收止血膜多层贴附粘连。黏膜切除下方对位缝合，尽量恢复梨状窝结构。检查术腔无出血后，结束手术。麻醉清醒后，拔管安返病房(图 9-40)。

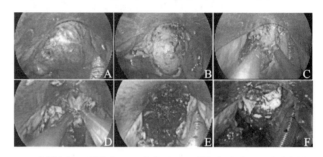

A：支撑喉镜显露肿瘤；B：等离子剥开梨状窝黏膜，显露肿瘤被膜；C：等离子分离声门旁间隙；D：等离子分离带状肌；E：肿瘤剥除后的术腔；F：利用止血材料填充术腔，保护颈动脉。

图 9-40　手术过程

术后病检提示膜软骨瘤(图 9-41)。术后声嘶症状稍改善，呼吸困难明显改善。术后 1 周复查喉镜(图 9-38 C, D)，创面覆盖白色假膜，创面光滑，无肿瘤残留。术后 3 天 CT(图 9-39 H, I)显示肿瘤已被切除，组织水肿。手术后一周，患者可以用嘴进食。

(五)最后诊断

喉骨膜软骨瘤。

(六)讨论

关于临床表现：喉软骨瘤生长缓慢，早期症状不典型。主诉及症状与肿瘤大小、来源和生长方式有关。肿瘤向喉内发展，患者表现为进行性声音嘶哑，呼吸困难。当肿瘤突破喉腔时，则表现为颈部

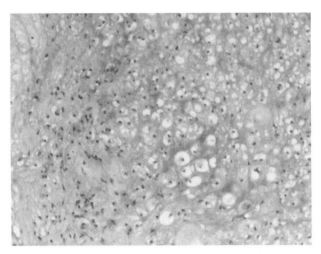

40 倍镜下的 HE 染色，示陷窝中的软骨细胞，大小不一、椭圆形、圆形、核深染。

图 9-41 病理结果

肿块。本病例有典型的病史和两种生长方式的喉征，患者以咽喉异物感起病，随着疾病的进展，肿瘤生长到喉腔，病人表现为进行性声音嘶哑和呼吸困难，且患者有颈部肿物病史 1 年。

关于诊断：CT 和 MRI 均可见外生性性病变。喉软骨瘤的典型 CT 表现为低密度、扩张性和边界清楚的肿块。MRI 能更好地去评估软组织情况。软骨瘤的信号强度与正常软骨相似。其常见的 MRI 表现是 T2 相边界清楚、分叶状、均匀的高信号密度肿块。软骨内透明基质的高信号返回可能与其黏多糖成分及含水量较高有关。本例 CT 表现为低密度、边界清楚的肿块。甲状腺软骨和左侧甲状腺受压变形。根据解剖中心，我们认为肿瘤可能起源于甲状软骨。MRI 显示 T2 加权像上有一个清晰的高信号密度肿块，提示肿瘤中含有高黏多糖成分。

关于治疗：手术切除是治疗的主要方法。由于喉软骨瘤是良性肿瘤，应尽量保留喉功能。建议局部切除，但复发很常见。我们根据肿瘤的大小、位置和硬度来选择手术方式。位于声带上的小软骨瘤可以通过经口内镜手术切除。而喉裂或甲状软骨外侧切口通常用于切除较大的肿瘤，但其创伤大，需进行气管切开，同时影响吞咽功能导致术后恢复周期长。喉切除术用于肿瘤较大或局部复发时的。在这个病例中，喉软骨瘤的大小是 5 cm×4.8 cm。显然首要的手术选择是喉裂开肿物切除术，综合各种原因选择内镜手术，而对于本例患者来说，利用内镜下等离子切除又遇到如下问题，首先，由于本例患者的肿物大至 4 cm，难以暴露完整，操作受限，

故内镜下难以进行完整切除，手术过程中，为解决这一问题，根据术中快速病检，初步判定肿物为软骨来源的良性肿物，对肿物进行分块切除。其次，我们从患者术前的 CT 也可见肿物紧邻颈动脉，内镜手术处理喉外颈动脉周围是极易损伤颈动脉及周围小血管，由于等离子具有低温、止血效果好等优点，能较好地保持术腔视野干净，减少热损伤，降低损伤颈动脉的风险；由于术中术腔可见颈动脉搏动，颈动脉直接暴露于外界，我们通过逐层覆盖含黏蛋白的可吸收止血材料，同时让患者胃管进食，给予术后暴露的颈动脉充分的保护；由于肿物侵犯左侧甲状软骨板外缘近 2/3，如果将左侧甲状软骨板完全摘除，喉的支架结构将不完整，而经口内镜手术切除喉支架很受限制，在技术上具有挑战性，Michael 认为，甲状腺软骨可以在适当的条件下通过内镜切除。在本病例中，我们保留声带和甲状腺软骨的前部，防止气道塌陷或狭窄。

喉软骨瘤非常罕见。既往文献报道的病例，肿物体积均未超过本例。根据经验，经口内镜手术治疗喉巨大软骨瘤是可行的。手术切除是主要的治疗方法。手术疗效好，复发率低。本例经口内镜手术，显露满意，保留了喉功能和气道，值得注意的是保护颈动脉非常重要。

三、案例使用说明

本病例为一名老年男性，以声嘶，呼吸不畅为主要表现。影像学检查可见外生性性病变，为典型的软骨瘤表现。CT 表现为低密度、扩张性和边界清楚的肿块。MRI 表现是 T2 相边界清楚、分叶状、均匀的高信号密度肿块。喉部以甲状软骨，会厌软骨，杓状软骨为骨性框架组成，但软骨源性的肿瘤仅占喉部肿瘤1%左右。而且类似本病例如此巨大的喉软骨瘤更为罕见。手术切除是首选治疗方式，明确诊断和解除压迫均是手术的目的。开放性手术是既往首选。但开放性手术，常需要切除一部分喉腔组织，并进行气管切开，对患者的发音功能及吞咽功能均有影响。文献报道 2 cm 以下的喉部软骨源性肿瘤可以进行内镜手术，可以最大程度保留患者的喉功能呢。而对于较大的肿瘤，仍然需要开放性手术。

本例患者年龄较大，患者本人及家属均难以接受开放性手术，但喉巨大软骨瘤（5 cm×4.8 cm），经口内窥镜手术切除是一项具有挑战性的手术，而

且本例肿瘤紧邻颈部主要动脉血管，更是加大了手术风险。因此手术选择分块切除，并且以甲状软骨外侧的甲状腺作为解剖标准，减少误伤颈部大血管的风险。因此本例病例是对喉部传统开放性手术方案的有力补充。

四、启发思考题

内镜下喉软骨肿瘤切除后，颈部大动脉暴露后的处理。

五、参考文献

［1］Franco RA, Jr., Singh B, Har - El G. Laryngeal chondroma［J］. Journal of voice: official journal of the Voice Foundation 2002；16：92-95.

［2］Lee DH, Kim JH, Yoon TM, et al. Arytenoid cartilage chondroma［J］. Auris, nasus, larynx 2015；42：428-430.

［3］Neis PR, McMahon MF, Norris CW. Cartilaginous tumors of the trachea and larynx［J］. The Annals of otology, rhinology, and laryngology 1989；98：31-36.

［4］Wiese JA, Viner TF, Rinehart RJ, et al. Cartilaginous tumor of the larynx［J］. The Annals of otology, rhinology, and laryngology 1992；101：617-619.

［5］Tiwari RM, Snow GB, Balm AJ, et al. Cartilagenous tumours of the larynx［J］. The Journal of laryngology and otology 1987；101：266-275.

［6］Damiani KK, Tucker HM. Chondroma of the larynx. Surgical technique［J］. Archives of otolaryngology (Chicago, Ill: 1960) 1981；107：399-402.

［7］Canis M, Martin A, Ihler F, et al. Transoral laser microsurgery in treatment of pT2 and pT3 glottic laryngeal squamous cell carcinoma - results of 391 patients［J］. Head & neck 2014；36：859-866.

（李仕晟　中南大学湘雅二医院）

第十一节　口腔疾病——青少年牙列拥挤双期非拔牙矫治

一、知识点

（一）双期矫治（Two-stage orthodontics）

双期矫治是正畸治疗中针对骨性不调的一种有力的矫治方式。所谓双期矫治，即把整个治疗过程分为一期矫治和二期矫治两个阶段。

一期矫治：主要面向位于生长发育高峰期停止前的儿童（女性在9~11岁前，男性12~14岁前），通过使用功能性矫治器或矫形力改善颌骨在矢状向、垂直向或水平向的不调。此阶段强调骨性的改建，而非牙性的诱导。

二期矫治：建立在一期治疗的基础上，对牙性的错𬌗畸形采取固定或隐形矫治，纠正患者牙列的异常。相比于在生长发育停止后进行的单期正畸矫治。

双期矫治可能降低患者后期拔牙或行正颌手术的概率，在一定程度上可缩短正畸疗程。

（二）牙列拥挤（Crowded dentition）

牙列拥挤是口腔错𬌗畸形中最常见的类型，发生率约为60%~70%，并常伴随着其他错𬌗畸形的发生。因牙量骨量的不调，导致牙齿排列在牙弓上的位置不足，临床上表现为个别牙或多数牙的错位、扭转，牙弓形态不规则或不对称和咬合紊乱等情况，易引发牙龈炎、牙周炎、龋病和颞下颌关节紊乱病等。

牙列拥挤矫治的基本原则为增加骨量和/或减少牙量。临床上解除拥挤的方法，主要分为拔牙矫治和非拔牙矫治。其中，非拔牙矫治包括牙弓长度/宽度的扩展（远移磨牙、快速或慢速扩弓等）和邻面去釉（IPR）。总的来说，正畸治疗前需结合患者面型、口内牙列牙弓和基骨情况，从而选择最佳解除拥挤的方法。

三、案例资料

（一）病史资料

患者曹××，女，12岁，于2018年1月14日就诊，因"牙列不齐"要求矫治。

（二）相关检查

2018年1月14日进行口腔检查，拍照取模。

1.面部检查：面型不对称，右侧较为丰满；直面型，高角，下颌后缩，颏部右偏；面下1/3略长；鼻唇角大，成钝角，颏唇沟浅（图9-42）。

2.口内检查：替牙列期，口内多颗乳牙滞留，色素沉着（++）；5E、6E龋坏，7C脱落，33未萌；11、12、21、22近中扭转，11~12见牙列间隙，5C/8E反𬌗；上颌牙列II°拥挤，下颌牙列I°拥挤；上下牙弓呈卵圆形，浅覆𬌗覆盖（图9-43）。

3.影像学检查:拍摄口腔锥形术 CT (图9-49)。

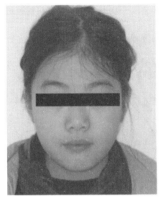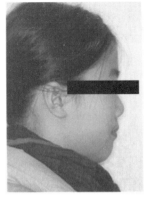

图 9-42　术前面照

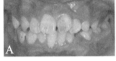

A:正面;B:上颌;C:下颌。

图 9-43　正畸前口内照

（三）诊断

1.牙列拥挤。

2.安氏Ⅲ类。

3.骨性Ⅰ类。

4.轻度下颌后旋。

5.高角。

（四）诊治经过

1.2018 年 2 月行一期矫治:佩戴上颌螺旋扩弓器行快速扩弓,早晚各 1/4 圈(图9-44)。佩戴4月,去除扩弓器后维持9月(图9-45)。定期复诊。

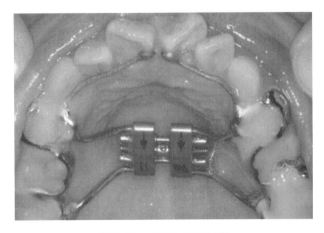

图 9-44　佩戴上颌扩弓器

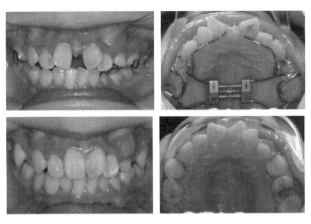

图 9-45　佩戴扩弓器 4 月(上)及
拆除扩弓器 9 月(下)口内照

2.2019 年 4 月开启二期矫治:直丝弓矫治技术,行非拔牙矫治。上下颌粘接托槽及颊面管后,更换 0.012、0.016、0.018、0.016×0.022、0.018×0.025 镍钛丝和0.017×0.025 不锈钢丝排齐整平牙列(图 9-46 上)。在此期间下前牙邻面去釉(IPR)解除拥挤,31 入槽(图9-46 下)。

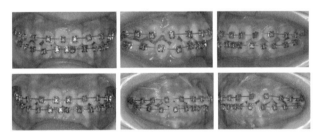

图 9-46　矫治初期(上)和矫治中期(下)口内照

3.水平牵引关闭间隙,前牙三角形垂直牵引,精细调整咬合关系。

4.矫治结束:至双侧尖牙、磨牙中性,前牙覆𬜬覆盖正常,建立良好咬合关系时拆除上下颌托槽(图 9-47)。面型得到明显改善,下颌及颏部前移,颏唇沟加深,颜面部整体美观协调(图 9-48)。整个矫治疗程为 30 个月。

5.上下颌佩戴压膜式保持器,定期复查。

6.矫治前后 X 线片和头颅侧位片(图 9-49)。

（五）讨论

国内外开始广泛关注青少年矫正,临床上对于牙列拥挤的治疗方法和技术多种多样。如何减少正畸疗程并最高效地完成矫治方案,对于青少年来说,及早抓住早期干预的时机十分关键。因此,对每一名正畸医生来说,掌握双期矫治是十分必要的。

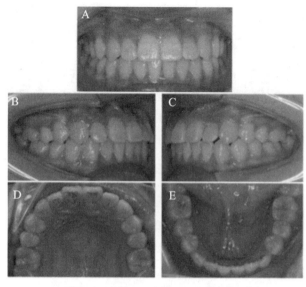

A：正面；B：右侧；C：左侧；D：上颌；E：下颌。

图 9-47　正畸结束口内照

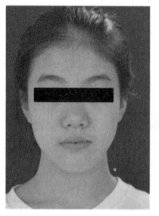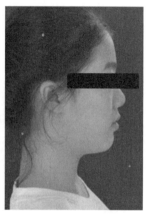

图 9-48　正畸结束面照

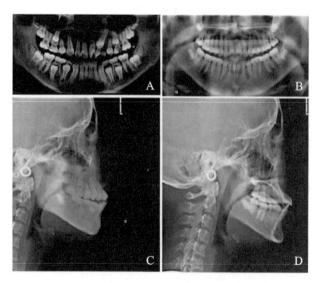

A：术前全景；B：术后全景；C：术前侧位；D 术后侧位。

图 9-49　CT 及头颅侧位片

判断患者是否处于生长发育高峰期；Ⅰ、Ⅱ°牙列拥挤的治疗方案；双期矫治适应证的把握；矫形扩弓的时机。

1. 该患者 12 岁，口内多颗乳牙滞留，判断仍有生长发育潜力，因此可行双期矫治。

2. 上颌Ⅱ°牙列拥挤伴局部反𬌗，因此在替牙期考虑矫形骨性扩弓，横向增加牙弓宽度，增加骨量，改善了牙量和骨量的不调。扩弓结束后 11、21 间牙间隙明显，在佩戴保持器期间，错位牙可一定程度上利用间隙自行调整，因此数月后再行二期固定矫治。

3. 该病例在一期通过扩弓增加了骨量，为二期采取非拔牙矫治提供了间隙。因此双期矫治在一定程度上对颌骨及时进行了生长改良，降低了拔牙的概率，减小了创伤。

三、案例使用说明

本案例通过有效的早期矫治，一定程度上解除了牙列拥挤及前磨牙区域的局部反𬌗，体现了双期矫治中一期矫治的必要性。而是否需要早期矫治、矫治时机的把握显得尤为重要。一期矫治面对的患者往往大多数为替牙列期儿童，该年龄群体有以下暂时性错𬌗畸形特点：①上中切牙出现间隙；②上颌前牙偏远中；③恒切牙轻度拥挤；④暂时性远中𬌗；⑤暂时性深覆𬌗。基于以上表现，在临床接诊过程中，我们应当判断患儿的错𬌗畸形属于是否属于生理性，避免不必要的过度早期矫治。本案例中，患者上颌牙列拥挤，21、22 明显扭转；术前 X 线片示，23 因间隙不足阻生于 22 根尖区，24 正常萌出。因此，及时行扩弓矫治有助于阻生尖牙的萌出，促进恒牙列建𬌗的完成。

一期矫治结束后，有学者提出无须保持的理念。而对于牙列咬合关系不稳定、存在较大牙移位的情况时，应及时佩戴保持器，减少复发的风险。本案例通过扩弓达到牙量骨量协调，这种作用于骨缝的力量为矫形力，术后需维持 3~6 个月。二期矫治的时机应处于年轻恒牙建𬌗初期，青春生长发育高峰期前后。根据一期矫治后患者的面型、牙量骨量和咬合关系等情况决定二期矫治的方案。本案例一期矫治结束后，拥挤和反𬌗得到明显改善。对于一期术后存在的牙列轻度拥挤，可采用邻面去釉，最大去釉程度不超过 0.3 mm。因此，综合以上考虑，本案例二期可采用非拔牙矫治，解决患者"牙列不齐的"主诉。

四、启发思考题

1. 牙列拥挤Ⅰ、Ⅱ、Ⅲ°表现、鉴别和治疗。
2. 扩弓器的种类和适应证。
3. 青少年非拔牙矫治的治疗原则。

五、参考文献

[1] 徐若君,马琴琴,樊雪敏,等.安氏Ⅱ¹类患者双期矫治期间垂直向变化的研究[J].口腔医学研究,2021,37(03):227-231.
[2] 马海祥,寇秉国,顾泽旭.青少年骨性Ⅱ类双期矫治1例[J].实用口腔医学杂志,2021,37(01):133-135.

（肖立伟　中南大学湘雅二医院）

第十二节　朗格汉斯组织细胞增殖症合并HIV感染

一、知识点

(一) 侵袭性牙周炎 (Invasive periodontitis)

牙周病是由牙菌斑引起的牙周组织炎性疾病,而侵袭性牙周炎是牙周病中较为严重的类型,它的临床发病率高,且发展迅速,严重损害了患者的牙周组织。多数患者在就诊时牙齿已出现松动或错位,不仅影响咀嚼功能和发音,严重影响了面部美观,也严重影响患者的生活质量。

(二) 朗格汉斯组织细胞增殖症 (Langerhans cell histiocytosis,LCH)

LCH 是一种原因未明的以 $CD1a^+CD207^+$ 树突状细胞在组织中大量积累为特征的罕见疾病。其发病高峰年龄为 1~4 岁儿童,成人发病率低,为(1~2)/100 万。目前,成人 LCH 系统诊治报道多以个案为主。LCH 的临床症状、体征多样,因受累器官多少及部位不同差异较大。在获取病理诊断证据前,LCH 容易被误诊。

(三) 艾滋病 (Acquired immune deficiency syndrome,AIDS)

AIDS 又称为获得性免疫缺陷综合征,是由于机体感染人类免疫缺陷病毒(HIV)而引发的全身性疾病,艾滋病病毒感染可导致人体不同程度的免疫功能缺陷,未经治疗的感染者在疾病晚期易于并发各种严重感染和恶性肿瘤,最终导致死亡。

二、案例

(一) 病例资料

患者吴××,男,26 岁,已婚。全口牙齿松动1 年,右下后牙龈溃疡 3 月。1 年前无明显诱因自觉全口牙龈疼痛、牙齿松动,并逐渐加重,诊断为"侵袭性牙周炎"。曾先后在两家医院分别拔除右侧上、左侧上下颌后牙,拔牙后 3 个月在修复科门诊拟作修复牙齿时发现右下后牙龈溃疡,自行回家行抗炎处理,但溃疡仍不愈,并逐渐出现张口受限。起病以来自觉乏力,抵抗力低下。

既往体健。否认其他系统疾病史、手术史。吸烟史 10 余年。

体查:患者面黄,体形消瘦,精神状况差。张口受限,张口度约一指。25、26、27、34、35、36、37、42、43、44、45、46、47 缺失,余牙皆有不同程度松动。右下颌牙龈溃疡,大小为 0.5 cm×0.5 cm,基底稍硬,边界不清,压痛,下颌骨异常动度。右颌下区可扣及肿大淋巴结。

(二) 相关检查

影像学检查示上下颌牙槽骨广泛吸收,上下颌骨溶骨性破坏,右下颌骨体部大范围骨质缺损,呈病理性骨折(图 9-50)。

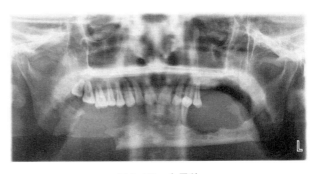

图 9-50　全景片

血常规:WBC↑、PLT↑、NEUT#↑、NEUT%↑、MONO#↑、PCT↑;LYM%↓、PDW↓,余未见明显异常。尿常规(-)、大便常规(-)。

HIV 及梅毒血清学检测:HIV(+),梅毒血清学检测(-)。

病理活检：镜下见弥漫性淋巴、组织细胞增生，考虑朗格汉斯组织细胞肉芽肿可能性大（图10-51）。

免疫组化：CD1α（+），S100（+），CD207（+），KI-67（40%+），CD68（+）（图9-51）。

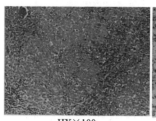 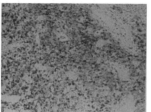

HX×100　　　　　　免疫组化CD207×100

图9-51　病理及免疫组化结果

（三）初步诊断

1. 右下后牙龈溃疡查因。
2. 右下颌病理性骨折。
3. 上下颌牙列缺损。

（四）诊治经过

1年前患者自觉全口牙龈疼痛、牙齿松动，并逐渐加重。曾先后在两家医院分别拔除右侧上、左侧上下颌后牙，拔牙后3个月在修复科门诊拟作修复牙齿时发现右下颌牙龈溃疡，大小为0.5×0.5 cm，基底稍硬，边界不清，压痛，下颌骨异常动度。但患者未予重视，自行回家行抗炎处理，但溃疡仍不愈，并逐渐出现张口受限，牙齿松动，遂至我院口腔科就诊。

血常规示WBC↑、PLT↑、NEUT#↑、NEUT%↑、MONO#↑、PCT↑、LYM%↓、PDW↓；尿常规（-）、大便常规（-）。艾滋病血清学检测阳性，牙龈溃疡活检报告示镜下见弥漫性淋巴、组织细胞增生，考虑朗格汉斯组织细胞肉芽肿可能性大。

（五）最后诊断

1. 朗格汉斯组织细胞增殖症并右下颌骨病理性骨折。
2. 艾滋病。
3. 侵袭性牙周炎。
4. 牙列缺损。

（六）讨论

1. 牙齿松动造成的牙周炎、口腔溃疡为口腔门诊常见的病症。牙周病为最常见的口腔疾病，对于快速进展的青少年牙周炎常为侵袭性牙周炎，但合并朗格汉斯组织细胞增殖症（LCH）的少见，合并HIV感染的更少。牙齿松动后拔除再修复是口腔科治疗的常规流程。合并HIV感染的口腔疾病患者越来越多，如果不加以规范检查治疗，操作流程极易造成院内感染和医患交叉感染。口腔临床医师除了要鉴别口腔专业性疾病外，还要耐心了解全身状况和相关全身疾病。

2. 有报道认为患有AIDS的人群相较于健康人群罹患恶性肿瘤的风险更高。其中合并有卡波西肉瘤、淋巴瘤者较为常见，而HIV感染合并组织细胞增殖症的相关病例报道较少。LCH临床表现多样，可累及全身单个或多个组织及器官。本病例中艾滋病和朗格汉斯组织细胞增殖症两者之间是否存在某种相关关系还有待进一步研究。本例患者初诊时临床症状仅表现为牙龈疼痛，牙齿松动，深牙周袋，全口牙列不同程度松动，单凭临床检查常易诊断为侵袭性牙周炎，而朗格汉斯组织细胞增殖症容易被漏诊。

3. LCH是一组以朗格汉斯细胞克隆性增生为特征的疾病，多发于儿童及青少年，成年人少见，发病率为百万分之（2~5），而合并艾滋病的LCH患者更是罕见，本病例是在对右下牙龈溃疡组织进行病理检查之后诊断为LCH，目前国内尚无此类病例报道，国外也仅有一例。

4. LCH累及口腔时，可表现为个别牙或全口牙列松动，牙槽骨吸收，牙龈肿胀或多发溃疡等。HIV相关性牙周炎主要表现为牙龈疼痛、坏死、牙槽骨破坏、牙齿松动，且进展迅速。临床上对于进展迅速、累及范围大的牙周破坏应结合其临床表现，考虑其他系统性疾病的可能，以防误诊及漏诊。

5. 临床上导致张口受限的病因较多。对于年轻人来说，主要考虑智齿冠周炎、间隙感染、颞下颌关节疾病和口腔黏膜下纤维性变等疾病导致，而由病理性骨折引起的张口受限较少见。

三、案例使用说明

本案例为一名以全口牙齿松动及牙龈疼痛为首发表现的26岁青年男性患者，首发症状符合侵袭性牙周炎的临床表现，但其牙龈溃疡经久不愈、下颌骨异常动度并出现张口受限，这一系列表现推翻了单一慢性牙周炎的诊断，经过完善相关的辅助检查：①全景片示：上下颌牙槽骨广泛吸收，上下颌骨溶骨性破坏，右下颌骨体部大范围骨质缺损，呈病理性骨折；②血常规异常及 HIV 检测（+）；③病理活检及免疫组化结果：考虑朗格汉斯组织细胞肉芽肿可能性大。最终诊断为朗格汉斯组织细胞增殖症并右下颌骨病理性骨折、艾滋病和侵袭性牙周炎。

该病例给我们以启示：首先，在平时的临床工作中，我们要全面地分析患者病情，不局限于常规思维，敢于对之前的诊断提出质疑，当疾病的临床表现不足以对其进行确诊时，要积极借助相关辅助检查，最大程度上避免漏诊和误诊。其次，作为医务工作者，要不断学习更新存储的专业知识，拓宽视野，做到与时俱进，才能更好地诊断出一些罕见疾病。

四、启发思考题

1. 牙齿松动的常见原因，特别是重度牙周病病因思考。

2. 张口受限的原因。

3. 口腔门诊各项诊治的感染控制及医患交叉传播。

4. 口腔专科医师全身检查的必要性思考。

五、参考文献

孔丹青，平娜娜，金正明.成人朗格汉斯细胞组织细胞增生症 11 例临床分析[J].上海医学，2022，45（02）：110-113.

（柳志文　中南大学湘雅二医院）

第十三节　口腔真菌感染疾病

一、知识点

马尔尼菲篮状菌（Talaromyces marneffei，TM）原名马尔尼菲青霉菌（Penicillium marneffei，PM），是迄今为止所能发现的极少数能使人致病的青霉菌之一，也是青霉属中唯一的双相菌，即组织中呈酵母型，室温培养呈菌丝型。TM 感染主要与机体免疫功能低下有关，常见于艾滋病患者当中。HIV 阴性患者合并 TM 感染主要与移植和自身免疫性疾病患者使用强效免疫抑制药物有关。TM 感染被认为是东南亚及我国南部艾滋病患者最常见的机会感染之一，相关资料显示，泰国报道的 TM 感染超过

6000 例，是艾滋病患者的第三大常见机会性感染之一。我国报道的 TM 散发病例多集中在中国南部如广西、广东、云南、香港，以及中国台湾地区等。TM 感染病情凶险，如不能早期诊断并获得及时的抗真菌治疗，会引起严重并发症乃至死亡。TM 感染病临床表现复杂，而发生于口内黏膜感染肿胀增生的病例比较罕见。

二、案例

（一）病例资料

患者周××，男性，57 岁，因颊部肿胀疼痛 1 月余，咳嗽一周就诊。患者于 1 月前开始无明显诱因出现右颊部黏膜疼痛，肿胀伴张口受限、口腔异味，无法进食刺激性食物，自服硫磺片治疗无好转，在当地乡镇医院住院予以"抗炎"输液治疗无效，建议来我院就诊。

检查发现：面部不对称，右侧面部肿胀，面颊部红，触之疼痛。右颊内侧至口角区可见大小为 5 cm×2.5 cm 大小溃疡面，组织增生，同侧下颌前牙区对应颊侧牙龈可见溃疡面，表面呈颗粒状，充血，溃疡面散在白色假膜（图9-52）。

患者 2002 年因确诊免疫性溶血性贫血长期服用糖皮质激素，现口服甲泼尼龙 16mg/天，2016年、2017 年曾用环孢素治疗，用量不详。

（二）相关检查

揭疱实验（+）；结核抗体检测（-）；输血前四项检查（-）；肝肾功能+心肌酶+E4A+血清离子：未见明显异常；凝血常规及相关项目：未见明显异常；网织红细胞计数+血常规+白细胞分类：嗜酸性粒细胞分类计数 0，网织红细胞百分比 2.42%；C-反应蛋白：19 mg/L。

病理检查：右颊慢性化脓性炎，鳞状上皮增生，纤维及肉芽组织增生，溃疡形成，黏膜下区域可见大量真菌菌丝及孢子，泡沫状，伴个别多核巨细胞形成，组织胞质菌或马尔尼菲青霉菌感染均有可能，特殊染色结果：PAS（+），消化 PAS（+），六氨银染色（+）。

（三）初步诊断

1. 口腔真菌感染。

2. 自身免疫性溶血性贫血。

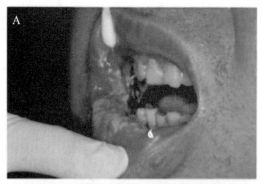
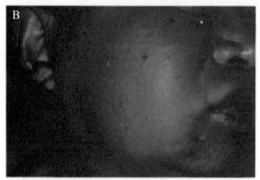
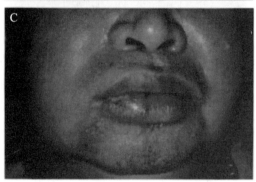

A：口腔内溃疡面，组织增生；B：右侧面部肿胀；C：正面照见患侧较对侧肿胀，皮肤有溃烂。

图 9-52　患者就诊时口面部情况

（四）诊治经过

氟康唑 50 mg/天，小苏打液 10 mL 含漱，同时补充维生素，并予以外用促黏膜愈合喷剂，2 周后病情有缓解，改用特比萘芬 125 mg/天，同时予以补铁、补充叶酸、维生素 B12 治疗。

一周后复诊病情反而持续加重。组织多学科会诊（血液科、皮肤科、病理科、感染科）会诊意见：具体为哪种真菌感染尚不清楚，或可能为非结核分枝杆菌感染。目前由于环境及耐药等原因，可能出现罕见感染病例，故建议进一步做活检送真菌培养或测序来明确诊断，以指导下一步治疗。

再次组织活检并送基因测序，结果显示：基因

测序：（2019 年 5 月 24 日华大基因）马尔尼菲篮状菌检出序数 24669，寄生虫、结核分枝杆菌复合群、支原体/衣原体未发现。检验科组织培养（2019 年 5 月 22 日）：组织块真菌培养示马尔尼菲篮状菌。

更改治疗方案如下：

两性霉素 B 起始剂量 10 mg 逐渐加量至 35 mg，维持 5 天，患者顽固性低钾，两性霉素 B 减量至 30 mg，维持 15 天，后伊曲康唑 每日 200 mg 静脉滴注，出院改口服，头孢曲松（治疗肺部感染）20 mg 每 12 小时一次静脉滴注 10 天，两性霉素 B 注射液 10 mL 含漱 TID。治疗后患者恢复良好（图 9-53，图 9-54）。

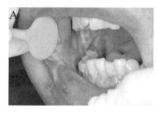
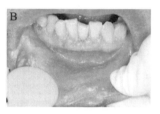

A：右颊部溃疡面完全愈合，仅见少许瘢痕组织；B：下唇部溃疡面完全愈合。

图 9-53　治疗后患者口腔情况

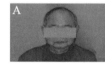
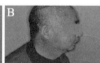
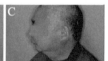

图 9-54　治疗后患者面部情况

（五）最后诊断

1. 口腔马尔尼菲篮状菌感染。
2. 自身免疫性溶血性贫血。

（六）讨论

口腔中的真菌是一种条件致病菌，当患艾滋病或恶性肿瘤导致免疫功能低下、或植入修复体，以及大量使用抗生素或激素时，发生真菌感染的机会大幅增加，常常并发口腔假丝酵母菌或其他真菌感染。

TM 多侵犯免疫功能低下的患者，这种真菌的口腔感染在临床上极易漏诊误诊。本病例患有自身免疫性溶血性贫血，需长期大量服用免疫抑制剂，这可能导致免疫力降低进而发生 TM 感染。由于该病例早期还有肺部感染，需与非结核分枝杆菌病或肺结核相鉴别。

马尔尼菲篮状菌病临床表现复杂，发生于口

内黏膜感染导致肿胀增生的病例更是罕见，致死率相对较高，对疾病的诊断提出了很高的要求。本病例先后进行了2次组织活检，通过全院会诊，采用基因测序及组织培养后才最终确诊，方得以有效治疗。

三、案例使用说明

患者颊部肿胀疼痛1月余，咳嗽一周来院就诊。患者就诊时口腔表现为局部肿胀增生，表面伴有溃烂，疼痛，根据患者临床表现，完善输血前四项、结核抗体等检测排除了结核性溃疡及艾滋病相关性口腔疾病，为进一步确诊，完善了口腔病理组织活检，排除了口腔恶性肿瘤及天疱疮等可能，但依旧无法明确具体感染原因。本例患者既往有因免疫性溶血性贫血长期服用糖皮质激素病史。综合多学科会诊意见、多次病检结果、基因测序和真菌培养结果才得以明确诊断，进而确定了针对马尔尼菲篮状菌的抗真菌治疗方案。

TM感染是一种机会感染疾病，一旦确诊应当尽早进行积极的抗真菌治疗，TM病临床表现复杂，发生于口内黏膜感染肿胀增生的病例更是罕见。在遇到这种以口腔溃疡、肿胀增生为主要症状的病例应考虑到多种可能的因素，包括口腔特殊性感染等，采用适合的检测手段确诊感染源并进行对症治疗。

四、启发思考题

1. 口腔真菌感染疾病有哪些常见的临床症状。
2. 口腔感染与口腔肿瘤的鉴别诊断及处理原则。

五、参考文献

[1] 李云，张悦. 马尼尔菲青霉菌的实验室诊断[J]. 中国现代医学杂志，2005，15(18)：43-45.
[2] 朱静. 艾滋病合并马尼菲青霉菌感染60例临床分析[J]. 中国社区医师，2017，33(7)：82-83.
[3] 彭竹山，张永喜，熊勇等. 获得性免疫缺陷综合征合并败血症患者的病原谱分析[J/CD]. 中华实验和临床感染病杂志(电子版)，2017，11(3)：251-254.
[4] Katchanov J, Jefferys L, Tominski D, et al. Crytococcosis in HIV–infecited hospitalized patients in Germany: evidence for routine antigen testing[J]. The journal of infection, 2015, 7(1): 110-116.
[5] JianjunSun, Weiwei Sun, Yang Tang, et al. Clinical characteristics and risk factors for poor prognosis among HIV patients with Talaromyces marneffei bloodstream infection. BMC Infect Dis. 2021 Jun 1; 21(1): 514.

（马立为 中南大学湘雅医院）

第十四节 牙龈炎性肌纤维母细胞瘤

一、知识点

炎性肌纤维母细胞瘤(inflammatory myofibroblastic tumor, IMT)是一种伴炎症细胞浸润，由肌纤维母细胞和成纤维细胞性梭形细胞组成的肿瘤。由于对该疾病的认识不同，该病有不同的别称，如炎性肌纤维组织增生(inflammatory myofibrohistiocytic proliferation)、浆细胞肉芽肿(plasma cell granuloma)、炎性纤维肉瘤(inflammatory fibrosarcoma)和炎性肌纤维母细胞肉瘤(inflammatory myofibroblastic sarcoma)等。IMT发病率较低，最多见于肺部，发生于口腔颌面部者较为罕见。头颈部IMT发生率约占全身IMT的5%，占肺外IMT的14%~18%。IMT可发生于任何年龄，最常见于儿童和年轻人，男性略多于女性。

IMT的病因尚未明确，以往认为IMT可能是机体对长期存在的外源性刺激如微生物感染、组织损伤、异物所发生的一种以肌纤维母细胞增殖为主的异常反应。现在的一些免疫组织化学和分子生物学证据认为：IMT存在间变性淋巴瘤激酶(anaplastic lymphoma kinase, ALK)基因异常，以及ALK蛋白的异常表达，一些IMT虽ALK阴性，但却含有其他基因异常，如TFG-ROS1融合基因、ETV6基因重排以及ETV6-NTRK3融合基因等。

IMT临床表现多为局部无痛性、渐大的肿块，可有轻微触痛，侵犯牙槽骨可导致牙齿松动，侵犯颌骨或周围咀嚼肌群则会伴咬合不适或开口受限。IMT可以为反应性增生、良性肿瘤、局部侵袭性病变甚至有恶性肿瘤的生物学行为，但从组织学角度看，多为良性肿物，通过完整的手术切除后多可治愈。影像学检查发现，IMT多数表现为单发软组织肿块，有的侵犯周围组织，表现出不同密度或信号强度。CT、MR增强扫描无明显特征，可呈均匀或不均匀、中度至明显增强的肿块影像。

WHO根据病理学特征将IMT分成3型：一种是类似肉芽组织的黏液血管型，该型肌纤维母细胞疏松排列，黏液样基质中见血管、浆细胞、淋巴细胞及嗜酸细胞；二是梭形细胞型，大量增生的梭形细胞紧密排列，多变的黏液样基质，内有明显的炎症浸润。三是少细胞纤维型，由大量胶原构成，类似于瘢痕组织，伴有散在浆细胞和嗜酸性粒细胞浸润。

二、案例

(一)病例资料

患者甘××，12岁，湖南岳阳人。2021年11月23日因"发现左下牙龈肿物2个半月"入院。2021年9月上旬，患者偶然间发现左侧下颌舌侧牙龈约米粒大小无痛性肿物，质地稍硬。2个多月以来，肿物缓慢长大至乒乓球大小，左下后牙移位、松动。2021年11月初，就诊于外院，行活检术，病理结果提示"黏膜下见梭形、纤维样形态细胞增生，伴细胞有一定异型，倾向肿瘤性病变，建议深检进一步确诊"。11月23日，患者来我院就诊，以"左下牙龈肿物"收入院。

既往史、个人史、月经史、婚育史、家族史均无特殊。

体查：体温36.5℃，脉搏78次/分，呼吸18次/分，血压102/64 mmg。专科检查：左侧下颌舌侧可见3 cm×3 cm卵圆形肿物，颜色与牙龈相近，前至32近中，后至36近中，下距颌舌沟约1 cm，向内侧突出约1.5 cm，向外侧突出约0.5 cm，表面可见对颌牙齿痕和白色假膜，质地较硬，无活动度，触压无疼痛。33-35拥挤、近中移位，34 Ⅰ°松动，35 Ⅱ°松动(图9-55)。

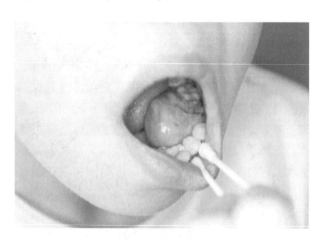

图9-55　左下颌牙龈肿物(口内照)

(二)相关检查

2021年11月2日，下颌骨CT：左侧下颌骨体部骨质破坏，性质待定。

2021年11月3日，颌面部MRI：左侧下颌骨体部膨胀性骨质破坏并肿块，考虑偏良性病变可能性大，造釉细胞瘤？请结合临床。

2021年11月8日，病理检查报告：(左下牙龈)检材黏膜区糜烂，浅溃疡形成，黏膜下见梭形纤维样形态细胞增生伴细胞有一定异型，倾向肿瘤性病变，建议深检进一步确诊。

2021年11月17日，CBCT：33、34、35近中移位，35根尖及远中可见低密度影(图9-56)。

血常规、肝肾功能、凝血常规、输血前四项、心电图、胸片均无明显异常。

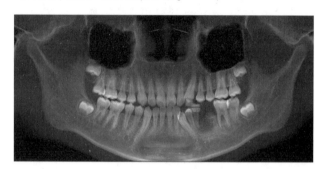

图9-56　CBCT示左下颌牙龈肿物

(三)初步诊断

左下颌牙龈肿物。

(四)诊治经过

2021年12月1日行常规穿刺活检，病理提示：(左下颌)上皮下见极少量梭形细胞，结合免疫组化标记，可能为肌纤维母细胞肿瘤，需完整切除肿块评估。免疫组化结果：CK-Pan (-)，S-100 (-)，SOX10 (-)，EMA (-)，Ki67 (+2%)，SMA (+)，Desmin (+)，CD31 (-)，ERG (-)，CD34 (-)，MYOD1 (-)，Myogenin (-)，MUC (-)。

完善患者相关检验、检查，排除手术禁忌，于2021年12月3日全麻下行"左下牙龈肿块扩大切除术"，术中拔除34、35、36，沿左下牙龈肿物边缘扩大0.5 cm完整切除肿物，用骨凿将肿瘤邻接的一部分牙槽骨一并去除，取肿物边界组织行快速冰冻病检，结果回报：边界均未见肿瘤。彻底止血，伤口表面填塞碘仿纱团并固定、打包。

术后病理结果报告（2021-12-13）：（左下牙龈）梭形细胞肿瘤，结合免疫组化结果考虑炎性肌纤维母细胞肿瘤（交界-低度恶性），肿物大小为3cm×1.5cm×1cm，侵犯左下牙槽骨。免疫组化结果：CK-Pan（-），CD68（散在+），CD34（-），CD99（+），Desmin（+），ALK（-），Ki67（5%），Myogenin（-），SMA（+），STAT6（-），Vimentin（+），LCA（-），S-100（-），CD163（-），MUC4（-）。

术后半年复查CBCT（20220613）：未见肿瘤侵犯影像（图9-57）。

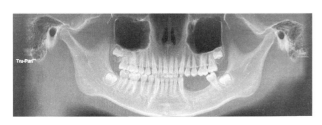

图9-57　术后半年复查CBCT

（五）最后诊断

左下颌牙龈炎性肌纤维母细胞瘤。

（六）讨论

口腔颌面部IMT的确诊一般依赖于组织病理学检查。IMT组织学结构多为良性，临床上，常伴侵袭性和复发性，表现为低度恶性特征，全身转移少见。口腔颌面部IMT应与其他恶性肿瘤相鉴别，术前活检或者术中快速冰冻病检可以避免误诊，也可以避免手术范围过大。

完整手术切除是治愈的关键，也是首选的治疗方法，手术治疗时一般采取病灶边界外0.5~1cm切除。若手术入路困难或者多次复发，可辅助放射或激素治疗。

IMT对于皮质激素比较敏感，曾经有肺、骨、肾脏IMT经过使用激素后消退或者好转的报告。我们也曾报告过一例4岁半女性患儿，左侧下颌骨升支来源IMT，因手术创伤较大、风险较高，经切取活检、病理确诊后使用中效糖皮质激素醋酸泼尼松治疗一年，IMT体积明显缩小直至完全消退，骨质破坏区基本恢复正常，术后2年未见复发。颌面部IMT经过活检确诊后，体积过大或者因解剖部位无法切净时，可以考虑先采用皮质激素治疗，待肿瘤缩小后再彻底切除，创伤较小，效果更好。

三、案例使用说明

本案例中患儿12岁，发现左下牙龈肿物2个半月来院就诊，根据患者左下颌舌侧肿块的临床表现、影像学特征和初次病检结果，决定行常规穿刺再次活检，病理提示：（左下颌）上皮下见极少量梭形细胞，结合免疫组化标记，初步病理诊断为肌纤维母细胞肿瘤。炎性肌纤维母细胞瘤（IMT）是一种罕见的具有中等生物学潜能的软组织肿瘤，由肌纤维母细胞梭形细胞和炎性细胞组成。它最常发生在肺部，但也可见于全身。口腔IMT很少见，如果有的话，最可能的受累部位是颊黏膜，此次病例则更为罕见的受累在牙龈处。

间变性淋巴瘤激酶（ALK）免疫组织化学阳性表达和FISH分离探针研究阳性有助于将病变定义为IMT，而不是其他肌纤维瘤病变。IMT的诊断通常是根据病理检查的结果，显微镜下，IMT以炎性和肌纤维母细胞梭形细胞为特征。免疫组织化学通常显示波形蛋白、肌肉特异性肌动蛋白和平滑肌肌动蛋白呈阳性染色。临床上，IMT表现为一种快速发展、边界清楚的无痛肿块。大体上看，IMT是假性包膜、纤维性、局限性出血性肿块，核心为均匀的白色或黄色。影像学检查通常是非特异性的，提示肉芽肿疾病或浸润性生长的侵袭性肿瘤。

完善术前检查后，全麻下行"左下牙龈肿块扩大切除术"，术中取肿块边界组织行快速冰冻病检，确认边界均未见肿瘤后，彻底止血，填塞碘仿纱团，固定、打包。术后病理结果报告：（左下牙龈）梭形细胞肿瘤，结合免疫组化结果考虑炎性肌纤维母细胞肿瘤（交界-低度恶性）。

IMT的复发率为5%~25%，区域或远处转移和肉瘤恶变的风险低于5%。手术切缘主要决定患者生存率，并且肿瘤大小增加、假性包膜的存在、瘤内坏死、Ki-67和ALK的过度表达都对生存率有不利影响

四、启发思考题

口腔炎性肌纤维母细胞瘤的临床表现、鉴别诊断和治疗原则。

五、参考文献

［1］Yamamoto H, Yoshida A, Taguchi K, et al. ALK, ROS1 and NTRK3 gene rearrangements in inflammatory myofibroblastic tumours［J］. Histopathology, 2016, 69 (1): 72-83.

［2］Lazaridou M, Dimitrakopoulos I, Tilaveridis I, et al. Infla mmatory myofibroblastic tumour of the maxillary sinus and the oral cavity［J］. Oral Maxillofac Surg, 2014, 18（1）: 111-114.

［3］杨柳笛, 黄龙, 苏彤. 泼尼松治愈下颌骨炎性肌纤维母细胞瘤1例报告［J］. 中国口腔颌面外科杂志, 2020, 18（06）: 574-576.

（苏彤, 曾柳钧, 杨志敏, 陈维俊, 聂欢泉
中南大学湘雅医院）

第十章

皮肤与风湿免疫性疾病

第一节　嗜酸性肉芽肿性多血管炎

一、知识点

(一) 高嗜酸性粒细胞增多综合征(hypereosinophilic syndrome，HES)

HES：外周血 2 次检查(间隔时间>1 个月)嗜酸粒细胞绝对计数>1.5×10^9/L 和(或)骨髓有核细胞计数嗜酸粒细胞比例≥20% 和(或)病理证实组织嗜酸粒细胞广泛浸润和(或)发现嗜酸粒细胞颗粒蛋白显著沉积(在有或没有较明显的组织嗜酸粒细胞浸润情况下)。HES 常分为 4 类：①反应性嗜酸性粒细胞增多综合征，见于过敏性疾病、皮肤病(如银屑病)、感染；②继发性嗜酸性粒细胞增多综合征，见于结缔组织病、肿瘤、内分泌疾病、免疫缺陷病和间质性肾病等；③克隆性嗜酸性粒细胞增多综合征，见于慢性嗜酸性粒细胞白血病，急、慢性髓细胞白血病等；④HES 原因不明(特发性)，是以嗜酸性粒细胞过量生成为特征的骨髓增生性疾病。需要通过仔细询问病史、查体，以及相关实验室检查，明确导致 HES 的可能原因。

(二) 嗜酸性肉芽肿性多血管炎(Eosinophilic granulomatosis with polyangiitis，EGPA)

EGPA 是一种异质性的罕见病，既往称为 Churg – Strauss 综合征(Churg – Strauss syndrome，CSS)。EGPA 属于继发性 HES，为累及中、小动脉和静脉的系统性坏死性血管炎，以血管周围及邻近组织嗜酸性粒细胞浸润为特征。患病率为(10.7~

13)/100 万人，发病年龄为 38~54 岁，主要死因是心脏事件。老年和肺栓塞是预测死亡的独立危险因素。其病因和发病机制尚不明确，可能是遗传与环境的复杂相互作用所致炎症反应，嗜酸性粒细胞、T 淋巴细胞和 B 淋巴细胞起主要作用。

临床表现与脏器受累的数量与严重程度有关。常累及呼吸系统，其次耳鼻喉、皮肤、肾脏、心脏、神经系统和胃肠道等。典型病程包括三个阶段：①前驱期，以哮喘、过敏性鼻炎、鼻窦炎为特点；②嗜酸性粒细胞(Eosinophil，Eos)浸润期，主要病理改变是外周血 Eos 增多和器官 Eos 浸润，此阶段肺、心脏和胃肠道系统易受累；③血管炎期，坏死性血管炎及周围肉芽肿可引起脏器继发性损伤外伴随全身症状(发热、乏力、体重下降)。实验室检查 Eos 常在 5000~9000 个/μL(至少>1500 个/μL 或比例>10%)，40%~60% 的患者 ANCA 阳性。其中 ANCA 阳性血管炎的特征表现是中小血管炎，ANCA 阴性的病理表现可见 Eos 浸润及损伤靶器官。

EGPA 主要与 Eos 增多和血管炎相鉴别，需排除寄生虫感染、高嗜酸性粒细胞综合征、变应性支气管肺曲霉病、急性嗜酸性粒细胞性肺炎、药物相关性血管炎、其他 ANCA 相关血管炎(如肉芽肿性多血管炎)、显微镜下多血管炎以及 IgG4 相关性疾病。

1990 年美国风湿病协会制定 6 条诊断标准：①哮喘；②外周血嗜酸粒细胞增多；③多发周围单神经病变；④鼻旁窦病变；⑤肺内游走性浸润影；⑥活检提示血管外嗜酸粒细胞浸润。满足 6 条标准中的至少 4 条，且仅有肺部和呼吸系统受累(包括耳鼻喉)的 EGPA 患者，称为局限型 EGPA。在局限性标准基础上，有至少 2 个及以上脏器受累者，则为全身型 EGPA。局限型 EGPA 可以转化为全身型 EGPA。EGPA 肺部 CT 主要表现为多发游走性的病变，主要表现为斑片状、结节状实变和磨玻璃影，以支气管血管束周围和外周分布为主，周围可合并小叶间隔增厚和叶间裂结节，也可见树芽征、支气管壁增厚和小叶中心结节，可合并肺门、纵隔淋巴结肿大。心脏累及是 EGPA 的主要死亡原因（约占 50%），可出现心肌、心内膜、心包和冠状动脉受累，表现为扩张性心肌病、嗜酸粒细胞性心内膜炎、嗜酸粒细胞性心肌炎、冠状动脉血管炎、心脏瓣膜病、充血性心力衰竭、心包炎及心包积液等。在疾病早期完善对受累靶器官的实验室检查、辅助检查、甚至病理检查，有助于提高确诊率。

EGPA 治疗应根据是否存在影响预后的因素而决定。目前评估预后的标准主要参考 2011 年修订的 5 因子评分评价体系：①胃肠道受累；②心脏受累；③肾功能不全（血肌酐>150 μmol/L）；④年龄>65 岁；⑤缺乏耳鼻喉部位受累的证据。每项计 1 分，总分 5 分。分数越高，预后越差。5 因子评分为 0 分时：EGPA 患者可使用激素控制症状；≥1 分或有严重器官受累的患者[如严重心脏、胃肠道、中枢神经系统、严重外周神经病变、严重眼部病变、肺泡出血和（或）肾小球肾炎等]：建议激素联合免疫抑制剂进行诱导缓解治疗。EGPA 总体治疗方案分为诱导缓解和维持治疗 2 个阶段。缓解的定义为临床表现（除外哮喘和/或耳鼻喉部表现）消失。诱导缓解治疗方案主要包括激素和/或免疫抑制剂（如环磷酰胺），诱导缓解治疗的疗程目前尚无定论；病情达到缓解后，维持治疗推荐使用硫唑嘌呤或甲氨蝶呤，维持治疗疗程尚无定论，2015 年全球 EGPA 诊治专家共识推荐的治疗时间为疾病达到缓解后至少 24 个月。靶向 IL-5 的美泊丽珠单抗在 2021 年成为首个获批治疗 EGPA 的生物制剂。此外，血浆置换可作为 EGPA 急性进展型肾炎、肺泡出血的辅助治疗。

二、案例 I

(一)病历资料 |

患者曹××，男性，55 岁，主诉"体重下降半年，全身乏力 2 月"。半年前自觉出现消瘦症状，无纳差、乏力等不适，未就医。2 月前，无明显诱因出现全身乏力症状，步行约 200 米或手持饭碗等即感小腿或手臂酸胀、乏力，休息数十分钟可好转，劳累后有左眼黑朦，伴天旋地转感，无耳鸣、耳聋。近 2 月感进食后吞咽困难，食量较前减少 20%，无声音嘶哑、呼吸困难，无恶心、呕吐。近 1 月来感上腹部疼痛，进食后缓解，解成形褐色便，后出现腹泻及便秘交替，解褐色稀便，1 次/周。偶有盗汗，无咳嗽、咳痰、午后低热，无怕热、多汗、脾气暴躁。外院体检发现体重下降 10 kg，嗜酸性粒细胞值显著升高、尿隐血阳性、血清白蛋白降低。

既往史：40 余年曾血吸虫感染，予药物治疗（具体不详）并间断复查未发现再发。强直性脊柱炎 10 余年，2009 年经益赛普规律治疗 1 年后出现四肢皮疹，遂自行停药，后未复查。高血压病 4 年，规律服药，血压控制可。生于湖南省益阳市沅江，现居住长沙，10 年前再次接触血吸虫疫水，素来喜生食鱼、虾。无吸烟史，饮酒 30 余年，平均每天 3 ~4 两，戒酒 2 月。余既往史、个人史、婚姻史与家族史无特殊。

专科检查：慢性病容，步态正常。腹部平坦，腹软，无压痛及腹肌紧张，未触及包块，肝脾肋下未触及，肝肾区无叩击痛，肠鸣音正常。脊柱无侧突畸形，腰曲不明显，前屈后伸、侧屈及旋转等活动度受限。双下肢无浮肿、无按压痛。四肢肌力、肌张力正常。生理反射正常，病理征阴性。

(二)相关检查 |

2020 年 12 月血常规：WBC 13.11×10⁹/L，E 6.2×10⁹/L，比值 47.4%。尿常规：Ery（+），PRO（-）。LFT：ALB 32.8 g/L。CRP：41.4 mg/L，hscRP>5 mg/L。多普勒彩超：心脏房室大小正常，EF 74%。腹部彩超见肝内多发钙化灶，胆囊多发结石并胆囊炎。心电图正常。

(三)初步诊断 |

1. 消瘦查因：寄生虫病？结核？肿瘤？
2. 强直性脊柱炎。
3. 高血压病 1 级（低危组）。
4. 胆囊结石伴胆囊炎。

（四）诊治经过 |

入院后完善 BR：WBC 12.53×10⁹/L，Hb 108 g/L，RBC 3.56×10⁹/L，L 0.87×10⁹/L，L% 6.90% ↓，E 5.04×10⁹/L↑，E% 40.20%↑。UR：Ery 3+。尿沉渣：红细胞总数 250 000 个/mL，均一型 40%，变异型 60%，后复查变异型 80%。粪便常规正常，未镜检到虫卵。LFT：ALB 23.8 g/L，GLO 55.5 g/L，A/G 0.43。RFT：Crea 68.8 umol/L，BUN 6.8 mmol/L，eGFR 72.03 mL/min/1.37m²，24 小时尿总蛋白 775.31 mg/day。CRP：79.80 mg/L，ESR 83 mm/h，C3 0.31 g/L，C4<0.0167 g/L。血清免疫球蛋白：IgG 41.10 g/L，余正常。血本周氏蛋白：免疫球蛋白 K 链 30.20 g/L，λ 链 15.8 g/L。RF：112.0 IU/mL；RF-IgG 84 u/mL，RF-IgM 274 u/mL。抗环瓜氨酸肽抗体、突变型瓜氨酸波形蛋白均（-）。HLA-B27（+），抗 dsDNA 抗体（+），ANA（1∶80）+（均质型）。

结核、25-羟基维生素 D、HbA1c、FBS、甲状腺功能、肿瘤标志物、乙肝、过敏原检测无异常。寄生虫虫卵、寄生虫抗体全套无异常。

肺部 CT：双肺结节，LU-RADS 2-3 类，右下肺少许炎症。腹部 CT：肝肾囊肿，胆囊结石，前列腺内钙化灶；胸腰椎病变，考虑强直性脊柱炎。胃镜：胆汁反流性胃炎，贲门炎，食管下段黄斑瘤。病理结果：①慢性浅表性胃炎（轻度）；②（食管白斑处）鳞状上皮乳头状瘤样增生。肠镜：结肠多发息肉，内痔。骨髓穿刺检+活检：骨髓增生活跃；骨髓片与外周血涂片均见嗜酸性粒细胞明显增高；另骨髓片示单核细胞无明显增减，红系、巨核及血小板分布可；未见寄生虫及其他异常细胞。血管炎阴性、肺功能及神经肌电图无异常。心脏彩超：升主动脉内径增宽，左室收缩功能测值正常范围。鼻窦 CT：鼻中隔偏曲。

根据上述检查结果综合考虑嗜酸性肉芽肿性多血管炎，予醋酸泼尼松与吗替麦考酚酯治疗。出院后定期在风湿免疫科门诊随诊，4 月后随访体重增加 7 kg，纳差、乏力症状明显改善，复查结果示：E 0.44×10⁹/L，E% 3.8%，ALB 39.6g/L，ESR 12mm/h。

（五）最后诊断 |

1. 嗜酸性肉芽肿性多血管炎。

2. 强直性脊柱炎。
3. 高血压病 1 级（低危组）。
4. 胆囊结石伴胆囊炎。
5. 胆汁反流性胃炎。
6. 结肠息肉。
7. 内痔。

（六）讨论 |

嗜酸性肉芽肿性多血管炎是种累及多系统的自身免疫性疾病，其特点为嗜酸性粒细胞增多与浸润导致的坏死性肉芽肿性炎症。本病例以消瘦、乏力为首发症状，实验室检查异常结果主要为外周血嗜酸性粒细胞增多、尿隐血和白蛋白下降，提示系统性疾病可能。我们从消瘦、乏力症状着手，讨论跟上述症状相关的常见病，同时从嗜酸性粒细胞增高和血尿入手讨论常见病因。嗜酸性肉芽肿性多血管炎患者多以哮喘或变异性鼻炎为主要临床表现，即便在前驱期出现发热、全身不适等一般症状时，多合并喘息、咳嗽或呼吸困难，多首诊于呼吸内科或耳鼻喉科。当以心脏、消化道、神经、肾脏或其他脏器受累的症状首发或仅有一般状况作为临床表现时，原发病容易被忽略而延误诊治。

在疾病诊治过程中，需要仔细询问病史并进行体查，尤其是认真询问多器官受累的表现，及早发现 EGPA 可疑病例。在对嗜酸性粒细胞增高进行鉴别诊断时，需结合既往史、饮食习惯、疫水接触、职业史、家族史等基本信息，还要及时根据相关检查结果总结病情特点，通过从思维发散到思维收敛，可最大程度地避免漏诊与误诊。

三、案例 II

（一）病例资料 II

患者张××，女，44 岁，头晕、乏力 1 月，20 天前因头晕乏力于当地医院就诊，诊断为：急性脑梗死、颈椎病、支气管哮喘、心动过速、肺部感染、双侧胸腔积液、低蛋白血症、焦虑障碍。住院期间予以抗血小板聚集、调脂、改善循环、护脑、降纤、抗感染、解痉平喘、抗焦虑等对症治疗，头晕有所好转，但仍乏力，行走不能，仍有发作性气促、胸闷症状。遂转院进一步诊治。患者自起病以来精神、食欲、睡眠不佳，大小便基本正常，体重未见明显变化。

既往史："支气管哮喘"病史10余年，行"鼻息肉"切除手术2年；发病前3天曾有颈部淋巴结肿大，数天后自行消失；否认"高血压"、"糖尿病"病史。月经史：月经紊乱1年，周期为10天至2月，量少。家族史：父亲有"支气管哮喘"。

体查：四肢可见瘀斑，无皮下结节或肿块。其他无特殊。

(二) 相关检查Ⅱ

血常规：嗜酸性粒细胞分类计数：7.4×10⁹/L↑（0.02~0.52×10⁹）、嗜酸性粒细胞分百分比：47.8%↑（0.4~8.0）、淋巴细胞百分比：8.4%↓（20.0~50.0）、血小板计数：99×10⁹/L↓（125~350×10⁹）。凝血相关检查：D-二聚体：1.13 mg/L↑（0~0.5）、血浆蛋白C活性：57.80%↓（82~112）、血浆抗凝血酶Ⅲ抗原：168.70 mg/L↓（180~392）、血浆纤维蛋白(原)降解产物：13.8 mg/L↑（0~5）。炎性指标：血沉：32 mm/h↑（0~26）、超敏C反应蛋白：27.77 mg/L↑（0~8.00）。肌钙蛋白I定量：1.760 ng/ml↑↑↑（<0.040）。风湿免疫全套：C-反应蛋白：24.70 mg/L↑（0~8.0）、补体C3：702.00 mg/L↓（790.0~1520.0）。肝肾功能+心肌酶+血脂+E4A+血糖+血清同型半胱氨酸：肌酸激酶同工酶：30.2 U/L↑（<24.0）、HDL：0.8 mmol/L↑（1.04~1.55）、白蛋白：33.5 g/L↓（40.0~55.0）、总蛋白：58.1 g/L↓（65.0~85.0）、葡萄糖：6.52 mmol/L↑（3.90~6.10）、乳酸脱氢酶：747.0 U/L↑（120.0~250.0）、同型半胱氨酸：19.86 umol/L↑（0~15.00）、肌红蛋白：138.3 ug/L↑（<70.0）、谷草转氨酶：4.9 umol/L↓（0~12.0）。

肿瘤抗原12项：癌抗原125：59.23 U/ml↑（0~35.00）、胃蛋白酶原I（PGI）：21.07 ng/mL↓（30.00~300.00）。结核抗体(-)、血管炎三项(-)、ANA谱测定+狼疮全套(-)、抗中性粒细胞胞浆抗体(-)、病毒全套(-)、HIV(-)、甲状腺功能五项(-)、UR、SR：(-)。

血细胞簇分化抗原CD检测十三项：嗜酸性粒细胞比例增高，嗜碱可见，未见明显表型异常细胞群。骨髓细胞学：骨髓增生活跃，粒系嗜酸增加，红系正常，可见幼淋及网状细胞，巨核及血小板正常。荧光原位杂交（嗜酸细胞PDGFR）：BCR/ABL基因阴性，PDGFRA基因阴性。染色体核型分析：

形态欠佳，分析20个分析相，未见克隆性染色体数目及结构异常。

影像学检查结果如下。

肺部：

双侧肺内游走性病变(实变和磨玻璃影)，部分病变较前吸收但在其他部位出现新病灶。

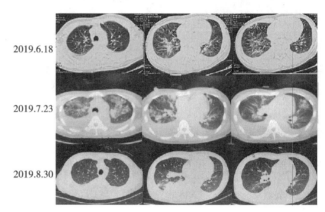

图10-1 患者入院治疗前后三次胸部CT

心脏：

表10-1 EGPA患者前后两次心脏磁共振（CMR）检查心脏体积及功能对比

	第一次 CMR	第二次 CMR	正常范围
LVEF（%）	46	60	57~81
LVEDVI（mL/m²）	70	75	51~95
LVESVI（mL/m²）	38	27	11~35
RVEF（%）	53	24	50~78
RVEDVI（mL/m²）	62	137	42~118
RVESVI（mL/m²）	29	105	6~54
LA（cm²）	21	22	<24
RA（cm²）	15	32	<23

LVEF, left ventricular ejection fraction 右室射血分数；LVEDVI, left ventricular end-diastolic volume indexation 左室舒张末期容积指数；LVESVI, left ventricular end-systolic volume indexation 左室收缩末期容积指数；RVEF, right ventricular ejection fraction 右室射血分数；RVEDVI, right ventricular end-diastolic volume indexation 右室舒张末期容积指数；RVESVI, right ventricular end-systolic volume indexation 右室收缩末期容积指数；LA, left atrium 左房；RA, right atrium 右房。

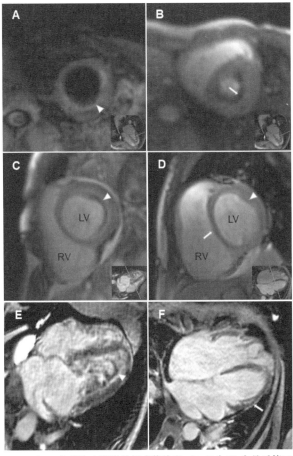

A、B、C、E 为首次心脏磁共振成像检查，D、F 为 10 个月后第二次磁共振检查。A 为 T2WI 序列基底段短轴显示左室游离壁心内膜增厚及高信号(三角箭头)，B 为首过灌注序列基底段短轴显示左室增厚、强化的心内膜表面条带状低信号灶(长箭头)，提示左室洛弗勒心内膜炎。C 为电影序列左室基底段短轴舒张末期图像，可见左室心内膜增厚及表面血栓(三角箭头)，10 个月后复查(图 D)显示右室明显增大，室间隔平直(长箭头)，提示右心高负荷，左室心内膜增厚明显好转、表面血栓明显减少(三角箭头)。E 为钆延迟增强序列四腔心层面，左心室心内膜表面大量血栓形成(三角箭头)，左室心肌无明显强化灶；10 月后复查(图 F)显示左室血栓明显减少，左室下侧壁心肌心外膜下见条状强化灶(长箭头)。

图 10-2　EGPA 患者的心脏磁共振检查

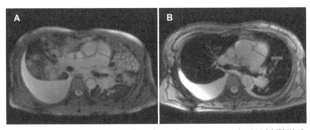

A 为第一次磁共振检查肺动脉干直径约 2.9 cm，双肺可见蝶翼样渗出和实变；B 为第二次磁共振检查肺动脉干直径约 3.2 cm，提示肺动脉高压较前进展，同时可以观察到双侧肺内渗出性病变已吸收。

图 10-3　患者的心脏磁共振定位图像

脑部：

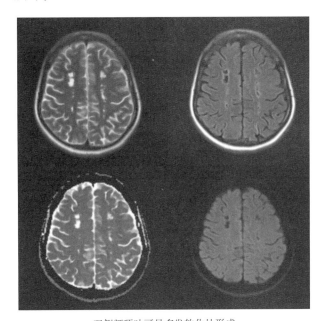

双侧额顶叶可见多发软化灶形成

图 10-4　患者颅脑 MRI 检查

鼻窦：

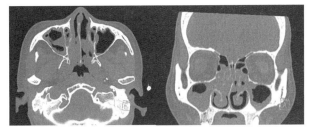

鼻-鼻窦炎及鼻息肉形成。

图 10-5　患者鼻腔鼻窦高分辨 CT 检查

(三)初步诊断‖

嗜酸性粒细胞增多症(hypereosinophilic syndrome，HES)。

(四)诊治经过‖

患者主要需要与 HES 鉴别诊断。HES 可累及多脏器，主要是嗜酸性粒细胞直接毒性作用和释放炎症介质促凝作用。国外的研究表明，人群的临床受累常见部位依次为心脏、皮肤和神经系统等。国内的数据表明临床受累部位为消化道、肺、心脏、神经系统。HES 器官侵犯表现与 EGPA 极为类似，但是 HES 患者很少有哮喘或息肉和血管并发症(例如紫癜、肾小球肾炎、神经病变)，HES 外周血嗜酸性粒细胞计数较 EGPA 高，ANCA 阴性，活检无肉芽肿形成，此患者经过完整采集病史及完善相关实验室检查，已经达到 EGPA 诊断标准，故最终诊断为 EGPA 而非 HES。

入院后予以调脂、抗凝、抗心衰等对症治疗，持续性甲泼尼龙治疗，头晕乏力、胸闷及皮肤症状较前好转，但右心衰症状呈渐进性加重。再次入院后予以泼尼龙联合免疫抑制剂治疗以及其他对症治疗后，患者心衰症状明显改善。

(五) 最后诊断 II

嗜酸性肉芽肿性多血管炎（EGPA）

(六) 讨论 II

哮喘几乎是所有 EGPA 患者均出现的特征性表现，通常在出现血管炎表现前出现，前驱期往往较长，中位时间为 4 年。当反复发作的过敏性鼻炎或鼻窦炎伴有哮喘时，应注意探查有无系统性血管炎的征象。由于鼻窦炎伴哮喘的病例在临床中非常多见，且又常发生在系统性血管炎出现前较长时间，在疾病的早期很难作出 EGPA 的诊断。在众多的哮喘伴有鼻窦炎的病例中应该重视那些外周血嗜酸性粒细胞明显增多或肺部影像检查发现具有游走性病变的患者。

四、案例使用说明

案例 I 是一名以体重下降、乏力为首发表现的中年男性患者，实验室异常指标有嗜酸性粒细胞升高、血清白蛋白水平下降、CRP 升高与尿隐血。从症状与实验室异常指标入手发散思维，拟出常见病因诊断及鉴别诊断所需的检查，待检查完善后，思维收敛，以排除或修正诊断，最终确诊为 EGPA。该病例可从以下三阶段引导学生临床思维：①总结病情特点及提出初步诊断。从消瘦、乏力症状着手，讨论跟上述症状相关的常见病，同时从已有的特征性实验室检查结果，即嗜酸性粒细胞增高和血尿入手讨论常见病因。完成初步诊断，列出鉴别诊断所需的相关检查；②完成初步检查后，再次总结病情特点，讨论可排除的疾病，列出下一步需完善的检查；③在进一步检查指向嗜酸性肉芽肿性多血管炎的诊断后，根据该病的诊断标准，讨论可否明确该病诊断及后续治疗。并所有非 EGPA 患者会经历 3 个分期，且各分期没有明显的界限。本患者表现为一般症状，具有非特异性，因此诊断困难，实验室检查支持肾脏受累，如需获得病理学依据需完善肾脏活检，但在前驱期时难以获取 Eos 在靶器官浸润的证据。因此，能在疾病早期作出准确的诊断是应用该教学案例的主要期望。

案例 II 为一例以头晕乏力为首发症状的中年女性患者，存在肺部感染及多发脑梗死、心动过速表现，实验室检查发现嗜酸性粒细胞明显增高，在完善相关实验室检查后排除了引起嗜酸性粒细胞增高的其他病因，ANCA 阴性，考虑为特发性 HES；然而，患者在激素冲击等治疗后头晕乏力较前改善，但右心衰症状呈渐进性加重；在详细询问患者病史后发现患者存在多年的哮喘以及鼻息肉、鼻窦炎病史，最终符合罕见病 EGPA 的诊断标准。患者遂行激素联合免疫抑制剂治疗，治疗后嗜酸性粒细胞数量降至正常水平，双肺病变较前明显改善，心内膜炎明显好转、左心室内血栓明显减少，左心射血功能得到恢复但后续出现快速进展的肺动脉高压、右心室扩大和右心衰竭，表现为 EGPA 一种少见的心血管受累类型，快速进展为难治的右心衰竭，患者预后差。临床工作中如果未能完整采集到鼻窦炎、哮喘等病史，容易将 EGPA 误诊为 HES 等嗜酸性粒细胞增多相关性疾病。由于部分 EGPA 患者中 ANCA 阳性率较低（约为 50%）以及 EGPA 三个不同的病理发展阶段，即使患者血管炎三项及抗中性粒细胞胞浆抗体呈阴性结果也不能完全排除 EGPA 的诊断。此外，激素治疗患者症状并未明显改善，并出现 CMR 右心功能减低渐进性加重，进一步说明激素治疗效果不佳，需要联合免疫抑制剂治疗。心脏磁共振成像是早期诊断 EGPA 心血管受累和协助指导患者长期管理的影像学检查方法。

五、启发思考题

1. 如何行嗜酸性肉芽肿性多血管炎的鉴别诊断。

2. 在疾病潜伏期或早期如何作出诊断？

3. 案例 II 初步诊断与最后诊断差别主要在哪里？

4. EGPA 累及心脏有哪些磁共振特征表现？

5. 激素和免疫抑制剂治疗前、后心脏和肺部影像学表现有何变化及其病理基础？

六、参考文献

[1] Giorgio T, Benjamin Terrier, Augusto V. Eosinophilic granulomatosis with polyangiitis: understanding the disease and its management[J]. Rheumatology (Oxford), 2020, 59: iii84-iii94.

[2] Sigrid H, Ingo K, Andreas K, et al. Implementation of a Clinical Reasoning Course in the Internal Medicine trimester of the final year of undergraduate medical training and its effect on students' case presentation and differential diagnostic skills[J]. GMS J Med Edu, 2017, 34(5): Doc66.

[3] Yang LH, Jiang LY, Xu B. Evaluating team-based, lecture-based, and hybrid learning methods for neurology clerkship in China: a method-comparison study[J]. BMC Med Edu, 2014, 14: 98.

[4] Sanchez F, Gutierrez JM, Kha LC, et al. Pathological entities that may affect the lungs and the myocardium. Evaluation with chest CT and cardiac MR. Clin Imaging. 2021; 70: 124-135.

[5] Vaglio A, Buzio C, Zwerina J. Eosinophilic granulomatosis with polyangiitis (Churg-Strauss): state of the art. Allergy. 2013; 68(3): 261-273.

[6] Klion A. Hypereosinophilic syndrome: approach to treatment in the era of precision medicine. Hematology Am Soc Hematol Educ Program. 2018; 2018(1): 326-331.

[7] Masi AT, Hunder GG, Lie JT, et al. The American College of Rheumatology 1990 criteria for the classification of Churg-Strauss syndrome (allergic granulomatosis and angiitis). Arthritis Rheum. (1990) 33(8): 1094-100.

[8] 嗜酸性肉芽肿性多血管炎诊治规范多学科专家共识编写组. 嗜酸性肉芽肿性多血管炎诊治规范多学科专家共识[J]. 中华结核和呼吸杂志, 2018, 41(007): 514-521.

[9] 肖志坚, 王建祥. 嗜酸粒细胞增多症诊断与治疗中国专家共识(2017年版)[J]. 中华血液学杂志, 2017(38): 565.

（案例Ⅰ：贺洁宇，詹俊鲲　中南大学湘雅二医院

案例Ⅱ：周晖，黎亚娟　中南大学湘雅医院）

第二节　毛囊角化病

一、知识点

(一)毛囊角化病(Keratosis Follicularis)

毛囊角化病是一种少见的常染色体显性遗传性皮肤病，ATP2A2基因突变是引起该病的原因，但47%的患者可不出现家族史。皮损以油腻结痂的角化性丘疹和斑块为主要特征，好发于脂溢区，常在10-20岁开始发病，男女发病率无显著性差异。斑块可呈乳头状或疣状，常可继发感染，并伴有瘙痒、疼痛、恶臭等不适。阳光照射、摩擦、发热和出汗都可使疾病恶化。约96%的患者出现甲损害，可见指甲上的红白色纵纹，也可在远端的指甲游离缘存在V形缺口，以及指甲脆性增加。约50%的患者口腔黏膜受累，可见白色或红色丘疹，但通常无症状。

组织病理特点主要表现如下：①角化不良，形成圆体和谷粒；②棘层松解，并且形成基底层上裂隙或隐窝；③裂隙下方被覆有单层基底细胞的乳头向上不规则增生，形成绒毛结构；④可有乳头瘤样增生、棘层肥厚和角化过度，真皮浅层血管周围可呈慢性炎症性浸润。

轻症患者局部使用润肤保湿剂即可。局限型皮损可外用全反式维A酸、他扎罗汀或阿达帕林。炎性皮损可外用糖皮质激素、硫磺软膏、水杨酸或煤焦油等治疗，部分患者的小斑片状皮损可予以糖皮质激素局部注射。乳头瘤样增殖或蕈样斑块可考虑进行激光、冷冻、磨削或外科手术治疗。严重患者可系统性应用异维A酸、阿维A酯或阿维A等维A酸类药物控制病情。若皮损出现继发感染，应积极控制感染，否则易致使病情加重。患者应避免紫外线、受热、摩擦等触发因素，保持局部清洁。由于本病是遗传性疾病，应绝对禁止近亲结婚。

二、案例

(一)病例资料

患者陈××，女，39岁。患者于10年前无明显诱因头皮出现散在分布的丘疹，自觉瘙痒，无疼

痛、发热、畏寒，当时未行诊治，之后丘疹由头皮渐发展至颈部、腋窝、乳房下缘及腹股沟等皮肤褶皱处。原正常皮肤上逐渐出现红斑及淡褐色或棕褐色痂，自觉瘙痒异常。多次于外院就诊，予以外用药物治疗（具体诊治情况不详）。治疗过程中，皮疹逐渐消退，停止用药后，症状又反复发作，常于夏季加重。遂于2018年9月26日因"头皮、躯干反复起红斑、丘疹伴结痂10年"第一次入住我院皮肤性病科。

既往史、个人史、月经史、婚育史、家族史均无特殊。

体查：四测正常，心肺腹体查无明显异常。专科检查：头皮、耳后、颈部、腋窝、乳房下缘、腹股沟等处可见小片状红斑及密集分布的细小坚实的丘疹，表面覆有淡褐色至棕褐色痂，左侧颈部及腋窝有少许渗出（图10-6 A，B）。指甲脆弱，可见红白色纵向条纹，左手示指及右手中指指甲板远端可见V形缺口（图10-6 C）。

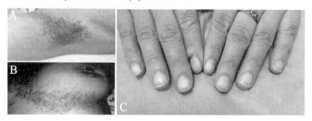

A：腋窝皮损；B：乳房下缘皮损；C：指甲损害。

图10-6 腋窝、乳房下缘皮损及指甲损害

（二）相关检查

血常规：血小板391×10^9/L（↑），余项指标均无明显异常；肝功能：总蛋白57.0 g/L（↓），白蛋白32.8 g/L（↓），余项指标正常；肾功能：尿素2.78 mmol/L（↓），余项指标正常；血脂：高密度脂蛋白1.01 mmol/L（↓），胆固醇0.63 mmol/L（↓），余项指标正常；电解质：钙1.97 mmol/L（↓），余项指标正常；补体C3：0.60 g/L（↓），C4：0.12 g/L（↓）；ESR、CRP、PCT正常；尿常规、大便常规正常；输血四项检查阴性；天疱疮、类天疱疮抗体检查阴性；腹部B超：胆囊多发息肉样病变；心电图、胸片均未见明显异常。

（三）初步诊断

1.毛囊角化病。

2.胆囊多发息肉。

（四）诊治经过

行皮肤组织活检，病理学示：节段性角化过度伴角化不全柱，其下方见表皮基底层上方裂隙、棘层松解和棘层角化不良细胞（圆体和谷粒）。诊断：毛囊角化病（图10-7）。予以维生素C+葡萄糖酸钙静滴；硫代硫酸钠静推；左西替利嗪胶囊、非索非那定片、阿维A胶囊口服；硼酸维生素E搽剂、止痒消炎水、糠酸莫米松乳膏、阿达帕林凝胶外用。经治疗后，患者自觉全身瘙痒缓解，皮损较前消退。

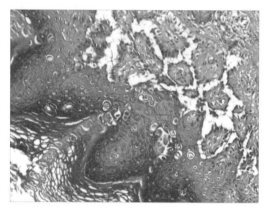

图10-7 组织病理

（五）最后诊断

1.毛囊角化病。

2.胆囊多发息肉。

（六）讨论

毛囊角化病是一种少见的遗传性角化异常皮肤病，其典型的临床特征是脂溢部位泛发的角化性丘疹和斑块，并且常伴有甲损害。这类患者就诊时往往只会提及皮肤症状，这就容易误导皮肤科医生只关注到患者皮肤，而忽视了指甲等细节。又因为该类患者皮损往往特征性不强，若再忽略了病检，则易发生误诊，从而导致治疗的偏差。本例患者具有典型的角化性丘疹和甲损害，病理学示典型的病变，可诊断为毛囊角化病。由于本病是遗传性疾病，故询问病史时，还需仔细询问家族史和及婚育史。

临床上本病需与家族性良性慢性天疱疮、暂时性棘层松解性皮病、疣状角化不良瘤、黑棘皮病、脂溢性角化等疾病相鉴别：

1.家族性良性慢性天疱疮：本病与毛囊角化病在组织病理上均以表皮内棘层松解和角化不良为特

征。但家族性良性慢性天疱疮多出现不完全的表皮全层松解，形成"倒塌砖墙"样外观，一般不出现圆体细胞，且不伴附属器受累。

2.暂时性棘层松解性皮病：组织病理的主要表现也是棘层松解，可出现圆体细胞和谷粒细胞，并且可出现多种不同类型的组织病理表现。但其皮损范围相对较为局限，以丘疹、丘疱疹为特征，在数月内可自行消退。

3.疣状角化不良瘤：组织病理学特征性表现是极度扩张的自毛囊漏斗部向下的杯状囊腔，囊内充满角蛋白碎片，囊壁可见棘层松解和角化不良细胞。临床特征为单个的疣状结节。

4.黑棘皮病：皮损处颜色加深，呈乳头状或天鹅绒样增厚，多局限于颈部、腋下、腹股沟等身体屈侧的褶皱部位，恶性型常合并内脏腺癌。

5.脂溢性角化：好发于中老年人的面部、胸背部、手背部，为褐色、棕褐色、黑色扁平斑丘疹或斑块，表面光滑，或呈乳头瘤样。

三、案例使用说明

本案例患者以全身多处皱褶处出现丘疹、结痂以及明显瘙痒为主要特征，多年来反复发作；而再经过仔细体查，可发现其指甲有红白色纵向条纹以及V型缺口这些特征性的改变；最后通过组织活检，病理学最终确诊为毛囊角化病。运用该病例时，可以引导学生发散思维和归纳思维：首先仅介绍患者的病史，由学生思考可能有哪些诊断，之后再展示大体照片，让学生缩小诊断范围，或修正诊断，然后再展示病理照片，由学生来描述病理所见，再由教师宣布最终诊断，最后讨论患者的治疗方案。本病在临床上较为少见，其皮肤改变特征性不强，尤其是轻度以及早期患者，容易被误诊，而其指甲和病理改变具有特征性，这就需要培养认真负责、仔细全面观察患者的职业素养和较好的病理学基础。

毛囊角化病难以根治。轻症患者可仅使用基础的润肤保湿剂；局部皮损可外用药物，还可视皮损情况予以糖皮质激素局部注射和物理、手术治疗；严重的患者则需使用维A酸类药物系统治疗，但需要注意服用此类药物需严格避孕，儿童亦要慎用，且长期使用可出现血脂升高、肝功能受损、皮肤及黏膜干燥等不良反应，故使用前需行相关检查，之后还需定期监测药物副作用。此外，还要排查患者有无继发感染，酌情外用或系统性使用抗生素治

疗。故诊断明确后，治疗亦不能一概而论，而需要综合评估患者的病情严重程度、皮损特征、合并症以及生育要求等，方能给出最佳治疗方案。

四、启发思考题

1.毛囊角化病还需要和哪些疾病鉴别？
2.还可以进行哪些无创检查帮助早期诊断？
3.还可以有哪些治疗以缓解病情？
4.本病的诊治过程中我们需要注意什么？该病例对临床思维有何启发？

五、参考文献

[1] 赵辨.中国临床皮肤病学[M].2版.南京：江苏凤凰科学技术出版社，2017.
[2] Eduardo Calonje, Thomas Brenn, Alexander Lazar, Phillip H Mckee. 麦基皮肤病理学——与临床的联系[M].孙建方，高天文，涂平，译.4版.北京：北京大学医学出版社，2017.
[3] 张晓丽，刘毅.毛囊角化病研究进展[J].中国麻风皮肤病杂志，2022, 38(4)：256-259.
[4] HemaSuryawanshi, Akshay Dhobley, Aparna Sharma, et al. Darier disease: A rare genodermatosis[J]. J Oral Maxillofac Pathol, 2017, 21(2)：321.

（张庆　中南大学湘雅二医院）

第三节　寻常型天疱疮

一、知识点

(一)天疱疮(Pemphigus)

天疱疮是一组累及皮肤和黏膜，以松弛易破的水疱、大疱为主要特征的自身免疫性大疱性皮肤病。目前公认的天疱疮发生机制是由于患者血液中存在抗角质形成细胞表面桥粒结构成分[桥粒芯蛋白1(Dsg1)和桥粒芯蛋白3(Dsg3)]的IgG型(少数为IgA型)的自身抗体，致使细胞间桥粒结构破坏，细胞间黏附功能丧失，最终形成表皮内水疱。

(二)天疱疮分型

天疱疮主要分为寻常型天疱疮(Pemphigus Vulgaris)、增殖型天疱疮(Pemphigus Vegetans)、落

叶型天疱疮（Pemphigus Foliaceus）和红斑型天疱疮（Pemphigus Erythematosus）。另有其他特殊类型天疱疮如：疱疹样天疱疮（Pemphigus Herpetiformis）、副肿瘤性天疱疮（Paraneoplsatic Pemphigus，PNP）、IgA天疱疮（IgA天疱疮）和药物型天疱疮（Drug Induced Pemphigus）。

（三）寻常型天疱疮

寻常型天疱疮是最常见、最经典的天疱疮临床类型。好发于中年人，老年人和儿童较少见，男女发病率相当。多数患者从躯干或头面部开始出现皮损，其皮损表现为红斑基础上发生水疱或大疱，疱壁薄，松弛易破，尼氏征阳性。部分患者仅累及口腔，表现为口腔黏膜水疱、糜烂、溃疡，疼痛症状显著。寻常型天疱疮抗原主要以 Dsg3 为主，部分可有 Dsg1 阳性。天疱疮抗体滴度与疾病活动度相关。

（四）寻常型天疱疮病理表现

寻常型天疱疮基本病理表现为基底层上方棘层松解、表皮内裂隙和水疱，疱腔内有棘层松解细胞；取患者红斑边缘处或水疱周围"正常"皮肤进行直接免疫荧光检查，棘细胞间有 IgG 以及 C3 沉积，呈网状分布，少数患者可见 IgM 或 IgA 沉积。

二、案例

（一）病例资料

入院病史：患者曾××，女，39岁，因为"全身红斑、水疱3月，加重伴口腔溃疡半月。"入院。患者诉3月前无明显诱因出现后背部散在红斑、水疱，患者未予重视，后脐周出现糜烂，无口腔、外阴溃疡，无发热、寒战，无关节痛、肌肉酸痛，遂就诊于当地医院，予以"消炎"（具体药物不详），治疗后未见好转。半月前红斑、水疱逐渐扩散至躯干、四肢、头皮，并出现口腔溃疡及外阴、肛周糜烂，患者为求进一步诊治，遂就诊于我院，完善病理活检显示：基底层上方水疱，疱内大量中性粒细胞及嗜酸性粒细胞浸润，符合"寻常型天疱疮"。

既往史、个人史、婚育史及月经史、家族史无特殊。否认特殊用药史。

体查：体温、心率、脉搏、血压正常，体重60 kg，心肺腹查体无特殊，专科体格检查：躯干、四肢、头皮、外阴、肛周可见片状红斑、表面糜烂，部分覆有黄痂。散在花生米至硬币大小浅表松弛性水疱，水疱尼氏征阳性；舌面、齿龈、上颚黏膜散在红色糜烂面（图10-8）。

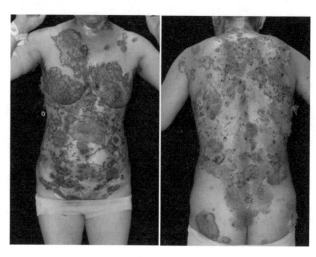

图 10-8 患者入院时皮肤情况

（二）相关检查

检验结果如下。

三大常规：血常规、大便常规未见明显异常；

尿常规：潜血（2+）白细胞酯酶（3+）白细胞总数：38.94 个/μL。

常规生化：肝、肾功能、血清离子、血脂、血糖、心肌酶、肌钙蛋白、甲状腺功能三项、凝血常规、新 C12 未见明显异常。

血沉、降钙素原、CRP、免疫全套未见明显异常。

狼疮全套：抗核抗体阳性（1:80）；糜烂面创面分泌物：真菌镜检阴性，直接涂片革兰染色镜检：阴性；分泌物需氧培养及鉴定：无细菌及念珠菌生长。结核感染 T 细胞：阳性。

天疱疮抗体：Dsg1 和 Dsg3 均大于检测上限。

腹部彩超：肝胆脾胰、双肾、双侧输尿管、膀胱未见明显异常，门静脉系未见明显异常，腹腔、腹膜后未见明显肿大淋巴结，双侧肾上腺未见明显肿块。

肺部 CT：①左上肺下舌段、右上肺内侧段及左下肺少许炎症；②右肺中叶外段微小结节，LU-RADS 2 类，建议年度复查；③脊柱轻度侧弯；④左冠状动脉少许钙化。

（三）初步诊断

1. 寻常型天疱疮。
2. 肺中叶外段微小结节（LU-RADS 2 类）。
3. 脊柱轻度侧弯。
4. 冠状动脉钙化。
5. 结核潜伏感染。

（四）诊治经过

入院后使用糖皮质激素治疗：泼尼松 80 mg/d，同时辅以护胃、补钙、补钾等支持治疗；辅以免疫球蛋白 20 g/d 冲击治疗共 6 天；抗感染治疗：左氧氟沙星氯化钠注射液 0.5 g 每日一次抗感染；预防性抗结核治疗：异烟肼 0.3 g 每日一次；利福喷丁：0.6 g/次 每周 1 次；乙胺丁醇 0.75 g 每日一次，吡嗪酰胺 0.5 g 每日三次；住院期间行血浆置换治疗一次。免疫抑制剂联合治疗：予以环磷酰胺针总量共 1 g 分两次静脉滴注。

（五）最后诊断

1. 寻常型天疱疮。
2. 肺中叶外段微小结节（LU-RADS 2 类）。
3. 脊柱轻度侧弯。
4. 冠状动脉钙化。
5. 结核潜伏感染。

（六）讨论

寻常型天疱疮作为皮肤科常见病，治疗原则为个体化治疗；治疗目的在于控制新皮损的发生，诱导疾病缓解，保护皮肤创面；治疗关键在于糖皮质激素等免疫抑制剂的合理应用，防止继发感染，防止治疗药物引起的并发症。

针对原发疾病：糖皮质激素是寻常型天疱疮的主要治疗药物，且需要用药的持续时间最长。根据严重程度泼尼松初始剂量为 0.5~2 mg/（kg.d），用量与给药方法还要根据损害范围而定。本病例患者病程较长，皮损面积大，及血清抗体滴度高，遂采用泼尼松 40 mg 每日两次+丙种球蛋白（连用 5 天）治疗，治疗期间密切观察皮损及水疱新发情况，每日仍有多个新发水疱出现，糜烂渗出无改善，尼氏征（+）；常规激素治疗不佳，考虑加用免疫抑制剂，但患者 T-spot 检查阳性，请呼吸科会诊后建议使用预防性抗结核治疗：异烟肼 0.3 g 每日一次；利福喷丁：0.6 g/次 每周 1 次；乙胺丁醇 0.75 g 每日一次，吡嗪酰胺 0.5 g 每日三次；此时患者虽暂无新发水疱，但糜烂、渗出仍明显，尼氏征阳性，考虑血浆置换治疗，血浆置换是通过将患者外周血血浆和血细胞分离，选择性地去除血浆中的致病抗体，回输新鲜冰冻血浆或人白蛋白等胶体物质进行补充，从而达到治疗目的。通常 7~10 d 内进行 2~3 次，每次置换 1~1.5 倍血浆容积，可去除体内 90% 的致病抗体。遂给予患者床旁血浆置换一次。

2. 细胞毒药物可联合使用硫唑嘌呤，通常剂量 1~2 mg/（kg·d），分次口服，需监测血常规和肝功能；甲氨蝶呤、环磷酰胺、环孢素等也可联合使用。结合患者综合情况，予以环磷酰胺（1 g 静滴）协助疾病控制和激素减量；

3. 针对皮损糜烂面：局部护理防止继发感染用生理盐水清洗创面，保持创面清洁；糜烂面可局部外用莫匹罗星软膏预防继发感染，渗出严重的部位加以湿敷；如有结痂应用油剂软化痂后去除。口腔黏膜损害可用加有激素或抗生素（如地塞米松或庆大霉素）的含漱液漱口。

4. 生物制剂对有糖皮质激素使用的禁忌证或以上常规疗法疗效不佳者可单独或联合给予 CD20 单克隆抗体（利妥昔单抗，Rituximab）治疗，英国皮肤科医师协会和国际专家组提出的天疱疮诊疗建议均将利妥昔单抗作为初始中重度天疱疮患者的一线治疗选择。一项研究短期泼尼松（3~6 个月）联合利妥昔单抗治疗和泼尼松单药治疗中重度 PV 的方案中，联合治疗组 90% 的患者在治疗 2 年时达到停止治疗的完全缓解；泼尼松单药组对应数据为 28%，此方案由于糖皮质激素减停时间较短，仅供临床参考。但因患者经济条件不佳，未予以考虑此治疗。

三、案例使用说明

本案例为是一名"全身红斑、水疱 3 月，口腔溃疡半月"外院误诊为皮肤软组织感染入院的寻常型天疱疮患者。根据我院收治天疱疮患者经验，大部分患者入院时都经历较长的误诊时间，部分患者超过 6 个月以上，入院时皮损已泛发，合并皮肤软组织感染，对患者身体及生活治疗带来严重危害。通过本案例的学习，希望引导学生加深对大疱型疾病，尤其天疱疮等重症皮肤疾病的认识，早发现、早诊断、早治疗。综合评估患者一般状况，根据疾病发病机制分节点治疗(如早期足量激素,长期需使用免疫抑制剂、针对 B 细胞相关单抗等控制疾病复发),使患者受益。

同时还需明确,针对天疱疮治疗的药物具有较严重的副作用。因此除了针对原发疾病的处理外,其合并症及药物副作用也需要引起足够的重视。天疱疮自身的继发病变有皮肤感染和由此引起的系统感染,低蛋白血症,少数还会出现水、电解质和酸碱平衡紊乱;病程长、未积极治疗者出现不同程度的营养不良和多器官功能不全。药物治疗的并发症主要是糖皮质激素和细胞毒药物引起,根据临床资料统计,激素引起最多见的严重并发症有感染、心脑血管病变、消化道出血、压缩性骨折等;细胞毒药物引起最多见的是骨髓抑制。因此,必须掌握治疗药物的不良反应,主动预防。

四、启发思考题

1. 大疱性皮肤病的分类。
2. 天疱疮的诊断标准。
3. 天疱疮治疗过程中糖皮质激素如何减量?

五、参考文献

[1] 朱学骏,郑捷.皮肤病学[M].4 版.北京大学出版社,2019.
[2] 寻常型天疱疮诊断和治疗专家建议(2020)[J].中华皮肤科杂志,2020,53(01):1-7.
[3] 张学军.皮肤性病学[M].2 版.人民卫生出版社,2021.
[4] 陈翔.皮肤病与性病学[M].高等教育出版社,2021.

(粟娟 中南大学湘雅医院)

第四节 Stevens-Johnson 综合征

一、知识点

(一)药疹

药疹是指药物通过静脉注射、内服、吸入等途径进入人体后引起的皮肤、黏膜或其附属器的药物异常反应。药疹有明确的用药史和一定的潜伏期,同一种药物可以引发不同的疹型药疹,反之同一疹型可以由不同药物引发;常见的轻型药疹有麻疹或猩红热型药疹、荨麻疹及血管性水肿性药疹、固定

性药疹等;重型药疹包括多型红斑型药疹(Stevens-Johnson 综合征,Stevens-Johnson Syndrome,SJS)和中毒性表皮坏死松解症(Toxic Epidermal Necrolysis,TEN)、红皮病型药疹及药物诱导超敏反应综合征(Drug Reaction With Eosinophilia and Systemic Symptoms,DRESS)。

(二)多形红斑

多型红斑(Erythema Multiforme,EM)是一种急性自限性皮肤病,特征为靶型或虹膜样皮损部分演变为典型和(或)偶发的不典型丘疹样靶型皮损。主要分为两型多形红斑:轻型多性红斑(常见于感染)和重型多型红斑(Stevens-Johnson 综合征和中毒性表皮坏死松解症)。

(三)Stevens-Johnson 综合征与中毒性表皮坏死松解症

Stevens-Johnson 综合征与中毒性表皮坏死松解症属于同一疾病谱系(多型红斑型药疹)。SJS 是在疾病谱较轻的一端,表皮松解面积小于体表面积的 10%;而 TEN 是在疾病谱较重的一端,表皮松解面积大于体表面积的 30%;如表皮松解面积介于体表面积的 10%~30%,则为 SJS/TEN 重叠型。引起此型的药物有:抗生素(磺胺类、头孢菌素类、喹诺酮类、氨苄西林等)、抗惊厥药(如卡马西平、拉莫三嗪、苯妥英钠、苯巴比妥钠、丙戊酸等)、非甾体类抗炎药(如保泰松)和抗痛风药物(如别嘌呤醇)、抗反转录病毒药物等。其特点是发病急,初始症状通常为发热、眼痛、吞咽疼痛,可发生在皮损出现前 1~3 日。皮损早期主要表现为大小不等的红斑、暗红斑,皮疹可逐渐融合,其上可见松弛性水疱形成。由于存在表皮和真皮松解,用拇指轻压疱顶可使其向周围扩展,稍受外力即成糜烂面出现大量渗出(尼氏征阳性)。皮损中心颜色较暗,形同靶形,但无典型的虹膜样表现,自觉症状以皮肤疼痛为主,可有程度不等的瘙痒。进展期皮损可呈灰色,面积扩大,产生松弛性大疱,呈烫伤样改变。本病的黏膜损害可累及口腔、气道、眼部、生殖器及胃肠道等,黏膜糜烂引起的疼痛明显。

二、案例

(一)病例资料

患者王××,男,51岁,因"四肢红斑、水疱伴口腔、外阴糜烂2天"入院。

患者2天前因腿部受外伤后于当地医院予以红花注射液治疗后出现口腔糜烂,外阴和四肢逐渐出现红斑、水疱,水疱逐渐增大,极易破溃,破溃后有疼痛,不伴呼吸困难、关节疼痛。

既往史:曾于2016年和2018年予以红花注射液后出现类似皮损病史,2018年右股骨头坏死,否认"高血压""糖尿病""冠心病""高脂血症"等慢性疾病史,有青霉素过敏史,曾行左髌骨骨折手术,余无特殊。

个人史、婚育史、家族史无特殊。

查体:生命体征正常。心肺腹未见明显异常,右侧髋关节活动受限。专科情况:口腔、眼周黏膜糜烂,外阴、四肢可见弥漫性水肿红斑、部分融合其上可见水疱、大疱,部分似烫伤样改变,其内为清亮液体,尼氏征阳性(图10-9)。水疱或糜烂面约占全身体表面积15%。SCORTEN(TEN疾病严重程度评分)评分2分。

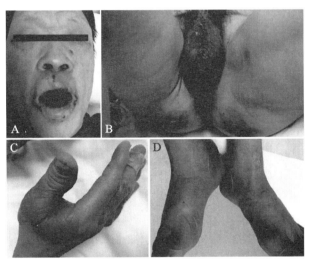

A:口腔;B:外阴;C:上肢;D:下肢都可见弥漫性水肿红斑、部分融合其上可见水疱、大疱,部分似烫伤样改变。

图10-9　患者皮肤损害情况

(二)相关检查

检查结果如下。

血常规:白细胞计数11.4×10⁹/L,红细胞计数3.49×10¹²/L,血红蛋白117 g/L;尿常规:尿胆原1+(35)μmol/L,红细胞总数20.46个/μl;大便常规:单克隆隐血试验阳性。

肝功能:白蛋白29.8 g/L,球蛋白46.6 g/L,白球比值0.6,总胆红素708 μmol/L,直接胆红素41.4 μmol/L,总胆汁酸60.7 μmol/L,丙氨酸氨基转移酶65.6 u/L,天门冬氨酸氨基转移酶198.1 u/L,肾功能:尿酸466.8 μmol/L,肌酸激酶同工酶63.7 u/L。

电解质:钾2.88 mmol/L,钠133.6 mmol/L,氯93.2 mmol/L,钙1.91 mmol/L,镁0.5 mmol/L;

免疫全套:免疫球蛋白G:20.5 g/L,免疫球蛋白A:7060.0 mg/L。

心电图:窦性心律,电轴左偏,下壁心肌梗死,发生时间不确定,异常ECG。

腹部彩超:脂肪肝,肝大、脾大,肝周少量积液,左肝囊肿,胆囊结石,胆囊炎。

心脏彩色超声心动图:左房大,主动脉瓣钙化,二、三尖瓣及肺动脉瓣轻度返流,左室顺应性减退。

胸部CT:①右上肺后段多发结节状密度增高灶:感染性病变可能性大。②支气管炎,右肺中叶内侧段、双肺下叶基底段炎症,双侧少量胸腔积液。③肝周少许积液。④脂肪肝。⑤胆囊多发结石。

(三)初步诊断

1. 多型红斑型药疹(Stevens-Johnson综合征)。
2. 药物性肝炎。
3. 手术后状态(左侧髌骨骨折术后)。
4. 陈旧性心肌梗死(下壁)。
5. 低钾血症。
6. 低蛋白血。
7. 股骨头无菌性坏死?

(四)诊治经过

入院予以氢化泼尼松80 mg(2022年3月1日至3月4日)、60 mg(3月5日至3月7日)、40 mg(3月8日至3月9日)、30 mg(3月10日至3月11日)、15 mg(3月12日至3月14日),丙种球蛋白20 g/d(2022年3月2日至3月4日);补充白蛋白50 mL/日(2022年3月4日至2022年3月8日),同时予以依巴斯汀止痒抗过敏及补液、护胃、

209

补钙、补钾等治疗，加强皮肤护理，口腔护理及眼部护理；患者肺部 CT 提示肺部感染，予以头孢呋辛口服抗感染；患者转氨酶异常，药物治疗改善不佳，予以熊去氧胆酸（德福克）0.25 g 每日 3 次口服退黄，双环醇片 50 mg 每日 3 次口服降转氨酶治疗。

（五）最后诊断

1. Stevens-Johnson 综合征。
2. 药物性肝炎。
3. 肺部感染（右肺中叶内侧段、左上肺叶下舌段、双肺下叶基底段）。
4. 胸腔积液（少量）。
5. 低钾血症。
6. 低蛋白血症。
7. 陈旧性心肌梗死（下壁）。
8. 左房扩大。
9. 三尖瓣反流。
10. 左室顺应性减退。
11. 股骨头无菌性坏死？
12. 手术后状态（左侧髌骨骨折术后）。
13. 主动脉钙化。
14. 脂肪肝。
15. 肝囊肿（左）。
16. 胆囊结石伴胆囊炎。

（六）讨论

Stevens-Johnson 综合征的治疗，首先应停用致敏药物，多饮水或静脉补液以加速致敏药物排泄同时应据病情采取措施减轻症状、避免脏器进行性损害和防治并发症的出现。

1. 早期给予糖皮质激素，激素剂量以控制发热为标准，一般相当于泼尼松 30～100 mg/d。在治疗过程中如果出现病情反复或对治疗反应不佳时，不应盲目加大糖皮质激素剂量，而应分析治疗不佳是否与非药物因素有关，比如患者是否存在肿瘤或感染。

2. 维持有效循环血容量和水、电解质及酸碱平衡，纠正低蛋白血症。

3. 恰当的皮肤和黏膜护理是治疗能否成功的关键。患者应被置于尽可能无菌、干燥的室内，除去坏死松解的表皮，对渗出严重的覆以消毒油纱布，外用消毒纱布遮盖，根据渗出情况每日或数日更换敷料。

4. 加强皮肤与黏膜的护理是防止继发感染的关键。连续行皮肤创面的细菌培养，根据培养结果选用敏感抗生素；怀疑败血症时尽早行血培养并根据药敏结果选用敏感抗生素。常规使用抗生素预防感染的必要性不大。

5. 当患者黏膜损害有一定恢复后，应鼓励患者尽早进食。在疾病允许的情况下，鼓励患者尽早下地活动，不能下地时尽可能在床上取半卧位，防止肺炎、深静脉栓塞等并发症。

6. 静脉注射免疫球蛋白治疗。有条件时可予以大剂量静脉注射免疫球蛋白 0.4 g/（kg·d），连续 3～5 日。

7. 其他治疗，如血浆置换、免疫吸附和透析及环孢素、生物制剂（如 TNF-a 单克隆抗体）等治疗。

三、案例使用说明

本案例为是一名因静脉使用中成药物后出现全身多发红斑水疱的中年男性患者。其首发症状为口腔黏膜及生殖器受累，伴全身多发红斑水疱为主要表现。且水疱或糜烂面约占全身体表面积 15%。SCORTEN 评分 2 分。辅助检查提示肝功能受累。该患者有明确的用药史及药物过敏史，皮损表现典型，诊断明确。通过该典型病例可引导学生加深对重症药疹特别是多型红斑型药疹的认识，在临床工作中尽快、尽早识别病诊断重症药疹，综合评估病情，系统综合治疗：①早期停用致敏药物，加速致敏药物排泄，应据病情采取措施减轻症状、避免脏器进行性损害和防治并发症的出现。②根据病情给予糖皮质激素。在治疗过程中如果出现病情反复或对治疗反应不佳时，不应盲目加大糖皮质激素剂量，而应分析治疗不佳是否与非药物因素有关，比如患者是否存在肿瘤或感染。③维持有效循环血容量和水、电解质及酸碱平衡，纠正低蛋白血症。④恰当的皮肤和黏膜护理是治疗能否成功的关键。同时加强皮肤与黏膜的护理是防止继发感染的关键。连续行皮肤创面的细菌培养，根据培养结果选用敏感抗生素；怀疑败血症时尽早行血培养并根据药敏结果选用敏感抗生素。⑤当患者黏膜损害有一定恢复后，应鼓励患者尽早进食。⑥静脉注射免疫球蛋白治疗。有条件时可予以大剂量静脉注射免疫球蛋白 0.4 g/（kg/d），连续 3～5 日。⑦如无禁忌可以考虑尽早给予生物制剂(如 TNF-a 单克隆抗体)等治疗。

四、启发思考题

1.重症药疹有哪些?

2.SJS、SJS-TEN 重叠和 TEN 如何鉴别。

五、参考文献

[1] 朱学骏,郑捷.皮肤病学[M].4 版.北京大学出版社,2019.

[2] 张学军.皮肤性病学[M].2 版.人民卫生出版社,2021.

[3] 陈翔.皮肤病与性病学[M].高等教育出版社,2021.

(粟娟 中南大学湘雅医院)

第十一章

感染性疾病

第一节 发热查因

一、知识点

(一)外胚层发育不良(Ectodermal Dysplasia)

外胚层发育不良是一种先天性遗传发育缺陷,由于外胚层先天性发育不良,导致皮肤及其附件发育异常的遗传性疾病。本病临床上极为罕见,据报道目前本病的发病率为1/万~1/100万。外胚层发育不良有多种不同的临床类型,典型的临床症状表现为:先天性乳牙缺失或恒牙缺失、毛发发育异常、少汗等,同时可伴有颌骨萎缩,面型发育异常等其他组织器官功能异常。目前发现本病的主要致病基因有30多种,遗传方式包括常染色体显性、常染色体隐性、X连锁显性和隐性遗传。本病诊断主要依赖典型的临床表现,对于新生儿以及小婴儿的反复发热、无汗或少汗、皮肤干燥脱屑等,临床医生必须考虑本病的可能性,避免漏诊,确诊需行基因检测。本病目前临床上无特殊治疗方案,主要治疗目标是防止体温过高和对症处理,如牙齿缺失的及早干预有利于咀嚼、语言的发展和营养的保证。由于患者常因为出汗少、散热困难,故常出现反复发热,故应避免高温环境,物理降温是主要的处理方法,尤其要指导家长做好生活环境的温度调节。外胚层发育不良患儿大多预后良好。

(二)解热镇痛药(Antipyretic Analgesic)

发热儿童解热镇痛药的临床应用基本原则是5R原则,即合适的病人(Right Patient)、合适的药物(Right Drug)、合适的剂量(Right Dose)、合适的给药时间(Right Time)和合适的给药途径(Right Route)。除了5R原则,还需要考虑患儿的年龄、肝肾功能、特殊情况下应用问题等。2月龄以上6月龄以下儿童发热需要药物退热时推荐对乙酰氨基酚,6个月以上儿童推荐使用对乙酰氨基酚或布洛芬,反对使用糖皮质激素作为退热剂应用于儿童退热。2月龄以下的婴儿、新生儿禁用解热镇痛药。不推荐对乙酰氨基酚与布洛芬联合或交替使用;肝功能异常伴发热时可使用布洛芬;对乙酰氨基酚禁用于G6PD缺乏患儿;不推荐使用解热镇痛药治疗外胚层发育不良、中枢性发热等。另外不推荐物理降温用于儿童退热。

二、案例

(一)病例资料

患儿郑××,男,2月9天,因"发热2天"于2021年1月15日入院。患儿2天前无明显诱因出现发热,最高体温38.5℃(腋温),偶有口吐泡沫,无咳嗽、气促、呕吐、腹泻等不适,急诊行胸片检查提示肺部感染,遂以"肺炎"收入我科。起病来,患儿精神一般,食欲可,大小便正常。

既往、个人及家族史无特殊。

体格检查:体温36.1℃,脉搏130次/分,呼吸26次/分,身高55 cm,体重6 kg。发育正常,神志清楚,精神尚可,前囟平软,大小为1 cm×1 cm,双眼睑无水肿,结合膜无充血及水肿,巩膜无黄染,双侧瞳孔等大等圆,对光反应灵敏。咽部无充血,双肺呼吸音粗糙,未闻及啰音。心率

130次/分, 律齐, 未闻及杂音。腹平软, 未触及包块, 肝、脾肋缘下未触及, 肠鸣音正常。四肢肌力、肌张力正常。

(二) 相关检查

血常规: WBC: $9.89×10^9$/L, RBC: $3.41×10^{12}$/L, HGB: 100 g/L, PLT: $656×10^9$/L, N: $2.28×10^9$/L, L: $6.48×10^9$/L; 全血 CRP<0.5 mg/L。

胸片: 左中上肺野小片状高密度灶, 考虑炎症。

(三) 初步诊断

急性支气管肺炎。

(四) 诊治经过

入院后予以头孢噻肟抗感染治疗, 完善相关检查:

血常规: 白细胞计数 $17.83×10^9$/L, 血红蛋白 102 g/L, 红细胞计数 $3.48×10^{12}$/L, 血小板计数 $605×10^9$/L, 中性粒细胞计数 $4.18×10^9$/L, 淋巴细胞计数 $11.92×10^9$/L。肝肾功能、心肌酶、电解质、免疫球蛋白、全血 CRP、PCT、血沉、呼吸道病原体、血糖、血脂、凝血功能、补体、铜蓝蛋白、ASO、尿常规、大便常规+OB 正常。血培养: 无细菌/念珠菌生长。

4天后口吐泡沫消失, 但仍有反复发热, 且热峰较前升高, 完善头部 MRI 平扫+增强: 软脑膜弥漫性异常强化, 双侧额部硬膜下间隙稍增宽。诊断考虑"颅内感染", 改用美罗培南抗感染, 并完善腰椎穿刺检查, 脑脊液常规、生化及培养均阴性, 诊断考虑"颅内感染: 病毒性可能性大", 加用阿昔洛韦抗病毒治疗一周, 患儿仍有反复发热, 较前无明显好转, 复查腰椎穿刺, 脑脊液常规、生化及培养均阴性, 脑脊液宏基因示: 人类疱疹病毒6A。改用更昔洛韦抗病毒治疗2周, 患儿仍有反复低热, 但峰值较前下降, 精神食纳可, 余无不适。追问病史, 患儿平素不出汗, 查体患儿头发及眉毛较少, 考虑是否存在外胚层发育不良, 建议完善基因检测, 基因检测结果(表11-1)证实该诊断。

表 11-1　基因检测结果

基因名称	OMIM编号	遗传方式	HG19 位置	核苷酸与氨基酸改变	合子状态	ACMG变异分类	相关疾病/文献	来源
EDA	300451	XL	chrX: 69253383	c.924+5G>T	半合	3类, 意义未明	少汗型外胚层发育不良1型	新发

(五) 最后诊断

1. 外胚层发育不良。
2. 病毒性脑膜炎(人类疱疹病毒6A)。
3. 急性支气管肺炎。

(六) 讨论

1. 儿童不明原因发热绝大多数不必行腰穿, 凡临床表现高度怀疑或不能排除中枢神经系统感染者, 均需行腰穿, 且越早做越好。常见症状包括婴幼儿发热伴眼神发呆、尖叫、精神萎靡、嗜睡、甚至昏睡或昏迷、频繁呕吐、前囟饱满、反复惊厥等。对于<1月龄的婴儿, 病因未明的发热; 1~3月龄婴儿一般状况差、白细胞低于 $5×10^9$/L 或超过 $15×10^9$/L 均建议行腰穿。

2. 儿童发热处理的主要目标是减轻发热所致的不适, 而非单纯恢复正常体温; 特殊情况下, 为保护脏器功能, 应积极降温; 查找并治疗引起发热的原因。

3. 对于发热患儿的处理, 首先需识别有无可能危及生命的临床表现; 其次评估患儿舒适度, 决定是否行药物退热; 最后评估发热儿童患有严重疾病的可能性, 通过行血常规、降钙素原、胸片、血培养等检查明确病因。发热患儿伴某些典型症状和体征时, 往往提示一些特异性疾病。例如发热伴颈强直、前囟膨隆、意识水平下降、抽搐, 往往提示中枢神经系统感染。

三、案例使用说明

2月余龄患儿，急性起病，主要表现为发热，病程2天，胸片提示肺部感染，经抗感染治疗1周后发热无好转，需考虑是否存在其他感染或病因。首先感染性疾病，由于2月龄患儿血脑屏障尚未发育完善，需警惕其他部位感染转移至颅内，需完善腰穿、头颅MRI等检查，同时根据血常规、C反应蛋白、血沉、PCT及脑脊液常规、生化、培养等结果，判定颅内感染性质，病毒或细菌等感染，该患儿头颅MRI示脑膜有明显强化，考虑存在脑膜炎，脑脊液检查均正常，考虑病毒感染可能性大，但不排除疗程不足的细菌性感染，故继续抗生素治疗，并加用抗病毒治疗，脑脊液宏基因检测证实病毒性脑膜炎诊断。但3周足疗程抗病毒治疗后患儿仍有反复低热，余无明显感染灶，也无其他症状及体征，需考虑非感染因素，进一步追问病史及详细体查，发现患儿及其父亲平素汗少，且患儿头发及眉毛均稀少，考虑存在遗传因素，如外胚层发育不良，进一步行基因检测证实。

四、启发思考题

1. 发热的病因包括哪些？

2. 发热患儿的一般处理原则是什么？如何使用解热镇痛药？

3. 外胚层发育不良的临床表现包括哪些？

五、参考文献

[1] 罗双红, 舒敏, 温杨, 等. 中国0至5岁儿童病因不明急性发热诊断和处理若干问题循证指南(标准版)[J]. 中国循证儿科杂志, 2016, 11(2): 81-96.

[2] 国家呼吸系统疾病临床医学研究中心, 中华医学会儿科学分会呼吸学组, 中国医师协会呼吸医师分会儿科呼吸工作委员会, 等. 解热镇痛药在儿童发热对症治疗中的合理用药专家共识[J]. 中华实用儿科临床杂志, 2020, 35(3): 161-169.

[3] 马乐, 许庆梅, 陆天明. 儿童发热待查的相关研究[J]. 世界最新医学信息文摘, 2017, 17(52): 133-139.

（陈海霞　中南大学湘雅二医院）

第二节　体外膜肺氧合技术

一、知识点

（一）体外膜肺氧合技术（extracorporeal membrane oxygenation, ECMO）

ECMO是一种体外生命支持的新技术。它利用人工离心泵将未氧合的血液从患者体内引流至气体交换设备（膜氧合器），在该设备中血液被完全氧合，并去除二氧化碳，氧合后的血液被重新注入患者的循环系统中，根据回输注入的血管不同，分为VV（回输静脉）和VA（回输动脉）。ECMO可以辅助患者的部分心肺功能。

其适应证包括各种原因导致的难治性低氧血症、各种原因导致的顽固性心源性休克或心脏骤停、急性右心功能衰竭等。

（二）体外心肺复苏术（extracorporeal cardiopulmonary resuscitation, ECPR）

ECPR是自从有了ECMO技术后，相对于传统心肺复苏术提出来的，即在传统CPR的同时启动ECMO技术来维持全身氧供，缩短重要脏器缺血缺氧时间所采取的措施。当前的研究表明，对于需要延长心肺复苏术以恢复自主循环的心脏骤停患者，以及难治性心源性休克的患者，在急诊室中应用VA-ECMO技术可能获得良好的预后。ECMO起到了桥梁的作用，为心肺功能衰竭的重症患者的诊断和治疗提供了更多的机会。当确保为患者提供稳定的血流动力学和充足的组织氧供时，医务人员将有更多时间积极寻找病因并针对原发疾病进行治疗。

所以，ECMO可以在急诊室中应用于不同病因（例如急性中毒，内环境紊乱和严重感染等）所致的心脏骤停患者，以及常规传统CPR难以稳定其血流动力学的患者。对于18～75岁之间没有任何不可逆的终末期疾病的患者来说，均可积极考虑启动ECMO技术，尤其是判断神经功能可逆的患者更应优先接受ECMO技术。

二、案例

（一）病例资料

患者吴××，男，40岁，因全身乏力食欲减退

6月余，突发意识障碍10小时急诊入院。患者家属诉其于6月前感全身乏力不适，伴食欲减退，到当地寺庙求治，服用中药2月（具体不详），未明显好转，全身乏力较前明显，伴恶心呕吐，呕吐物为胃内容物，遂在当地多家医院就诊，发现"低血压"，原因不明。1月前再去当地中医院予中药治疗，症状稍有缓解，继续服用后症状加重，约10小时前驾车去长沙市某医院就诊，下车后在医院急诊科门口突发晕倒，呼叫无应答，立即给予心肺复苏术，4分钟后患者心跳呼吸恢复，随后多次出现室颤，顽固性低血压，于是联系我院急诊科行VA-ECMO治疗，上机启动过程中患者再次出现心脏骤停，遂立即体外心肺复苏术，上机2分钟后患者恢复自主心律，由救护车转运至我院EICU。起病以来，患者精神食欲睡眠欠佳，大小便无明显变化，半年体重减轻10KG。既往体健。

入院体查：体温36℃，呼吸15次/分，心率74次/分，血压未测出。营养差，消瘦，神志模糊，呼之有反应，经口气管插管、呼吸机辅助呼吸，被动体位，体查不合作。双侧瞳孔等大等圆，直径约3 mm，对光反射迟钝，双肺呼吸音粗，未闻及明显湿啰音。心率74次/分，律齐，心音低，未闻及明显杂音。右侧腹股沟ECMO置管伤口处敷料干燥固定，四肢皮肤冰冷。

（二）相关检查

血常规：白细胞 $5.6×10^9/L$；红细胞 $3.5×10^{12}/L$；血红蛋白105 g/L（↓）；血小板 $105×10^9/L$；肝功能：谷丙转氨酶（ALT）233 u/L（↑）；谷草转氨酶（AST）276 u/L（↑）；总胆红素32.2 umol/L（↑）；肾功能：尿素氮20.5 mmol/L（↑）；肌酐205.7 umol/L（↑）；心肌酶学：肌酸激酶（CK）560 u/L（↑）；肌酸激酶同工酶（CK-MB）62 u/L（↑）；血糖：4.2 mmol/L；乳酸：3.2 mol/L（↑）。

血气分析：pH7.3（↓）；$PaO_2$159 mmHg；$PaCO_2$ 22.4 mmHg（↓）；HCO_3^-13.9 mmol/L（↓）；BE−15.3 mmol/L。

电解质：血钾 6.97 mmol/L（↑）；血钠100.9 mmol/L（↓）；血氯74.1 mmol/L（↓）。

激素水平：皮质醇2.3 ug/dL↓（8 am），2.5 ug/dL↓（4 pm），2.7 ug/dL↓（0 am）；肾上腺皮质激素（ACTH）243.7 pmol/L↑（8 am），270.1 pmol/L↑（4 pm），216.2 pmol/L↑（0 am）；

血液醛固酮（ALD）12 pg/mL↓和肾素（DRC）>500 uIU/mL↑。

结核相关检测结果：结核分枝杆菌合格组（MTB）DNA检测阳性，利福平耐药性（Rif Resistance）基因检测阳性，T-SPOT检测阳性（刺激水平>10，阳性水平5.87，背景水平0.07）。

CT检查：双肺有多处斑块和结节，肾上腺有多发结节，第二和第三腰椎骨破坏，椎旁软组织钙化以及右腰大肌团块灶，提示有结核病的可能。

（三）初步诊断

1. 心脏骤停，心源性休克。
2. 电解质紊乱（高钾血症+低钠低氯血症）。

（四）诊治经过

患者在急诊科等候就诊时突发倒地，现场医护人员立即判断为心脏骤停并迅速进行了心肺复苏术和电除颤，约4分钟后恢复了自主循环，但之后反复室颤，顽固性低血压，需要大剂量的血管活性药物（去甲肾上腺素4 ug/kg/min+特立加压素1 mg iv q4h）维持，而且血乳酸逐渐上升，内环境因组织缺氧而进一步恶化。ECMO团队被呼叫，在急诊科为患者紧急启动VA-ECMO（图11-1），然后转至我院的EICU进一步治疗。

在急诊重症监护室，患者心肺复苏后立即予亚低温治疗，持续呼吸机辅助通气，予以血液净化纠正电解质紊乱，维持内环境稳定，明确肾上腺皮质功能不全后予以激素替代疗法。在ECMO运行期间经超声评估心功能发现主动脉血流的速度时间积分（VTI）太低，给予启动主动脉内球囊反搏（IABP）治疗以减轻左心室后负荷。随着患者血流动力学和内环境逐渐稳定，遂滴定式减少了血管活性药物的剂量。ECMO运行187小时后，心脏功能恢复，心肌电活动稳定，予撤除ECMO机器，并相继撤除呼吸机等仪器。

最后，该患者成功转出EICU，在被确诊为全身多发结核后转至传染病专科医院接受标准化的抗结核治疗以及进一步康复治疗。

（五）最后诊断

1. 心肺复苏术后综合征。
2. 电解质紊乱（高钾血症+低钠低氯血症）。
3. 慢性肾上腺皮质功能不全。

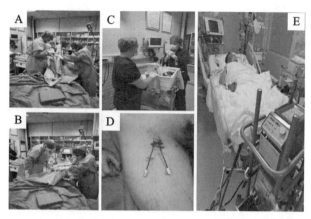

A~B：ECMO 置管手术；C：管道预充；D：穿刺部位；E：启动成功。

图 11-1　ECMO 启动过程

4.结核病(肺+肾上腺+腰椎及椎旁软组织)。

(六)讨论

　　该病例选择了一个急诊入院的中年患者，既往无特殊病史，突发心脏骤停，病情紧急危重，随时死亡，经心肺复苏术后自主循环恢复，但心脏骤停原因不清楚，自主循环恢复后出现顽固性休克，心电也不稳定，频发室性心律失常，需要大剂量的去甲肾上腺素、多巴胺、血管加压素来升压，同时应用电复律来治疗心律失常，最终给予启动了 VA-ECMO 治疗以维持机体的氧供和血流动力学稳定。ECMO 作为一项新的生命支持技术，它本身并不治疗疾病，在该病例中它很好地发挥了"桥"的作用，给患者查明心脏骤停的原因，并针对病因进行治疗，赢得了时间，最终取得了良好的预后。

三、案例使用说明

　　结核病是我国常见的传染病之一，由结核杆菌侵入人体所致，最常见的形式是肺结核，但它也可以侵入全身许多脏器，包括脑、脊柱、肾上腺和心包，导致肺外结核。结核病很少引起急危重症，通常呈慢性起病过程。本病例报告所陈述的结核病患者因心脏骤停而就诊于急诊室的情况并不常见。肾上腺结核是慢性肾上腺皮质功能不全的主要原因之一。本例患者无典型结核病临床症状，早期诊断和治疗难度大。因此对于没有典型结核病症状的患者，也应得到充分的关注并积极筛查，医生应扩大检查范围，避免出现重症。

　　高钾血症是引起心脏骤停的常见原因之一。原发性肾上腺皮质功能不全可导致醛固酮分泌减少，醛固酮是一种可以同时增加血钠水平和降低血钾水平的激素。因此当醛固酮分泌不足时，可引起难治性低钠血症和高钾血症。慢性肾上腺皮质功能不全通常有隐匿起病，表现为长期食欲不振，恶心和呕吐以及疲劳，这些非特异的症状使早期诊断变得困难。该患者在出现症状后没有及时进行系统检查，最终导致病情恶化。

　　ECMO 是近年来在我国发展迅速的一种生命支持技术。在急诊科使用 ECMO 还有许多工作要做，需要高质量的前瞻性随机对照研究来进一步评估该技术的利弊，需要更多的循证依据来制定规范性的指南，另外，还必须建立一支技术熟练的应急 ECMO 团队，它能够全天候提供紧急服务，ECMO 团队成员需要制度来保证进行持续的培训。

四、启发思考题

　　1.心脏骤停的原因有哪些？如何实施团队配合的高级生命支持技术？

　　2.什么情况下启动 ECMO？如何实施体外膜肺氧合技术？

　　3.肺外结核、肾上腺皮质功能不全有哪些临床表现？

五、参考文献

［1］ Floyd K, Glaziou P, Zumla A, et al. The global tuberculosis epidemic and progress in care, prevention, and research：an overview in year 3 of the End TB era. Lancet Respir Med. 2018. 6(4)：299-314.

［2］ Hahner S. Acute adrenal crisis and mortality in adrenal insufficiency：Still a concern in 2018. Ann Endocrinol (Paris). 2018. 79(3)：164-166.

［3］ Badulak JH, Shinar Z. Extracorporeal Membrane Oxygenation in the Emergency Department. Emerg Med Clin North Am. 2020. 38(4)：945-959.

［4］ Mosier JM, Kelsey M, Raz Y, et al. Extracorporeal membrane oxygenation (ECMO) for critically ill adults in the emergency department：history, current applications, and future directions. Crit Care. 2015. 19：431.

［5］ Tonna JE, Selzman CH, Mallin MP, et al. Development and Implementation of a Comprehensive, Multidisciplinary Emergency Department Extracorporeal Membrane Oxygenation Program. Ann Emerg Med. 2017. 70(1)：32-40.

（杨宁　中南大学湘雅医院）

第三节 HIV 感染的早期诊断

一、知识点

感染艾滋病病毒（human immunodeficiency virus, HIV）后感染者多没有自觉症状，但疾病进展却在缓慢进行，有些感染者因健康体检而诊断为HIV 感染，有些人是因为其他疾病到医疗机构就诊而检测出 HIV 感染，有些人因为有危险行为而主动进行 HIV 检测从而确诊，而多数处在感染早期的人并不知道自己感染了 HIV。

HIV 感染后按时间顺序会出现不同的血清标志物。HIV 感染后会立即出现低水平的 HIV-1 RNA（核糖核酸），大约在感染 10 天后，HIV-1 RNA 增加到高水平可检测出。接下来 HIV-1 P24 抗原被表达，在 HIV-1 RNA 初始检测的 4~10 天内，数量上升到可以通过第四代试剂检测出，但是 P24 抗原是一过性的。接下来 HIV IgM 开始表达，在 HIV-1 RNA 出现后 10~13 天、首次检测到 P24 抗原后 3~5 天，可以通过三代和四代试剂检测到。最后，HIV IgG 抗体在整个 HIV 感染过程中出现并持续存在。

HIV 检测的主要目标是：一是尽早识别艾滋病毒感染者，减少艾滋病毒传染给他人的风险。因为 10%~50% 的 HIV-1 新发感染发生在急性感染期，急性感染期通过性传播的感染率比慢性 HIV 感染期高 26 倍。二是为艾滋病病毒感染者提供适当的医疗管理和关怀，提供治疗，减少发病和传播。在急性 HIV 感染期开始抗病毒治疗可以减轻急性感染的伴随症状、延缓向严重免疫缺陷的进展、保护HIV 特异性免疫应答、限制 HIV 产生变异、降低病毒较高时 HIV 的传播率等。

目前 HIV 免疫检测技术基于制备技术进步分为不同的"代"，第四代试剂用合成肽或重组抗原以抗原夹心的方式检测 IgM 和 IgG 类抗体，同时还包括以单克隆抗体检测 P24 抗原，但不能区分抗体或抗原。目前 HIV 感染的实验室诊断是通过组合使用一系列测试，最大限度地提高检测的特异性和敏感度，中国 CDC 颁布的《全国艾滋病技术检测规范》（2020）中推荐了不同的 HIV 筛查检测流程。

二、案例

（一）病例资料

患者李××，男性，50 岁。因"突发剑突下灼烧样不适"入院。

患者日常喜吸烟饮酒，近 2~3 年每月有 2~3 日吸食白色细粉末（具体不详），有不洁性交史。

查体：躯干散在小片红斑、丘疹，剑突下有压痛及反跳痛；右上腹有压痛及反跳痛，莫菲氏征阳性，余无特殊。

（二）相关检查

血常规及血生化：均未见明显异常。

输血前检查：胃镜检查前进行输血前传染病标志物检测，4 月 2 日结果显示 HIV（1+2）抗原抗体联合筛查结果：待确证（676.9 COI）；其余病毒标志物均为阴性。

胃镜：食管黏膜四壁可见片状纵行溃疡；胃窦黏膜充血肿胀。

（三）初步诊断

1. 皮疹查因。
2. 腹痛查因。
3. 非萎缩性胃窦胃炎（充血/渗出型）。

（四）诊治经过

1. 入院后完善相关检查，4 月 2 日 HIV 初筛结果显示为待确证（676.9 COI），结合患者流行病史，高度怀疑 HIV 感染，按照 HIV 筛查及确证流程，进一步送湖南省疾病预防控制中心（CDC）采用免疫印迹法进行确认，结果显示为：无带型，HIV-1 抗体阴性。

2. 针对患者当前症状，临床给予常规抗感染、抑酸护胃、护肝、调节免疫等治疗，症状好转后出院。

3. 针对 HIV 初筛与确认结果不相符现象，检验科医生继续追踪，与患者沟通后建议转至传染科门诊继续就诊（4 月 16 日），并进行 HIV 核酸检测。核酸检测结果显示阴性：未检出（<50 IU/mL），建议患者进一步随诊。

4. 随访期间实验室引进了最新的 HIV-1 P24 抗原试剂，同时对之前两次冻存样本（-70℃保存）进行检测，具体结果如下：4 月 2 日样本检测结果为：HIV-1 P24 1021 COI(+)；4月16日采集样本检测结果为：HIV-1 P24 7.46 COI(+)；HIV(1+2)抗原抗体：40.78 COI(+)。进一步证实该患者处于HIV感染早期。

5. 经联系患者于7月2日再次来院检测，此时HIV(1+2)抗原抗体：873.1 COI(+)，7月23日再次送检CDC进行抗体确证，最终结果为：HIV-1型多条带阳性，证实为HIV感染，遂入院进行治疗。患者HIV血清标志物所有相关检测结果汇总见表11-2。

表11-2　患者HIV感染实验室指标变化

HIV指标及方法	第一次（采样时间：4月2日）	第二次（采样时间：4月16日）	第三次（采样时间：7月2日）
HIV(1+2)抗原抗体联合测定（电化学发光法，COI）	676.9(+)	40.78(+)	873.1(+)
HIV(1+2)抗体快速测定（免疫胶体金法）	(-)	(±)	(+)
HIV-1 P24抗原测定（电化学发光法，COI）	1021(+)	7.46(+)	0.35(-)
HIV抗体确证试验（WB免疫印迹法）	未检出条带(-)	NT*	p17、p24、gp41、p51、p66、gp120、gp160(+)
HIV-1 RNA定量（PCR-荧光探针法，IU/mL）	NT*	<50(-)	1.492E+05(+)

注：* NT为未测定。

(五)最后诊断

1. HIV感染。
2. 非萎缩性胃窦胃炎（充血/渗出型）。

(六)讨论

该患者因皮疹、腹痛查因入院，入院后临床给予相应治疗后患者症状好转。但常规检查发现HIV初筛试验为待确证，省疾病预防控制中心确证试验却为阴性。HIV感染后血清标志物随着时间顺序有相应的变化规律，实验室采用不同的检测试剂和方法可检测出不同的血清标志物，从而可判断患者处于何种感染阶段。患者的病例资料显示其具有HIV感染的高危因素，且有皮疹，当血液中出现HIV-1 P24抗原但未检测到HIV抗体时，我们需要考虑该患者处于HIV感染早期。随着后期追踪，患者最终在省疾控确证试验HIV-1型多条条带阳性，证实为HIV感染。在随访中，患者曾因省疾控确证阴性及核酸阴性结果多次拒绝沟通，到后来主动要求检测，从而最终确诊，这提示我们在疾病诊治过程中，要注意和患者的沟通方式，尽可能做到早发现早治疗。

针对HIV筛查试验阳性的疑似感染者，要充分结合各种试验方法，在WB免疫印迹法确证试验尚未检出时密切随访监测，同时结合采用核酸和P24抗原检测，从而能更快、更高效确诊HIV感染早期患者。对于WB免疫印迹法或核酸检测结果阴性的可疑病例，仍需多次检测或继续观察。HIV-1 P24抗原可作为初筛阳性、核酸阴性、WB阴性或不确定的感染HIV的辅助诊断。

三、案例使用说明

本案例为具有HIV感染的高危因素，且有临床表现（皮疹）的患者，HIV初筛试验阳性而省疾控确证试验阴性，通过后续追踪随访，最终三个月后该患者确证为HIV感染。该病例引导学生系统分析不同HIV检测方法检测的血清标志物的不同及HIV感染后血清标志物的变化顺序。首先让医学生认识HIV感染的高危因素，再引导学生分析HIV初筛结果与确证结果不相符时，密切随访监测，可结合采用其他试验方法。接着对于WB免疫印迹法或核酸检测结果阴性的可疑病例，仍需多次检测或继续观察，以避免患者的漏诊。其次，让学生认识HIV感染早期病例早发现早治疗的益处。最后，引导学生需要注意与HIV感染疑似患者的沟通方式。

本病例比较特殊之处在于患者核酸检测为阴性。按照HIV感染血清标志物的变化规律，核酸是最先检测出的标志物，其次是P24抗原。引导学生分析可能原因：由于样本质量、实验室条件和试剂的灵敏度等造成的假阴性；根据血清标志物的动态变化，患者机体HIV载量达到峰值后回落并保持相对稳定，可能低于检测限检测不出；该患者可能为极少数的低水平病毒载量感染者。

四、启发思考题

1. HIV感染后血清标志物如何变化？

2. HIV筛查的检测流程。

3. HIV初筛阳性，WB免疫印迹法或核酸检测结果阴性如何处理？

五、参考文献

[1] 中国疾病控制中心. 全国艾滋病检测技术规范（2020年版）[S]. 北京，2020.

[2] 中华人民共和国国家卫生健康委员会. 艾滋病和艾滋病毒感染诊断[S]. 中华人民共和国行业标准 WS 293-2019.

[3] Centers for Disease Control and Prevention and Association of Public Health Laboratories. Laboratory Testing for the Diagnosis of HIV Infection：Updated Reco mmendations [S]. 2014.

[4] 陈伟烈，唐小平，唐漾波，等. 低水平病毒载量长期不进展人类免疫缺陷病毒-1感染者的人类免疫缺陷病毒-1的遗传分析[J]. 中华传染病杂志，2009，27(11)：658-663.

（任亚萍，唐浩能，陈新瑞　中南大学湘雅二医院）

第四节　艾滋病并播散性马尔尼菲篮状菌病

一、知识点

（一）艾滋病

艾滋病为人类免疫缺陷病毒（HIV）感染导致的获得性免疫缺陷综合征，主要经性接触、血液及母婴传播。HIV主要侵犯和破坏CD4+T细胞，导致机体免疫细胞受损，最终导致各种机会性感染和肿瘤。HIV在我国疫情整体保持低流行状态，但部分地区流行程度较高；目前经性传播成为主要传播途径；中老年人、青年学生等重点人群疫情上升明显。

（二）马尔尼菲篮状菌病

马尔尼菲篮状菌病（Talaromycosis）曾被称为马尔尼菲青霉病（Penicilliosis），是由马尔尼菲篮状菌（Talaromyces Marneffei，TM）感染引起的一种侵袭性真菌病。好发于免疫功能严重低下的晚期艾滋病患者，误诊率和病死率高。马尔尼菲篮状菌病的临床表现与器官受累情况有关。根据发病部位和特征，一般分为局限型和播散型。局限型即该病局限于入侵部位，只引起个别器官发病，临床表现以原发病症状为主，如局部皮下结节、皮下脓肿等。而艾滋病合并马尔尼菲篮状菌病多为播散型，典型临床症状包括发热，皮疹，体重减轻和肝、脾、淋巴结肿大等，既可累及皮肤及黏膜，也可累及呼吸系统、消化系统及淋巴系统等。胸部病变，可呈多样化，可伴有纵隔、肺门淋巴结肿大，胸腔积液，但无特征性改变。患者可以具有一种主要的或同时具有多种表现，肺部病变常见类型有：渗出型、肿块型、结节型、肺气囊型、粟粒型和磨玻璃型等。

二、案例

（一）病例资料

患者王××，男，21岁，未婚，长沙某大学学生。因发现颈部淋巴结肿大3周，皮疹伴发热咳嗽2周于2021年4月21日入院。

既往体健，有无保护的男男性行为史。

体查：体温37.1℃，脉搏123次/分，呼吸20次/分，血压112/76 mmHg，颈软，面部、躯干及左上肢散在分布斑、丘疹（图11-2），皮疹中央有凹陷，部分中央已结痂；颈部可触及多个肿大淋巴结，表面光滑，质稍韧，无压痛，与周围组织无粘连，最大淋巴结位于左侧颈部，大小约为2 cm×2 cm，心肺听诊无异常，腹平软，无压痛及反跳痛，肝脾肋下触及不满意，双下肢不肿，脑膜刺激征阴性。

（二）相关检查

完善相关检查，结果如下。血常规：白细胞减低，

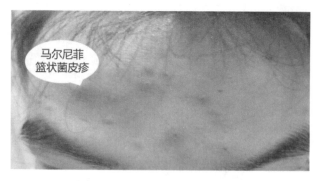

图 11-2　面部马尔尼菲篮状菌皮疹

轻度贫血；炎症指标：C 反应蛋白 33.30 mg/L↑，血沉 81 mm/h↑；PCT 正常。肝功能：白蛋白低，余正常；凝血功能：正常；大小便常规、肾功能、电解质：正常。

T 细胞亚群：CD4+T 淋巴细胞绝对计数 23 个/uL（↓），CD4+T/CD8+T：0.13（↓）；HIV 抗体确认阳性，HIV RNA 定量：6.489E+03 copies/mL；CMV-DNA：1.68E+04 copies/mL；CMV、HSV、EBV IgG 抗体阳性；GM 试验、G 试验、结核斑点试验、EBV-DNA、HSV-DNA、隐球菌抗原、HBsAg、抗 HCV、梅毒、弓形虫抗体均阴性；肺部 CT（图 11-3）：双肺弥漫性肺小结节，形态规则，边界清楚，两肺随机分布，伴随有空洞，纵隔淋巴结肿大。

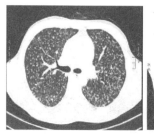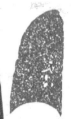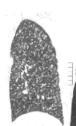

图 11-3　肺部 CT

腹部 CT（图 11-4）：肝脾肿大，肠系膜脂肪间隙模糊，腹腔、腹膜后多发肿大淋巴结。

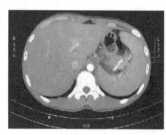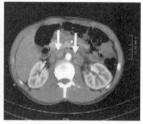

白色箭头指增大的腹膜后淋巴结。

图 11-4　腹部 CT

（三）初步诊断

1. 艾滋病并淋巴结结核？
2. 播散性结核病？
3. 播散性马尔尼菲篮状菌病？

（四）诊治经过

入院后 2 次血培养结果均为马尔尼菲篮状菌；骨髓培养结果为马尔尼菲篮状菌；纤支镜：气管、隆突结节性质待查，双侧支气管炎；肺泡灌洗液：GM 试验阳性；结核 PCR 低于检测下限；抗酸染色阴性、Xpert 阴性；肺泡灌洗液培养无菌生长；肺泡灌洗液 mNGS 二代测序：①马尔尼菲篮状菌（序列数 179607）；②肺孢子菌（序列数 6128）；③巨细胞病毒（cytomegalovirus，CMV）（序列数 281）。左侧颈部淋巴结穿刺组织：镜下见大部分为坏死组织，周边见少量圆形细胞，细胞内有可疑马尔尼菲篮状菌，特殊染色 A/P 找真菌阳性。抗酸分枝杆菌免疫荧光检测阴性，真菌免疫荧光染色阴性。结核 PCR 阴性；淋巴结组织培养：马尔尼菲篮状菌。淋巴结组织 mNGS 二代测序：马尔尼菲篮状菌（序列数 1302374）。

入院后给予两性霉素 B 脱氧胆酸盐（0.5 mg/kg）抗真菌，SMZ（复方新诺明）3 片，Q6H 抗 PCP，更昔洛韦抗 CMV，经过 3 周左右的治疗后，患者体温恢复正常；皮疹逐渐消失，胸部 CT 示肺部感染好转，淋巴结缩小（图 11-5）。

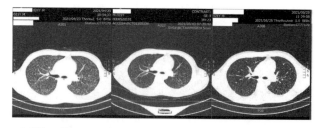

左图为 4 月 23 日入院 CT，中间图为 5-13 日复查，右图为 5 月 25 日复查，可见肺部感染好转。

图 11-5　治疗前后胸部 CT 比较

（五）最后诊断

1. AIDS 并播散性马尔尼菲篮状菌感染（累及皮肤淋巴结，肺部，骨髓，血液）。
2. 肺孢子菌肺炎。
3. CMV 感染。

(六)讨论

艾滋病患者免疫力低,可以同时合并多种病原体感染,不适合一元论。当患者出现发热,典型皮疹,肝脾淋巴结肿大时,尤其是生活在我国南方,需要考虑是否合并马尔尼菲篮状菌感染。艾滋病患者也易合并结核;由于艾滋病期 CD4 细胞低,结核斑点试验常常阴性;常常表现肺外结核,粟粒性肺结核。应当取得病原学进一步诊断。

三、案例使用说明

根据患者 HIV 抗体确认阳性,长期在南方生活,CD4 细胞 23 个/μl,有发热,典型皮疹,全身淋巴结肿大,肝脾肿大,进而确诊 HIV 并发马尔尼菲蓝状菌病可能,其肺部多发粟粒样结节,需要鉴别肺结核,但患者 PPD 皮试阴性,结核 T-sport 阴性,肺泡灌洗液为马尔尼菲篮状菌,xpert 阴性,因而确定肺部结节也是马尔尼菲篮状菌感染表现。

四、启发思考题

艾滋病并发马尔尼菲篮状菌病的诊断与鉴别诊断及处理原则。

五、参考文献

[1] 张建全,杨美玲,钟小宁,等. 人免疫缺陷病毒抗体阴性与阳性者播散性马尔尼菲青霉菌病的临床及实验室特征[J]. 中华结核和呼吸杂志,2008,31(10):740-746.

[2] 张云桂,赵月娟,李玉叶,等.226 例艾滋病合并马尔尼菲青霉菌病患者的影像学特征[J]. 皮肤病与性病,2016,38(2):91-94.

[3] "十三五"国家科技重大专项艾滋病机会性感染课题组.艾滋病合并马尔尼菲篮状菌病临床诊疗的专家共识[J].西南大学学报(自然科学版),2020,42(7):61-75.

(周华英　中南大学湘雅二医院)

第五节　发热黄疸查因

一、知识点

(一)钩端螺旋体病

钩端螺旋体病是由有致病力的钩端螺旋体所致的一种自然疫源性急性传染病在我国大多数省市自治区均有流行。钩体病是一种全身性感染疾病,是全身毛细血管感染中毒性损伤。临床上常分为四种类型,包括流感伤寒型、肺出血型、黄疸出血型、肾衰竭型、脑膜脑炎型。各种不同类型的特点如下:

1. 流感伤寒型:最多见,无明显器官损害,早期临床表现的延续,5~10 天自愈。

2. 肺出血型:包括肺出血轻型和肺弥漫性出血型,其中肺弥漫性出血型来势猛,发展快,是无黄疸型钩体病死亡的常见死因。

3. 黄疸出血型:表现为肝损害,出血,肾脏损害三大主症。

4. 肾衰竭型:各型钩体病均有不同程度肾脏损害,单纯肾衰竭型较少见。

5. 脑膜脑炎型:脑膜炎和脑炎的临床表现,脑脊液中分离到钩体阳性率较高,仅表现为脑膜炎者预后较好,脑膜脑炎者往往病情重,预后差。

(二)钩体病患者的病理生理改变

钩体经皮肤侵入人体后,经淋巴系统或直接进入血流繁殖,产生毒素引起患者全身毒血症状群,成为起病早期的钩体败血症。此后,钩体可广泛侵入人体几乎所有的组织器官,尤其是肝、肾、肺、脑等实质器官。其病理损害的基本特点为毛细血管损伤所致的严重功能紊乱。按受累的主要靶器官不同,而将钩体病分成不同的临床类型。钩体病后期的后发症状则主要由机体的变态反应引起。钩体病临床表现的类型和严重程度与感染钩体的类别、毒力、数量有较大关系,亦与不同地区的人群、机体的个体反映差异的不同相关。但钩体病致病机制中最主要的因素,特别是引起严重类型的发生,常须具备钩体数量多、致病力强,以及毒力强等特点。肝脏病理变为肝细胞变性肿胀,实质有炎性细胞浸润,肝内胆管有胆汁淤积。肾脏可见肾间质水肿,轻度细胞浸润,肾小管退行性变,严重者可出现缺血性肾小管坏死等间质性肾炎改变。肺病变为广泛点状出血,炎症现象并不明显。镜下可见肺微血管广泛充血。肺弥漫性出血的病理改变亦主要在微血管。通过电镜观察可见毛细血管内皮连接处可出现缺口,红细胞即由此溢入肺泡。出血由点到片,逐渐扩展为大片融合性出血,严重者肺呈肝样实变,切片见大片出血区中有残留含气区相间。最终造成患者窒息死亡。此种毛细血管病变亦可发生于脑及脑膜、骨骼肌等而出现相应的症状。

二、案例

(一)病例资料

患者刘××,男,56岁,农民,湖南浏阳人,因"发热7天,皮肤巩膜黄染4天"于2017年9月9日入院。

现病史:患者1周前(2017年9月2日)无明显诱因出现发热,最高体温达39℃,伴畏寒,不伴寒战;伴有腹痛,乏力,前额部疼痛,自行服用感冒药症状可缓解,未予重视。后逐感食欲下降。2017年9月5日出现皮肤巩膜明显黄染,并仍有发热。2017年9月8日住院,完善相关检查示:血常规:BR:WBC 12.16×10⁹/L,N 85.6%,Hb 92 g/L,PLT 134×10⁹/L;肝功能:ALT 25 u/L,AST 61 u/L,TBIL 360.7 umol/L,DBIL 234.6 umol/L;肾功能:BUN 20.45 mmol/L,Scr 411.6 umol/L,UA 550 umol/L;凝血功能:大致正常;当地医院给予头孢哌酮舒巴坦抗感染,护胃护肝退黄(具体不详)等治疗后,患者仍有发热,且肝肾功能损害进一步加重,遂来我院就诊,以"发热黄疸查因"收住我科住院。

患者病程中无腹痛腹泻,无咳嗽咳痰,无胸闷气促,无皮肤瘙痒,无尿频尿急尿痛,精神睡眠尚可,食欲较前明显减退,饭量约为平时一半,大便正常,小便色深黄,量约1000 mL/日,体重无明显改变。

既往史、个人史、家族史:平素体健,否认肝炎、结核、艾滋病病史及密切接触史。否认外伤、手术、输血史及食物药物过敏史。出生于浏阳,无血吸虫病疫水接触史,起病前20余天有农田作业史,常居地为钩体病、流行性出血热等多种自然疫源性疾病流行区,无毒物、粉尘及放射性物质接触史,无吸烟史、饮酒史、野游史、性病史;家族史无特殊。

入院后查体:体温38.1℃,脉搏80次/分,呼吸20次/分,血压143/85 mmHg,全身皮肤重度黄染、巩膜黄染伴充血,未见肝掌及蜘蛛痣,无出血点、淤斑、皮疹。右肺呼吸音稍低,左下肺可闻及少许细湿啰音。未见腹壁静脉曲张,中上腹有压痛,无反跳痛,肝脾肋下未触及,移动性浊音阴性,肠鸣音正常。肾区无叩击痛,双下肢无可凹性水肿,双下肢触痛明显。

(二)相关检查

血常规:WBC 13.1×10⁹/L,N 78.7%,Hb 90 g/L,Plt 234×10⁹/L。

肝功能:TP 56.5 g/L,ALB 27.9 g/L,TBil 542.8 umol/L,DBil 265.3 umol/L,ALT 30.2 u/L,AST 55.1 u/L,r-GT 126.1 u/L,ALP 195.9 u/L。

肾功能:BUN 27.33 mmol/L CREA 524.5 umol/L。

心肌酶学:LDH 265 u/L CK 42.4 u/L CK-MB 5.2 u/L Mb 104 u/L。

凝血功能:PT 13.7 s,PTA 97.83%,INR 1.07,FIB 9.86 g/L FDP 5.90 mg/L。

D-Dimer 0.79 mg/L。

我院彩超:肝大,肝多发囊肿。

(三)初步诊断

1. 发热黄疸查因。
2. 肾功能不全。
3. 轻度贫血。
4. 多发性肝囊肿。

(四)诊治经过

1. 病情进展:在我科住院治疗前期(9月9日至9月15日)患者已无发热,肾功能较前好转,但肝功能损害逐渐加深,且患者的血红蛋白呈进行性下降(表11-3)。

2. 进一步完善检查结果如下。尿常规:尿胆红素2+,葡萄糖+;大便常规正常;PCT 2.87 ng/mL。

甲肝、戊肝、丙肝抗体阴性;HBVDNA定量低于检测下限;乙肝五项定量:HBsAb 42.5,余项(-)自免肝全套,输血前四项阴性;铜蓝蛋白:627 mg/L;省疾控中心回报:钩体血清凝集试验滴度1:100。

3. CT胸部+腹部+盆腔平扫三维成像:双肺支气管血管束增粗紊乱,左上肺前段可见条缩影,左上部胸膜局限性增厚,双下肺可见少许斑片影及条缩影,气管支气管通畅,叶间裂无移位。纵隔内未见明显增大淋巴结,双侧胸腔可见少许液样密度灶。肝脏大小,形态正常,各叶比例适中,表面光滑，肝内可见数个类圆形水样密度灶，较大者直径约为 1.1 cm，CT 值约为 14HU，余肝实质内未见明显异常密度灶，肝内胆管未见明显扩张，胆囊不大。左肾可见一直径为 2 mm 致密影。脾脏，胰腺，右肾大小，形态正常，其内未见明显异常密度灶。腹膜后未见明显肿大淋巴结，盆腔可见少许液样密度灶（图 11-6）。

表 11-3　血常规及肝肾功能动态变化

指标＼日期	9 月 10 日	9 月 12 日	9 月 14 日	9 月 15 日，早上	9 月 15 日，18 点	9 月 17 日，早上	9 月 17 日，下午	9 月 19 日	9 月 20 日
Hb(g/L)	90	81	65	54	49	43	46	40	52
Wbc(10⁹/L)	13.1	11.5	14.1	20.4	24.6	25	21.9	17.1	7.0
Plt (10⁹/L)	234	360	483	605	639	644	614	612	417
Tbil(μmol/L)	542.8	721.8	949.8	878.4	397.8	236.4	217.4	123.0	98.5
BUN(mmol/L)	27.33	27.88	21.17	19.65	19.64	19	20.44	13.74	10.00
CREA(μmol/L)	524.5	415	335	316	337	288.4	298.0	250.0	229.0

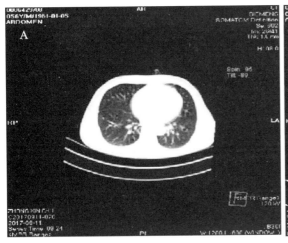
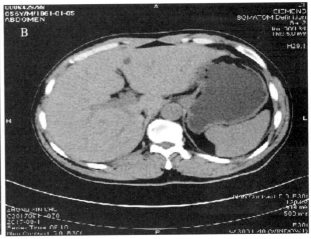

A：胸部、B：腹部。

图 11-6　CT 检查

入院后 3 次血培养结果均为阴性，骨髓培养阴性（表 11-4）。

表 11-4　网织红细胞动态变化

日期	9 月 15 日	9 月 17 日早上	9 月 17 日晚上	9 月 21 日
网织红细胞%	3.74	5.95	5.27	18.71

抗人球蛋白实验：多抗（IgG+C3）弱阳性。

HAM 溶血实验+COOMBE'S 试验+HbA2 测定+Hb 电泳+R：红细胞脆性（开始溶血）0.32%，红细胞脆性（完全溶血）0.2%，余阴性。

骨穿结果：骨髓增生明显活跃，粒系增高，巨核细胞及血小板分布增高（图 11-7）。

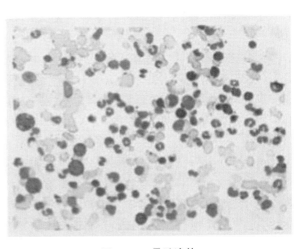

图 11-7　骨髓涂片

地中海贫血基因检测结果：SEA 杂合缺失的 a 地中海贫血。

省疾控中心第二次回报：钩体血清凝集试验 1:400。

(五)最后诊断

1. 钩端螺旋体病(黄疸出血型)。
2. 溶血性贫血。
3. 地中海贫血。
4. 肾功能不全。
5. 肺部感染。
6. 胸腔积液。
7. 多发性肝囊肿。
8. 盆腔积液。
9. 肾结石。

(六)讨论

1. 根据患者的病史、体征、实验室检查，患者的初步诊断考虑什么？如何进一步处理？

分析：中年男性，发热 7 天，皮肤巩膜黄染 4 天(起病急进展快)。

患者来自浏阳，为多种自然疫源性疾病疫区，起病前有农田劳作史，时间亦为多种自然疫源性疾病流行季节。体格检查见全身皮肤重度黄染，巩膜黄染并充血，中上腹有压痛，双侧小腿肌肉触痛明显。辅助检查提示轻度贫血，肝肾功能严重受损，凝血功能尚可。腹部超声示肝大，肝脏多发囊肿。

入院后初步诊断：①发热黄疸查因；②肾功能不全；③轻度贫血；④多发性肝囊肿。其中，引起发热黄疸的病因，考虑可能的诊断包括钩端螺旋体病、肾综合征出血热、黄疸型病毒性肝炎、急性溶血性贫血等。

其中钩端螺旋体病是第一考虑的可能病因，从流行病学资料来看，该患者具备了来自流行地区，是该疾病的流行季节，亦是易感人群(近 20 天内)有接触疫水或者病畜；该疾病的临床表现主要为：急起发热，全身酸痛，腓肠肌疼痛与压痛，腹股沟淋巴结肿大；并发肺出血，黄疸，肾损害，脑膜脑炎；或在治疗过程中出现赫氏反应，患者有急起发热，黄疸，肾损害的临床表现；实验室检查方面该疾病会有钩体显微凝集试验阳性，而该患者两次送检钩体显微凝集试验均为阳性，故诊断是明确的。

肾综合征出血热的诊断要点包括：流行病学资料(发病季节，病前两个月进入疫区并与鼠类或其他宿主有过接触史)。这一点该患者是符合的，浏阳也是流行性出血热的流行地区，农村家鼠普遍存在，也是流行季节；但是临床表现方面该患者并不符合，流行性出血热的临床表现为：三大主症(发热中毒症状、充血出血外渗、肾损害)、五期经过(发热期、低血压休克期、少尿期、多尿期、恢复期)；实验室检查：特异性出血热抗体检测阳性，该患者为阴性。

黄疸型病毒性肝炎的诊断要点包括：流行病学资料(不洁饮食、输血、不洁注射史、吸毒、乙肝丙肝病人亲密接触史)、临床表现(畏寒、发热、乏力、食欲差、恶心呕吐，黄疸前期、黄疸期、恢复期，三期经过明显)、病原学诊断(甲肝、戊肝、乙肝、丙肝)，与该患者不符合。

急性溶血性贫血的诊断要点为：常有药物或者感染等诱因，表现为贫血、腰痛、发热，血红蛋白尿，网织红细胞升高，黄疸大多较轻，主要为间接胆红素升高为主，治疗后黄疸消退快。需要完善溶血相关的一系列检查以明确。

治疗上：在相关检查结果出来之前就给予经验性抗感染治疗(青霉素)，护肝，护胃及对症支持治疗；并进一步完善检查协助明确诊断。

2. 血红蛋白进行性下降最可能的考虑是什么？如何进一步处理？

分析：住院过程中，患者的血红蛋白呈现进行性下降，且网织红细胞计数多次检查呈显著渐进性升高，故需要考虑溶血性贫血的诊断。

予以完善骨穿，并请血液科会诊，考虑诊断：贫血查因：溶血性贫血待查；完善一系列溶血相关检查，予以如下处理：①精简药物，停用青霉素，并停用护肝，止呕药物，避免使用强氧化性药物；②输血；③使用激素稳定细胞膜，减少炎症反应；④碳酸氢钠碱化尿液，预防肾功能再次损伤；⑤使用人静注免疫球蛋白。

相关检查结果回报：地中海贫血基因检测结果：SEA 杂合缺失的 a 地中海贫血。

三、案例使用说明

1. 遇到一些发热黄疸查因病例时一定不要忽略了一些自然疫源性疾病，尤其患者来自疫区(浏阳市是湖南省多种自然疫源性疾病的流行地区，包括流行性出血热、钩体病等)，以及正好在流行季节

（8月和9月是秋收季节，农民下田劳作的高峰期）。病史采集时全面细致地询问病史很重要（比如该患者的农田作业史）。所以接诊医生第一时间想到做钩端螺旋体的血清凝集试验，做到了早期诊断，早期精准治疗。

2.在"一元论"无法解释疾病转归，特别是疾病的某些方面明显好转，某些方面反而明显或急进性加重时（该案例中患者的肝功能和肾功能在稳步好转的前提下，血红蛋白却呈现进行性下降）应想到用多元论来考虑诊断。我们就血红蛋白进行性下降这个点展开了全面的排查，完善相关检查，请血液科会诊，最终诊断了地中海贫血这个隐藏的基础疾病。

四、启发思考题

1.钩体病的发展分为哪几期经过？根据器官损伤的不同又分为哪几种临床分型？

2.常见可致发热黄疸的疾病有哪些？如何进行相互鉴别？

五、参考文献

李兰娟，任红，高志良，等.传染病学[M].9版.北京：人民卫生出版社，2018.

（段艳坤　中南大学湘雅医院）

图书在版编目(CIP)数据

临床医学案例汇编／夏晓波，陈旦，宋爽主编. ——
长沙：中南大学出版社，2024.9
ISBN 978-7-5487-5649-1

Ⅰ. ①临… Ⅱ. ①夏… ②陈… ③宋… Ⅲ. ①临床医
学—病案—汇编 Ⅳ. ①R4

中国国家版本馆 CIP 数据核字(2023)第 239974 号

临床医学案例汇编
LINCHUANG YIXUE ANLI HUIBIAN

夏晓波　陈旦　宋爽　主编

□出 版 人	林绵优	
□责任编辑	孙娟娟	
□封面设计	李芳丽	
□责任印制	唐　曦	
□出版发行	中南大学出版社	
	社址：长沙市麓山南路	邮编：410083
	发行科电话：0731-88876770	传真：0731-88710482
□印　　装	长沙鸿和印务有限公司	

□开　　本	889 mm×1194 mm 1/16	□印张 15	□字数 448 千字	
□版　　次	2024 年 9 月第 1 版	□印次 2024 年 9 月第 1 次印刷		
□书　　号	ISBN 978-7-5487-5649-1			
□定　　价	98.00 元			